これならできる
ファイバー挿管

エアウェイスコープ，
トラキライト実践ガイド付き

著 **青山 和義**
新日鐵八幡記念病院麻酔科 主任医長

竹中 伊知郎
新日鐵八幡記念病院手術部 部長

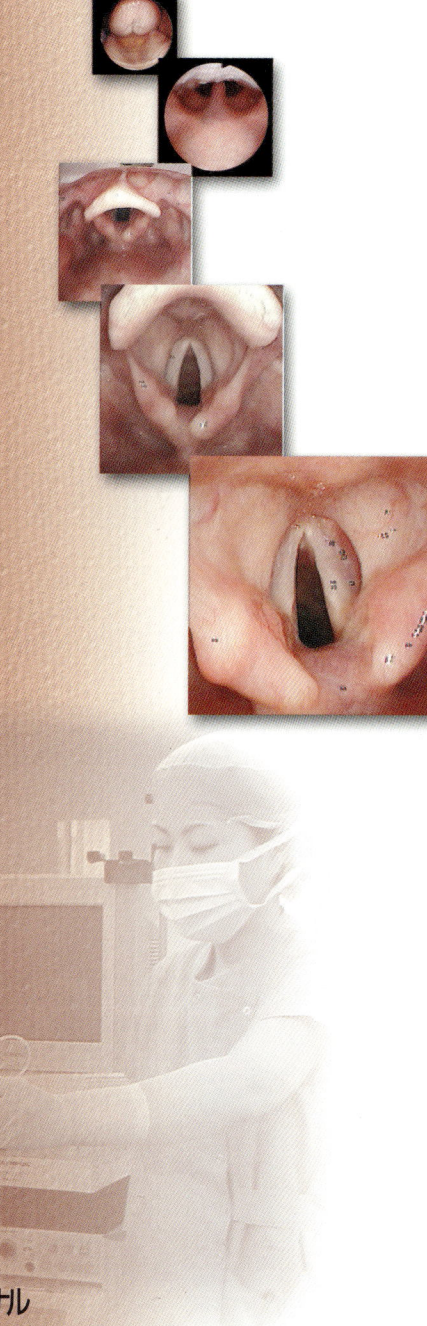

メディカル・サイエンス・インターナショナル

Practical Guide to Tracheal Intubation :
Fiberoptic Bronchoscope, AirwayScope, and Trachlight
First Edition
by Kazuyoshi Aoyama, M.D., Ichiro Takenaka, M.D.

© 2011 by Medical Sciences International, Ltd., Tokyo
All rights reserved.
ISBN 978-4-89592-676-8

Printed and Bound in Japan

はじめに

本書は，麻酔を核とした総合誌『LiSA』(メディカル・サイエンス・インターナショナル社) に，2007年4月から2008年12月まで連載されたファイバースコープガイド下気管挿管，エアウェイスコープ，トラキライトの記事を大幅に加筆や訂正を加え，一冊の本にまとめたものです。

　気道管理の主役は長い間，喉頭鏡による気管挿管が担ってきましたが，近年，気道確保困難症に関連した心停止や高度低酸素症の問題への認識が高まり，新しい器具が開発されています。これらの多くには，エビデンスが示されていますが，実際の気道確保困難症に遭遇した際には，その選択に迷うことも多々あります。気道確保困難対策アルゴリズムにも，具体的な器具の指定はありません。そこで，筆者らは，麻酔，救急，集中治療を志す，もしくはこれらに携わる医師に，ぜひ修得してほしい気管挿管器具を3種類選びました。

　第一番目は，ファイバースコープガイド下気管挿管法です。新しい硬性のブレードを持った気管挿管器具が次々と開発されているため，ファイバー挿管を行う機会は減少傾向にあることは否めません。しかし，どんなに優れた硬性のブレードでも，多様な上気道の解剖の最大公約数をとっているにすぎませんから，通常の解剖と大きく異なっている場合，やはり挿管困難ということになります。これに対して，ファイバースコープは唯一，柔軟な器具ですから，多様な上気道の解剖それぞれに，オーダーメイドのスーツのように形状を合わせることができます。つまり，気管挿管困難に対する**"最後の砦"**だと言えます。しかし，ファイバー挿管は決して簡単なものではありませんから，実際試みてうまくいかずに，修得をあきらめてしまった人の話を多く聞きます。ファイバー挿管の教育については長い間，日本麻酔科学会でも問題とされてきました。筆者らは，長い年月を費やし，試行錯誤しながら，ファイバースコープの修得に励んできました。本書では，その際得られたコツを**"九か条の鉄則"**としてまとめています。加えて，ファイバースコープを用いた気管挿管の場面の写真を多数配して，効率よく習得できるように工夫しています。より多くの医師がファイバー挿管手技を習得するために，本書を活用してほしいと願います。

　次に，最新型の喉頭鏡のなかから，エアウェイスコープを取り上げました。これは大変優れた喉頭鏡で，ファイバー挿管の出番を減らした張本人です。本書では，この器具の習得のコツや長所だけでなく，より進んだ使用法や限界についても詳述しています。

　最後は，トラキライトです。これは，既存の気道確保器具とは異なった発想で，直視せずに気管挿管を行うものです。従来の器具では及ばなかった気管挿管困難への対応を補いうるものと考えて，三番目に取り上げました。トラキライトの修得には，咽頭内部にある気管チューブの位置が見えないことが障害となりますが，本書では，光のパターンとともに，実際のチューブの位置が見えるように工夫しました。

　これら三つの気管挿管法の習得が，麻酔，救急，集中治療を志す医師にとって重要である

ことに異論はないかと思います．本書は多くの図表や写真を使用して，見るだけでも容易にそれらの方法・コツが理解できるように配慮しました．また，実際にやってみないとわからない"ちょっとした困難"についても網羅したつもりです．これらが，麻酔，救急，集中治療に携わる若手医師の皆さんの上達への目安に，また上級医師の方々の知識の整理に，お役に立てれば幸いです．

　最後に，写真撮影を快く了解してくださった患者の皆様，撮影に協力していただいた新日鐵八幡記念病院 麻酔科・中央手術部のスタッフの皆様，編集において多大なる労をおかけしましたメディカル・サイエンス・インターナショナル社の後藤亮弘氏，倉橋和之氏に心から感謝いたします．また，昨年6月に突然亡くなられたファイバー挿管の父，オバサピアン教授に，追悼と敬意の意を表します．

2011年4月

青山 和義・竹中 伊知郎

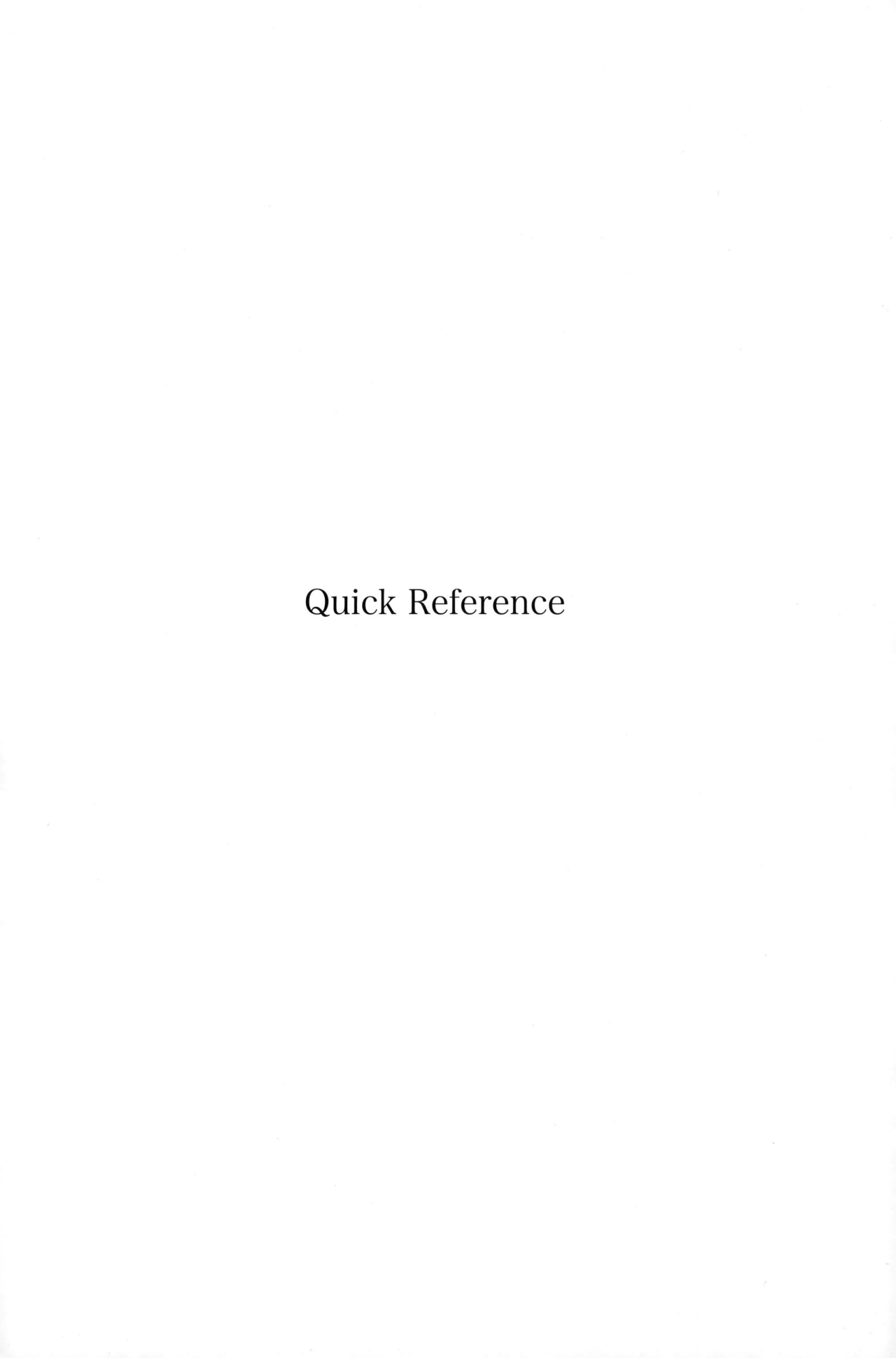

Quick Reference

Quick Reference
経口ファイバースコープ視野

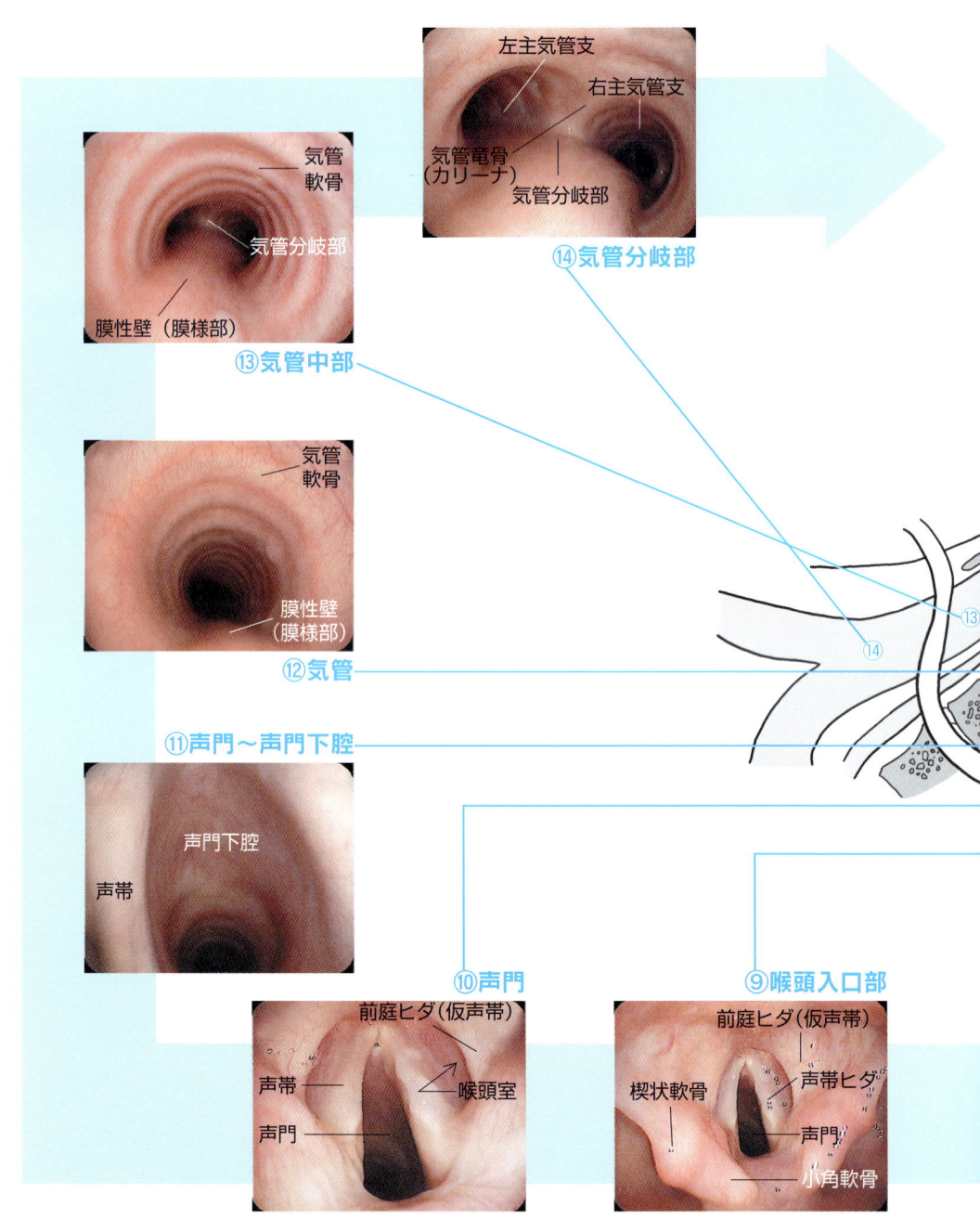

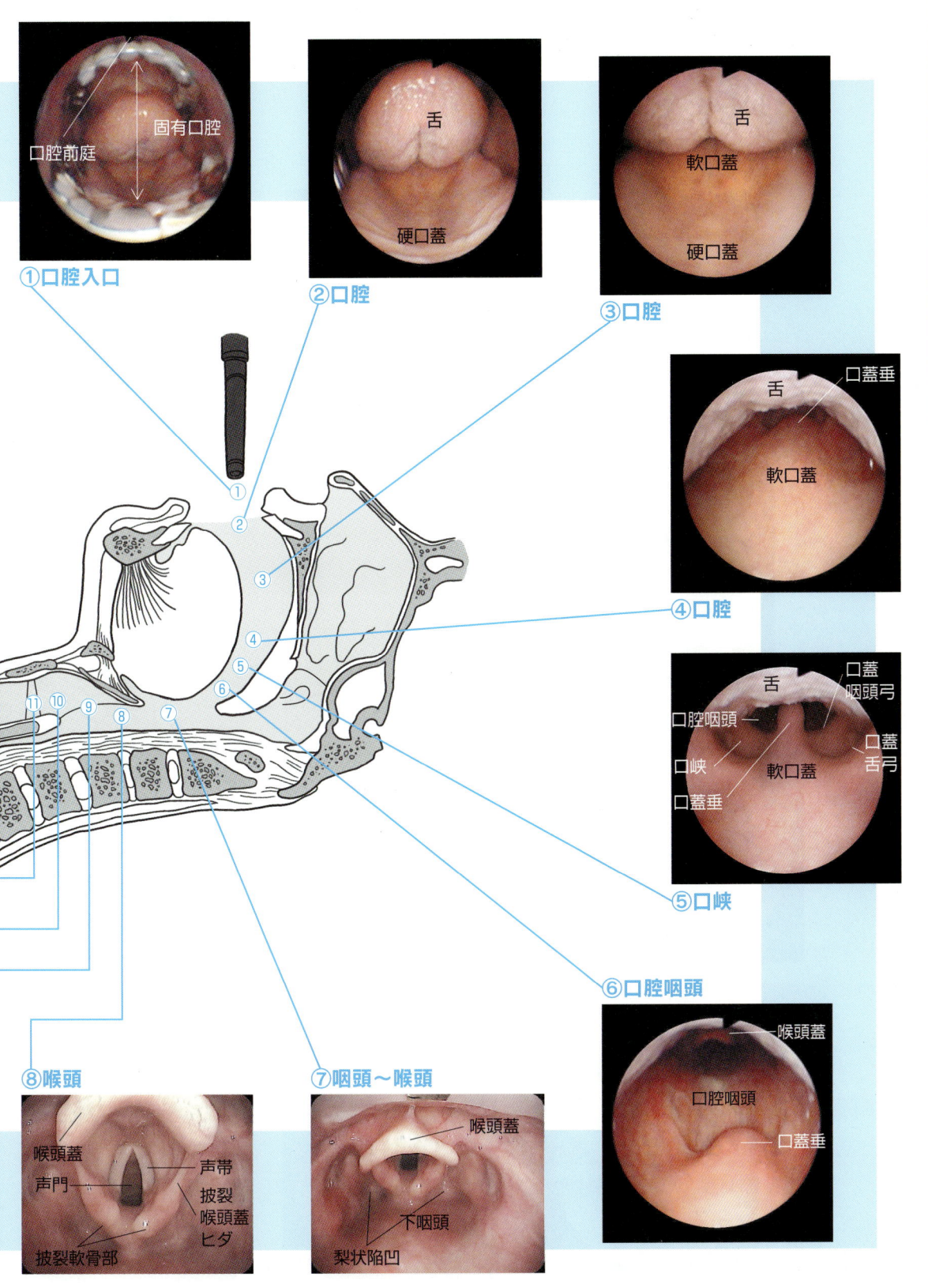

Quick Reference

経鼻ファイバースコープ視野

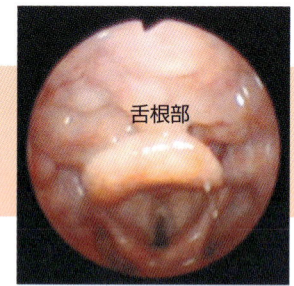
舌根部

⑫喉頭

⑪口腔咽頭～喉頭

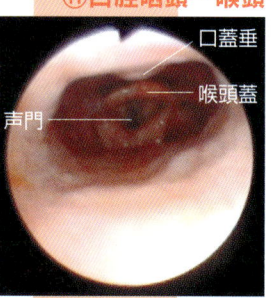
口蓋垂
喉頭蓋
声門

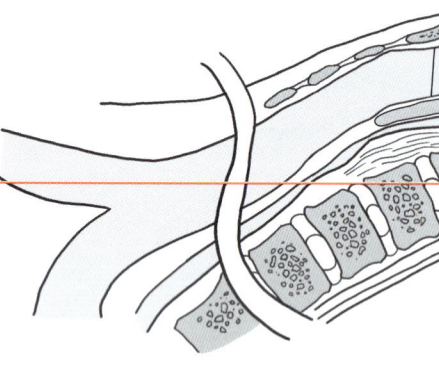

⑩鼻咽頭～口腔咽頭

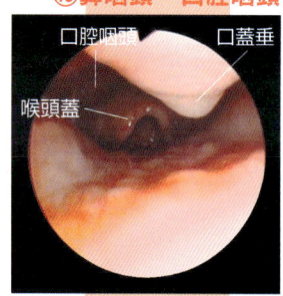
口腔咽頭
口蓋垂
喉頭蓋

⑨鼻咽頭　　⑧鼻咽頭　　⑦鼻咽頭

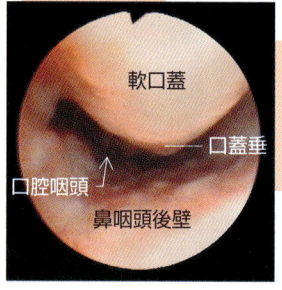
軟口蓋
口蓋垂
口腔咽頭
鼻咽頭後壁

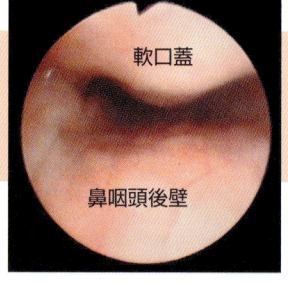
軟口蓋
鼻咽頭後壁

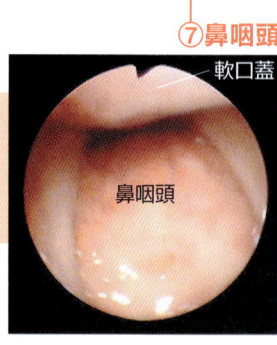
軟口蓋
鼻咽頭

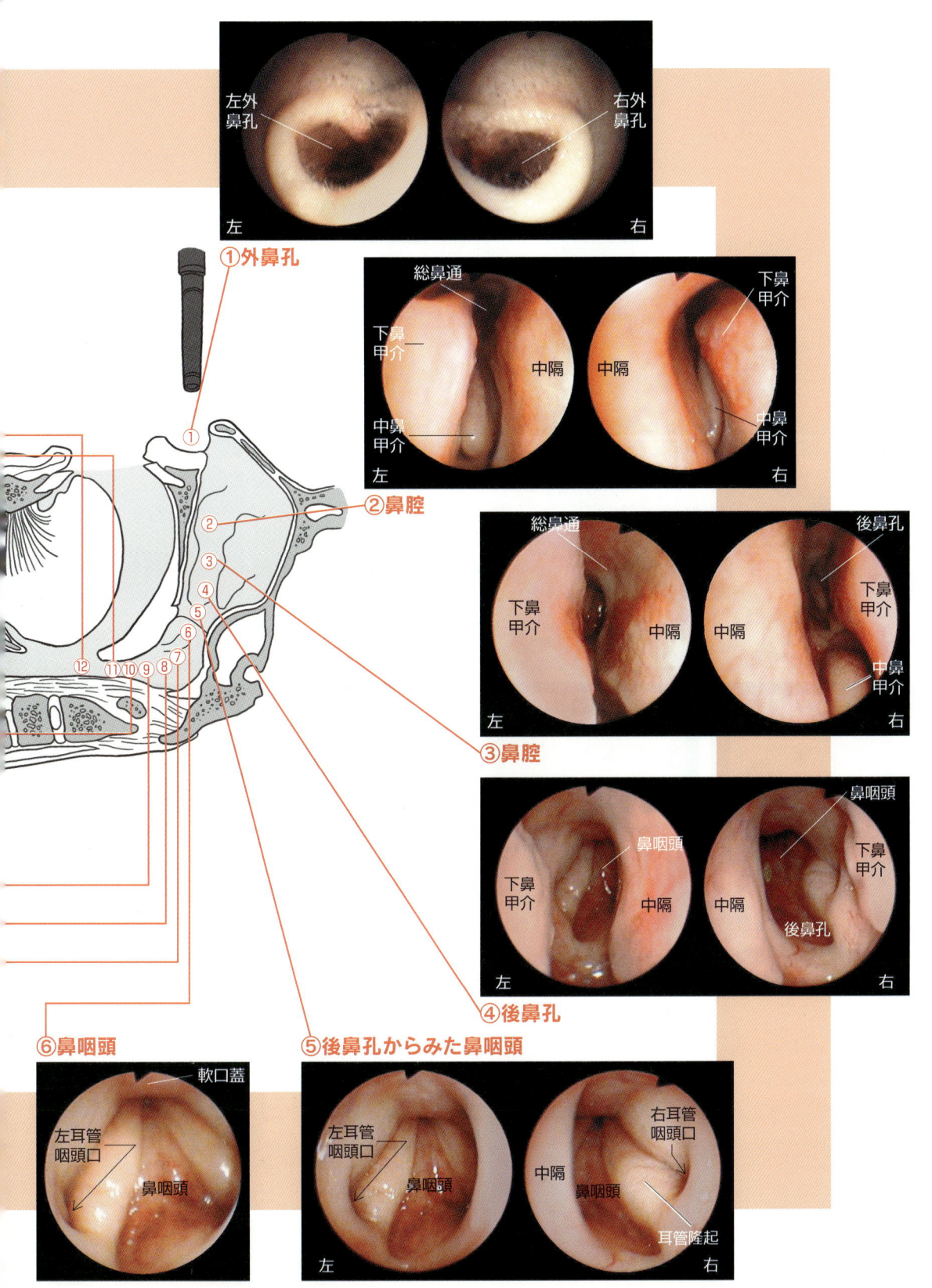

Quick Reference

エアウェイスコープによる気管挿管

①Insertion：イントロック（ブレード）の口腔内挿入

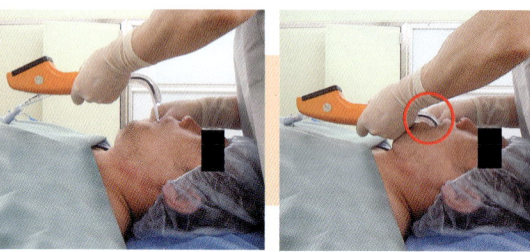

②Rotation：エアウェイスコープの回転操作によるブレードの進行

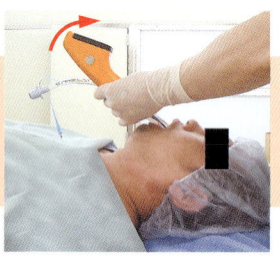
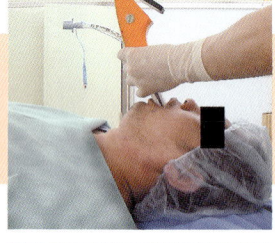

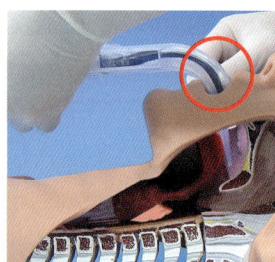

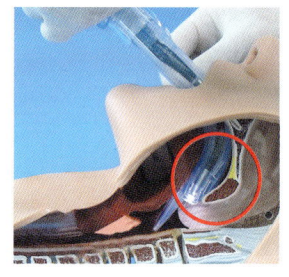
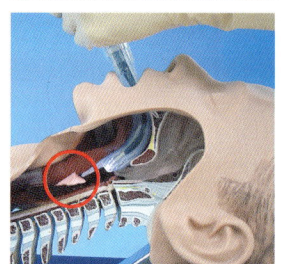

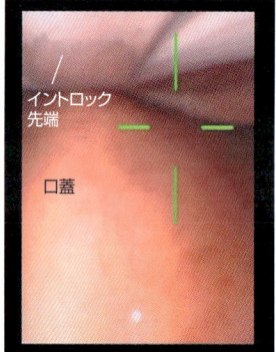

ターゲットマーク

イントロック先端
口蓋

咽頭後壁

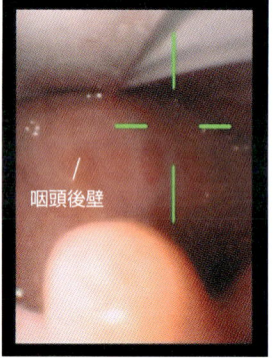
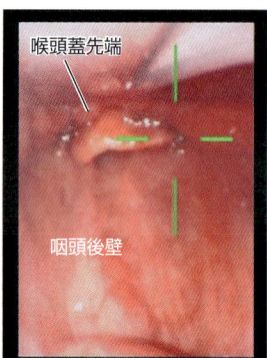

喉頭蓋先端

咽頭後壁

⑤Confirmation：気管チューブの正しい位置の確認（気管挿管の確認）

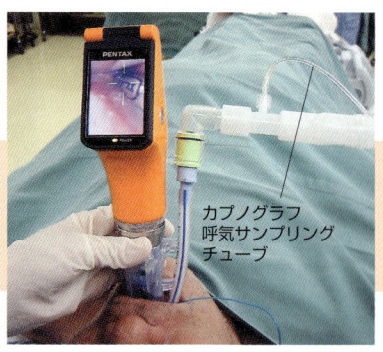

カプノグラフ呼気サンプリングチューブ

③Elevation & Exposure：
喉頭蓋の挙上と喉頭展開

④Intubation：気管チューブの声門への誘導・挿入（気管挿管）

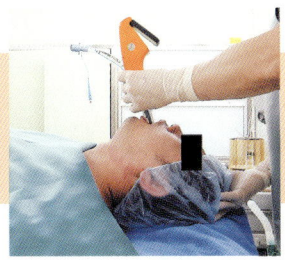
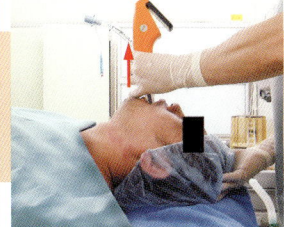
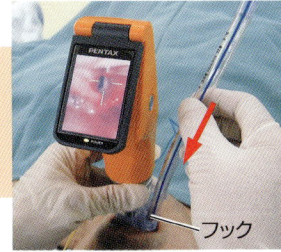
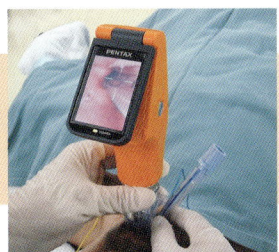

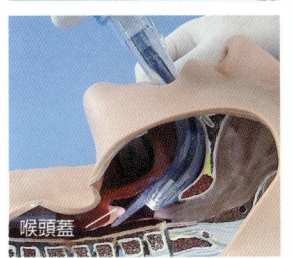
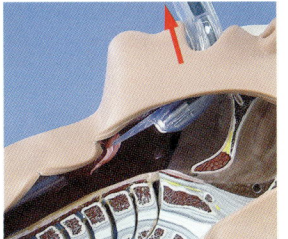
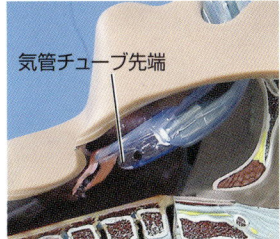
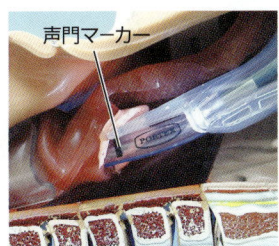

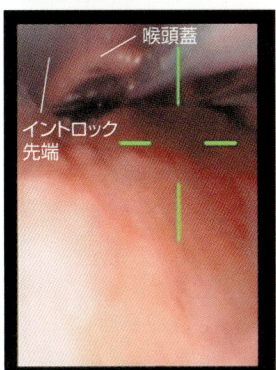
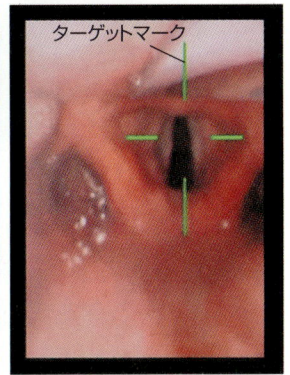
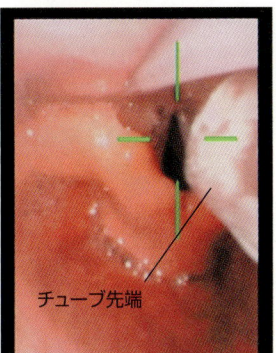
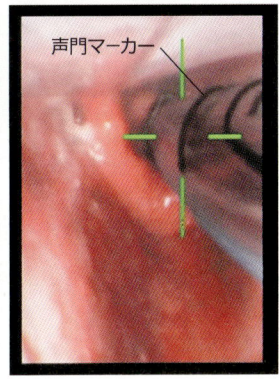

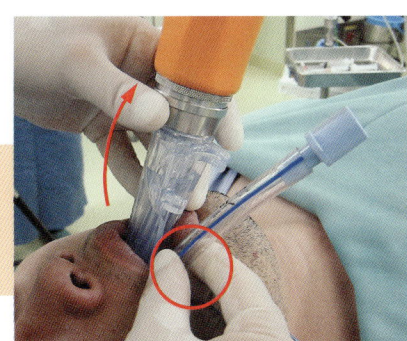

⑥Removal：
イントロック（ブレード）の抜去

Quick Reference

トラキライトによる気管挿管

①下顎挙上

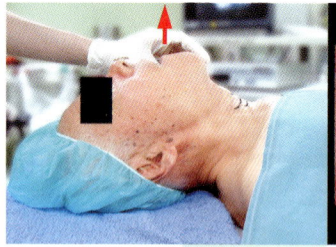

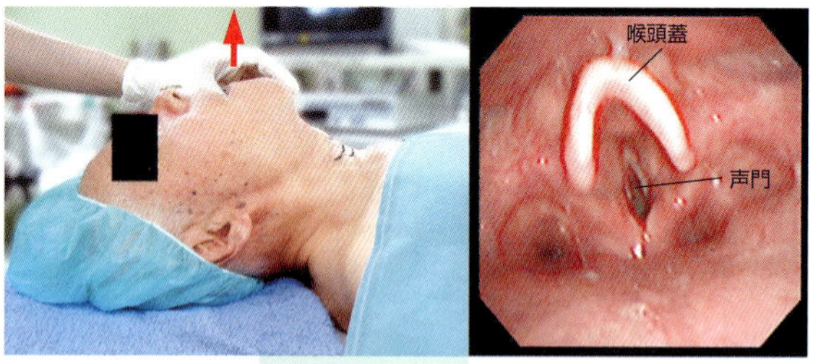

②トラキライトの挿入

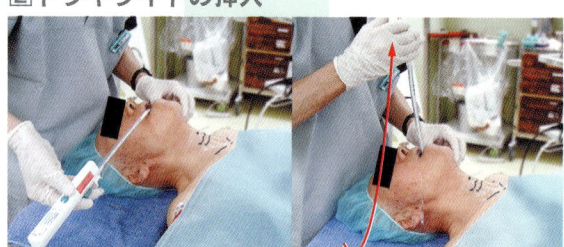

③喉頭→気管へ

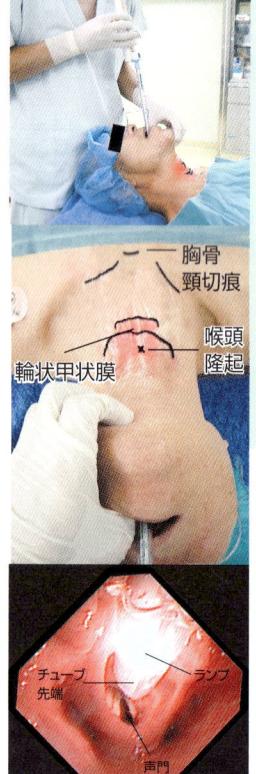

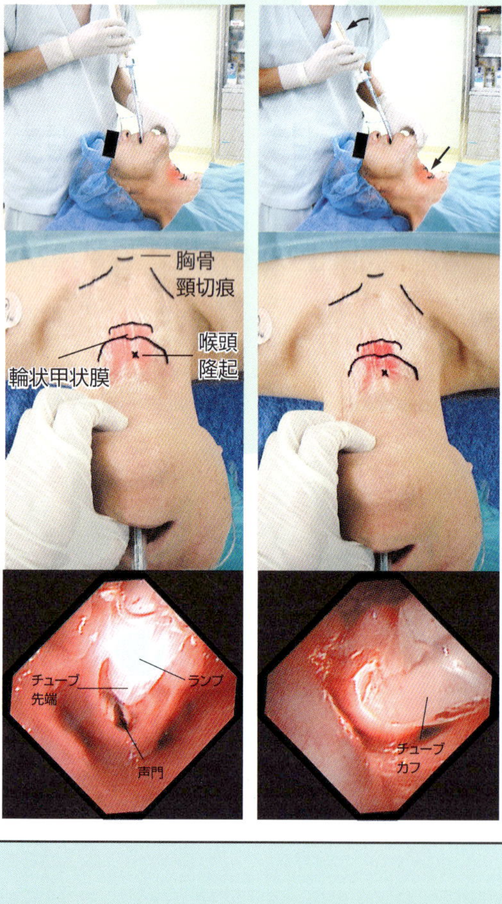

④スタイレットの引き抜き

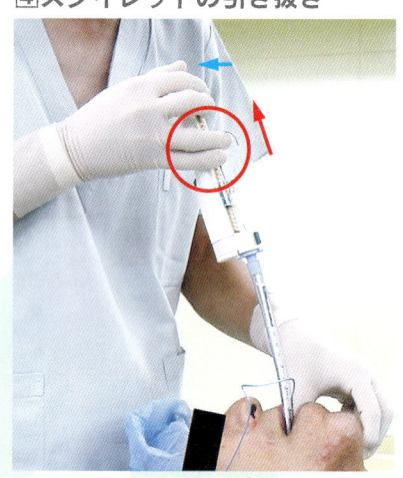

⑤気管内進行

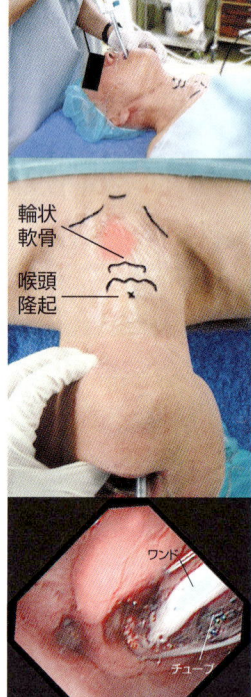

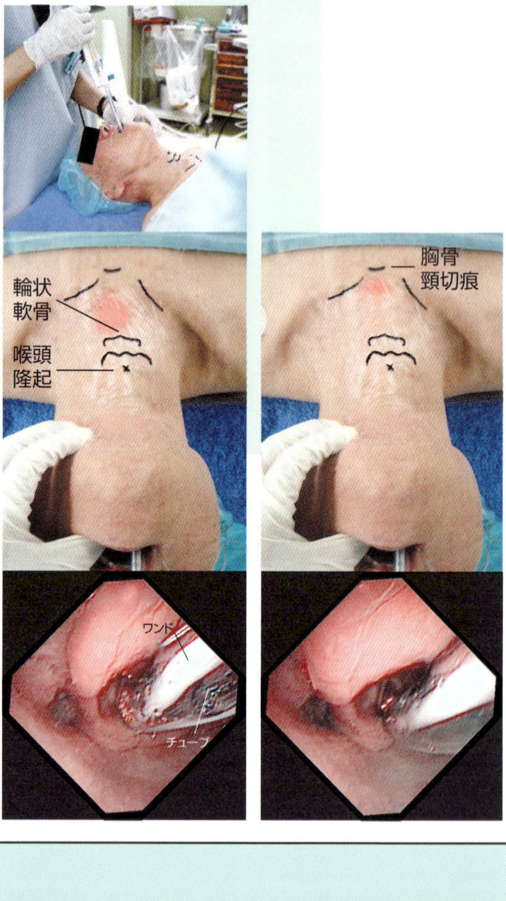

Quick Reference

トラキライトの頸部透過光

①, ②正しい位置（喉頭・声門）

④左梨状陥凹

④右梨状陥凹

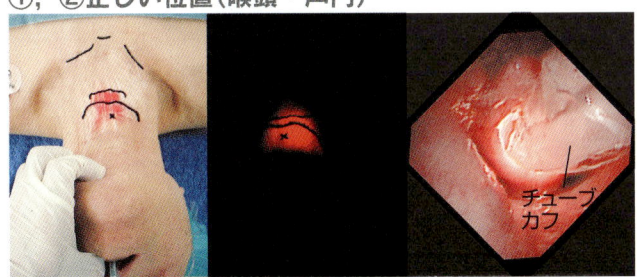

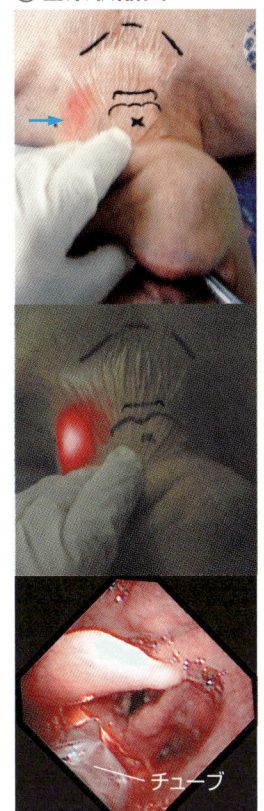

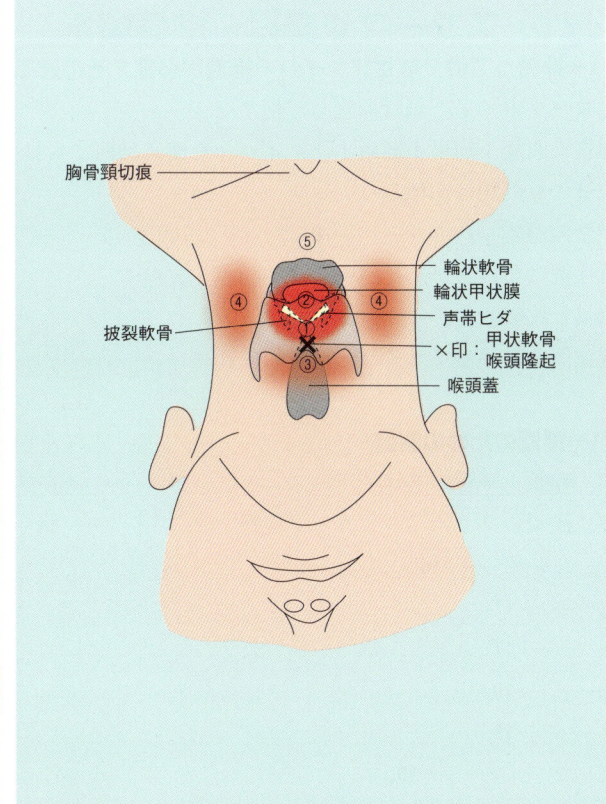

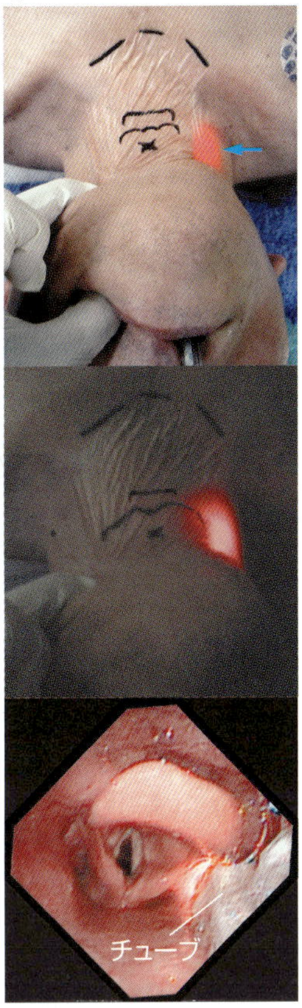

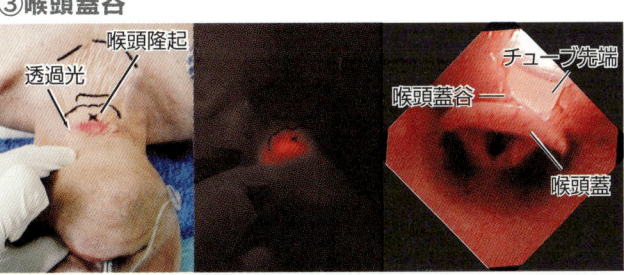

③喉頭蓋谷

目　次

はじめに *3*
Quick Reference *5*
■経口ファイバースコープ視野 *6*
■経鼻フェイバースコープ視野 *8*
■エアウェイスコープによる気管挿管 *10*
■トラキライトによる気管挿管 *12*
■トラキライトの頸部透過光 *13*

第1部■ファイバースコープ《基礎・準備編》 1

序　論●ファイバー挿管って何？なぜファイバー挿管が必要？その適応と利点 3
- ファイバースコープガイド下気管挿管って何？ 3
- ファイバー挿管失敗談：簡単！簡単！ファイバーを使えば何でも見える！？ 4
- ファイバー挿管にも問題は山積み 5
- ファイバー挿管の適応 6
- 気道確保困難症例におけるファイバー挿管の利点と欠点：
他の挿管用器具と比較して 8
- 気道確保困難症例におけるファイバー挿管の成功率 8

第1章●ファイバー挿管のための解剖 11
- 口腔から咽頭，喉頭，気管のファイバースコープ視野 12
- 鼻腔から咽頭，喉頭のファイバースコープ視野 14
- 気道の構成 16
- 鼻腔 17
- 口腔 17
- 咽頭 18
- 喉頭 19
- 気管・気管支 19
- 神経支配 20

第2章●ファイバー挿管の分類とその選択 23
- 挿管時の患者の意識状態による分類と適応 23
- 経路による分類と適応 25
- 手順による分類 26
- 組み合わせ：それぞれの意識状態で，それぞれの経路で，
それぞれの手順でファイバー挿管 30

- ■ その他の手技と組み合わせた方法 30
- ■ 喉頭認識のための特殊アプローチ方法 31

第3章 ● ファイバー挿管に必要な器具①：準備と使用方法 33
- ■ ファイバースコープの構造 33
- ■ ファイバースコープの種類とサイズ(外径) 36
- ■ その他の必要な器具 37
- ■ ファイバー挿管の準備 39
- ■ ファイバースコープの操作 42

第4章 ● ファイバー挿管に必要な器具②：ファイバー挿管用エアウェイ 47
- ■ 経口ファイバー挿管用エアウェイ：総論 47
- ■ オバサピアンエアウェイ 50
- ■ VBMブロンコスコープバイトブロック(VBMエアウェイ) 53
- ■ バーマンエアウェイT 56
- ■ ファイバースコープ検査用マウスピース 59
- ■ その他のファイバー挿管用エアウェイ(国内未発売) 60
- ■ エアウェイの選択：個人的な意見 60

第2部 ■ ファイバースコープ《実践編》 63

第5章 ● 全身麻酔下ファイバー挿管 65
- ● §1 スコープ先行法による経口ファイバー挿管の実際 65
- ● §2 チューブ先行法による経口ファイバー挿管の実際 75
- ● §3 経鼻ファイバー挿管：総論 83
  - ■ 経鼻ファイバー挿管の重要性・信頼性：適応と禁忌 83
  - ■ 経鼻挿管におけるスコープ先行法，チューブ先行法 83
  - ■ 経鼻ファイバー挿管の準備 83
- ● §4 チューブ先行法による経鼻ファイバー挿管の実際 85
- ● §5 スコープ先行変法による経鼻ファイバー挿管の実際 93

第6章 ● 意識下ファイバー挿管 97
- ● §1 意識下ファイバー挿管：総論 97
  - ■ 意識下挿管の適応 97
  - ■ 意識下挿管における方法の選択：意識下ファイバー挿管の適応 98
  - ■ ファイバー挿管における意識下の意味：意識下ファイバー挿管の利点 98

■挿管経路(経口または経鼻)の選択 ················· 99
■意識下ファイバー挿管の手技上の特徴：全身麻酔下ファイバー挿管と比較して ········ 99
■意識下ファイバー挿管の合併症・成功率・問題点 ················· 100
● §2 意識下ファイバー挿管の準備と鎮静・鎮痛 ················· 100
■患者に対する準備 ················· 100
■必要器具の準備 ················· 100
■薬物の準備 ················· 102
■挿管直前の前処置 ················· 102
■鎮静と鎮痛 ················· 103
● §3 気道の局所麻酔 ················· 106
■まずは表面麻酔(局所麻酔薬噴霧) ················· 107
■神経ブロック・気管内局麻注入を組み合わせて ················· 107
■上喉頭神経ブロック ················· 107
■上喉頭神経ブロックの実際 ················· 108
■経喉頭局所麻酔(経気管局所麻酔) ················· 110
■経喉頭局所麻酔の実際 ················· 110
■ブロック困難時や局麻薬の追加投与はファイバースコープから局麻薬を噴霧
　(spray as you go法) ················· 111
■誤嚥の危険が高い場合は，注意！ ················· 112
■経鼻挿管時の鼻腔内局所麻酔 ················· 112
● §4 意識下経口ファイバー挿管の実際 ················· 113
● §5 意識下経鼻ファイバー挿管の実際 ················· 116

第7章● ファイバー挿管で困ったら ················· 121
● §1 鉄則 ················· 121
■鉄則の前の注意点：まず，これだけは起こさない ················· 121
■ファイバー挿管の各操作手順における困難 ················· 122
【DAM上の鉄則】 ················· 124
　鉄則①：出血や分泌物，浮腫が増強する前に，ファイバー挿管に切り換える
【声門を見るための鉄則】 ················· 124
　鉄則②：とにかく下顎挙上で口腔・咽頭のスペースを広げる
【声門を見るための鉄則】 ················· 127
　鉄則③：ファイバースコープを正中に維持する(経口挿管時は挿管用エアウェイを使用)
【スコープの視野を悪くしないための鉄則】 ················· 127
　鉄則④：スコープはむやみに進めない。先端はできるだけ組織に接触させない
　鉄則⑤：視野が閉塞したら，またどこを見ているのかわからなくなったら，スコープを少し引き戻す

鉄則⑥：分泌物，血液が多い場合は，別に除去する(適宜，喉頭鏡，太い吸引カテーテルを使用)
　【ファイバースコープをうまく進めるための鉄則】……………………………128
　　鉄則⑦：ファイバースコープの緊張を保つ(手術台を低く・足台の利用)
　　鉄則⑧：進みたい方向を視野の中央に位置させて，スコープを進めていく
　　鉄則⑨：スコープ先端部分を極度に屈曲させたまま進めない

● **§2 スコープによる観察困難・スコープ進行困難** ……………………………132
　①目の前がまったく見えない：スコープの視野が閉塞 ……………………132
　②どこを見ているのかわからない：部位の判定・判断困難 ……………135
　③先が見えない：スコープの進む方向が閉塞 ………………139
　④ファイバースコープを思うように進めることができない ……………………142

● **§3 チューブ進行困難** ………………………143
　①気管チューブがスコープ上を進まない ……………………144
　②気管チューブを口腔・咽頭へと挿入するのが困難 ………………………145
　③気管チューブを声門・気管へと挿入するのが困難(狭義のチューブ進行困難)……………147

第3部■ファイバースコープ≪応用編≫ ……………………155
第8章●ラリンジアルマスクを用いたファイバー挿管 ……………………157
　■ラリンジアルマスクを用いたファイバー挿管の適応 ……………………158
　■ラリンジアルマスクを用いたファイバー挿管の利点と欠点：
　　通常のファイバー挿管と比較して ……………………158
　■LMA-Classic と LMA-Fastrach：ファイバー挿管における両者の利点と欠点 ………160
　■LMA-Classic を用いた経口ファイバー挿管 ……………………161
　■LMA-Classic を用いた経口ファイバー挿管の実際 ……………………165
　■LMA-Fastrach を用いた経口ファイバー挿管 ……………………170
　■LMA-Fastrach を用いた経口ファイバー挿管の実際 ……………………171
　■LMA-Classic，LMA-Fastrach を用いた挿管中の換気 ……………………174

第9章●内視鏡用マスクを用いた全身麻酔下ファイバー挿管 ……………………179
　■内視鏡用マスクを用いたファイバー挿管の適応 ……………………179
　■内視鏡用マスクの特徴・構造 ……………………180
　■内視鏡マスク法の種類 ……………………181
　■使用器具とその準備 ……………………182
　■VBM エンドスコピーマスクを用いた経口ファイバー挿管：
　　チューブ先行法(内視鏡用マスク法変法)の実際 ……………………183
　■内視鏡用マスクを用いたスコープ先行法(原法)とその欠点 ……………………186

- ■ファイバー挿管中の換気量 ……………………… 188
- ■その他の挿管方法 ……………………… 189
- ■注意点と限界 ……………………… 189

付 録●主な気管支ファイバースコープの仕様 ……………………… 191

第4部■エアウェイスコープ ……………………… 193

第10章●エアウェイスコープとは ……………………… 195
- ■エアウェイスコープの利点と欠点 ……………………… 195
- ■エアウェイスコープの構造 ……………………… 197
- ■エアウェイスコープの準備 ……………………… 198

第11章●エアウェイスコープを用いた気管挿管の実際 ……………………… 203
- ■挿管直前準備 ……………………… 203
- ■エアウェイスコープによる気管挿管手順 ……………………… 205
- ①Insertion：イントロック（ブレード）の口腔内挿入 ……………………… 205
- ②Rotation：エアウェイスコープの口腔・喉頭内進行（エアウェイスコープの回転） ……… 207
- ③Elevation & Exposure：エアウェイスコープによる喉頭蓋挙上と喉頭展開 ……………… 207
- ④Intubation：気管チューブの声門への誘導・挿入 ……………………… 210
- ⑤Confirmation：気管挿管の確認 ……………………… 211
- ⑥Removal：イントロックの口腔外抜法 ……………………… 211
- ■挿管後：エアウェイスコープ本体からのイントロックの取り外し ……………………… 212

第12章●初心者のよくあるトラブル：挿管困難と合併症 ……………………… 213
- ①イントロック（ブレード）の口腔内挿入困難 ……………………… 213
- ②イントロックを咽頭内へ進行困難：スコープ回転操作困難 ……………………… 217
- ③喉頭蓋挙上と喉頭展開の困難 ……………………… 217
- ④気管チューブを声門へ誘導・挿入するのが困難 ……………………… 220
- ■エアウェイスコープ使用時の合併症 ……………………… 223

第13章●エアウェイスコープの一歩進んだ使用方法 ……………………… 227
- ■エアウェイスコープ困難症例に「＋ブジー」は鬼に金棒 ……………………… 227
- ■エアウェイスコープで挿管困難症は解決！？ ……………………… 232
- ■エアウェイスコープで意識下挿管 ……………………… 233
- ■頸椎不安定症例はエアウェイスコープが有効！ ……………………… 235

- ■エアウェイスコープと迅速導入・輪状軟骨圧迫操作 ………………………… 236
- ■エアウェイスコープで経鼻挿管 ……………………… 237
- ■ダブルルーメンチューブ(DLT)の挿管 ……………………… 238
- ■その他の使用方法について ……………………… 238
- ■エアウェイスコープの限界は? ……………………… 238

第5部■トラキライト ……………………………………………………… 241

第14章●トラキライトとは ……………………………………………… 243
- ■トラキライトによる光ガイド下気管挿管とは ……………………… 243
- ■トラキライトの構造 ……………………… 245
- ■トラキライトの準備 ……………………… 247
- ■トラキライトの持ち方 ……………………… 250
- ■患者体位と頭頸部位 ……………………… 250
- ■室内照明の調節 ……………………… 251

第15章●トラキライトを用いた気管挿管の実際 ……………………… 255
- ①挿管直前準備 ……………………… 255
- ②ワンドおよび気管チューブの口腔・咽頭内挿入 ……………………… 257
- ③頸部透過光をガイドに,チューブを喉頭入口部〜気管内へと誘導 ……………………… 257
- ■頸部透過光の性状によるチューブの位置の判断 ……………………… 259
- ④スタイレットの引き抜き ……………………… 263
- ⑤気管チューブの気管内挿入(気管挿管) ……………………… 263
- ⑥トラキライトの抜去と挿管直後の処置 ……………………… 265

第16章●トラキライト挿管の困難,合併症,その他の方法 ……………… 267
- ①ワンド・気管チューブを口腔,咽頭内へと挿入できない ……………………… 267
- ②チューブ先端を喉頭入口部へと誘導できない ……………………… 269
- ③気管チューブの声門・気管への挿入困難 ……………………… 276
- ④トラキライト・ワンドの抜去困難 ……………………… 278
- ■一般的な挿管困難症例に対するトラキライト挿管 ……………………… 278
- ■トラキライト挿管時の合併症 ……………………… 279
- ■その他の使用方法 ……………………… 280

索 引 ……………………………………………………………………… 285

注 意

本書に記載した情報に関しては，正確を期し，一般臨床で広く受け入れられている方法を記載するよう注意を払った。しかしながら，著者ならびに出版社は，本書の情報を用いた結果生じたいかなる不都合に対しても責任を負うものではない。本書の内容の特定な状況への適用に関しての責任は，医師各自のうちにある。

　著者ならびに出版社は，本書に記載した薬物の選択・用量については，出版時の最新の推奨，および臨床状況にもとづいていることを確認するよう努力を払っている。しかし，医学は日進月歩で進んでおり，政府の規制は変わり，薬物療法や薬物反応に関する情報は常に変化している。読者は，薬物の使用にあたっては個々の薬物の添付文書を参照し，適応，用量，付加された注意・警告に関する変化を常に確認することを怠ってはならない。これは，推奨された薬物が新しいものであったり，汎用されるものではない場合に，特に重要である。

第1部

ファイバースコープ
≪基礎・準備編≫

序　論 ● ファイバー挿管って何？
　　　　なぜファイバー挿管が必要？その適応と利点 ……………… 3
第1章 ● ファイバー挿管のための解剖 ………………………………… 11
第2章 ● ファイバー挿管の分類とその選択 …………………………… 23
第3章 ● ファイバー挿管に必要な器具①：準備と使用方法 ………… 33
第4章 ● ファイバー挿管に必要な器具②：ファイバー挿管用エアウェイ … 47

ファイバー挿管なんて簡単！簡単？
ファイバーを使えば何でも見える？
～Medical Science General Hospital（MGH）のオペ室にて～

麻酔科専門医の"ドクターK"は焦っていた。麻酔導入後に予期せぬ挿管困難に遭遇し，全身麻酔下のファイバー挿管を試みていた。ファイバースコープを勇んで口から挿入したが，まったく何も見えない。
「何だ？この白いブツブツの泡は…？？？」視野は一面真っ白だ。
「もう少しスコープを進めてみよう。何だ，この組織は！舌？口腔粘膜？」今度はあたり一面ピンク色で，どこの組織かもわからない。
「でも喉頭は近いはずだ。前進あるのみ。ほら，前が明るく開けてきたぞ」と思ったとき，介助の看護師が言った。
「K先生？！ファイバースコープが口から出てきています！！！」
「こんなはずでは………。落ち着け！」自分に言い聞かせながらマスク換気を行う。気を取り直して，もう一度トライだ。
　　　　　　　　　　　　　…
「ふう。やっとスコープを気管内へと挿入できたぞ。あとは気管チューブを進めるだけだ。あれ？チューブが進まないぞ？」
目の前には気管分岐部。スコープは確かに気管内だ。チューブが入らないはずがない。
「どうして？どうして？」ドクターKの額に汗がにじむ。
その時，
「ピーッ，ピーッ！」
パルスオキシメータのアラームが鳴り始めた。

序論

ファイバー挿管って何？
なぜファイバー挿管が必要？その適応と利点

ファイバースコープガイド下気管挿管って何？

気管挿管は現在最も有効で，最もよく行われている気道確保の方法です。喉頭鏡は気管挿管を行うための簡便かつ有用な補助具ですが，気管挿管の目標部位である声門を直視するためには，口腔から咽頭・喉頭の軸を視軸に合わせて一直線にする必要があります(図1)[1]。しかし，口腔・咽頭・喉頭の軸を一直線にすることは熟練者でも時に困難で，声門を直視できないことがあります。そのため，喉頭鏡を用いた気管挿管では，1〜4％の症例で困難，0.05〜0.35％の症例では挿管不可能となります[1,2]。いわゆる挿管困難症例です。

ファイバースコープガイド下気管挿管（ファイバー挿管）とは，あらかじめ気管チューブを通しておいた気管支ファイバースコープ（または喉頭ファイバースコープ）を口腔または鼻腔から喉頭・気管内へと挿入し(図2A)，そのスコープをガイドに気管チューブを気管内へと誘導する挿管方法の一つです(図2B)。ファイバースコープは喉頭鏡と違って柔軟であるため，声門を見るために口腔から咽頭・喉頭までの軸を一直線にする必

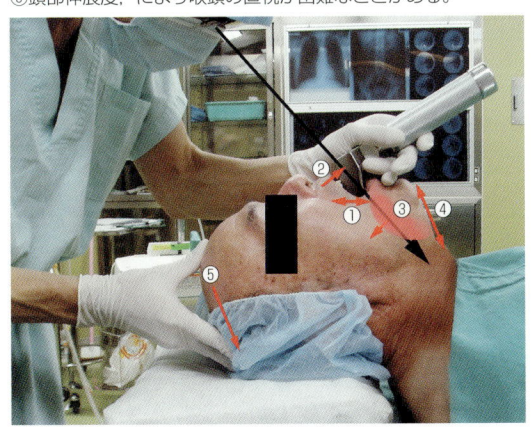

▼図1 喉頭鏡を用いた気管挿管
(青山和義．必ずうまくいく！気管挿管．改訂版．東京：羊土社，2009．より)
喉頭鏡を用いた気管挿管では，①開口度，②上顎前歯の突出度，③口腔咽頭スペースに対する舌の大きさ，④下顎のスペース，⑤頭部伸展度，により喉頭の直視が困難なことがある。

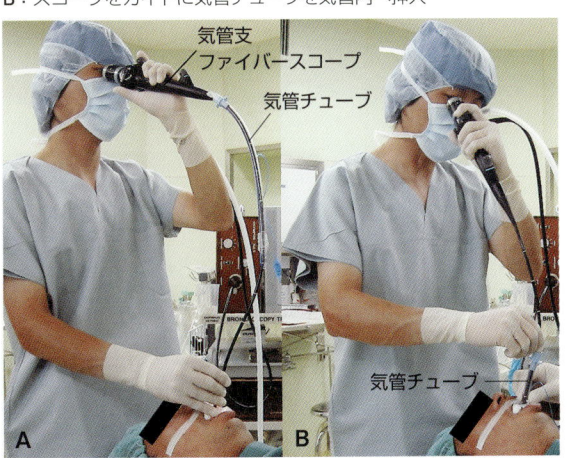

▼図2 ファイバー挿管
A：ファイバースコープにより喉頭を観察し，スコープを気管内に留置
B：スコープをガイドに気管チューブを気管内へ挿入

要がありません。したがって，喉頭鏡では声門を直視できない挿管困難症例においても，ファイバースコープなら声門を観察でき(図3)，チューブを誘導することが可能になります。

現在では気管挿管のために喉頭鏡以外の多くの補助器具があります。これらのなかでもファイバー挿管は有用性が高く，気道管理の専門家である麻酔科医としてはぜひ身につけておくべき手技の一つです。麻酔科関連学会における気道確保困難対策のワークショップやシンポジウムにおいても，麻酔科医としては喉頭鏡の次にファイバー挿管の手技を身につけるべきとの意見が多くみられます。『麻酔科医のための教育ガイドライン』[3] (日本麻酔科学会)にも，気管支ファイバースコープによる気管挿管は専門医を取得する段階で実行できるようにすべき目標として掲げられています。

麻酔科医不足の現在では，研修を終え麻酔科標榜医を取得した後，一人で一般病院へ出向せざるを得ない麻酔科医も多くいます。喉頭鏡を用いた気管挿管しか経験がなく，「もし挿管困難症に出会ったらどうしよう」と不安に思っている方もいることでしょう。本書は，そんな若手医師のための，またファイバー挿管を学びたいと思っている方のための解説書です。

ファイバー挿管失敗談：簡単！簡単！ファイバーを使えば何でも見える！？

私が最初にファイバー挿管を見たのは，まだ研修医1年目のときです。予期せぬ挿管困難症に遭遇し，喉頭鏡による数度の試行でも喉頭蓋がわずかに見えるのみで，声門は見えず，スタイレットを用いた盲目的挿管も失敗に終わりました。その症例に，先輩麻酔科医がファイバースコープを使用して，いとも簡単に挿管するのを見たのです。米国麻酔科学会(ASA)の気道確保困難対策ガイドライン

▼図3 ファイバースコープから観察した喉頭・声門部

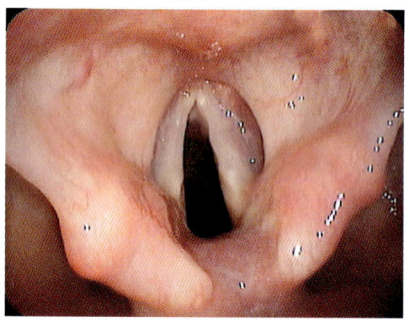

▼図4 分泌物によるファイバースコープの視野閉塞

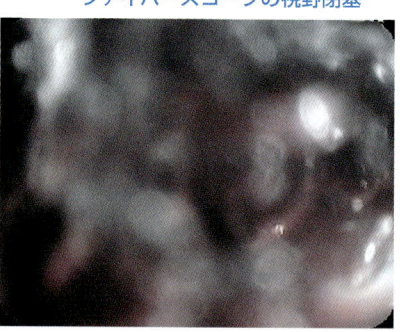

▼図5 組織によるファイバースコープの視野閉塞

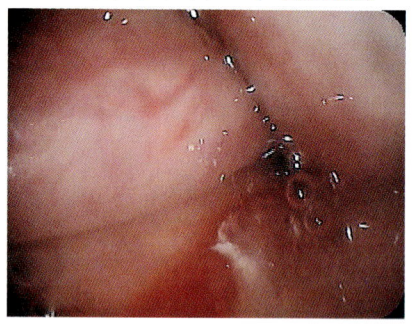

も，気道確保困難という概念もだあまり一般的ではなかった時代です。"挿管困難症に対してはこうやって挿管する方法があるのか"と感動した覚えがあります。同時に，ファイバースコープを使用すれば簡単に声門が見え，挿管ができると思い込んでしまいました。

■ **ファイバースコープでも何も見えない！**
それからしばらくして，今度は自分でファイバー挿管を行う（いいえ，行わざるを得ない）機会がやってきました。

まず内視鏡用マウスピースを患者の口腔に装着しました。『これで開口は保持できた。次はファイバースコープを口腔・咽頭へと挿入し，喉頭の観察だ。』

勇んでファイバースコープを口から挿入し接眼レンズを覗きこみましたが，まったく何も見えません。『何だ？この白いブツブツの泡は…？』視野は一面分泌物で，前はまったく何も見えません（図4）。

『もう少しスコープを進めてみよう。何だ？このピンクの組織は…？』

今度はあたり一面ピンク色で，どこの組織かもわかりません（図5）。『舌？口腔粘膜？喉頭蓋？』と考えながら，『きっと喉頭は近いはずだ。前進あるのみ。ほら，前が明るく開けてきたぞ』と思ったときでした。

「先生，ファイバーが口から出てきています」と，介助の看護師さんが教えてくれました。

『何？そんなはずはない』と思いましたが，ファイバースコープの接眼レンズから目を離してみると，確かに患者の口腔内で一周回ったスコープの先端が口から出てきています。『こんなはずでは…。気を取り直してマスク換気を再開して，もう一度トライだ』と思い，もう一度，ファイバースコープの挿入を試みました。『今度はファイバースコープの先端を直接見ながら口腔内へ進めてみよう。』

『喉頭蓋らしきものが見えてきたぞ。その下へファイバースコープを進めればす

ぐ声門だ。あれ？喉頭蓋の下へと進めない。どうして？……』

『よし，なんとか喉頭蓋の下に潜り込んだぞ。前方には，声帯，声門が見えるではないか。あの中へファイバーを入れるだけ。ファイバーを進めて，進めて…あれ？声門は目の前に見えているのにまっすぐ進まないぞ。どうして？……』

■ **ファイバースコープが気管内に入っても，気管チューブが入るとはかぎらない**
『ふう。やっとファイバースコープを気管内へと挿入成功だ。前方に見えるのは確かに気管分岐部。あとはスコープをガイドに気管チューブを気管内へと進めるだけ。あれ？あれ？チューブが進まないぞ？…確かにファイバーは気管内なのに，どうしてチューブが入らないの？どうして？…』

と，思い悩んでいるうちに動脈血酸素飽和度が低下してきました。気管チューブが気管内へと進まなければ今までの苦労もまったく水の泡。苦労して気管内へと挿入したファイバースコープも抜去するしかありません。

こうして，私の最初のファイバー挿管は失敗に終わりました。

ファイバー挿管にも問題は山積み

このように，ファイバー挿管は初心者にとっては決して簡単なものではありません。**ファイバースコープを使えば何でも見えるはずと思ったら大間違いです。**しかし，これらの失敗にはきちんとした原因があります。
① 分泌物，組織，血液による視野の閉塞
② ファイバースコープが思ったところに進まない
③ ファイバースコープが気管内に入った後の，気管チューブの進行困難
これらは，初心者だけでなく熟練者でもよくある問題なのです[4]。

重要なことは，**起こりうる問題点を**

知っていることと，その解決策を知っていることです。それらを知っていれば，慌てることはありません。しかし初心者では，このような問題に出会ったとき，焦ってやみくもに前に進むだけで，失敗します。熟練者は同じ問題に出会っても，一つひとつ瞬時に解決して成功へと導きます。それだけの違いなのです。本書で読者の問題が一つひとつ解決していくことを願っています。

ファイバー挿管の適応

ファイバー挿管の適応を大きく分けると，挿管困難症例と，それ以外に分けられます(表1)。挿管困難症例は最もよい適応です(適応①)。それ以外にも，従来の喉頭鏡による挿管方法と比較して利点が多い場合，つまり，意識下挿管が必要な場合(適応②)，経鼻挿管が必要な場合(適応③)，頸椎の不安定性がある場合(適応④)に適応となります[1,5]。

■適応①：挿管困難症例にはファイバー挿管：DAMにおける役割

前述したように，喉頭鏡により声門を見ることが困難・不能な挿管困難症例においても，ファイバースコープを用いれば比較的容易に声門を観察できるため，挿管困難症例はすべて，ファイバー挿管の適応となります[1,5]。

気道確保困難に対する管理(difficult airway management：DAM)上，ファイバー挿管は，

①気道確保困難が予測される/気道確保困難の既往がある症例において，意識下挿管が選択された時の挿管方法の一つ

→第2章「ファイバー挿管の分類とその選択(23ページ)」および第6章「意識下ファイバー挿管(97ページ)」参照

②全身麻酔後に予期せぬ挿管困難に遭遇した場合の，代替挿管方法の一つ

→第5章「全身麻酔下ファイバー挿管(65ページ)」参照

③マスク換気不適切/不能時に，ラリンジアルマスク/挿管用ラリンジアルマスクによって気道を確保した場合，それらを通しての挿管方法の一つ

→第8章「ラリンジアルマスクを用いたファイバー挿管(157ページ)」参照

として位置づけられています[6,7](図6)。

【挿管困難症例以外の適応】

■適応②：意識下挿管が必要な場合

気道確保困難症例以外にも，誤嚥の危険が高い場合(フルストマック，消化管通過障害，妊婦など)や循環動態が高度に不安定な場合にも意識下挿管の適応となります[1,5,8]。

→第2章および第6章参照

気道確保困難症例以外では，喉頭鏡による意識下挿管も可能ですが，ファイバー挿管のほうが，刺激や患者の苦痛は少ないと考えられており，意識下ファイバー挿管の適応となります[5]。

■適応③：経鼻挿管が必要な場合

手術やその他の理由により，経鼻挿管が必要な場合，挿管困難症例以外では，喉頭鏡とMagill鉗子を用いて経鼻気管挿管を行うことも可能です[1,8]。しかし，喉頭鏡で喉頭を見ながらMagill鉗子でチューブを誘導する方法はやや複雑であるため，経鼻挿管ではファイバー挿管のほうが好まれる場合も多くあります[5,9]。

→第2章および第5章参照

■適応④：頸椎の不安定性がある場合

頸椎の不安定性がある場合，頸髄の損傷を避けるために，気管挿管時の頸椎の動きをできるかぎり少なくするほうがよいと考えられています[1,5]。喉頭鏡を用いても頸椎をあまり動かさずに挿管が可能な場合もありますが，一般的には，ファイバー挿管のほうが頸椎の動きは少ないと考えられています。

▼表1 ファイバー挿管の適応（喉頭鏡による挿管との比較）

（青山和義．気管支ファイバースコープを用いた挿管．In：車 武丸編著．エキスパートの気管挿管．東京：中外医学社，2010：97-127．より，一部改変）

		ファイバー挿管	喉頭鏡による挿管
挿管困難症例		◎	×
挿管困難症例以外	経鼻挿管	○	○〜△
	頸椎不安定症例	○〜△	○〜△，時に×
	意識下挿管	○	○〜△

◎：絶対的適応，○：適応，△：やや難〜困難，×：不適，不能

▼図6 米国麻酔科学会(ASA)のDAMアルゴリズムにおける，ファイバー挿管の位置づけ

〔Practice guidelines for management of the difficult airway：an updated report by the American Society of Anesthesiologists Task Force on Management of the Difficult Airway．Anesthesiology 2003；98：1269-77．および，青山和義ほか．Difficult Airway Management (DAM) におけるファイバースコープガイド下気管挿管の現状と今後．日臨麻会誌 2010；30：567-76．より，一部改変。(a)〜(e)は文献6を参照〕

ファイバー挿管は，
　①気道確保困難が予測された/既往がある場合の意識下挿管方法の一つ
　②全身麻酔導入後挿管困難が判明し，マスク換気は可能な場合の，挿管代替方法の一つ
　③マスク換気不適切/不能時，ラリンジアルマスク(LMA)により気道を確保した場合，LMAを通しての挿管方法の一つ
の3点に位置づけられている。

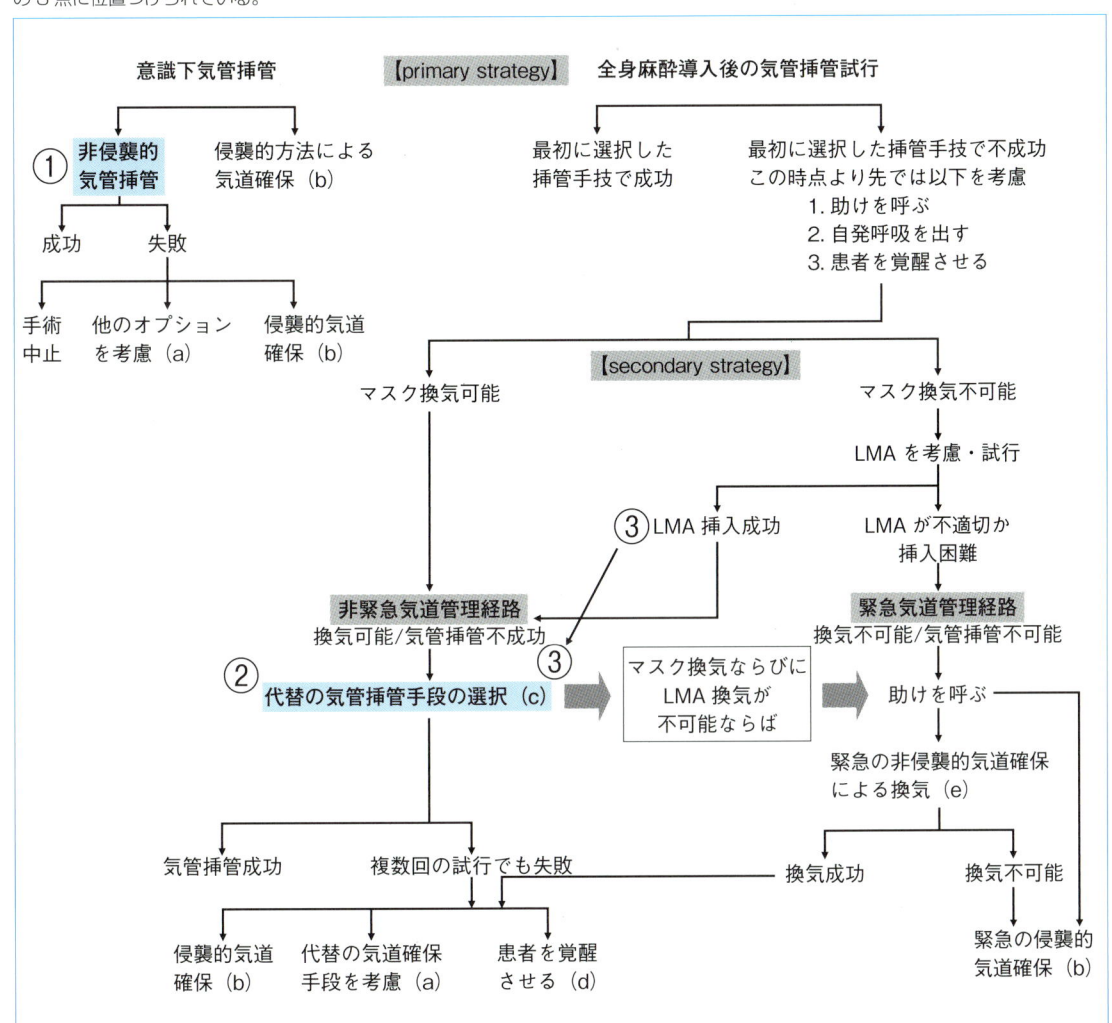

気道確保困難症例におけるファイバー挿管の利点と欠点：他の挿管用器具と比較して

他の挿管用器具と比較したファイバー挿管の利点と欠点を表2に示します[9]。最近エアウェイスコープ™〔→第4部「エアウェイスコープ」(193ページ)を参照〕などの，利便性が高い，新しい挿管用器具が開発され，挿管困難症例における有用性が示されています。しかし，これら多くの喉頭鏡は，硬性の器具で，やはり限界があり得ます。ファイバースコープは唯一の柔軟な挿管用器具であり，他の器具と比較して以下のような大きな利点があります[7,9]。

■利点①

他の硬性挿管用器具(喉頭鏡，エアウェイスコープなど)では適合できない高度な解剖学的偏位，高度な気道病変にも対応できる可能性がある。

■利点②

多くの硬性器具は気管挿管に口腔からのアクセスを必要とするため，高度開口障害，開口不能時には不適である。このような場合も，ファイバースコープなら経鼻ファイバー挿管が可能である。

■利点③

挿管不能・マスク換気不能(CICV)時にラリンジアルマスクで気道確保を行った場合には，経ラリンジアルマスクによるファイバー挿管を行うことができる。

気道確保困難症例におけるファイバー挿管の成功率

実際の気道確保困難症例における，ファイバー挿管の成功率に関しての報告は，あまり多くはありません。気道確保困難症例は頻度が低く，予期せぬ場合も多く，しかも緊急状況であるため，調査が困難だからと考えられます。

さまざまなファイバー挿管法による成功率に関して，比較的最近の報告[5,10〜12]を表3にまとめました。実際の気道確保困難症例において，ファイバー挿管は，およそ92％以上の高い成功率を示しており，気道確保困難対策において重要な役割を担っていると言えます。ファイバー挿管は，すべての麻酔科医が習得し，いつでも利用できるようにしておくべき手技と考えられます[7]。

▼表2 他の挿管用器具と比較したファイバースコープガイド下気管挿管の利点と欠点
(青山和義．気管支ファイバースコープを用いた挿管．In：車 武丸編著．エキスパートの気管挿管．東京：中外医学社，2010：97-127．より，一部改変)

利点
- ファイバースコープは柔軟であるため，多様な気道に適合可能
- 開口不能時の経鼻挿管が可能
- 挿管不能・マスク換気不能(CICV)時，経ラリンジアルマスクでファイバー挿管が可能
- 口唇・歯牙の損傷が少ない

欠点
- 手技的にやや難しく，時間がかかる
- 出血や分泌物により視野が閉塞しやすい
- 高価
- 破損しやすい
- 準備・洗浄・消毒に手間がかかる

▼表3 実際の挿管困難症例におけるファイバー挿管の成功率
(青山和義．気管支ファイバースコープを用いた挿管．In：車 武丸編著．エキスパートの気管挿管．東京：中外医学社，2010：97-127．より，一部改変)

文献	意識下 経口	意識下 経鼻	全身麻酔下 経口	全身麻酔下 経鼻
5	180/182 (98.9%)	105/105 (100%)	40/42 (95.2%)	9/9 (100%)
10	18/18 (100%)			
11			92/99 (92.9%)	
12			41/44 (93.1%)	4/5 (80%)

数字は，成功症例／全症例(％)

文献

1. Gal TJ. 気道管理．In：Miller RD (武田純三監修)．ミラー麻酔科学．東京：メディカル・サイエンス・インターナショナル，2007：1259-86．

2. Benumof JL. Difinition and incidence of the difficult airway. In : Benumof JL ed. Airway Management : Principles and Practice. St. Louis : Mosby, 1995 : 121-5.
3. 社団法人日本麻酔科学会．麻酔科医のための教育ガイドライン．改訂第2版, 2009.
4. 浅井 隆．ファイバースコープへの盲目的信頼は危険，術前の麻酔法の選択，気道の検査が大事．LiSA 2001 ; 8 : 1066-71.
5. Ovassapian A. Fiberoptic endoscopy and the difficult airway. 2nd ed. Philadelphia : Lippincott-Raven, 1996.
6. Practice guidelines for management of the difficult airway : an updated report by the American Society of Anesthesiologists Task Force on Management of the Difficult Airway. Anesthesiology 2003 ; 98 : 1269-77.
7. 青山和義，竹中伊知郎．Difficult Airway Management (DAM) におけるファイバースコープガイド下気管挿管の現状と今後．日臨麻会誌 2010 ; 30 : 567-76.
8. 青山和義．必ずうまくいく！気管挿管．改訂版．東京：羊土社, 2009 : 67-88.
9. 青山和義．気管支ファイバースコープを用いた挿管．In：車 武丸編著．エキスパートの気管挿管．東京：中外医学社, 2010 : 97-127.
10. Joo HS, Kapoor S, Rose DK, et al. The intubating laryngeal mask airway after induction of general anesthesia versus awake fiberoptic intubation in patients with difficult airways. Anesth Analg 2001 ; 92 : 1342-6.
11. Burkle CM, Walsh MT, Harrison BA, et al. Airway management after failure to intubate by direct laryngoscopy : outcomes in a large teaching hospital. Can J Anaesth 2005 ; 52 : 634-40.
12. Langeron O, Semjen F, Bourgain JL, et al. Comparison of the intubating laryngeal mask airway with the fiberoptic intubation in anticipated difficult airway management. Anesthesiology 2001 ; 94 : 968-72.

第 1 章
ファイバー挿管のための解剖

ファイバー挿管では，スコープで見た視野が解剖学的にどこの部位なのかを判断しながらスコープを進めていく必要があります。そのためには，気道（図 1-1）の解剖学的知識は必要不可欠です。また意識下挿管時の局所麻酔のためにも，神経解剖学的知識が必要になります。本書では，まずファイバースコープで見える部位の解剖について概観し，その後各部位の一般的知識を解説します。機能的な解剖の詳細については他の教科書を参照してください。

▼図 1-1　気道の解剖
①〜⑭は図 1-2，①〜⑫は図 1-3 のスコープ視野に対応するスコープの位置を示す。

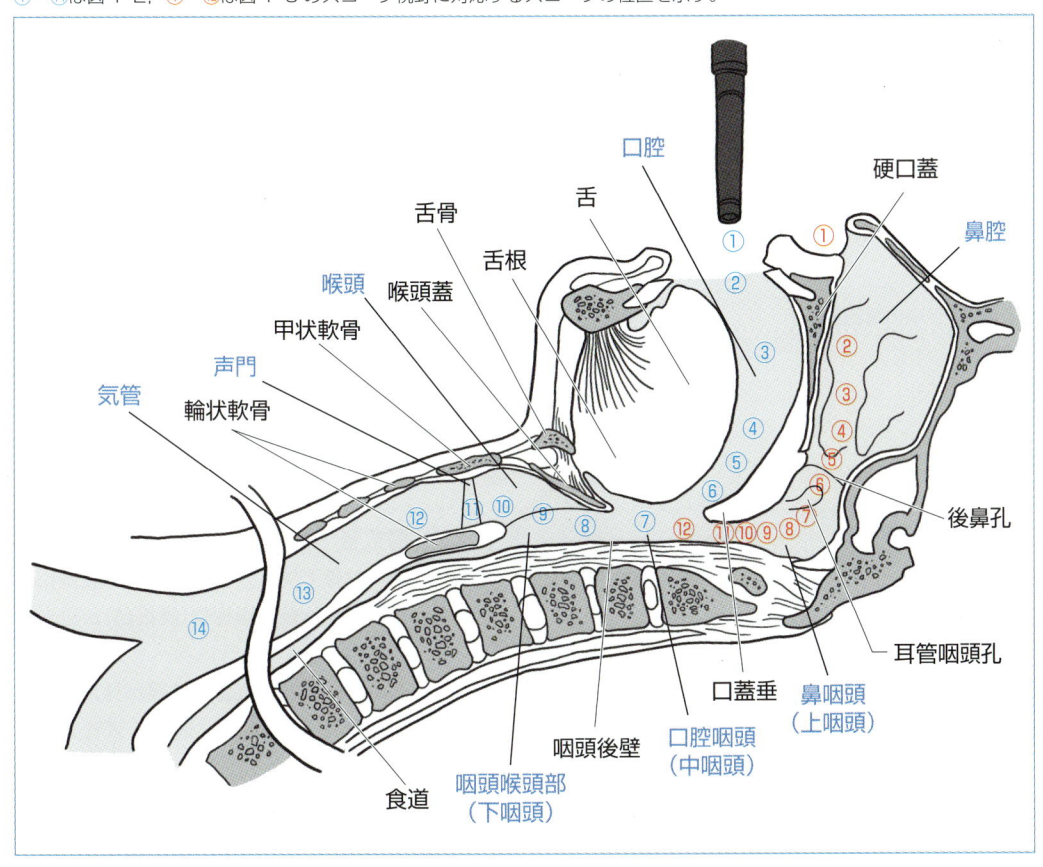

口腔から咽頭，喉頭，気管のファイバースコープ視野

図1-1の①〜⑭の位置から見た気道のファイバースコープ視野を図1-2の①〜⑭に示します。

■口腔

口唇と歯列の間の腔は口腔前庭で，上下歯列間からが**固有口腔**の入口です(図1-2①)。スコープを固有口腔内へと進めていくと，口腔の天井(仰臥位の患者を頭側からスコープで見たときには，視野の下側＝背側)に**硬口蓋**が，口腔底面(視野上側＝腹側)に**舌**が見えます(図1-2②③)。スコープをさらに口腔奥へと進めていくと，**軟口蓋**(図1-2③)，そしてその先端にある口蓋垂が見えます(図1-2④)。ファイバー挿管上，**口蓋垂**は正中を示す重要な構造物です。

■口峡

口蓋垂の左右には，二つの口蓋弓のヒダ〔口蓋舌弓(前口蓋弓)と口蓋咽頭弓(後口蓋弓)〕が見えます(図1-2⑤)。口蓋垂，口蓋弓，舌で囲まれた空間が**口峡**で，口腔と**口腔咽頭**の境界になります(図1-2⑤)。全身麻酔・筋弛緩により，舌は沈下して背側の**咽頭後壁**へと近づくため，口峡部分のスコープ視野はしばしば狭くなり，時に閉塞しています(図1-2④)。下顎挙上，深呼吸(意識下)により舌根部，軟口蓋は挙上し，口峡部分から口腔咽頭への道が開けてきます(図1-2⑤)。

■口腔咽頭

スコープを口峡から口腔咽頭へと進めていくと**喉頭蓋**の先端が見えてきます(図1-2⑥)。口腔から喉頭までの彎曲は急角度なので，ここではまだ喉頭蓋先端しか見えません(図1-2⑥と図1-3⑪鼻咽頭と比較)。口腔咽頭をさらに進めていくと，喉頭全体および**下咽頭**が見えてきます(図1-2⑦)。下咽頭の左右両脇にある溝が梨状陥凹で，食道へとつながっています。

■喉頭

喉頭へ近づくと，喉頭の各組織：**喉頭蓋，披裂喉頭蓋ヒダ，声帯，声門，披裂軟骨部**，がはっきり見えます(図1-2⑧)。喉頭蓋内側，前庭ヒダ上方の空間は**喉頭前庭**です。披裂喉頭蓋ヒダの中に楔状軟骨，小角軟骨が見えます。声帯ヒダの上部に前庭ヒダ(仮声帯)もはっきり見えます(図1-2⑨)。**前庭ヒダ(仮声帯)**と声帯ヒダの間の腔は**喉頭室**です(図1-2⑩)。両側声帯，披裂軟骨で囲まれた空間が**声門(声門裂)**です(図1-2⑩)。声門より奥の輪状軟骨下端までの腔が**声門下腔**です(図1-2⑪)。

■気管・気管支

輪状軟骨下端より奥が**気管**で，腹側に気管軟骨，背側に**膜性壁(膜様部)**が見えます(図1-2⑫)。気管内奥へとスコープを進めていくと，**気管分岐部**が見えてきます(図1-2⑬)。さらに進むと気管分岐部に気管竜骨(カリーナ)および左右の気管支が見えます(図1-2⑭)。右主気管支は，左気管支よりも直線的です。

▼図1-1' 気道の解剖

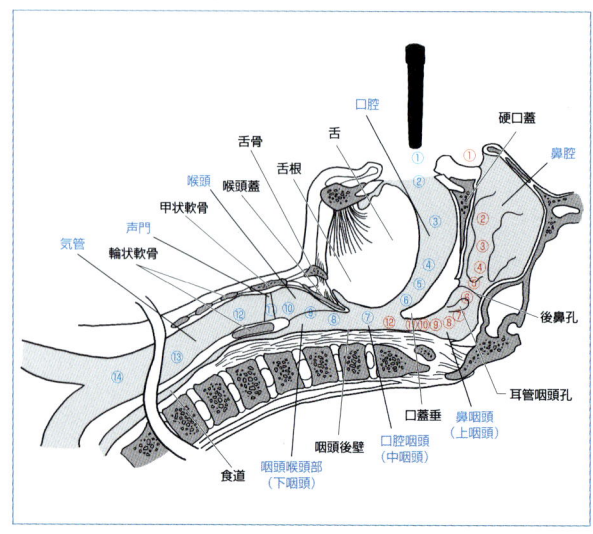

▼図 1-2 口腔から咽頭，喉頭，気管のファイバースコープ視野

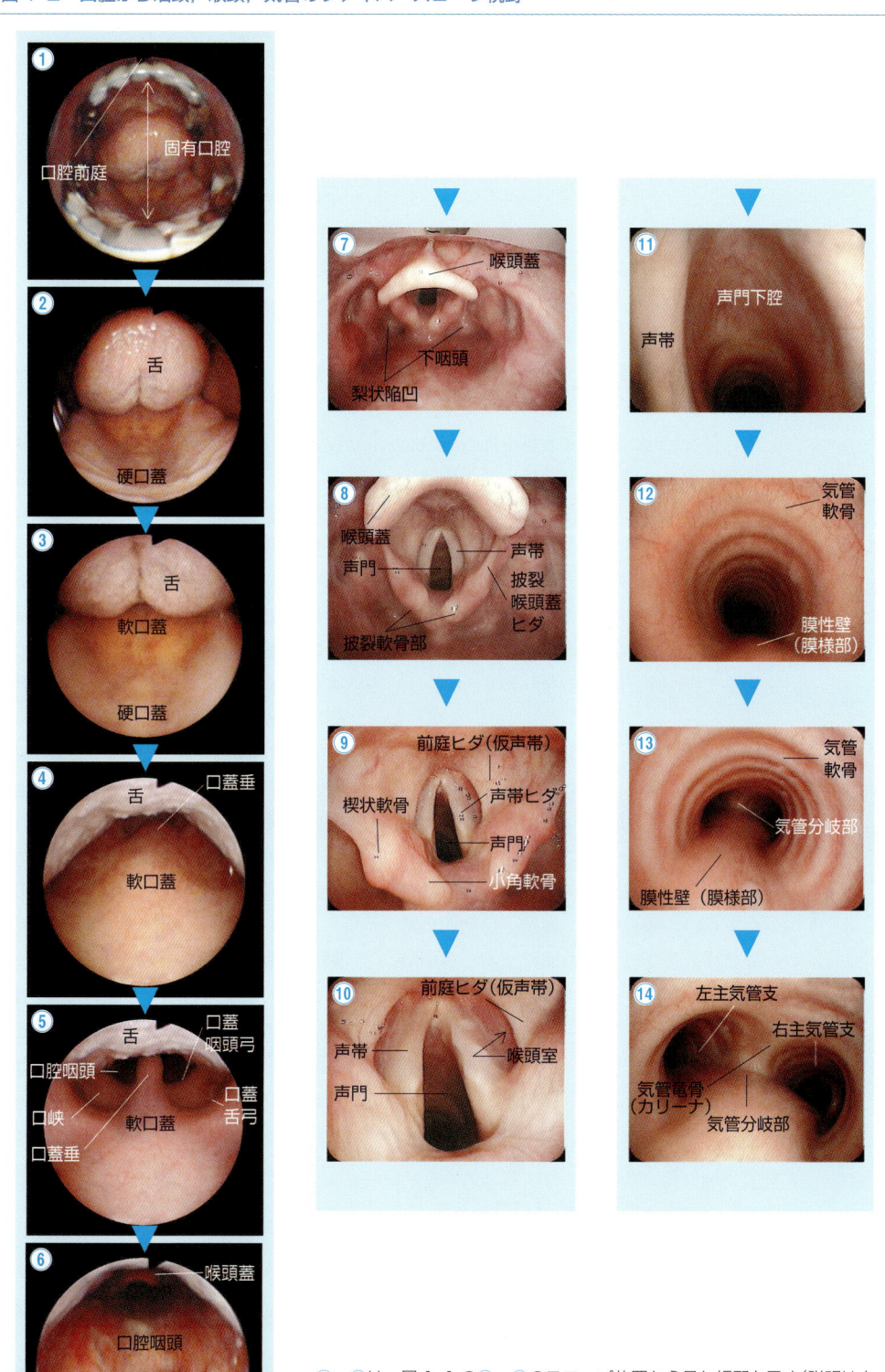

①〜⑭は，図 1-1 の①〜⑭のスコープ位置から見た視野を示す（説明は本文を参照）。
①固有口腔入口，②口腔，③口腔，④口腔，⑤口峡，⑥口峡部分から見た口腔咽頭・喉頭蓋先端，⑦口腔咽頭・下咽頭・喉頭，⑧喉頭・下咽頭，⑨喉頭，⑩喉頭室，声門（裂），⑪声門下腔，⑫気管，⑬気管中部から見た気管分岐部，⑭気管分岐部，気管竜骨（カリーナ），および左右の気管支

鼻腔から咽頭,喉頭のファイバースコープ視野

図1-1の①〜⑫の位置から見た気道のファイバースコープ視野を図1-3の①〜⑫に示します。

■鼻腔

鼻腔入口の**外鼻孔**(図1-3①)からスコープを鼻腔内へと進めていくと,内側に**鼻中隔**,外壁側に**下鼻甲介**,**中鼻甲介**が見えます(図1-3②③)。ファイバースコープ,気管チューブ,経鼻エアウェイ,経鼻胃管などは,鼻甲介と鼻中隔の間の総鼻道を通ります。鼻腔内は中隔の彎曲・鼻ポリープなどにより観察が困難なことがしばしばあります。経鼻ファイバー挿管時は,チューブ先行法(第2章参照)によりチューブ先端を鼻咽頭から口腔咽頭へと通しておき,複雑な鼻腔をバイパスすることがポイントになります。

■後鼻孔

スコープをさらに進めていくと,鼻腔の出口であり鼻咽頭とつながる**後鼻孔**が見えます(図1-3③④)。スコープが後鼻孔に達すると,先に鼻咽頭が見えます(図1-3④⑤)。後鼻孔が,鼻腔と鼻咽頭の境界です。ここで左右の隔壁である鼻中隔が途切れ,外側に鼻咽頭組織である**耳管咽頭口**および**耳管隆起**が観察できることにより,鼻腔と鼻咽頭が判別できます(図1-3⑤)。

■鼻咽頭

鼻咽頭の前壁(仰臥位の患者を頭側からスコープで見たときは視野の上側)は**軟口蓋**(図1-3⑥〜⑩)です。軟口蓋は全身麻酔・筋弛緩によりしばしば虚脱して,背側の咽頭後壁へと近づくため,鼻咽頭のスコープ視野はしばしば軟口蓋により閉塞します(図1-3⑥〜⑨)。下顎挙上,深呼吸(意識下)により軟口蓋は挙上し,鼻咽頭から口腔咽頭への道が開けてきます(図1-3⑩⑪)。また,軟口蓋の先端には**口蓋垂**が見えます(図1-3⑨〜⑪)。経鼻ファイバースコープでは,口蓋垂は,経口時とは逆に,視野の上側(腹側)に見えます(図1-3⑨〜⑪:図1-2⑤⑥と比較)。鼻咽頭から口腔咽頭,喉頭までの彎曲は緩やかで,鼻咽頭からはほぼ一直線上に喉頭が見えます(図1-3⑩⑪:図1-2⑥口腔咽頭と比較)。

■口腔咽頭

スコープを口腔咽頭へと進めると,**舌根部**および**喉頭**全体が見えます(図1-3⑫)。以降の視野は,経口ファイバースコープの場合とほぼ同様です。

▼図1-1′ 気道の解剖

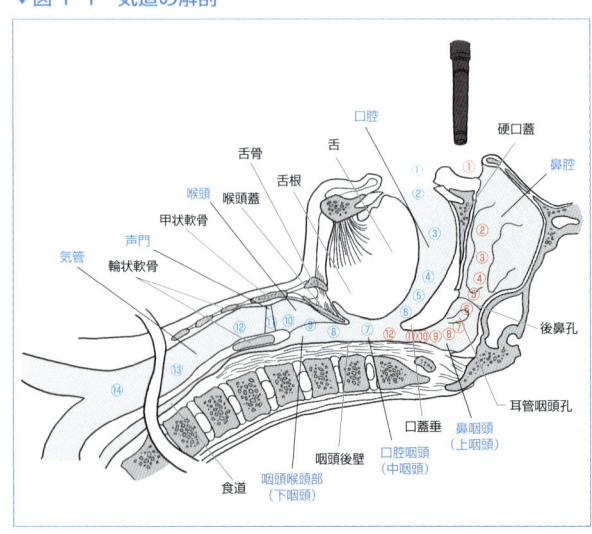

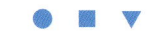

▼図 1-3　鼻腔から咽頭，喉頭のファイバースコープ視野

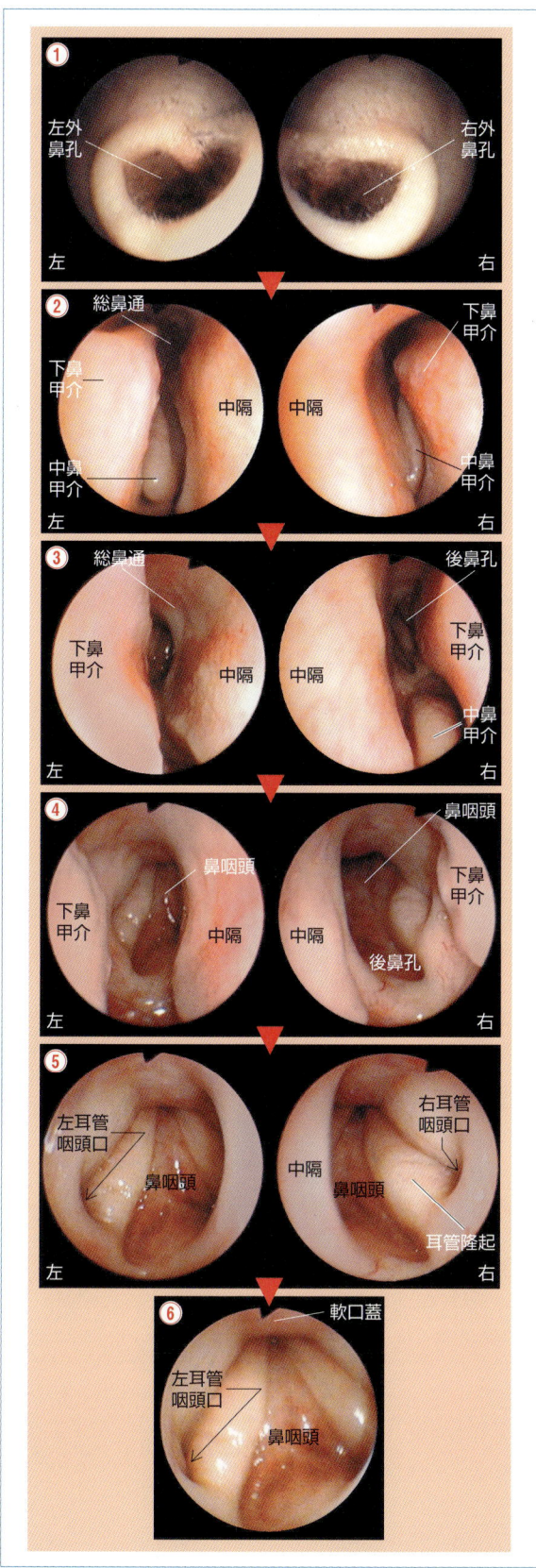

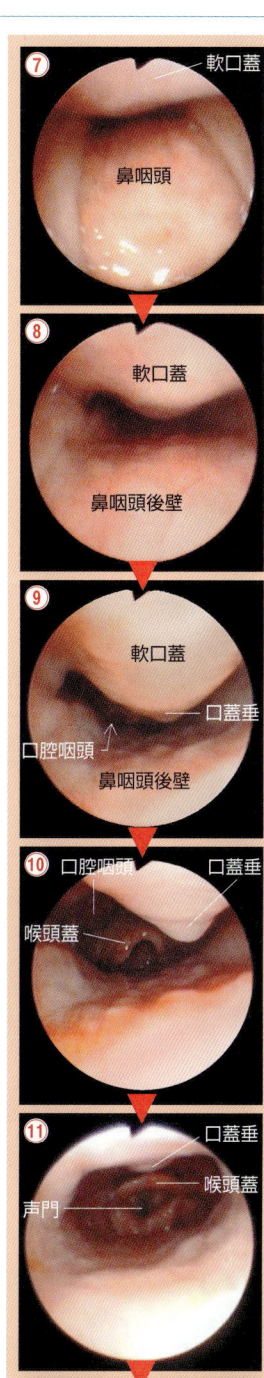

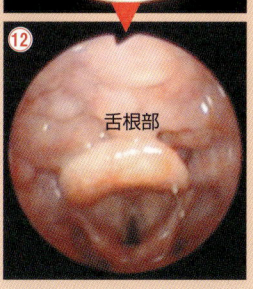

図 1-1 の①〜⑫のスコープ位置から見た視野を示す（説明は本文を参照）。①外鼻孔，②鼻腔内，③鼻腔内，④後鼻孔，⑤後鼻孔から見た鼻咽頭，⑥鼻咽頭，⑦鼻咽頭，⑧鼻咽頭，⑨鼻咽頭・口腔咽頭，⑩鼻咽頭から見た口腔咽頭・喉頭，⑪鼻咽頭から見た喉頭，⑫経鼻的に口腔咽頭から見た喉頭

気道の構成

ファイバースコープの視野を見た後は、解剖の一般的な知識についてまとめておきます。

気道は、鼻腔、口腔、咽頭、喉頭(声門)、気管、気管支で構成される、肺までの空気の通路です(図1-1)。各構成部位の区分・境界を図1-4、表1-1に示しました。鼻腔・口腔から咽頭・喉頭まで

▶図1-4 気道の解剖
気道の各構成部位、区分およびそれらの境界を示してある。境界は文献により若干の違いもある。

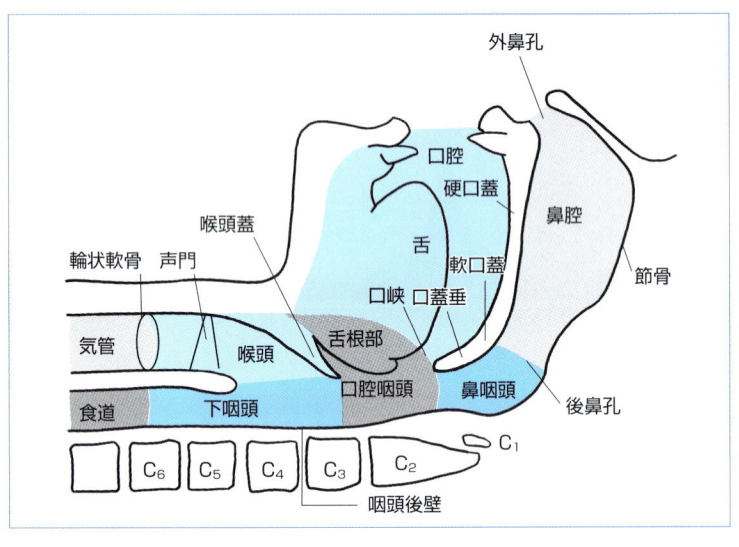

▼表1-1 気道の主な区分・境界

	前壁 前開口部 前境界[*1]	後壁 後開口部 後境界[*1]	上壁 上開口部 上境界[*1]	下壁 下開口部 下境界[*1]	左右側壁 構造物	重要な構造物
鼻腔	外鼻孔	後鼻孔	篩骨	硬口蓋	鼻中隔・鼻甲介	外鼻孔、鼻中隔、鼻甲介、総鼻道、後鼻孔
口腔	口唇	口狭	口蓋(硬口蓋・軟口蓋)	舌(前2/3)	口蓋舌弓	歯、舌、硬口蓋、軟口蓋、口蓋垂、口蓋舌弓、口蓋咽頭弓、口狭
鼻咽頭 (上咽頭)	後鼻孔	咽頭後壁 (C_1)[*2]	頭蓋底	軟口蓋(口蓋垂)レベル	耳管咽頭口、耳管隆起	後鼻孔、軟口蓋、耳管咽頭口、耳管隆起
口腔咽頭 (中咽頭)	前上：口狭(口蓋舌弓)、前下：舌根部	咽頭後壁 ($C_{2\cdot3}$)[*2]	軟口蓋(口蓋垂)レベル	喉頭蓋先端レベル	口蓋舌弓、口蓋咽頭弓、口蓋扁桃	口蓋咽頭弓、口狭、口蓋扁桃、咽頭後壁
咽頭後頭部 (下咽頭)	喉頭口	咽頭後壁 ($C_{4\cdot5\cdot6}$)[*2]	喉頭蓋先端レベル	輪状軟骨下縁レベル(食道入口)		喉頭蓋、梨状陥凹
喉頭	甲状軟骨/輪状軟骨	下咽頭	喉頭蓋先端	輪状軟骨下縁	甲状軟骨	喉頭蓋、披裂喉頭蓋ヒダ、前庭ヒダ、声帯ヒダ、披裂軟骨、声門
気管	気管軟骨	膜様部(食道)	輪状軟骨下縁	気管分岐部	気管軟骨	気管軟骨、膜腰部、気管分岐部、気管竜骨(カリーナ)

　　は開口部を、　　は壁を示す。
[*1] 境界は文献により若干の違いがある。　[*2] C：頚椎

は上気道，気管から末梢は下気道と区分されます[1〜3]。気道内面は粘膜で覆われ，吸入気は加温，加湿されて，肺へと送られます。

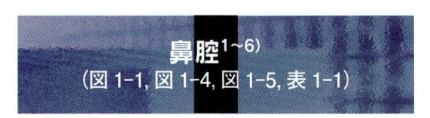

鼻腔[1〜6]
（図 1-1, 図 1-4, 図 1-5, 表 1-1）

■前方・後方
鼻腔の前方は左右の**外鼻孔**（鼻の穴）で外気に通じ，後方は**後鼻孔**を境界にして鼻咽頭へとつながっています（図 1-5, 図 1-3 ④）。

■側壁・中隔
鼻腔は**鼻中隔**（骨・軟骨）で左右に分けられ，外側の骨壁には，三つの**鼻甲介**（上・中・下鼻甲介）が突出しています。それぞれの鼻甲介の下に上・中・下**鼻道**の三つの通路があります（図 1-5, 図 1-3 ②）。

経鼻挿管時のファイバースコープと気管チューブは，鼻甲介と鼻中隔の間の**総鼻道**を通りますが（図 1-5），下鼻甲介粘膜や鼻中隔を傷つけることがあるので注意が必要です。

鼻中隔は彎曲も多く，一側の鼻腔が非常に狭くなっていることもあります。また鼻中隔の前方には血管に富んだKiesselbach部位という鼻出血で有名な部位があります。チューブ，スコープ，エアウェイを通す時には十分注意しましょう。

■上壁・下壁
鼻腔の天井（上壁）は主に篩骨で，床（下壁）は口腔の天井である硬口蓋（上顎骨）です（図 1-4, 図 1-5）。

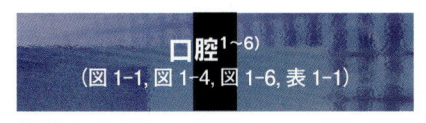

口腔[1〜6]
（図 1-1, 図 1-4, 図 1-6, 表 1-1）

■前方・後方
口腔は前方の口唇を境界に外気と通じています。歯（歯肉）と口唇の間の空間は**口**腔前庭**で，歯列より内側の空間が**固有口腔**です。上下の口唇が側方で会するところ，口の横の端が**口角**です。

口腔後方には，軟口蓋の先端である**口蓋垂**と，二つの口蓋弓のヒダ〜**口蓋舌弓**（前口蓋弓）と**口蓋咽頭弓**（後口蓋弓）があり，これらは中央の口蓋垂で会しています。口蓋垂，口蓋弓，舌で囲まれた空間が**口峡**で，口峡を境界として咽頭へと続きます（図 1-6, 図 1-2 ⑤）。

▼図 1-5　鼻腔

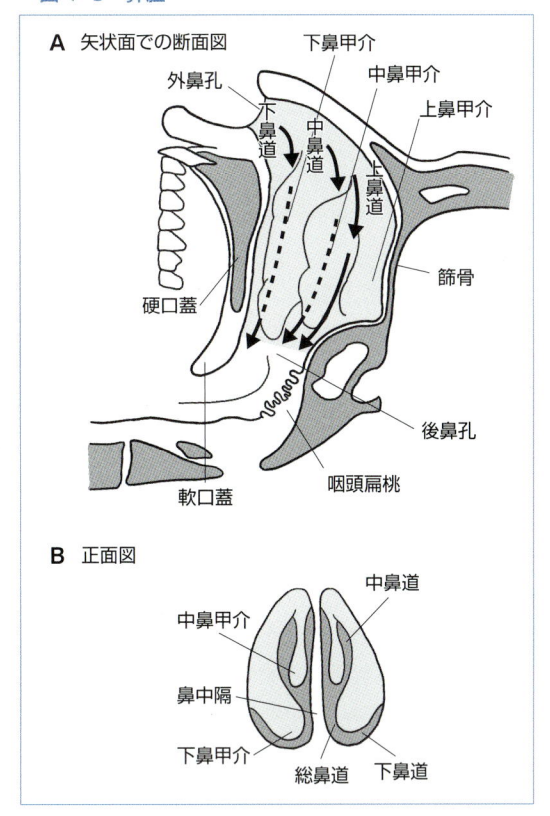

A　矢状面での断面図（下鼻甲介，中鼻甲介，上鼻甲介，外鼻孔，下鼻道，中鼻道，上鼻道，硬口蓋，篩骨，軟口蓋，咽頭扁桃，後鼻孔）

B　正面図（中鼻甲介，中鼻道，鼻中隔，下鼻甲介，総鼻道，下鼻道）

▼図 1-6　口腔

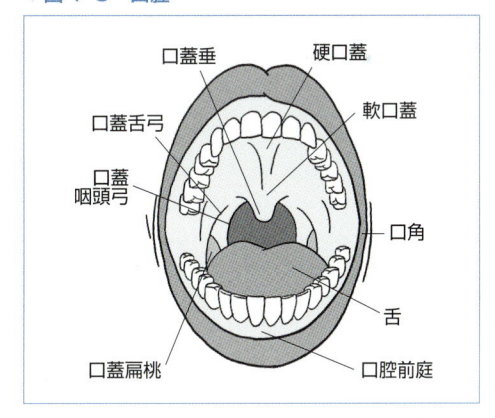

（口蓋垂，硬口蓋，口蓋舌弓，軟口蓋，口蓋咽頭弓，口角，舌，口蓋扁桃，口腔前庭）

■上・下

口腔の天井は口蓋です。口蓋の前方2/3は骨性の**硬口蓋**，後ろ1/3は筋肉からなる**軟口蓋**です。口腔の底面には多数の筋肉群よりなる舌があります。舌の中央部分は舌体，根もとの部分は**舌根**（ぜっこん）と呼ばれ，舌根部は咽頭の前壁を形成します。

■開口機能

口（上下歯列間）は通常，下顎骨と側頭骨関節機能により，最大で50～60 mm（3横指）開きます。下顎は，最初は関節の回旋運動で開き，次に前方移動で広がります[2〜4]。他動的な開口時，前方移動へ移行する部分でカクッとした感じが得られることがあります。関節障害（顎関節症，関節リウマチなど）により，開口制限を起こすことがあります。開口が25 mm以下の場合は喉頭鏡による挿管は困難で，20 mm以下ではMacintosh型サイズ3のブレードは挿入できず，通常の挿管は不能です。

咽頭[1〜6)]
（図1-1，図1-4，図1-7，表1-1）

咽頭は，頭蓋底から輪状軟骨の高さまでの筋膜性の腔で，上・中・下咽頭の三つに分けられます。それぞれ前方で，鼻腔，口腔，喉頭へとつながります（図1-1，図1-4，図1-7）。咽頭の後壁（咽頭後壁，または後咽頭壁）は粘膜筋層で構成され，その後方は頸椎です。

■上咽頭

鼻咽頭とも呼ばれ，上は頭蓋底から，下は口蓋垂（軟口蓋）の高さまでの腔です。前方は**後鼻孔**を境に鼻腔へとつながっています。

■中咽頭

口腔咽頭とも呼ばれ，口蓋垂の高さからから喉頭蓋先端までの腔です。口腔咽頭前上方は，口蓋舌弓（口峡）を境に口腔へと開きます（図1-1，図1-4，図1-7）。二つの口蓋弓のヒダ〜**口蓋舌弓**（前口蓋弓）と**口蓋咽頭弓**（後口蓋弓）が咽頭側壁を形成します。両ヒダの間に**口蓋扁桃**があり，超巨大扁桃肥大は気道閉塞につながることがあります。前壁下方には舌根部があります（図1-1，図1-4，図1-7）。舌根部と喉頭蓋の間に正中舌喉頭蓋ヒダと外側舌喉頭蓋ヒダがあり，両者の間のくぼみが**喉頭蓋谷**です。

▼図1-7　後方から見た咽頭
（上咽頭＝鼻咽頭，中咽頭＝口腔咽頭，下咽頭＝咽頭喉頭部）

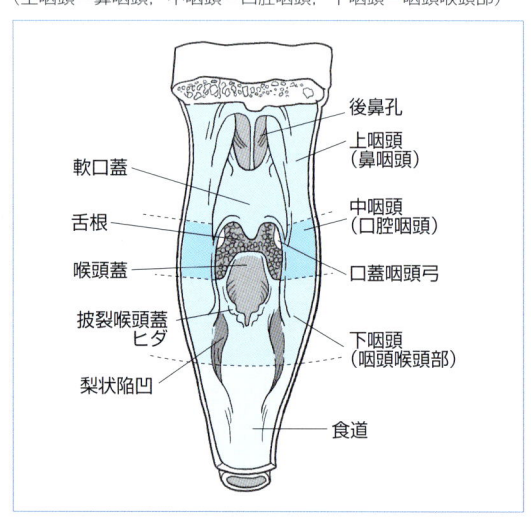

▼図1-8　舌骨と喉頭軟骨

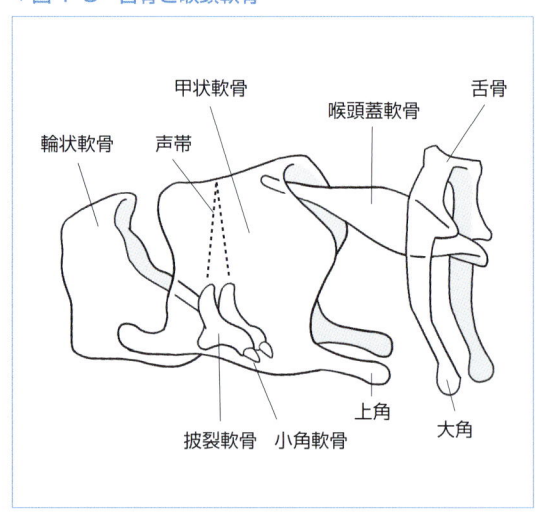

▼図1-9 喉頭（矢状断面図）

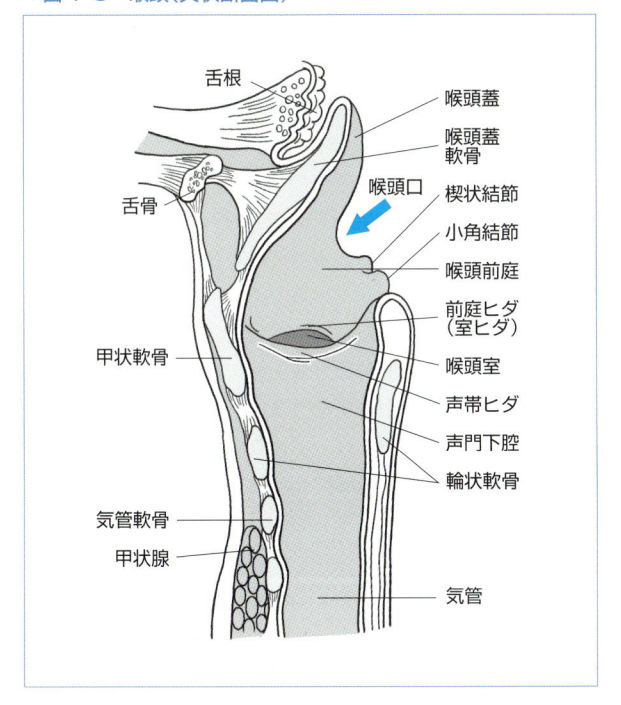

（図中ラベル：舌根、喉頭蓋、喉頭蓋軟骨、舌骨、喉頭口、楔状結節、小角結節、喉頭前庭、前庭ヒダ（室ヒダ）、甲状軟骨、喉頭室、声帯ヒダ、声門下腔、輪状軟骨、気管軟骨、甲状腺、気管）

▼図1-10 気管・気管支

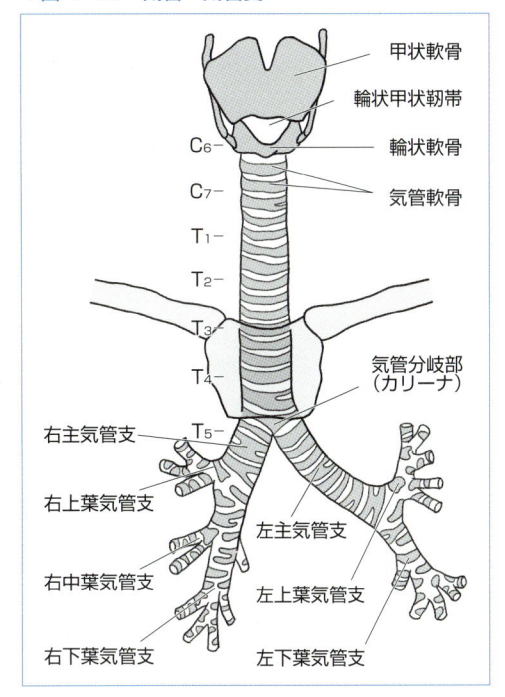

（図中ラベル：甲状軟骨、輪状甲状靱帯、輪状軟骨、気管軟骨、C6、C7、T1、T2、T3、T4、T5、気管分岐部（カリーナ）、右主気管支、右上葉気管支、右中葉気管支、右下葉気管支、左主気管支、左上葉気管支、左下葉気管支）

■下咽頭

咽頭喉頭部ともいわれ，喉頭蓋先端から輪状軟骨下端（食道入口部）までの腔です（図1-1，図1-4，図1-7）。下咽頭前方には喉頭があります。喉頭の両脇に食道入り口への溝である**梨状陥凹**があり，下方の食道へと続いています。

舌に付着しています。

喉頭腔の中央に**前庭ヒダ**（室ヒダ：仮声帯）と**声帯**（声帯ヒダ）があり，前庭ヒダの上方が**喉頭前庭**，両ヒダの間が**喉頭室**，声帯ヒダの下方が**声門下腔**です。左右声帯の間，および披裂軟骨で囲まれた間隙が**声門**（声門裂）で，気管挿管の目標です（図1-9）。

前述したファイバースコープ視野により，喉頭の重要な部分〔喉頭蓋，前庭ヒダ，声帯，声門，披裂軟骨，披裂喉頭蓋ヒダ（中に楔状軟骨，小角軟骨が入っています）などの喉頭組織〕を確認してください（図1-2 ⑦〜⑩）。

喉頭[1〜6)]
（図1-1,図1-4,図1-8,図1-9,表1-1）

喉頭は下咽頭前方にあり，軟骨，靱帯，筋，粘膜により箱状の構造が形成されています。気道の重要な構成部分であり，発声器官でもあります。喉頭は第4〜6頸椎の高さに位置しています。

■枠組み

喉頭の枠組みは**舌骨**と喉頭軟骨で構成されます（図1-8）。喉頭軟骨は三つの不対性軟骨（**喉頭蓋，甲状軟骨，輪状軟骨**）と3種の対性軟骨（左右1個ずつある**披裂軟骨，小角軟骨，楔状軟骨**）からなります。喉頭蓋はファイバー挿管時の重要な目標物で，靱帯により甲状軟骨，舌骨，

■上下端

喉頭の上端は喉頭蓋，下端は**輪状軟骨**下端部分で，気管へとつながっています。

気管・気管支[1〜6)]
（図1-4,図1-10,表1-1）

■気管上下端

気管は輪状軟骨下端から気管分岐部までの，直径約2〜2.5 cm，長さ約10〜11

Memo 声門：左右声帯ヒダの間隙を声門裂といい，声帯ヒダ，披裂軟骨声帯突起および声門裂を合わせて声門といいます。また，臨床的には声門裂のことを単に声門とも表現します。本書では臨床的表現を用いて，声門裂のことを声門と表現しています。

cm の管です．気管分岐部前方中央には最後の気管軟骨の突起である**気管竜骨（カリーナ）**が観察されます（図 1-2 ⑭）．気管チューブは，その先端が気管中央に位置するように，気管分岐部から 4〜5 cm 頭側に留置します．

■気管前方・後方

前方には 16〜20 個の C 字型の気管軟骨があり，後方は平滑筋からなる膜性壁〔膜様部ともいわれる（図 1-2 ⑬）〕で食道と接しています．

■気管支

気管は第 5 胸椎（T_5）レベルで左右の主気管支に分岐します．右主気管支は左気管支よりも短く，より直線的なため（図 1-2 ⑭），気管チューブを深く入れすぎると，多くの場合右主気管支に入る（気管支内挿管）ので注意が必要です．

神経支配[1,2,6〜9]
（表 1-2）

意識下挿管時の気道の局所麻酔時には，気道の神経支配の知識が重要になります．気道への神経は，三叉神経（V），顔面神経（Ⅶ），迷走神経（X），舌咽神経（Ⅸ），舌下神経（Ⅻ）由来の神経が複雑に支配しているため，単一の方法では十分な局所麻酔は困難です．したがって，局所麻酔の方法としては，粘膜の表面麻酔が中心になります．意識下ファイバー挿管時には，どの部位に，どのような方法で局所麻酔を施行するか，がポイントとなります〔詳細は，第 6 章 §3（106 ページ）参照〕．

文　献

1. Williams PL. Gray's Anatomy. 38th ed. New York : Churchill Livingstone, 1995.

▼表 1-2　気道の主な神経支配

		主な知覚神経	主な運動神経
鼻腔		前篩骨神経[a]：中隔，側壁，天井の前部 翼口蓋神経節枝[b]：中隔，側壁，天井の後部 嗅神経（Ⅰ）：嗅覚	
口腔	硬口蓋	口蓋神経[b]，一部鼻口蓋神経[b]	
	軟口蓋	口蓋神経[b]：前部 舌咽神経（Ⅸ）：後部	咽頭神経叢〔主に舌咽神経（Ⅸ），迷走神経（X）〕
	舌	舌神経[c]：前 2/3 の知覚 鼓索神経[d]：前 2/3 の味覚 舌咽神経（Ⅸ）：後 1/3：の知覚・味覚 上喉頭神経内枝[e]：舌根部の知覚	主に舌下神経（Ⅻ），一部咽頭神経叢
咽頭	鼻咽頭	翼口蓋神経節枝[b]，舌咽神経（Ⅸ）	咽頭神経叢〔主に迷走神経（X），舌咽神経（Ⅸ）〕
	口腔咽頭	舌咽神経（Ⅸ） 上喉頭神経内枝[e]：舌根の一部	
	下咽頭	舌咽神経（Ⅸ），迷走神経（X）の咽頭枝	
喉頭		上喉頭神経内枝[e]：喉頭蓋と声帯より上部 反回神経（下喉頭神経[f]）：声帯より下部	反回神経（下喉頭神経[f]），上喉頭神経外枝[e]
気管		反回神経	

a）三叉神経（V）-眼神経（三叉神経第一枝：V 1）-鼻毛様体神経-前篩骨神経
b）三叉神経（V）-上顎神経（三叉神経第二枝：V 2）-翼口蓋神経節枝，鼻口蓋神経
c）三叉神経（V）-下顎神経（三叉神経第三枝：V 3）-舌神経
d）顔面神経（Ⅶ）-鼓索神経
e）迷走神経（X）-上喉頭神経-内枝，外枝
f）迷走神経（X）-反回神経-下喉頭神経

2. Moore KL, Dalley AF（佐藤達雄, 坂井建雄監訳）. 臨床のための解剖学. 東京：メディカル・サイエンス・インターナショナル, 2008：867-1096.
3. 青山和義. 必ずうまくいく！気管挿管. 改訂版. 東京：羊土社, 2009：18-28.
4. Finucane BT, Santora AH（井上哲夫監訳）. エアウェイブック. 東京：メディカル・サイエンス・インターナショナル, 1987：1-13.
5. Ovassapian A. Fiberoptic endoscopy and the difficult airway. 2nd ed. Philadelphia：Lippincott-Raven, 1996.
6. Black SM, Chambers WA. Essential Anatomy for Anesthesia. New York：Churchill Livingstone, 1997.
7. Sanchez A, Iyer RR, Morrison DE. Preparation of the patient for awake intubation. In：Hagberg CA. Benumof's Airway Management：Principles and Practice. 2nd ed. Philadelphia：Mosby, 2007；256-302.
8. Kahle W, Leonhardt H, Platzer W（越智淳三訳）. 解剖学的アトラス. 第3版. 東京：文光堂, 1990.
9. 青山和義. ラリンジアルマスクの留置に必要な解剖. In：高崎眞弓編集. 麻酔科医に必要な局所解剖. 麻酔科診療プラクティス5. 東京：文光堂, 2004：42-5.

第2章
ファイバー挿管の分類とその選択

ファイバー挿管は，挿管時の患者の意識状態，挿管経路，手順により，表2-1のように分類されます[1,2]。また，さまざまな手技と組み合わせた方法，特殊な方法も行われています。

挿管時の患者の意識状態による分類と適応

■意識下ファイバー挿管（第6章参照）

患者の意識がある状態でファイバー挿管を行う場合を，意識下ファイバー挿管といいます。挿管時の苦痛を軽減するために，鎮静薬や局所麻酔薬を使用する場合

▼表2-1 ファイバー挿管の分類

1）挿管時の患者の意識状態による分類	
意識下ファイバー挿管（鎮静下，局所麻酔下を含む）	→第6章
全身麻酔下ファイバー挿管	→第5章
意識障害下ファイバー挿管（心肺停止下を含む）	
2）経路による分類	
経口ファイバー挿管	→第5章，第6章
経鼻ファイバー挿管	→第5章，第6章
経ラリンジアルマスクファイバー挿管	→第8章
3）手順による分類	
スコープ先行法（経口）	→第2章，第5章，第6章
スコープ先行変法（経鼻）	→第2章，第5章，第6章
チューブ先行法（経口・経鼻）	→第2章，第5章，第6章
その他の手技と組み合わせた方法	
喉頭鏡補助によるファイバー挿管	→第2章
ラリンジアルマスクを用いたファイバー挿管	→第8章
内視鏡用マスクを用いたファイバー挿管	→第9章
逆行性挿管との組み合わせ	→第2章
その他の特殊なアプローチ方法	
光ガイド下ファイバー挿管	→第2章
引き戻し法（側方アプローチ）	→第2章

も意識下ファイバー挿管に分類されます。

◎利点

意識下ファイバー挿管では，
①自然な気道開通および自発呼吸が保たれ，安全性が高い(特に気道確保困難症例において)
②上気道組織(口腔，咽頭，喉頭の組織)の筋緊張は保持されるのでファイバースコープの視野確保に有効
③深呼吸，分泌物の嚥下などによりファイバー挿管の補助が可能
④咳反射など，気道の保護機構が保持される

という利点があります[1,3〜6]。

◎欠点

意識下ファイバー挿管では，
①患者の協力が必要(非協力な場合や小児では困難)
②患者の不快感があり得る
③呼吸・心血管系の有害な反応が起こり得る

といった欠点もあります[1,3,5]。

◎適応

上記利点が欠点よりも勝る場合に意識下ファイバー挿管の適応となります。具体的には以下のようになります。
①気道確保困難(マスク換気困難や挿管困難)が予測される，または既往がある場合が最もよい適応になります[1,3〜6]。これらには解剖学的に困難な場合(開口制限，小顎症，頸部可動域制限，上顎前歯突出，高度肥満など)と，病変により困難な場合(気道の腫瘍など)が含まれます。
ファイバー挿管においても，**気道確保困難症例では，全身麻酔下挿管より意識下挿管のほうが安全性が高い**ことを強調しておきます。
②誤嚥の危険が高い場合や③血行動態，呼吸状態が高度不安定な場合も意識下ファイバー挿管の適応となる場合があ

ります[1,3〜6]。意識下挿管では，ファイバー挿管のほうが患者の不快感が少なく，また予期せぬ挿管困難症にも対応できるからです。

ただし，②，③の場合は，通常の喉頭鏡による挿管が容易であれば(予測されれば)，そのほうが迅速性，簡便性においては有利な場合も多くあります[1]。

■全身麻酔下ファイバー挿管
(第5章参照)

全身麻酔導入後(筋弛緩薬投与後)，予期せぬ挿管困難症に遭遇し，マスク換気が可能な場合は，全身麻酔下ファイバー挿管の適応となります[1,3〜6]。通常の喉頭鏡による挿管が困難/不成功な挿管困難症例でも，ファイバースコープを用いることにより多くの場合は喉頭の観察および挿管が可能となります。

全身麻酔(筋弛緩)下では，気道の支持組織は弛緩し，軟口蓋・舌根・喉頭蓋は沈下して，ファイバースコープによる観察を行うためのスペースは狭くなるため，意識下ファイバー挿管と比較してやや難しいと考えられています[1,3〜6]。しかし，適切な下顎挙上操作により気道のスペースが広がることを理解し，ファイバースコープ手技に精通すれば，多くの症例ではそれほど困難ではありません。

挿管困難時，頻回の喉頭鏡操作は気道内の分泌物・出血・浮腫を助長し，ファイバースコープの視野は著しく悪化します。そうなる前に，ファイバー挿管に切り替えることが重要です。ファイバースコープを用いても挿管が困難な場合は，全身麻酔からの覚醒・筋弛緩効果の拮抗による意識下ファイバー挿管や，その他の挿管方法または外科的な気道確保を考慮します[1,3〜6]。

■意識障害下ファイバー挿管

心肺停止下など意識障害下の気管挿管の方法としては，迅速に行える喉頭鏡を用いた気管挿管が最もよく行われています[2]。しかし，それが困難な場合はファ

イバー挿管を行う場合があります。

経路による分類と適応

ファイバースコープガイド下気管挿管は，口腔から(経口挿管)または鼻腔から(経鼻挿管)，どちらの経路でも行うことができます。表2-2に，それぞれの経路によるファイバー挿管の比較を示します[1,3,6,7]。

■経鼻ファイバー挿管[1,3,6,7]
◎利点

経鼻挿管では，鼻腔という骨・軟骨性の狭い空間でファイバースコープがある程度固定され大きく左右にずれることがないため，スコープの正中の維持が容易です。また，鼻咽頭から喉頭までの彎曲は緩やかなので(図2-1A)，喉頭の観察は経口ファイバー挿管より容易です。経鼻挿管は開口制限がある場合も行うことができます。

◎欠点

経鼻挿管は鼻出血の危険があるため，挿管前に鼻腔内処置の必要があります。また，鼻腔内に通過可能な気管チューブのサイズには制限があります。通常の経鼻挿管と同様に，出血傾向，頭蓋底骨折，重症鼻腔病変がある場合は禁忌となります。

■経口ファイバー挿管[1,3,6,7]
◎利点

経口挿管では，鼻出血の危険がなく，鼻腔内処置も不要です。使用チューブサイズの制限もありません。

◎欠点

経口挿管では，ファイバースコープが口腔という大きな空間で前後左右に大きくずれるため，経鼻挿管に比べてスコープを正中に維持するのがやや困難です。そのため，ファイバー挿管用経口エアウェイ(第4章参照)が必要となります。また，スコープの進行経路は急角度であるため(図2-1B)，経鼻ファイバー挿管よりも喉頭の観察はやや困難であると考えられています。

■経路の選択(各経路の適応)

挿管経路は，臨床状況，外科的要求，挿管者の経験などにより決定されます。スコープの正中維持と喉頭の観察が容易であるため，気道確保困難症例におけるファイバー挿管では経鼻挿管を第一選択とすべき，という意見はもっともです。ただし，経鼻挿管では鼻出血の危険があ

▼表2-2 経口挿管と経鼻挿管の比較

	経口挿管	経鼻挿管
スコープの正中維持	やや難	比較的容易
喉頭の観察	やや難	比較的容易
鼻腔内処置	不要	必要
意識下挿管時の前処置(局所麻酔など)の所用時間	より短い	より長い(鼻腔内処置のため)
挿管用エアウェイ	必要	不要
鼻出血の危険	なし	あり
気管チューブサイズの制限	特になし	あり
開口制限・不能時	困難・不能	対応可能
出血傾向，頭蓋底骨折，鼻腔病変時	対応可能	禁忌
嘔吐反射誘発	しやすい	しにくい

　　はより有利な点

▼図2-1 経鼻および経口ファイバー挿管時の頸部側面X線写真

経鼻ファイバー挿管時(A)はファイバースコープの進行の角度は緩やかであるのに対して，経口ファイバー挿管時(B)ではスコープの進行経路が急角度である。

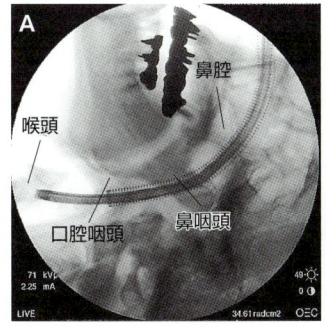

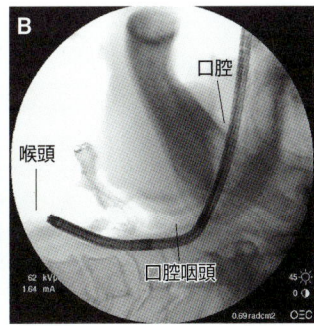

ります。ファイバー挿管が必要な気道確保困難症例において，大量の鼻出血によりファイバースコープの視野は悪くなり，マスク換気も困難に陥ると，気道管理は瞬時に最悪の状態になる可能性があります。

これに対して経口挿管では，鼻出血の危険がなく，鼻腔内処置の手間がかかりません。また挿管用エアウェイ(第4章参照)を使用し，ある程度熟練すれば，多くの場合，喉頭の観察は容易に行うことができます。筆者らは，意識下・全身麻酔下ファイバー挿管ともに，通常は経口挿管を第一に選択しています[6]。

開口制限/不能時のように経口挿管困難/不能時や，手術に経鼻挿管が必要な場合に経鼻ファイバー挿管を行っています。もちろん，経口ファイバー挿管が困難なときは，経鼻挿管への変更を考慮します。

手順による分類

ファイバー挿管の手順には，スコープ先行法(scope first technique)，スコープ先行変法(経鼻挿管時)，そしてチューブ先行法(tube first technique)といった手順があります[1]。これらの一番の違いは，口腔または鼻腔から咽頭へ先にファイバースコープを挿入するか，先に気管チューブを挿入するかだけですが，それに伴いそれぞれの利点と欠点があります。

■経口挿管における
　スコープ先行法・チューブ先行法
　(表2-3)(第5章，第6章参照)

経口挿管における両者の難易には大きな差はありません。「ファイバースコープの操作がしやすいスコープ先行法」か，「スコープの気管内留置後のチューブ進行が容易なチューブ先行法」か，という

▼表2-3　経口ファイバー挿管におけるスコープ先行法とチューブ先行法の比較

	スコープ先行法	チューブ先行法
準備	●気管チューブをファイバースコープへ装着(図2-2A)	●スコープとチューブは別個に準備 ●ファイバー挿管用エアウェイは必須
最初のステップ	●ファイバースコープを口腔内(挿管用エアウェイ内)へ挿入(図2-2A)	●気管チューブを口腔内へ挿入し，スコープは気管チューブ内へ挿入(図2-4)
右手のファイバースコープ保持部位	●口元(比較的容易)(図2-2A)	●チューブ近位部(やや難)(図2-6)
口腔内視野	●比較的良好	●チューブ先端の視野閉塞の可能性あり(図2-5) ●チューブ先端開口部とマーフィーアイ(チューブ側孔)を誤認識する可能性があり(図2-5)
ファイバースコープを喉頭・気管内へ	●右手のスコープ保持部位が狭くなる(図2-2B)	●特に変化なし
気管チューブ進行時	●チューブの固定テープを外す必要あり ●チューブ進行時に，エアウェイ入口(図2-3)や，出口(咽頭後壁と衝突)でチューブ進行に抵抗がある可能性あり。時に直視下に確認が必要 ●スコープの気管内挿入からチューブの気管内留置完了までの時間が少し長い。意識下挿管時は患者の苦痛が少し長い可能性があり	●そのまま進行可能

　はより有利な点

選択になります。どちらを用いるかは好みや慣れによるものが大きいようです。ちなみに筆者らは経口挿管の場合は，竹中はスコープ先行法が，青山はチューブ先行法がどちらかといえば好みです。

◎スコープ先行法[1]

スコープ先行法では，最初にファイバースコープを口腔内(エアウェイ内)へと進めていきます(図2-2A)。口腔内・咽頭内観察のためのスコープ操作時，右手は患者の口元でスコープ保持を行えるため(図2-2A)，スコープの取り扱いが比較的容易なのが利点です。

ただ，スコープを気管分岐部まで進めると，装着してある気管チューブ先端が患者の口元に接近(時に口腔内に挿入)し，右手のスコープの保持部位は狭くなります(図2-2B)。また，気管チューブ進行時には，エアウェイ入口〔エアウェイと衝突(図2-3)〕や出口(咽頭後壁と衝突)でチューブ進行に抵抗がある可能性があります。チューブが口腔内(エアウェイ内)へと入っていくのを接眼レンズから目を離して，直視下に確認する必要があります。

また，スコープの気管内挿入からチューブの気管内留置完了までの時間が少し長いため，意識下挿管時は患者の苦痛が少し長い可能性があります。まとめると，「**ファイバースコープの気管留置までの操作はしやすいが，チューブの進行操作はやや煩雑なスコープ先行法**」となります。

◎チューブ先行法[1]

チューブ先行法では，先に気管チューブを口腔内に挿入し，ファイバースコープは気管チューブ内を通して，口腔内・エアウェイ内へと進めていきます(図2-4)。そのため，気管チューブをスコープに装着して準備しておく手間がありません。また，気管チューブ進行時には，チューブはすでに口腔内へと挿入してあるため，接眼レンズから眼を離さずにそ

▼図2-2 経口ファイバー挿管におけるスコープ先行法
A：ファイバースコープを最初に口腔内(エアウェイ内)へと進めている。右手は患者の口元でスコープ保持を行えるため，スコープの取り扱いが比較的容易である。
B：スコープを気管分岐部まで進めた時は，装着してある気管チューブ先端が患者の口元に接近(時に口腔内に挿入)し，右手のスコープの保持部位はやや狭くなる(時になくなる)。

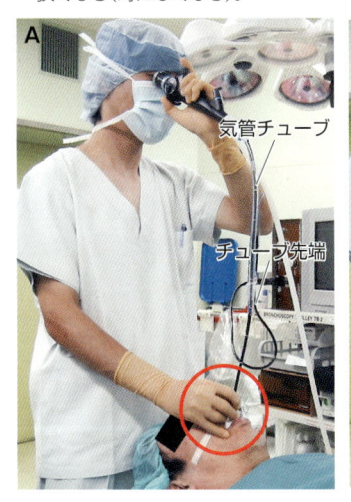

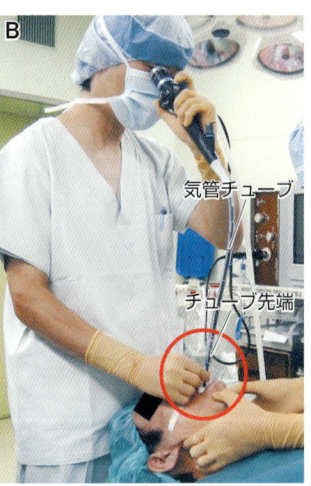

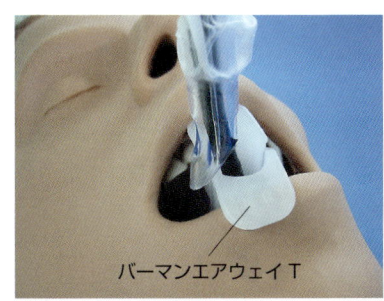

◀図2-3 スコープ先行法時の気管チューブのエアウェイ内への挿入
ファイバースコープを気管内留置後，気管チューブを挿管用エアウェイ内へと挿入するのがやや困難な場合がある。時に，接眼レンズから目を離して，直視下にチューブ進行を観察する必要がある。

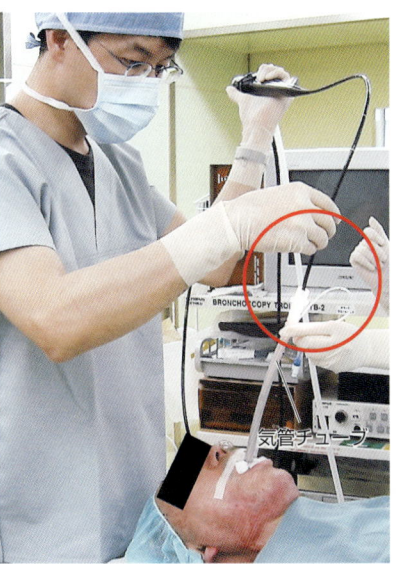

◀図2-4 経口ファイバー挿管におけるチューブ先行法
最初に気管チューブを口腔内(エアウェイ内)へと進め，その後ファイバースコープを気管チューブ内へと進めていく。

のままチューブを進めることができるのが利点です。

しかし，気管チューブ先端までスコープを進めたとき，視野およびスコープの進行方向が閉塞してチューブの位置の調整が必要な場合があります(図2-5)。また，本来のチューブ先端開口部とマーフィーアイ〔チューブ側孔(図2-5)〕を誤認識する可能性があり，注意が必要です。スコープをマーフィーアイから気管内へと進めると，スコープの進行操作困難，気管チューブの進行困難，またはスコープの抜去困難へとつながります。

チューブ先行法ではそのほかに，右手でスコープを保持する場所が気管チューブの近位部である(患者からより遠い)ため(図2-6)，スコープ操作がややしづらい欠点があります。このために，最初に挿入したチューブを患者正中にしっかり保持する必要があり，挿管用エアウェイは必須です。経口ファイバー挿管を挿管用エアウェイがない状況でせざるを得ない場合は，スコープ先行法のほうが容易でしょう。まとめると，「**ファイバースコープの気管留置までの操作はやや煩雑だが，チューブの進行操作はやさしいチューブ先行法**」となります。

▼図2-5
チューブ先行法時の気管チューブ先端でのファイバースコープ視野
気管チューブ先端部分の視野およびスコープ進行経路が組織により閉塞しているため，チューブの位置調整が必要である。また本来のチューブ先端開口部と側孔であるマーフィーアイを誤認識しないように注意が必要である。

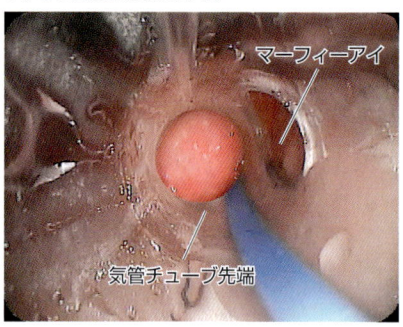

■経鼻挿管における
スコープ先行法，チューブ先行法
(表2-4)(第5章，第6章参照)

◎スコープ先行法[5]
経鼻挿管のスコープ先行法では，最初にファイバースコープを鼻腔内へと進めていきます(図2-7)。これはチューブ挿入前に鼻腔内を観察可能で，気管チューブはスコープをガイドに鼻腔内へ通過できるのが最大の利点です。

しかし，ファイバースコープを気管内留置後，気管チューブを進める際，もしチューブが鼻腔内通過困難なら，チューブの変更には最初から操作をやり直さなければなりません。そこでこのような純然たるスコープ先行法よりも，下記の変法がよく行われます。

◎スコープ先行変法
変法は，最初にファイバースコープを鼻腔内から鼻咽頭まで進めた後(図2-7)，それをガイドにチューブを鼻腔内に挿入し咽頭まで進めておく方法です。鼻腔内の観察下にチューブを鼻腔内に留置できます。もしチューブが鼻腔内通過不能でも，細いチューブへの変更にはそれほど手間がかかりません。スコープで観察しながらチューブを鼻腔内へと少しずつ進めることも可能です。

◎チューブ先行法[1]
経鼻挿管では，チューブ先行法もよく行われます。先に気管チューブを鼻腔内から咽頭まで留置し，その中へファイバースコープを通していきます(図2-8)。スコープは鼻腔内をバイパスできるので，鼻腔内分泌物，出血によるスコープの視野閉塞はなく，チューブ留置後はスコープの出し入れが容易です。また，鼻腔内が狭くチューブ挿入が困難な場合は，スコープ挿入前に細いチューブへと変更可能です。

細いチューブ(例えば，6.0，6.5 mm)でも鼻腔内通過が困難な場合は鼻腔内病変(鼻中隔彎曲症・ポリープなど)が疑わ

▼表2-4 経鼻ファイバー挿管におけるスコープ先行法とスコープ先行変法，チューブ先行法の比較

	スコープ先行法	スコープ先行変法	チューブ先行法
準備	●気管チューブをファイバースコープへ装着(図2-7)	●気管チューブをファイバースコープへ装着(図2-7)	●スコープとチューブは別個に準備
最初のステップ	●ファイバースコープを鼻腔内へ挿入(図2-7)	●ファイバースコープを鼻腔内へ挿入し(図2-7)，観察下にチューブを咽頭まで進める	●気管チューブを鼻腔内へ挿入し，その後スコープをチューブ内へ挿入(図2-8)
右手のファイバースコープ保持部位	●鼻部(比較的容易)(図2-7)	●最初は鼻部(比較的容易) ●チューブ挿入後は近位部(やや難)	●チューブ近位部(やや難)
鼻腔・鼻咽頭内視野	●鼻腔内分泌物・出血による視野閉塞の可能性あり ●鼻腔内病変による視野不良の可能性あり	●鼻腔内分泌物・出血による視野閉塞の可能性あり ●鼻腔内病変による視野不良の可能性あり	●スコープは鼻腔をバイパスでき，分泌物・出血による視野閉塞は少ない ●チューブ先端開口部とマーフィーアイ(チューブ側孔)を誤認識する可能性があり(図2-5)
鼻腔内病変時(未診断のポリープなど)	●鼻腔内観察可能	●鼻腔内観察可能	●未診断のポリープなどの損傷・出血の可能性あり
ファイバースコープを喉頭・気管内へ	●右手のスコープ保持部位が狭くなる(図2-2Bと同様)	●特に変化なし	●特に変化なし
気管チューブ進行時	●チューブの固定テープをはずす必要あり ●チューブの鼻腔内への挿入困難の可能性あり。直視下に確認が必要 ●鼻腔内挿入不能時は最初から操作をやり直さなけらばならない	●そのまま進行可能	●そのまま進行可能

　　はより有利な点

▼図2-6
チューブ先行法時の右手操作
右手は気管チューブの近位部でスコープ保持を行うため，スコープ操作はややしづらい。

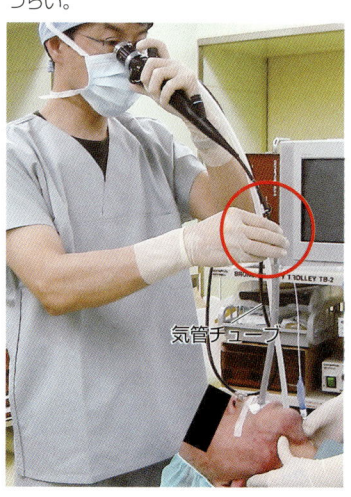

▼図2-7
経鼻ファイバー挿管における
スコープ先行法・先行変法
最初にファイバースコープを鼻腔内へと進める。

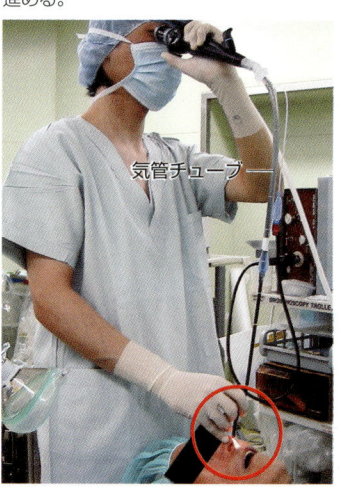

▼図2-8
経鼻ファイバー挿管における
チューブ先行法
最初に気管チューブを鼻腔内へと挿入し，その中へファイバースコープを進めていく。

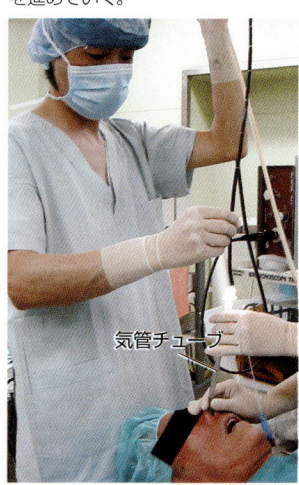

れます。無理に気管チューブを押し込むと鼻腔粘膜やポリープを傷害し，大量の鼻出血へとつながります。この場合は，スコープを先に鼻腔内に挿入するスコープ先行変法で，鼻腔内病変を確認するのがよいでしょう。

組み合わせ：それぞれの意識状態で，それぞれの経路で，それぞれの手順でファイバー挿管

以上をまとめると，ファイバー挿管は，それぞれの状況（全身麻酔下か意識下か）で，それぞれの経路（経口か経鼻か）にて，それぞれの手順（スコープ先行法かチューブ先行法か）で行うことができます。一口にファイバー挿管といっても，このようにさまざまな場合があります。

今自分が予定しているファイバー挿管は，どの意識状態で，どの経路で，どんな方法で行おうとしているのか，その利点と欠点，適応，自分の熟練度をきちんと把握しておく必要があります。また，一つの状況，経路，方法が困難な場合に，どのように変更するべきかについても考えておく必要があります。

▼図2-9
標準型ラリンジアルマスク(LMA-Classic)を用いたファイバースコープの視野
適切に挿入されたラリンジアルマスクのチューブ内へとファイバースコープを挿入すれば，多くの症例において喉頭の観察は容易である。

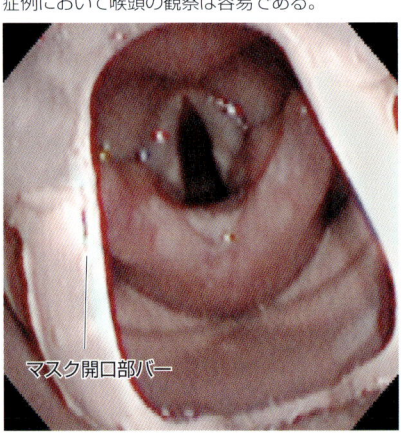

マスク開口部バー

その他の手技と組み合わせた方法

喉頭鏡や，ラリンジアルマスク，内視鏡用マスク，逆行性挿管へのファイバー挿管の利用など，さまざまな手技とファイバー挿管を組み合わせた方法が行われています。

◎喉頭鏡補助によるファイバー挿管[1]

一人の麻酔科医が喉頭鏡を用いて通常の喉頭展開を行い，舌や喉頭蓋を持ち上げることにより，もう一人のファイバー挿管の視野確保を補助します。喉頭展開者がスコープ先端部分を持ち，喉頭付近まで誘導することもできます。理論的には理想的な視野が得られそうですが，実際には難しく，喉頭展開者とファイバー挿管者の両者とも高度の熟練を要します。

高度挿管困難症例では，喉頭鏡を用いた喉頭展開よりも，助手による用手的下顎挙上のほうが咽頭・喉頭のスペース開大には有効です[8]。

◎ラリンジアルマスクを用いたファイバー挿管[1,9,10]（第8章参照）

ラリンジアルマスクを適切に挿入し，ラリンジアルマスクのチューブからファイバースコープを挿入すれば，ほとんどの症例で喉頭の観察は容易です（図2-9）。気道確保困難症例においても，非常に高いファイバー挿管の成功率が得られています。しかし，標準型ラリンジアルマスク（LMA-Classic™）のサイズ3，4のチューブ内を通る気管チューブサイズは内径6.0 mm以下と限られていること，また通常の6.0 mmのチューブは長さが短く，カフが声門を完全に越えない可能性があることなど，注意が必要です[9,10]。

挿管用ラリンジアルマスク（LMA-Fastrach™）を用いれば，上記欠点は解決できますが，ファイバースコープによる喉頭の視野は標準型ラリンジアルマスクよりも悪い場合があります。

これらの方法は，ラリンジアルマスク

により気道確保ができる利点があり，麻酔導入後の換気困難と挿管困難の合併症例において威力を発揮します[9, 10]。

◎内視鏡用マスクを用いた
　ファイバー挿管[1, 11, 12]（第9章参照）

ファイバースコープ用ポート付きの特殊な内視鏡用マスクを用いると，ファイバー挿管中もマスク換気を維持したまま操作を行うことができます。挿管操作中にもマスク換気を維持できることは理想的ですが，マスクの準備，チューブの進行などにコツと手間がかかります。そのため広く普及はしていませんが，小児や意識下挿管の協力が得られない症例などでは有用です[13]。

　内視鏡用マスクとしてはPatil-Syracuseマスク（図9-2）が有名[1, 11]ですが，現在日本では販売中止になっています。日本で入手可能な内視鏡用マスクにはVBM社製のエンドスコピーマスク〔スミスメディカル・ジャパン社（図9-3）〕があります[13]。

◎逆行性挿管[1]

挿管困難症例に行われる逆行性挿管に，ファイバー挿管を利用することも可能です。

喉頭認識のための特殊アプローチ方法

通常の方法で喉頭の観察が困難な場合や，ファイバースコープを声門へ誘導するのが困難な場合，喉頭への特殊なアプローチ方法があります。

◎光ガイド下ファイバー挿管[1]

ファイバースコープ先端の光を，ライトスタイレット（トラキライト®など）と同様に使用する方法です〔→第5部「トラキライト」（241ページ）を参照〕。ファイバースコープ先端の光を前頸部皮膚へ透過させ，その光を目安に，スコープを光ガイド下に喉頭へと誘導します。分泌物や血液によりファイバースコープの視野が悪く，喉頭を確認するのが困難な場合，有効な可能性があります[1]。

◎引き戻し法（側方アプローチ）[7]

一度ファイバースコープを食道入口部（梨状陥凹）まで挿入し，少しずつ喉頭まで引き戻してきて声門を確認する方法です。舌根や喉頭蓋が沈下して喉頭に十分なスペースがなく，スコープを喉頭へ挿入するのが困難な場合に有効とされています[7]。熟練者の技であり，初心者には少し難しいかもしれません。

文　献

1. Ovassapian A. Fiberoptic endoscopy and the difficult airway. 2nd ed. Philadelphia : Lippincott-Raven, 1996.
2. 青山和義．必ずうまくいく！気管挿管．改訂版．東京：羊土社，2009：24-5.
3. Gal TJ. 気道管理．In : Miller RD（武田純三監修）．ミラー麻酔科学．東京：メディカル・サイエンス・インターナショナル，2005：1259-86.
4. Benumof JL. Management of the difficult adult airway. With special emphasis on awake tracheal intubation. Anesthesiology 1991 ; 75 : 1087-110.
5. Finucane BT, Santora AH（井上哲夫監訳）．エアウェイブック．東京：メディカル・サイエンス・インターナショナル，1987：59-89.
6. 青山和義．意識下挿管．気管支ファイバースコープを用いた挿管．LiSA 2007 ; 14 : 124-32.
7. 田勢長一郎．気管支ファイバースコープによる挿管の工夫．日臨麻会誌 2005 ; 25 : 264-71.
8. Takenaka I, Aoyama K, Kadoya T, et al. Fibreoptic assessment of laryngeal aperture in patients with difficult laryngoscopy. Can J Anaesth 1999 ; 46 : 226-31.
9. Asai T, Morris S. The laryngeal mask airway : its features, effects and role. Can J Anaesth 1994 ; 41 : 930-60.
10. 竹中伊知郎，青山和義．気道確保における多彩な機能．In : 安本正和，浅井隆編集．どこまでできるかラリンジアルマスク．東京：克誠堂出版，2007：43-67.
11. 青山和義，竹中伊知郎．Patil-Syracuseマスクを用いた全身麻酔下のファイバースコープガイド下気管挿管．麻酔

1999 ; 48 : 1262-6.
12. Aoyama K, Yasunaga E, Takenaka I, et al. Positive pressure ventilation during fibreoptic intubation : a comparison of the laryngeal mask airway, intubating laryngeal mask and endoscopy mask techniques. Br J Anaesth 2002 ; 88 : 246-54.
13. 渋谷伸子. マスク, バッグ, ヘッドストラップ. In：岩崎 寛編集. 気道確保のすべて. 麻酔科診療プラクティス 11. 東京：文光堂 2003：18-22.

第3章

ファイバー挿管に必要な器具①：
準備と使用方法

ファイバー挿管に必要な器具は，表3-1に示したとおりです[1,2]。以下，それぞれについて，解説していきます。

ファイバースコープの構造

ファイバー挿管の実践には，スコープの構造および各部名称を知っておくことが必要です。

ファイバースコープの構造は大きく分けて，①**接眼部**，②**操作部**，③**挿入部（挿入コード）**，④**ユニバーサルコード**，⑤**スコープコネクター**に分かれます[1,2]（図3-1）。製造メーカーにより細部構造・名称などには若干の違いがあります。

■接眼部（図3-2）
◎接眼レンズ
ファイバースコープ先端の対物レンズ画像は，スコープ内部をファイバー繊維によって伝達され，接眼レンズから見ることができます（コラム1）。

◎視度環
視度環を左右に回して，観察者の視度に接眼レンズの状態を合わせることができます。

■操作部（図3-3）
操作部は通常左手で握るハンドル部分で，UDアングルレバー，吸引ボタン（バルブ），鉗子チャンネル（導管）を操作する部分です。内部には吸引用チャンネル，鉗子挿入用チャンネルが通っています。

▼表3-1 ファイバー挿管に必要な器具

準備チェック	器具
□	気管支ファイバースコープ
□	光源装置
□	吸引装置，吸引カテーテル
□	曇り止め液
□	滅菌カップ，滅菌水，温水
□	気管チューブ
□	ファイバー挿管用エアウェイ（経口挿管時）
□	潤滑剤，カフ注入用注射器，バイトブロック，固定用テープ
□	ビデオカメラ・モニター（任意）

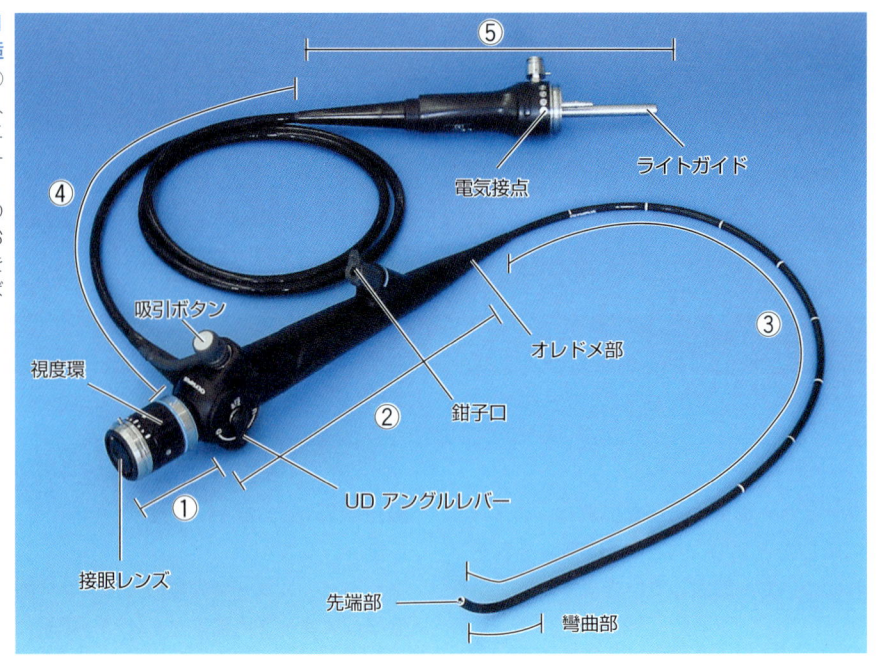

▶図 3-1
ファイバースコープの構造
ファイバースコープは，①接眼部，②操作部，③挿入部(挿入コード)，④ユニバーサルコード，⑤スコープコネクター，に分かれる。操作部(②)と挿入部(③)の間はテーパー状になっており，ポッキリと折れるのを防止するオレドメ部と呼ばれる。

▼図 3-2　接眼部

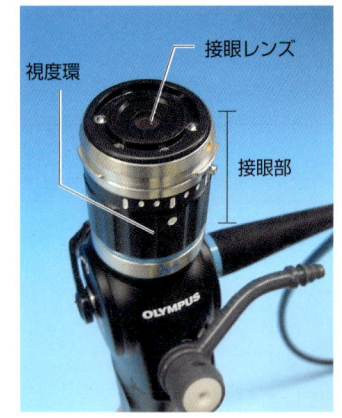

▼図 3-3　操作部

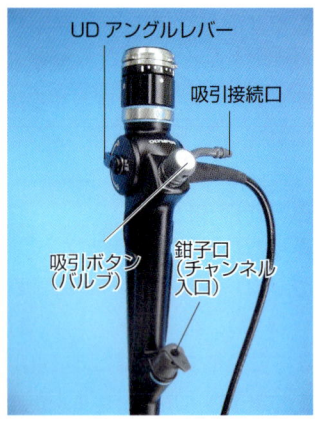

ブ)を押すと，スコープ先端の吸引チャンネルから分泌物・唾液・血液などを吸引できます。ファイバースコープの外径によって吸引チャンネルの太さ(＝吸引力)が違います。

◎鉗子口(入口)・鉗子チャンネル
鉗子口は鉗子挿入用導管(鉗子チャンネル)への入口です。ここからファイバースコープ内部を通り(途中で吸引チャンネルと合流し)スコープ先端まで導管が続いており(コラム1)，気管支鏡検査時には細長い気管支生検用鉗子を挿入できます。ファイバー挿管時には，ここから先端部に局所麻酔薬を投与できます。

■挿入部(挿入コード)(図3-1 ③)
挿入部は患者に挿入する 55〜60 cm〔付録(191ページ)参照〕の長いコードで，中に光源の光を投射する光ケーブル，画像を伝送するファイバー束，鉗子挿入用チャンネルと吸引用チャンネルが1本に合流した操作チャンネル(導管)，先端部を彎曲させるためのコントロールワイヤーが通っています(コラム1)。挿入部の太さ(外径)はファイバー挿管を成功さ

◎ UD(Up-Down)アングルレバー
このレバーを操作することにより，ファイバースコープの挿入コード先端彎曲部分を上下に動かすことができます(図3-21 参照)。

◎吸引ボタン(バルブ)・
　吸引チャンネル(導管)
ファイバースコープ内部には，分泌物などの吸引を行うための導管(チャンネル)が先端部から操作部まで，ずっと通っています(コラム1)。吸引接続口に吸引管を接続し，左手示指で吸引ボタン(バル

コラム 1　ファイバースコープの内部構造

ファイバースコープの内部には，①先端部の対物レンズを通った画像を接眼レンズへと伝送する"イメージガイド（ファイバー束）"，②光源装置からの光を投射する"光ケーブル"，③鉗子挿入用（薬液注入用）チャンネル（＝導管）と分泌物などの吸引用チャンネルが1本に合流した"操作チャンネル（導管）"，④先端部を彎曲させるための"コントロールワイヤー"（図では省略）が，先端部から操作部までずっと通っています。

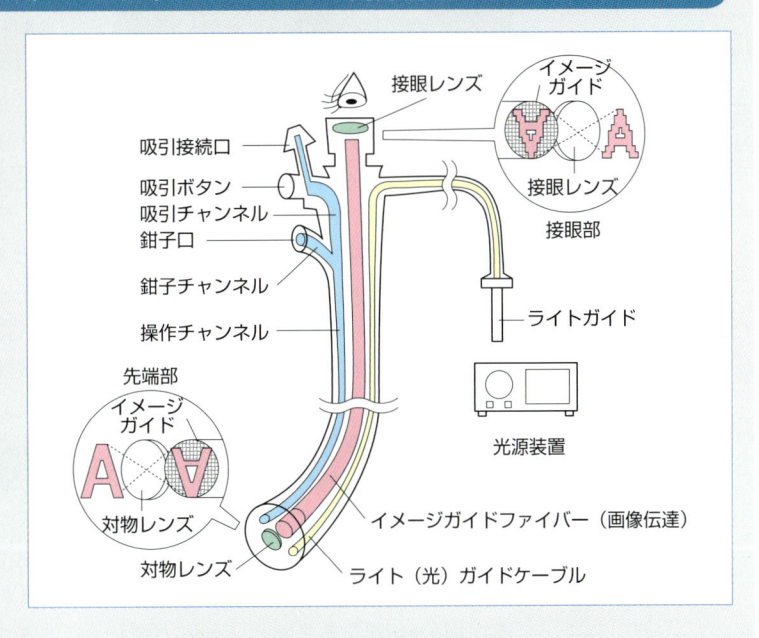

せるために非常に重要です（後述）。通常成人には外径4.0〜6.0 mmのスコープを使用します。

◎彎曲部（図3-4）

先端から約3 cmの部分が上下に曲がる彎曲部で，先端部分につながっています。

◎先端部（図3-4）

先端部には，対物レンズ，ライト（光）ガイド（ライト先端），操作チャンネル開口部（吸引口，鉗子出口）があります。先端部の対物レンズを通った画像は，挿入部のイメージガイド（ファイバー束）を通して接眼レンズへと伝達され，接眼レンズより画像を観察できます（コラム1）。

■ユニバーサルコード（図3-1 ④）

ファイバースコープ本体操作部の途中から，ユニバーサルコードを通じて，光源装置と接続するスコープコネクターへと繋がります。

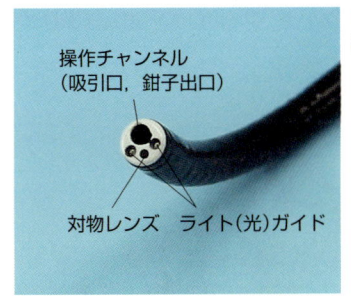

◀図3-4　彎曲部・先端部

■スコープコネクター

この部分には光源装置と接続するライトガイドと写真撮影に必要な電気接点があります（図3-1 ⑤）。

◎ライトガイド

光源装置の光源をファイバースコープへと伝達します。

◎電気接点

接眼レンズに写真撮影用カメラ，ビデオモニター出力カメラなどを取り付けたときに，調光および電源供給を行う部分です。

ファイバースコープの種類とサイズ（外径）

■種類

ファイバースコープは別の光源装置に接続するもの（図3-1，図3-5A）が一般的ですが，小型電源を搭載したポータブルタイプ（図3-5B），ビデオカメラ一体のビデオスコープ（図3-5C）などの種類があります。日本で販売されている主なファイバースコープの仕様については付録（191ページ）を参照してください。

最近普及してきたポータブルタイプは，小型電源と光源を内蔵し，容易に持ち運びができ，病棟や救急外来などでのファイバー挿管や喀痰の吸引などに有用です。視野が若干暗いのが欠点です。

ビデオスコープは，先端部の対物レンズの画像を伝送するファイバー束の代わりに，先端部に小型CCDカメラを搭載しています（すなわちファイバースコープではない）。ファイバー束とCCDカメラを組み合わせたハイブリッドタイプもあります。ビデオスコープの画像は，接眼レンズではなく，別のモニター画面で見るため，複数人で観察できます。また，きれいなデジタル画像が容易に得られます。少しずつ普及してきましたが，まだ高価なのが欠点です（コラム2）。

■サイズ（外径）〔付録191ページ〕

ファイバースコープのサイズ，すなわち挿入部の太さ（外径）は，ファイバー挿管を成功させるために重要な要素です。成人では外径4.0〜6.0mmのものがよく使用されています。できれば太いもののほうが，視野も大きく，吸引チャンネルが太く，また気管チューブを進めるのも容易です。筆者らは，成人では外径5.0mmのものを好んで使用しています。

ダブルルーメンチューブ用の3.0mm程度のファイバースコープは，視野が狭くて分泌物や血液で閉塞しやすく，また気管チューブの進行困難が起こりやすい

▼図3-5 気管支ファイバースコープの種類
A：一般的な気管支ファイバースコープ
　構造の詳細は，図3-1を参照。
B：ポータブルタイプのファイバースコープ
　電源として小型バッテリーを搭載しており，持ち運びが容易である。
C：ビデオスコープ
　ファイバー束の代わりに，先端部に搭載した小型CCDカメラにより，先端部の画像を伝送する。画像は接眼レンズではなく，別のモニター画面で見る。

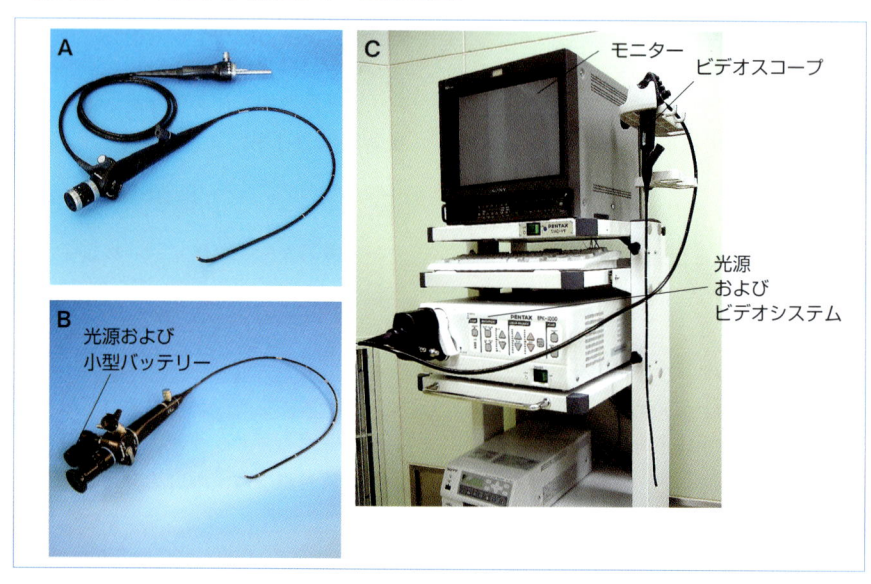

ため，ファイバー挿管には向きません。

その他の必要な器具

■光源装置

小型電源を搭載したポータブルタイプ(図3-5B)以外の一般的なファイバースコープには，光源装置(図3-6AB)が別に必要です。スコープコネクター部のライトガイドを光源装置に接続し，光をスコープ先端に伝送します。光源は，従来ハロゲンランプ光源(図3-6A)でしたが，最近はより明るいキセノンランプ光源(図3-6B)が普及しています。キセノンランプ光源は，装置のメインスイッチとは別に，ランプの点灯スイッチがあります。

■吸引装置，吸引カテーテル

スコープ先端の小さな対物レンズは，わずかな血液や分泌物でも覆われて視野が悪くなるため，ファイバー挿管中の吸引操作は必須です。先端の吸引チャンネルから吸引操作を行うために，吸引装置(図3-7)からの吸引管をスコープ操作部の吸引接続口に装着します。スコープの操作中，スコープの吸引接続口は左側を向いているため，吸引装置は患者ベッドの(挿管者の)左側に準備するほうが便利です。

また，多量の粘稠な分泌物をスコープ

▼図3-6 光源装置
ハロゲンランプ光源(A)とキセノンランプ光源(B)
キセノンランプ光源は，電源スイッチとは別にランプの点灯スイッチがある。

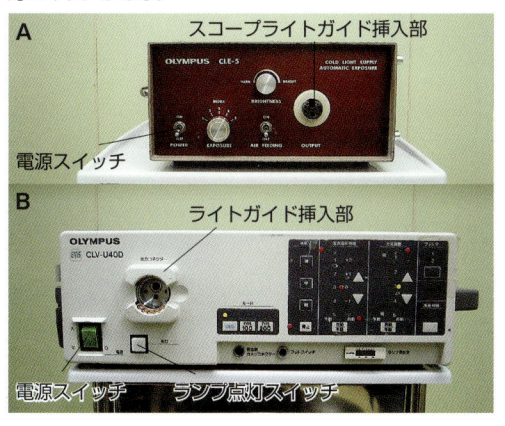

▼図3-7 吸引装置および吸引管
スコープの吸引接続口は左側を向いているため，吸引装置は患者ベッドの(挿管者の)左側に準備するほうが便利である。

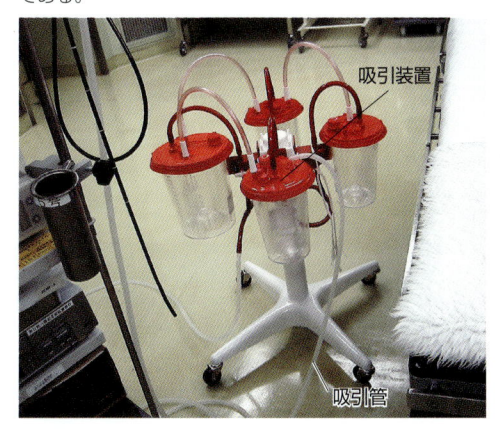

コラム2　ポータブルタイプのビデオスコープ

最近，モニターを搭載したポータブルタイプのスコープ〔エアウェイマネジメントモバイルスコープ(オリンパス社)〕が登場しました。携帯型ながら，観察画面の共有，静止画と動画の記録が行えます。

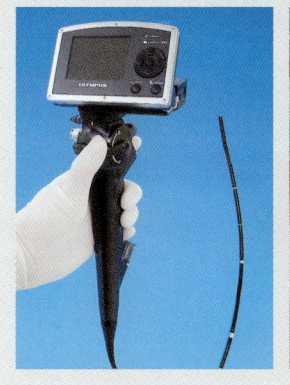

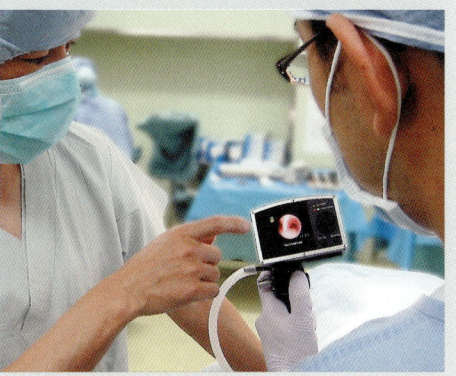

先端の細い吸引チャンネルから吸引するとすぐに閉塞してしまいます。多量の吸引を行う際には，スコープからではなく，別の太い吸引カテーテル(14 Fr 程度)を使用します。

■レンズの曇り止め液

ファイバー挿管時にスコープを口腔・鼻腔内へと挿入すると，対物レンズが曇ってしまいます。これは室温(寒い手術室)に置かれたスコープ先端の対物レンズの温度と，口腔・鼻腔内の温度との差により起こります。この温度差による対物レンズの曇りを防止するため，曇り止めが必要です。

これには，内視鏡手術で使用されるウルトラストップ®(エム・シーメディカル社)(図3-8)などの薬液が便利です。1 mL の注射器にウルトラストップを微量吸引して，針先から対物レンズに1滴たらします(図3-17参照)。

▼図3-8 対物レンズの曇り止め液(ウルトラストップ)
1 mL の注射器に曇り止め液を微量吸引し，針先から対物レンズに1滴たらす。

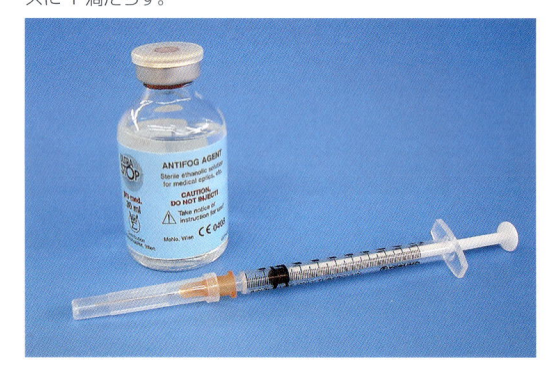

▶図3-9 滅菌カップ内の温水(滅菌水)に浸けたスコープ先端部分
スコープ先端の対物レンズの曇り止めのため，滅菌カップに温かい滅菌水を入れ，使用直前にファイバースコープ先端を浸しておく。

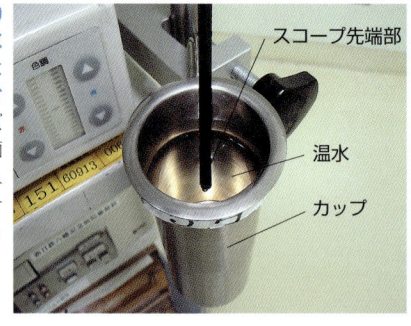

■温水，滅菌カップ

レンズの曇り止め対策として，滅菌カップに滅菌温水を入れて，使用直前にスコープ先端部分を温水に浸ける(図3-9)のも有用です。また分泌物吸引後は適宜滅菌水を吸引してスコープ内に流しておきます。

■ビデオカメラ・モニター

ビデオスコープ(図3-5C)ではない一般的なファイバースコープ(図3-5A)も，ビデオカメラ装置とモニターを接続することにより，画像をモニターに映し出すことができます(図3-10)。これらはファイバー挿管に必須ではありませんが，一度ぜひ使用してほしいと思います。

接眼レンズを一人で覗くのとはまったく別世界の視野を見ることができ，ファイバー挿管手技もみるみる上達するような気がします。挿管者だけでなく，指導医や助手も咽頭・喉頭の視野を共有できるので，指導や下顎挙上などの補助がしやすくなる利点もあります。

■気管チューブ

ファイバー挿管には，標準型およびリンフォース型(スパイラル)チューブ(図3-11A〜C)ともに使用可能です。挿管中のチューブ操作は，材質がやや固い標準型チューブのほうがしやすい感じがあります。しかし，気管チューブ進行時にはリンフォース型チューブのほうが喉頭部分での衝突が少なく，進行がよりスムーズと考えられています(第7章参照)。ダブルルーメンチューブは使用不可能なわけではありませんが，チューブの長さ・形状・堅さが独特なため，ファイバー挿管を行うのはかなり困難です。

チューブサイズとしては，経口挿管時は男性で内径7.5 mm，女性7.0 mm，経鼻挿管時は男性7.0 (6.5) mm，女性6.5 (6.0〜7.0) mm とやや細めのものがよいと思います。細いチューブのほうが，チューブ進行時の喉頭部分での衝突が少なく，スコープ上のチューブの進行

がスムーズなためです(第7章参照)。準備時には通常の気管挿管と同様、チューブ先端部分およびチューブ内に潤滑剤を塗り広げておきます。

■ファイバー挿管用エアウェイ

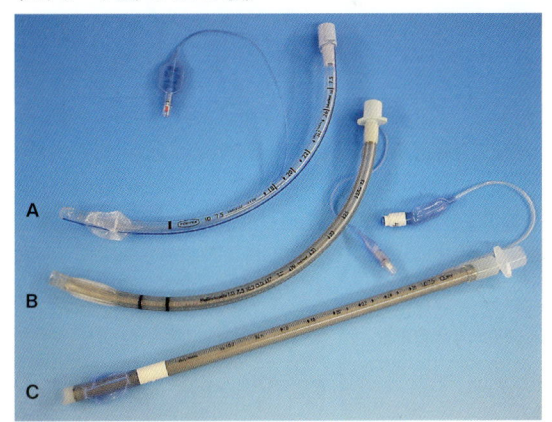

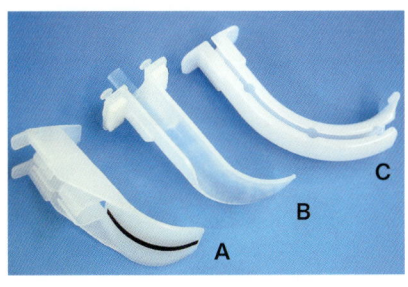

ファイバー挿管用エアウェイは、経口ファイバー挿管時に、①開口保持、②スコープ操作の正中線上維持、③舌の沈下防止、④スコープの保護の目的で使用する**必需品**です。経鼻挿管時は必要ありません。

現在日本で入手可能な挿管用エアウェイは、オバサピアン・エアウェイ(HUDSON社、インターメドジャパン社)、VBMブロンコスコープバイトブロック(VBMエアウェイ)(VBM社、スミスメディカル・ジャパン社)、バーマンエアウェイT(Vital Signs社、東機貿)の3種類です(図3-12A〜C)(挿管用エアウェイについては、第4章で詳しく解説します)。

■潤滑剤、カフ注入用注射器、バイトブロック、気管チューブ固定用テープ

そのほかに、通常の気管挿管時と同様に、チューブ先端部分やスコープに潤滑剤として塗る水溶性ゼリー(K-Y™ゼリーなど)、チューブ内に潤滑剤として使用するリドカインスプレー(キシロカイン®スプレー)、カフ注入用注射器、バイトブロック、気管チューブ固定用テープが必要です[3]。

ファイバー挿管の準備

ファイバー挿管の準備には、①ファイバースコープおよび光源装置の準備と②気管チューブの準備があります。

■ファイバースコープの準備

◎光源装置へ接続し、ライト点灯の確認をしよう

まずスコープコネクター部分のライトガ

▼図3-10　ビデオカメラ・モニターを使用したファイバー挿管
一般的なファイバースコープ(図3-5A)も、カメラヘッド、ビデオカメラ装置とモニターを接続することにより、画像をモニターに映し出すことができる。挿管者だけでなく、指導医や助手も咽頭・喉頭の視野を共有できるので、指導も下顎挙上などの補助もしやすい。

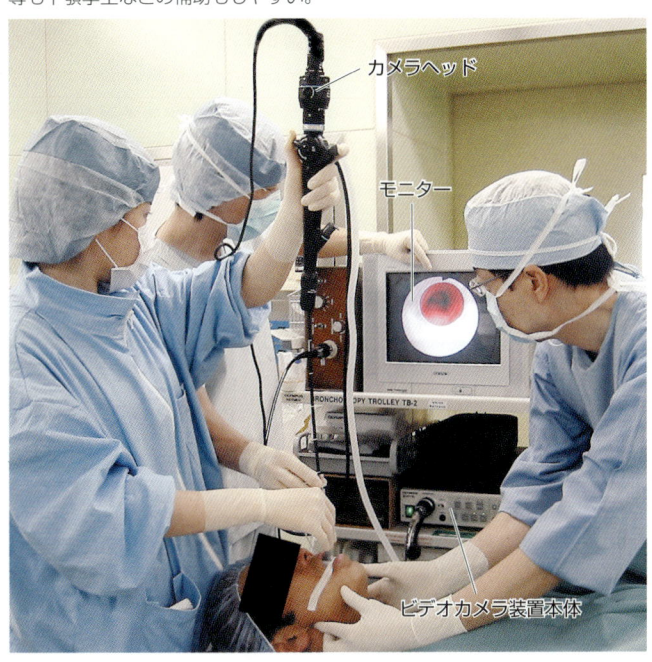

▼図3-11　ファイバー挿管に使用する気管チューブ
A：標準型、B：リンフォース型(彎曲型)、C：リンフォース型(ストレート型、シリコン製)

◀図3-12 経口ファイバー挿管用エアウェイ
日本で入手可能な3種類の挿管用エアウェイ。A：オバサピアンエアウェイ、B：VBMブロンコスコープバイトブロック(VBMエアウェイ)、C：バーマンエアウェイT

イドを光源装置へと差し込み，接続します(図3-13A)。光源装置のメインスイッチおよび点灯スイッチ(図3-13A)をオンにし，ライトが正しく点灯することを確認します(図3-13B)(キセノンランプ光源)。ハロゲンランプ光源の場合は点灯スイッチはなく，メインスイッチをオンにすれば点灯します(図3-6A)。ファイバー挿管時のライトの強さは，自動調節でよいでしょう。

ファイバースコープを左手で持ち，UDアングルレバーを操作して先端部が円滑に動くことを確認します(図3-21ABC参照)。接眼レンズを通して約1cm先の文字を見て，焦点が合っていない場合は，視度環(図3-2)を左右どちらかに回して調節します。

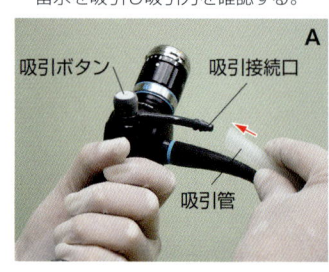

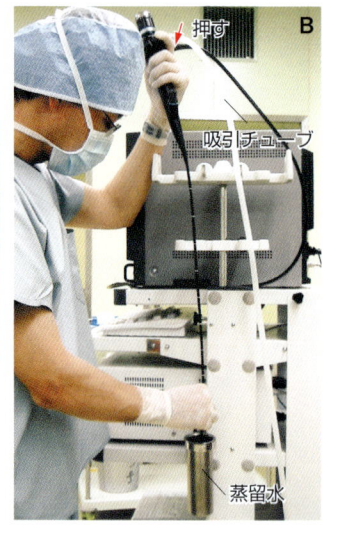

◎吸引装置に接続し吸引状況を確認しよう

吸引接続口に吸引管を装着し(図3-14A)，吸引ボタンを押して滅菌蒸留水を吸引し，吸引力が十分であることを確認しておきます(図3-14B)。吸引力が十分であることはファイバー挿管成功の必要条件です。ただし，吸引力は吸引チャンネルの太さ(＝スコープの外径の太さ)，分泌物の粘稠度などによっても変化します。

■気管チューブの準備

◎カフチェック，潤滑剤塗布

通常の気管挿管と同様に，カフチェックを行い，チューブ先端部分に潤滑剤として水溶性ゼリー(K-Yゼリーなど)を塗り広げて気管チューブの準備をします[3]。チューブ内にも潤滑剤としてリドカインスプレーを噴霧しておきます。

■チューブとスコープの潤滑，装着，固定

チューブ先行法(第2章参照)ではスコープと気管チューブは別々に準備しておきます。スコープ先行法(第2章参照)を行う場合は準備した気管チューブの中に，ファイバースコープの挿入部分を通して

▼図3-13　スコープの光源装置への接続と点灯の確認
A：スコープコネクター部分のライトガイドを光源装置へと接続
B：ライトの点灯

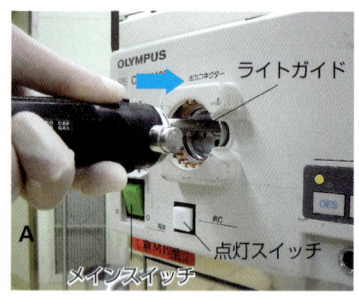

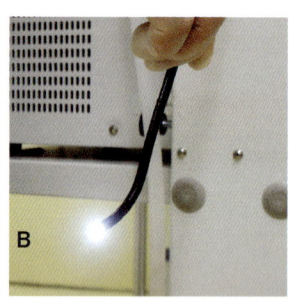

▼図3-14　吸引の準備
A：吸引管を吸引接続口に装着
B：吸引ボタン(バルブ)を押して，蒸留水を吸引し吸引力を確認する。

▼図3-15
気管チューブとファイバースコープの潤滑
チューブを何度か上下させ，潤滑剤をスコープ外面およびチューブ内面に塗り広げる。

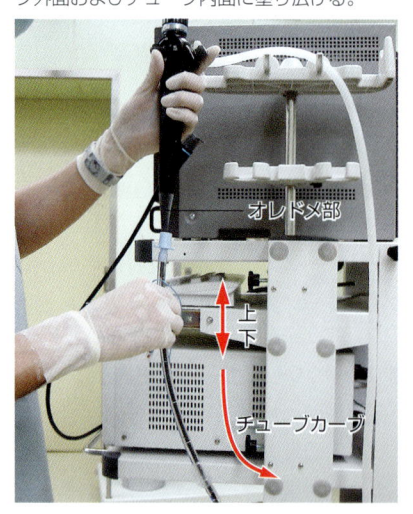

おきます。チューブを何度か上下させ，潤滑剤をスコープ外面およびチューブ内面に塗り広げて(図3-15)，チューブが円滑に動くようにします。気管チューブ内に潤滑剤を噴霧するのに加えて，スコープの挿入部に潤滑剤をスプレーするか，ガーゼなどで潤滑剤ゼリーを塗り広げてからチューブを通してもよいでしょう。チューブが円滑に動くのを確認後，スコープのオレドメ部まで気管チューブを通します。通常は気管チューブの自然なカーブにより，チューブ先端がスコープの前方を向くように通しておきます(図3-15)。チューブのベベル開口部は左側，チューブのマーフィーアイは右側に位置します。

　チューブがファイバースコープ操作中にずり落ちないように，チューブ近位端をスコープオレドメ部(図3-1)に固定します(図3-16A〜E)。テープで固定する場合は挿管時(チューブ進行時)に取り外しやすいように，テープを折り返しておきます。折り返しは下側(図3-16A)と上側(図3-16B)の2種類の方法があります。下側に折り返しをつけると(図3-16A)，挿管時に取り外したテープをスコープに付けたままにできます。上側(図3-16B)では下向きにテープを剥がすため，剥がしやすい利点がありますが，テープを完全に外さなければなりません。チューブに付けたままでは気管異物になる可能性もあります。剥がしたテープは手に(手袋に)付くと剥がれにくく，操作のじゃまになります。注意してください。

　スコープの種類によって，オレドメ部に気管チューブのスリップジョイントを押し込んで固定できる場合もありますが(図3-16C)，できない場合もあります。スリップジョイントを外して押し込む方

▼図3-16　気管チューブとファイバースコープのさまざまな固定
A：テープで固定。折り返しは下側
B：テープで固定。折り返しは上側
C：オレドメ部にチューブのスリップジョイントを押し込む
D：スリップジョイントを外してオレドメ部に押し込む
E：チューブ固定器具付属のスコープ

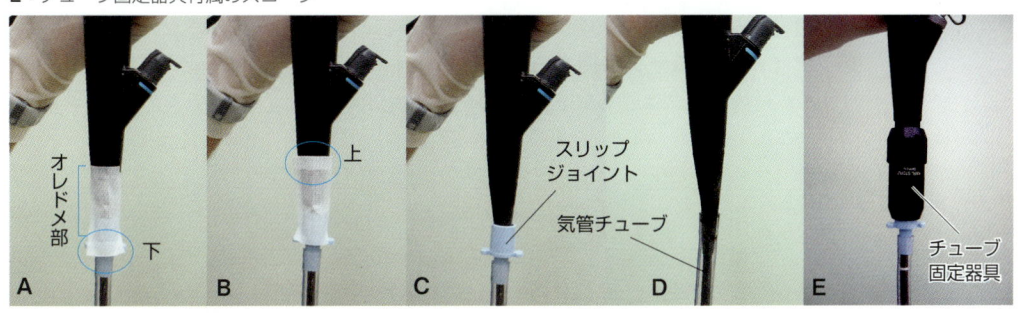

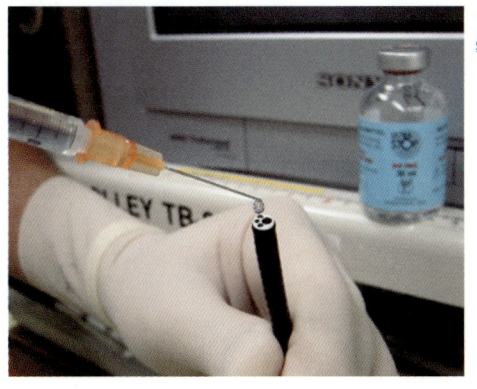

◀図3-17　曇り止め薬液の塗布

法もあります(図3-16D)。気管挿管終了後スリップジョイントをすぐに接続できるように、わかりやすい場所に保管する必要があります。チューブ固定器具が付属したスコープ(図3-16E)もあります。

■曇り止め

最後に対物レンズに曇り止めを塗布します。気管チューブを通した時に潤滑剤が対物レンズを汚すことがあるので、塗布前に先端部分の対物レンズをガーゼで拭き、きれいにしておきましょう。その後曇り止め液(図3-8)を1滴塗布して、余分な曇り止め液はガーゼで取り除きます(41ページ図3-17)。

　曇り止めのために、使用直前1～2分前に温水につける方法も有効です(図3-9)。腹腔鏡手術のカメラでやっている方法です。曇り止めはつい忘れがちですが、これもファイバー挿管成功のための絶対必要条件の一つです。必ず忘れないようにしましょう。これで準備は完了です。

ファイバースコープの操作

■ファイバースコープの持ち方

ファイバースコープは通常左手で操作部ハンドルを持ち、右手で挿入コードを持ちます(図3-18AB)。

左手で操作部を持つには第3～5指の指側で軽く握ります(図3-19A)。その後母指をアングルレバーに、示指を吸引ボタンに軽く置きます(図3-19B)。掌で強く握ると母指にも力が入り、アングルレバーの円滑な操作が困難になります(図3-20)。指の操作がしやすいように軽く握りましょう。

右手は母指・示指・中指で挿入コードを優しく持ちます(図3-18A)。

■上方・下方の観察

UDアングルレバーが水平=ニュートラルポジションの時、スコープ先端部分はまっすぐです(図3-21B)。母指でU(Up)の方向に**押し下げる**と先端部分が持ち上がり上方を見ることができます(図3-21A)。レバーをD(Down)の方向に**持ち上げる**と先端部分が下がり下方を見ることができます(図3-21C)。

■左右の観察

ファイバースコープの先端部分は**上下にしか動かない**ので、左右を観察するときにはスコープを回転させ、UDアングルレバーを上下させる必要があります(図3-22A～E)。

▶図3-18
ファイバースコープの持ち方
A：ファイバースコープによる喉頭の観察時
B：気管チューブを気管内挿入時

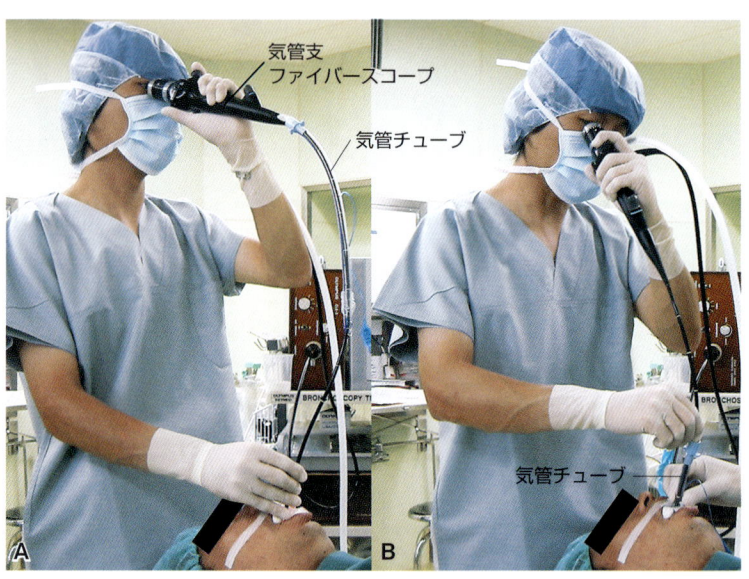

ファイバースコープを基本位置(図3-22C)から，時計回りに回転させた後，UDアングルレバーを母指でUの方向に下げ，先端部分を上げた状態(Up)にすると**右側**を見ることができます(図3-22DE)。反時計回りに回転させ，先端をUpにすると**左側**を見ることができます(図3-22AB)。

また，スコープを反時計回りに回転させ，UDアングルレバーを母指でDの方向に上げ先端部分を下げた状態(Down)にしても右方向を見ることができます。時計回りに回転させてDownにすれば左方向を見ることができます。

■手関節または上半身を使ってスコープを回転

スコープを回転させる方法には2種類あります。手関節を掌屈(手のひら側に屈曲)または背屈(手背側に屈曲)させる方法(図3-23A～E)と上半身を回転させる方法(図3-24A～E)です。

手関節を基本位置(図3-23C)から掌屈させればスコープは時計回りに回転します(図3-23DE)。この状態でUpにすれば**右側**を見ることができます(図3-22DE)。手関節を背屈させればスコープは反時計回りに回転します(図3-23AB)。この状態でUpにすれば**左側**を見ることができます(図3-22AB)。手関節の掌屈，背屈時はできるだけ前腕は動かさずに，手関節のみで操作します。

また，スコープの回転は手関節を固定させたままでも，上半身を回転させることによって行えます。上半身を基本位置(図3-24C)から時計回りに回転させるとスコープも時計回りに回転し(図3-24DE)，この状態でUpにすれば**右側**

▼図3-19 ファイバースコープ操作部の持ち方(左手)
A：左手第3～5指の指側で操作部を軽く握る。
B：母指をアングルレバーに，示指を吸引ボタンに軽く置く。

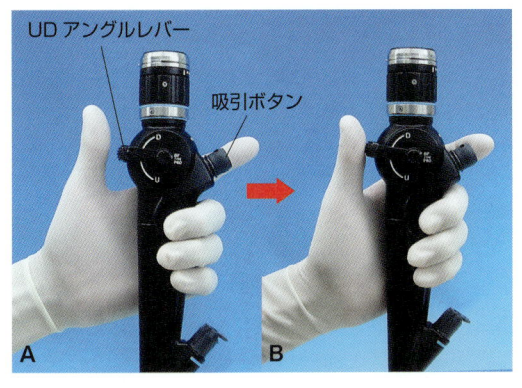

▼図3-20 強く握りすぎてよくない操作部の持ち方
掌で強く握ると母指に力が入り，アングルレバーの円滑な操作が困難になる。

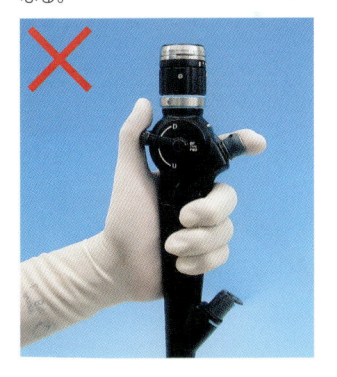

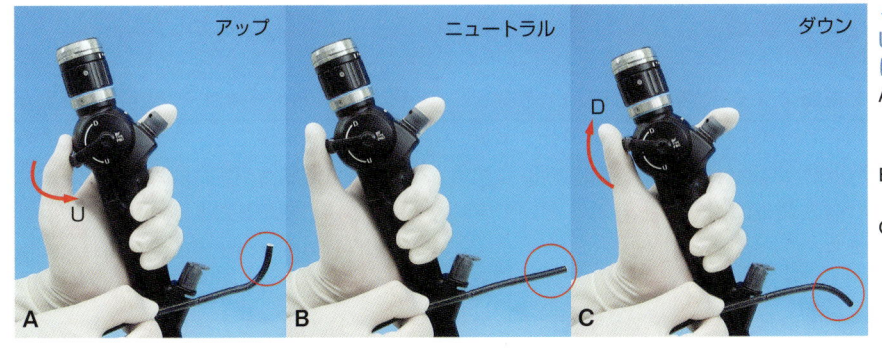

◀図3-21
UDアングルレバーによる先端部の操作方法
A：母指でレバーをU(Up)の方向に押し下げると先端部がUpする。
B：ニュートラルポジション
C：母指でレバーをD(Down)の方向に持ち上げると先端部がDownする。

▼図 3-22　スコープの回転による左右の観察方法
A：スコープを反時計回りに 90°回転させ，先端を Up にすると先端は左側を向く。
B：スコープを反時計回りに 45°回転させ，先端を Up にすると先端は左側 45°，やや上方を向く。
C：スコープの基本位置。先端を Up にすると前上方を向く。
D：スコープを時計回りに 45°回転させ，先端を Up にすると先端は右側 45°，やや上方を向く。
E：スコープを時計回りに 90°回転させ，先端を Up にすると先端は右側を向く。

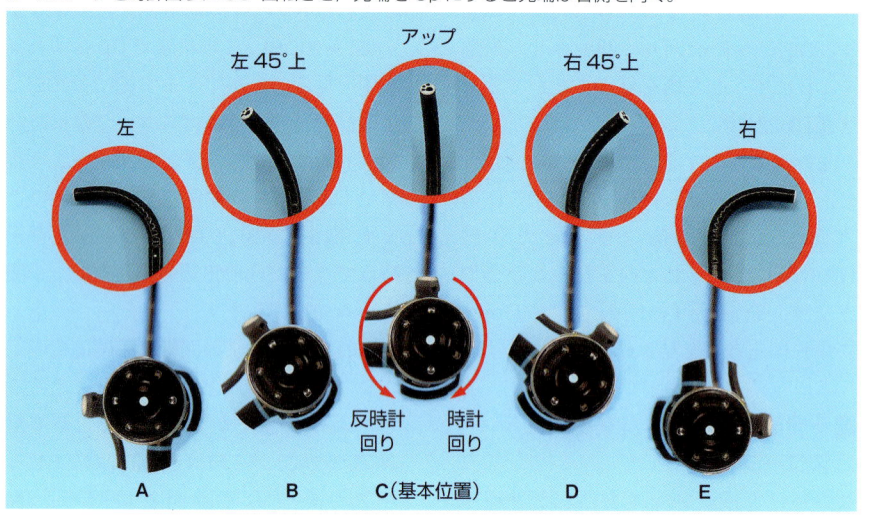

▼図 3-23　手関節を掌屈・背屈させてスコープを回転させる方法
A，B：手関節を基本位置から背屈させればスコープは反時計回りに回転し，先端を Up にすれば左側を見ることができる。
C：手関節の基本位置
D，E：手関節を掌屈させればスコープは時計回りに回転し，先端を Up にすれば右側を見ることができる。

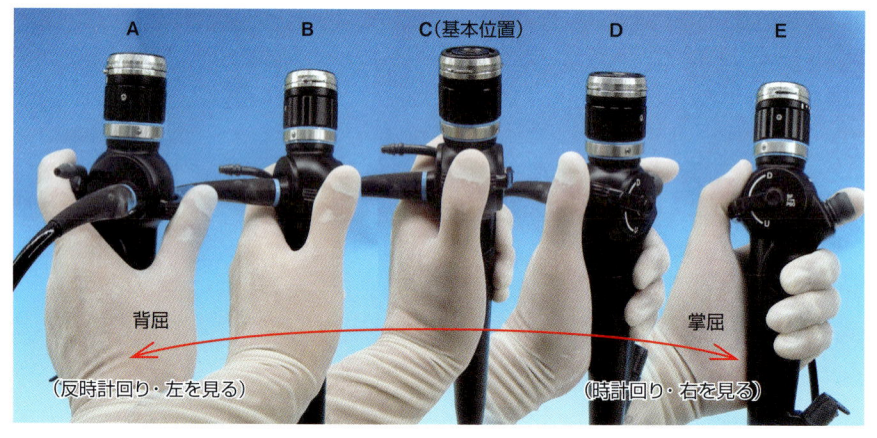

を観察できます(図 3-22DE)。上半身を反時計回りに回転させるとスコープも反時計回りに回転し(図 3-24AB)，Up にすれば**左側**(図 3-22AB)をみることができます。

これら 2 種類の方法にはそれぞれ長所短所があります。手関節を使用する方法はファイバースコープの動きが少なく，素早く操作でき，スコープを患者の中心に位置させやすい利点があります。しかし速く動かしたときには，接眼レンズと自分の眼との位置関係がずれて，視線が視野から外れることがあります。上半身を回転させる方法は素早く行うのは

▼図 3-24　上半身を回転させてスコープを回転させる方法
A，B：上半身を基本位置から反時計回りへ回転させると，スコープも反時計回りに回転し，先端を Up にすれば左側を見ることができる．
C：上半身の基本位置
D，E：上半身を時計回りへ回転させるとスコープも時計回りに回転し，先端を Up にすれば右側を見ることができる．

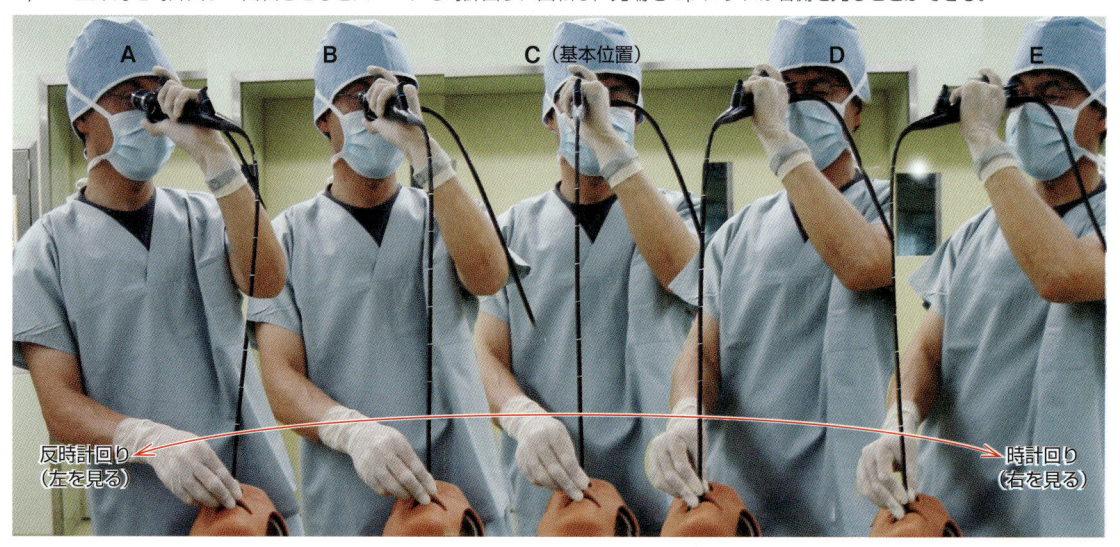

やや困難で，スコープが中心からずれる欠点があります．しかし，腕をまったく動かさずに体を回転させれば，接眼レンズと自分の眼の位置関係は保持できるため，視線が視野から外れることはありません．実際には，多くの人が手関節による回転と，体による回転をうまく併用しているようです．

スコープを使って素早く左右を見ることは非常に重要です．手関節の動き，体の回転をしっかりと練習してください〔練習方法については，第 7 章図 7-26（142 ページ）参照〕．

文　献

1. Ovassapian A. Fiberoptic endoscopy and the difficult airway. 2nd ed. Philadelphia : Lippincott-Raven, 1996.
2. Finucane BT, Santora AH（井上哲夫監訳）．エアウェイブック．東京：メディカル・サイエンス・インターナショナル，1987：59-89.
3. 青山和義．必ずうまくいく！気管挿管．改訂版．東京：羊土社，2009：29-54.

第4章

ファイバー挿管に必要な器具②：
ファイバー挿管用エアウェイ

本章では，経口ファイバー挿管時の必需品であるファイバー挿管用エアウェイについてより詳しく解説します。

経口ファイバー挿管用エアウェイ：総論

■目的[1~3]

経口ファイバー挿管における挿管用エアウェイ挿入の目的は，以下に示す四つです。

① ファイバースコープ操作の正中線上維持
② 舌の沈下防止
③ 開口保持
④ スコープの保護

ファイバー挿管ではまず喉頭を見て，声門から気管内へとファイバースコープを進めなければなりません。序論で説明したように，ただファイバースコープを挿入すれば喉頭がすぐに見える，と思ったら大間違いです。喉頭を見つけるために重要なことは，ファイバースコープを常に**患者の正中線上**に位置させ，操作することです。

経鼻ファイバー挿管ではファイバースコープが鼻腔内で固定されるため，操作中にスコープが左右に大きく移動することはありません。しかし経口ファイバー挿管では，口腔は広いため，スコープの進行や左右の観察といった操作中に，スコープの位置が口腔内で前後左右にぶれて患者の正中線からずれてしまいます[1,3]（図4-1）。

正中から外れたファイバースコープでは，喉頭を見ることすら困難です。しかも，ファイバースコープの接眼レンズを覗いている間，**挿管者にはスコープのずれはわかりません**。そこで経口ファイバー挿管では，ファイバースコープを常に患者の正中線上で操作するために，挿管用エアウェイが必要となります。挿管用エアウェイを口腔内の正中に挿入し，ファイバースコープをその中へと挿入していけば，スコープを常に正中に維持できます（図4-2）。

挿管用エアウェイは，全身麻酔や鎮静により沈下した舌がスコープの視野を塞ぐことも防止します。また，スコープの操作がしやすいように開口を維持し，歯

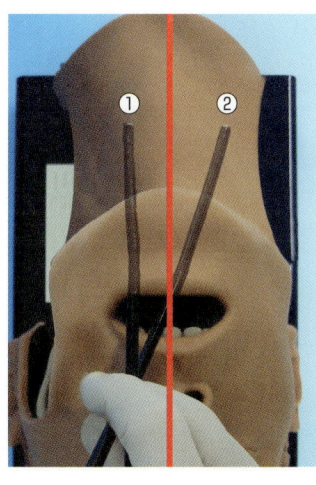

◀図4-1
経口ファイバー挿管時のファイバースコープの位置異常
① ファイバースコープが左右にずれる。
② ファイバースコープが斜めに挿入され，スコープ先端は正中からずれる。
いずれの場合も，正中にある喉頭を見るのは困難になる。

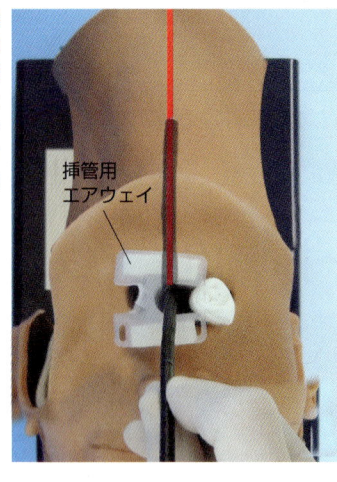

▶図 4-2
経口ファイバー挿管時の挿管用エアウェイの使用

挿管用エアウェイ(VBM エアウェイ)を口腔内の正中に挿入し,ファイバースコープをその中へと挿入すると,スコープを常に患者の正中線上で操作することができる。

挿管用エアウェイ

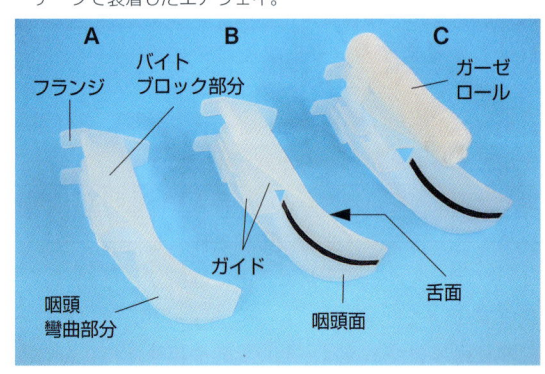

によりスコープが損傷するのも防止します[1〜3]。

■種類

現在日本で入手可能なファイバー挿管用エアウェイは,オバサピアンエアウェイ[1,4,5](図 4-3),VBM ブロンコスコープバイトブロック[3,4]〔VBM エアウェイ(図4-4)〕,バーマンエアウェイ T[1,4](図4-5),の 3 種類です。

気管支ファイバースコープ検査用マウスピース(図 4-21 参照)を使うことも可能ですが,挿管用エアウェイのほうがはるかに有用です。以上四つの比較を表4-1 と表 4-2 に示しました。海外ではこのほかにも利用できる挿管用エアウェイがあります(後述)。

▼図 4-3
オバサピアンエアウェイ
〔HUDSON 社(インターメドジャパン)〕
A:既製品
B:咽頭面の中央に黒い線を引き改良したエアウェイ。
C:歯牙部分欠損症例に安定をよくするためにガーゼロールをテープで装着したエアウェイ。

A   B   C
フランジ
バイトブロック部分
ガーゼロール
ガイド
咽頭彎曲部分
咽頭面
舌面

■構造

どのエアウェイにも,フランジ,バイトブロック部分,咽頭彎曲部分があります[4,6](図 4-3〜図 4-5)。フランジ部分は,エアウェイが口腔内に深く落ち込むのを防止します。バイトブロック部分は厚く補強してあり,噛まれてファイバースコープが損傷するのを防ぎます。咽頭彎曲部分は舌に接する舌面と,咽頭側に接する咽頭面があります。咽頭彎曲部分は,それ

▼図 4-4
VBM ブロンコスコープバイトブロック
(VBM エアウェイ)
〔VBM 社(スミスメディカル・ジャパン)〕

大=サイズ 4,中=サイズ 2,小=サイズ 0 の 3 種類のサイズがある。エアウェイの右側面は開口部となっている。

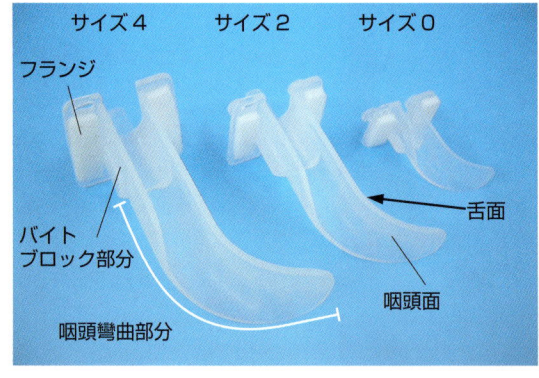

サイズ 4   サイズ 2   サイズ 0
フランジ
バイトブロック部分
咽頭彎曲部分
舌面
咽頭面

▼図 4-5
バーマンエアウェイ T
〔Vital Signs 社(東機貿)〕

垂直距離の長さ(①)が 10 cm・9 cm・8 cm の 3 種類のサイズがある。②の長さは表 4-2 参照。右側面の縦方向に切れ込みがあり,開けることにより,挿管後エアウェイ内の気管チューブを取り外すことができる。

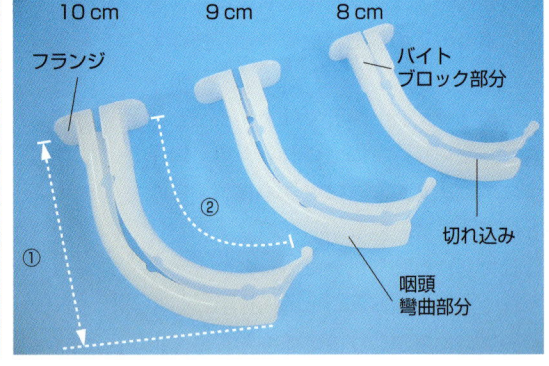

10 cm   9 cm   8 cm
フランジ
バイトブロック部分
切れ込み
咽頭彎曲部分
①
②

それのエアウェイにより特徴があり，ファイバースコープの視野にも違いがでてきます(後述)。

■挿入法
◎準備
挿入前に，使用する気管チューブが内腔を通過可能かどうか，確認しておく必要があります。各エアウェイの使用可能なチューブサイズの目安は表4-2に示しました。内径サイズが同じチューブでも外径サイズはメーカーやチューブの種類により若干の違いがあるので注意してチェックしてください。

準備として，エアウェイ咽頭彎曲部分の外面および内腔に潤滑剤(K-Y™ゼリー，リドカインスプレー・ゼリーなど)を少量塗り広げておきます。

◎挿入
エアウェイの挿入については第5章でも説明します。ファイバースコープを正中線上に保持するためにエアウェイを挿入するのですから，エアウェイをきちんと口腔内の正中線上に留置することが重要です。

まずクロスフィンガー法で開口し，エアウェイの彎曲を口腔・咽頭の彎曲に沿わせるようにして挿入します(図4-6A)。開口は右手でも左手でもかまいません。右手で開口して左手でエアウェイを挿入しても，また，それぞれ逆の手で行ってもいいでしょう。どのエアウェイも，2cm程度開口が可能なら(表4-2)挿入は容易です。通常のグデルエアウェイのように180°回転させる必要はありません。挿入後は必ず一度下顎を挙上して，押し込んだ舌をエアウェイの上に持ち上げておき，エアウェイのフランジ部分で

▼表4-1 ファイバー挿管用エアウェイの比較

	オバサピアンエアウェイ	VBM ブロンコスコープバイトブロック (VBM エアウェイ)*1	バーマンエアウェイT	ファイバースコープ検査用マウスピース
ファイバースコープの正中確保	優	優	優(時に難)	難
舌根沈下防止	優	優	優	難
開口保持	優	優	優	優
スコープの保護	優	優	優	優
エアウェイの正中確保(口腔内におけるエアウェイの安定性)	優	良	可	可
気道の開通性	可	可	良	不良
気管チューブの取り外し(挿管後)	最も容易	容易	困難	容易(スリップジョイント外れ必要)
使用可能サイズ	1サイズのみ	3サイズ (サイズ4, 2, 0)	3サイズ (10, 9, 8cm)	1サイズのみ
小児用	不可	対応可能	困難	不可
その他欠点		黒線必要 ガーゼロール装着必要	長さが長い サイズ表記ない	
1個当たりの値段(包装単位)	890円 (1箱5個入り)	1,400円 (1箱10個入り)	460円 (1箱50個入り)	100円 (気管支鏡に付属)

　は利点を示す。
*1 エアウェイに黒い線を付け，ガーゼロールを装着し改良した場合。

表4-2 各サイズのファイバー挿管用エアウェイの比較

		オバサピアンエアウェイ	VBM ブロンコスコープバイトブロック（VBMエアウェイ）			バーマンエアウェイT			検査用マウスピース
サイズ		1サイズ	サイズ4	サイズ2	サイズ0	10 cm	9 cm	8 cm	1サイズ
垂直部分の長さ mm[*1]		83	85	67	36	100	90	80	25
エアウェイの全長 mm[*2]		92	90	70	40	120	105	95	25
使用可能気管チューブの最大サイズ（内径：mm）[*3]	標準型チューブ	9.0	9.0	7.5	5.0 カフなし	7.5[*4]	7.0[*4]	6.0 カフなし[*4]	8.5
	リンフォース型チューブ	8.5	8.5	7.0	4.5 カフなし	7.0[*4]	6.5[*4]	5.5 カフなし[*4]	8.5
挿入可能な開口（cm）		1.8	2.0	1.8	1.1	1.8	1.7	1.5	2.0

*1 垂直部分の長さ＝図4-5①参照。
*2 エアウェイの全長＝図4-5②参照。
*3 チューブのメーカー，種類，カフの形状により違いあり。
*4 エアウェイ挿入後の内腔の狭窄度（本章58, 59ページおよび図4-20参照）により違いあり。

▶図4-6
ファイバー挿管用エアウェイを口腔内に挿入
A：クロスフィンガー法で開口し，口腔・咽頭の彎曲に沿ってエアウェイを挿入する。写真は安定性をよくするためにガーゼロールを付けたVBMエアウェイ。
B：エアウェイをテープで固定する。

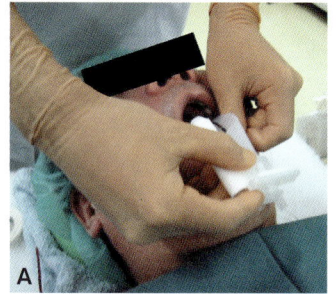

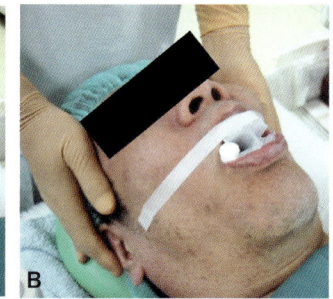

口唇を圧迫しないように調節します。

◎固定
ファイバースコープの操作中にエアウェイがずれたりしないように，テープで固定します（図4-6B）。わずかなエアウェイのずれによりスコープは正中線上から大きく外れ適切な視野が得られなくなるからです。前にも述べたとおり，スコープを正中線上に保つことはファイバー挿管成功の必要条件の一つです。

■気管チューブからの取り外しおよび抜去
気管挿管完了後，挿管用エアウェイは短時間ならばそのまま気管チューブと一緒に留置可能と思われますが，長時間の手術では口腔・咽頭の粘膜を圧迫する可能性もあります。抜去したほうが無難でしょう。

エアウェイの抜去には，①エアウェイを口腔内から抜去し，②エアウェイ内を貫通している気管チューブをエアウェイから取り外す必要があります。チューブの取り外し方法はそれぞれのエアウェイによって若干違います（後述）。

オバサピアンエアウェイ

■構造・特徴・利点[1]（表4-1，4-2）
ファイバー挿管の大家，オバサピアン先生が考案した優れものです。中枢側にはファイバースコープとチューブを通すための対をなすガイドがあり，咽頭彎曲部は管腔構造ではなく，平らで幅広な一枚の板になっています（図4-3，図4-7A）。
長く伸びた咽頭彎曲部の咽頭面に沿っ

▼図4-7　オバサピアンエアウェイ使用時のファイバースコープ視野

A：エアウェイ内：両側に対をなすガイドと，挿管後チューブを外すためのスリットが後面に見える。前面開口部にファイバースコープが迷入すると，気管チューブを進めるのが困難となるので，この時点では直視下にファイバースコープを見ながら，両側ガイドの中に確実に挿入する。
B：口腔内：白いエアウェイ，中央の黒い線とピンク色の口蓋組織が見える。
C：口腔・咽頭内（下顎挙上後）：助手による下顎挙上操作により，エアウェイと軟口蓋の間にスペースが開けて口蓋垂，口蓋舌弓，口蓋咽頭弓，口峡，咽頭および咽頭後壁が見える。
D：咽頭内（下顎挙上前）：エアウェイ先端部分に喉頭蓋先端が見えるが，声門は見えない。
E：咽頭内（下顎挙上後）：助手による下顎挙上操作により，喉頭蓋は咽頭後壁から立ち上がり，喉頭全体（喉頭蓋・声帯・声門・披裂軟骨部）が見える。

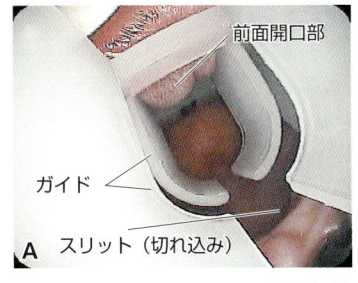

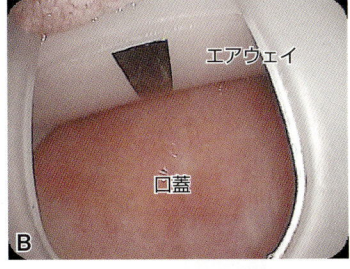

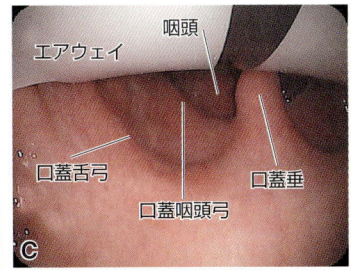

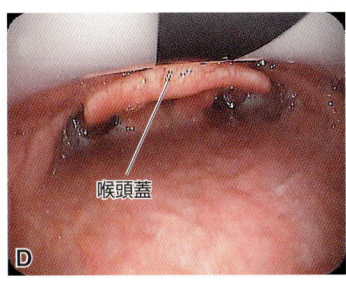

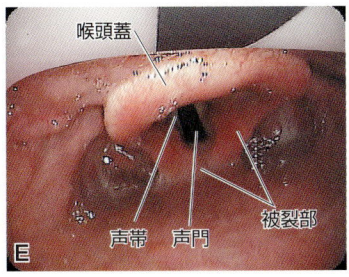

てファイバースコープを進めることにより，患者の正中線上での操作が可能になります。

幅が広いエアウェイ舌面により舌根沈下の防止が可能です。また，バイトブロック部分で，開口保持とスコープの保護が可能になります。

ガイド部分は後方に切れ込みがあるため，挿管後に気管チューブから容易に取り外すことができます。

板の幅が広いのでエアウェイが回転したり，ずれたりすることはあまりありません。

管腔構造ではないため，ファイバースコープ先端は容易に操作できます。

■オバサピアンエアウェイを用いた場合のファイバースコープの視野

基本的構造，長さはVBMエアウェイ（後述）のサイズ4（大）と同程度で，ファイバースコープの視野も似ています。

口腔内に挿入したオバサピアンエア

▼図4-8　助手による下顎挙上操作（矢印）

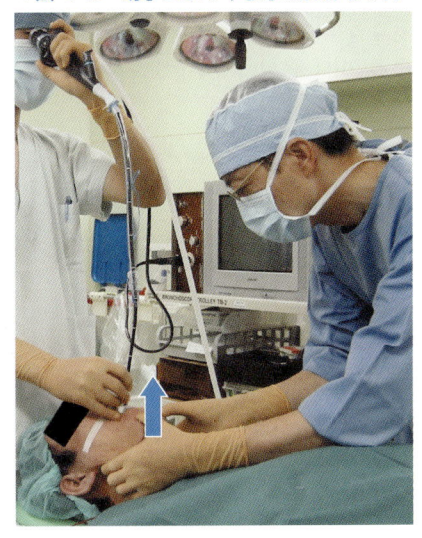

ウェイ内（図4-7A）にファイバースコープを数センチ挿入していくと，白いエアウェイと中央の黒線およびピンク色の組織（＝口蓋）が見えます（図4-7B）。

下顎挙上（図4-8）により，エアウェイ

と軟口蓋の間のスペースが開き，口蓋垂・口峡・咽頭および咽頭後壁が観察可能となります[1,7,8]（図4-7C）。

口峡を越えて咽頭へと，スコープを黒い線に沿って正中線上に進めていくと（図4-9），エアウェイ先端部分に喉頭蓋が見えてきます（図4-7D）。

下顎挙上操作により，喉頭蓋は咽頭後壁から立ち上がり，スコープの視野に，喉頭全体（喉頭蓋・声帯・声門・披裂軟骨部）が見えるようになります[1,7,8]（図4-7E）。

■既製品の問題点と改良点

◎正中の識別困難→黒い線を付ける

下顎挙上操作や深呼吸（意識下挿管時）により咽頭のスペースが大きく開く場合は，口蓋垂が正中の目安になり，口腔・咽頭内の正中の識別は容易です（図4-10A）。しかし，高度肥満症例などで口腔〜咽頭のスペースが狭い場合，時にエアウェイや口腔咽頭の正中が識別困難な場合があります（図4-10B）。そこで，エアウェイの咽頭面の正中に黒い線を付けることにより（図4-10C），エアウェイや患者の中心線が認識しやすくなります。

▶図4-9 スコープを咽頭へ挿入
スコープを口峡を越えて咽頭へ進める。助手は術者の指示により下顎挙上を強める（矢印）。

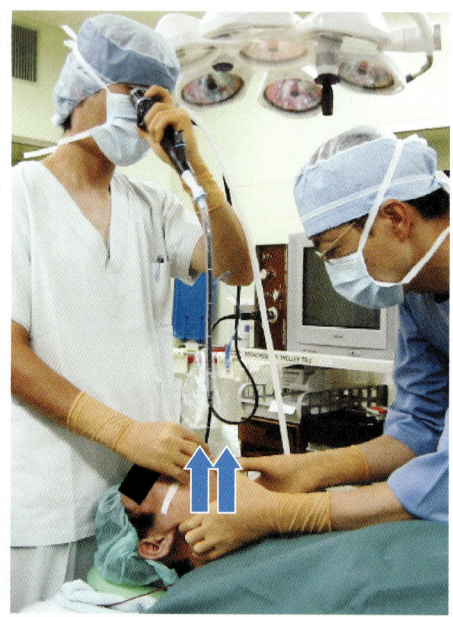

◎エアウェイの正中確保困難
　→ガーゼロールを装着

オバサピアンエアウェイは他の2種類のエアウェイと比較して幅が広く，ずれが一番少ないエアウェイです。しかし総義歯の場合や前歯部分欠損の場合は，エアウェイが正中からずれたり，口腔内に斜めになって先端がずれたりといった，すべてのエアウェイに共通した問題が起こることがあります（図4-14参照）。

その時は，オバサピアンエアウェイも右側または両側にガーゼロールを付ける（図4-3C）と正中からのずれがなくなります。

◎気道開通悪化の可能性
　→下顎挙上，経鼻エアウェイ挿入

オバサピアンエアウェイは気道開通に関しては，通常の気道確保用エアウェイと比較して有効でない場合があります。マスク換気時の気道開通は逆に悪くなることがあり，注意が必要です。

◎サイズが1種類→注意

オバサピアンエアウェイは1サイズしかありません。ほとんどの成人はこの1サイズで十分使用可能ですが，日本人の小柄な女性（高齢の関節リウマチ患者など）では大きすぎる場合があります。その場合VBMエアウェイのサイズ2の使用を考慮します。

◎エアウェイ前面の開口部から
　ファイバースコープが出る
　→ファイバースコープを直視下に
　　挿入し，咽頭面の黒線を見る

エアウェイ前面に開口部があり（図4-7A），ここへファイバースコープが迷入してしまうと，スコープの気管内留置，および気管チューブの進行が困難になり，また，挿管後スコープやエアウェイが抜去困難になります[9]。ファイバースコープは直視下に確実にガイド内へと通して，スコープにより咽頭面の黒線を確認することで防止できます[10]。

▼図4-10　正中の識別：口腔・咽頭のファイバースコープ視野
A：正中の識別が容易な場合：助手による下顎挙上操作により，口腔から咽頭のスペースは大きく広がり，正中の識別は容易で，正中線上に口蓋垂と喉頭蓋先端が見える。
B：正中の識別が困難な場合(肥満患者)：下顎挙上施行にもかかわらず，口腔から咽頭のスペースは狭く，白いエアウェイと口腔内組織(口蓋部分)は見えるが，正中の識別は困難。
C：黒い線を付けた場合：口腔から咽頭のスペースは狭いが，エアウェイに付けた黒い線により正中の識別が可能になる。口蓋垂基部の左右にわずかな口峡のスペースが確認できる(矢印)。

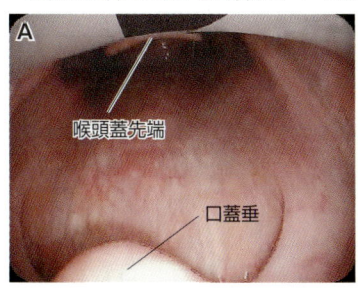

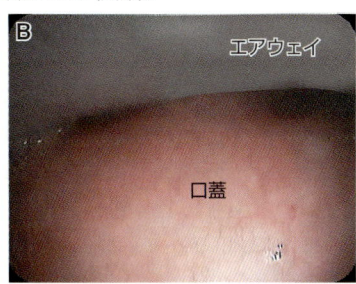

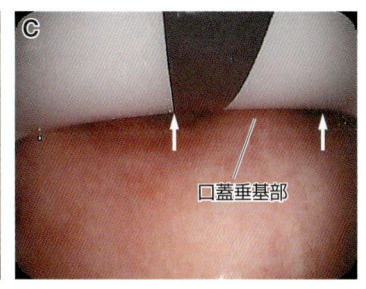

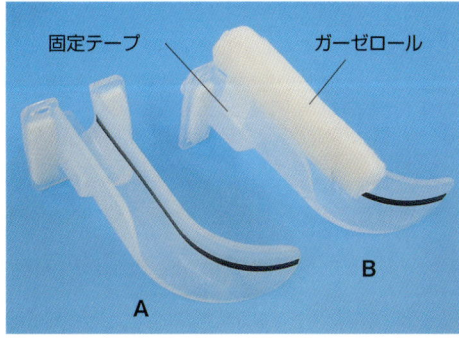

◀図4-11 改良したVBMブロンコスコープバイトブロック
A：エアウェイ内面中央に黒い線を引き改良したエアウェイ。
B：右側面開口部にガーゼロールをテープで装着したエアウェイ。

■エアウェイの抜去

挿管完了後，口腔の彎曲に沿ってエアウェイを抜去すれば(挿入とは逆に)，口腔から容易に抜去できます。気管チューブは，ガイド部分の後面のスリットから容易に取り外すことができます。チューブの取り外しはオバサピアンエアウェイが最も簡単です。

VBMブロンコスコープバイトブロック（VBMエアウェイ）

■構造・特徴・利点[4] (表4-1, 4-2)

VBMエアウェイ(図4-4)は，中腔の口腔エアウェイ(グデルタイプ)の右側側面および咽頭彎曲部遠位側の咽頭面が開いており，遠位先端側はほぼ一枚の板になっています。長く伸びた咽頭彎曲部分の咽頭面に沿ってファイバースコープを進めることにより，患者の正中線上での操作が可能になります。エアウェイの舌面により舌根沈下の防止が可能です。バイトブロック部分は厚く補強してあり，歯で噛まれることを防止し，開口保持とスコープの保護が可能になります。右側側面が開口しているため，挿管後に気管チューブから容易に取り外すことができます。

■サイズ

サイズ4(大)・サイズ2(中)・サイズ0(小)の3種類のサイズがあります(図4-4)。それぞれ成人用，幼・小児～小柄な成人用，乳児(1歳未満)用で，小児に対応可能なのはこのエアウェイの大きな利点です。各サイズの長さは表4-2に示したとおりです。通常成人ではサイズ4(大)，小柄な成人ではサイズ2(中)を使用します。エアウェイの通路は大きいため，太い気管チューブを挿入可能です(表4-2)。

■VBMエアウェイを用いた場合のファイバースコープの視野

後で説明しますが，既製のVBMエアウェイではよい視野を得ることが困難な場合があるので，中央に黒い線を引き，開口した右側面にガーゼロールを装着して使用する(図4-11)とよい視野が得やすくなります。

◎口腔内の視野

口腔内に挿入したVBMエアウェイ内にファイバースコープを数センチ挿入していくと，白いエアウェイと中央の黒い線およびピンク色の組織＝口蓋が見えます(図4-12A)。スコープ先端部分をややUpにしながら，黒い線に沿ってスコープを進めていくと，中央に軟口蓋(口蓋垂基部)(図4-12B)が見えてきます。

軟口蓋部分にスペースがない場合は，助手に下顎を挙上してもらう(図4-8)と，エアウェイと軟口蓋の間にスペースが開けて，口蓋垂，口蓋弓，口峡，咽頭および咽頭後壁が観察可能となります[1,7,8](図4-12C)。

◎咽頭・喉頭の視野

できたスペースの中を口峡を超えて咽頭へと，スコープを黒い線に沿って正中線上に進めていくと(図4-9)，エアウェイ先端部分に喉頭蓋が見えてきます(図4-12D)。多くの場合，全身麻酔や鎮静により喉頭蓋は沈下して声帯・声門は見えないので，助手にさらに下顎を挙上してもらいます。

下顎挙上操作により，喉頭蓋は咽頭後壁から立ち上がり，スコープの視野に，喉頭全体(喉頭蓋・声帯・声門・披裂軟骨部)が見えるようになります[1,7,8](図4-12E)。

■既製品の問題点および解決のための工夫

◎正中の識別困難→黒い線を付ける

前述したようにファイバースコープを口腔から咽頭へと進める際，高度肥満症例等で最大限に下顎挙上操作を行っても口腔～咽頭のスペースが十分広がらない場合，白いエアウェイ内では正中の識別が困難なことがあります(図4-10B)。

そこで，エアウェイの咽頭面内側の正中に黒い線を付け(図4-11)，エアウェイの正中をわかりやすくします[5]。黒線により，患者の中心線が認識しやすくなり，口蓋垂の左右のわずかな口峡の隙間に，ファイバースコープを進めることができます(図4-10C)。意識下挿管時は呼吸運動により口腔～咽頭のスペースが広がったり狭くなったりします[3]。この黒線により患者の中心線がわかっていると，吸気時にスペースが広がった瞬間に素早い対応が可能となります。

◎エアウェイの識別困難→黒い線を付ける

既製品はエアウェイの板の厚さが薄いため，組織の色が透けて，エアウェイ(白

▼図4-12
VBMエアウェイ使用時のファイバースコープ視野
A：口腔内の視野。白いエアウェイ，中央の黒い線，右側開口部に装着したガーゼロールおよびピンク色の口蓋組織が見える。
B：口腔内の視野。中央に軟口蓋(口蓋垂基部)が見えるが，軟口蓋部分にスペースはなく，奥の咽頭の観察は困難である。
C：下顎挙上後の口腔内の視野。助手による下顎挙上操作により，エアウェイと軟口蓋の間にスペースが開けて口蓋垂，口蓋弓，口峡，咽頭および咽頭後壁が見える。
D：咽頭内の視野。エアウェイ先端部分に喉頭蓋先端が見えるが，声門は見えない。
E：下顎挙上後の咽頭内の視野。助手による下顎挙上操作により，喉頭蓋は咽頭後壁から立ち上がり，喉頭全体(喉頭蓋・声帯・声門・披裂軟骨部)が見える。

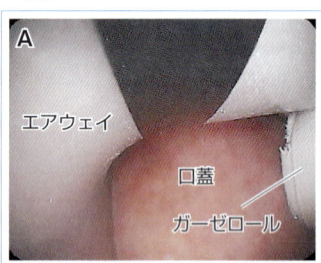

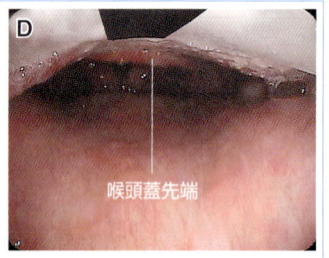

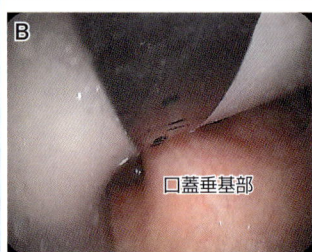

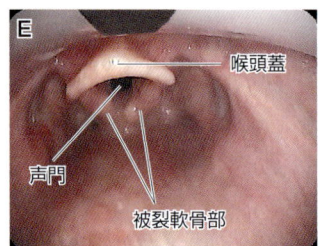

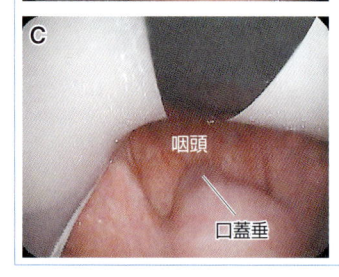

色)と組織(ピンク色)の識別が困難なことがあります(図4-13)。前述したように黒線を付ける(図4-11)と，組織とエアウェイ面の識別も容易になります(図4-12A〜D)。

◎ファイバースコープの移動
→ガーゼロールを装着

右側面が開いているので，ファイバースコープ操作中にスコープが右側の開口部から逸脱し，しばしば視野が患者の正中から逸れることになります(図4-13)。筆者らは開口側にガーゼロールをテープで付けて，スコープが正中から逸脱しないようにして使用しています(図4-11, 4-12A)。

エアウェイとガーゼロールはあまり強固に固定すると，チューブとエアウェイを外すときに困難となるので，上方を1か所テープでとめる程度にします。ただし，ガーゼロールや，とめたテープの一部が気道異物とならないように注意が必要です。

◎舌の落ち込み→ガーゼロールを装着

このエアウェイでは時に，舌が右側開口部から内腔に落ち込んでくることもあります(図4-13)。これもガーゼロールを装着することにより，舌が内腔に落ち込むのを防止可能です。

◎エアウェイの正中確保困難
→ガーゼロールを装着

すべてのエアウェイに共通した問題点として，エアウェイが回転して位置がずれ，時にはかなり横を向き口腔内に斜めに挿入され，先端は正中から大きく逸れることがあります(図4-14A)。総義歯の場合や，前歯が部分的に残存する場合(図4-14B)はより顕著です。

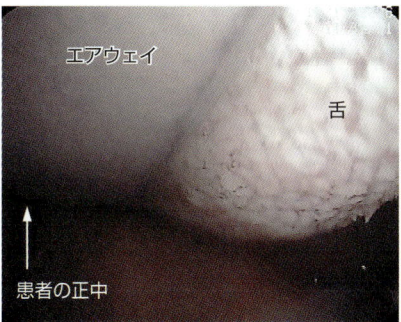

◀図4-13
既製のVBMエアウェイ使用時の欠点
既製品はエアウェイの板の厚さが薄いため，組織の色が透けて，エアウェイ(白色)と組織(ピンク色)の識別が困難である。右側面が開いている(図4-4)ため，スコープが右側から逸脱し，視野が患者の正中(矢印)から大きくずれている。また，舌が右側開口部から内腔に落ち込んできている。

▼図4-14　**ファイバー挿管用エアウェイの位置異常**
A：正中からそれたエアウェイ：エアウェイが回転して位置がずれて口腔内に斜めに挿入されたため，先端は正中から大きく逸れる。
B：上顎前歯の部分的な残存：残存する歯により，エアウェイを正中に挿入・固定するのが困難になる。
C：ガーゼロール装着により，正中に固定されたエアウェイ：残存する歯により，エアウェイを正中に挿入・固定するのが困難な場合にも，ガーゼロール装着により，エアウェイを正中に固定することができる。残存する歯の状態によっては，エアウェイ両側にガーゼロールを付けるとより安定する場合がある。

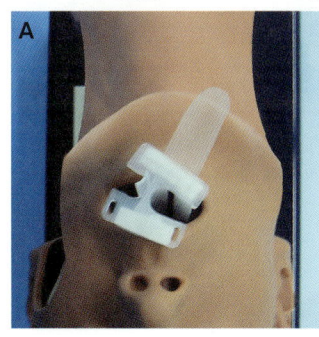

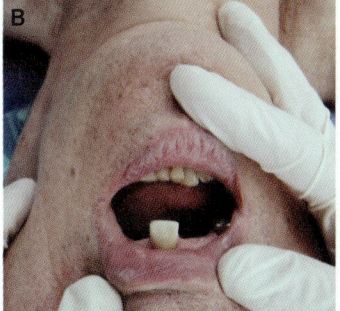

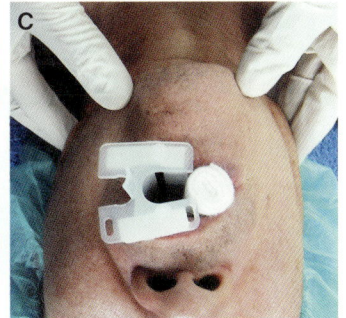

このようなとき，前述したガーゼロールの装着は，正中からのずれを防止します(図4-14C)。残存する歯の状況によっては，エアウェイ両側にガーゼロールを付けると安定性がよりよい場合があります。

◎気道開通悪化の可能性
　→下顎挙上，経鼻エアウェイ挿入

挿管用エアウェイはファイバー挿管には有用ですが，気道開通に関しては，通常の気道確保用エアウェイと比較して有効でない場合があります。特に開口制限や，頭頸部後屈制限がある気道確保困難症例では，挿管用エアウェイ挿入後，マスク換気時の気道開通が悪くなることがあり，注意が必要です。これも，すべての挿管用エアウェイに共通して言えることです。

■エアウェイの抜去

挿管完了後は，VBMエアウェイを口腔内から少し引き出し，ガーゼロールの固定テープを外します。右側面の開口部から気管チューブとエアウェイを引き離し，容易にエアウェイのみを取り出すことができます(図4-15)。

▼図4-15　挿管用エアウェイの抜去
ガーゼロールも注意して取り外す。

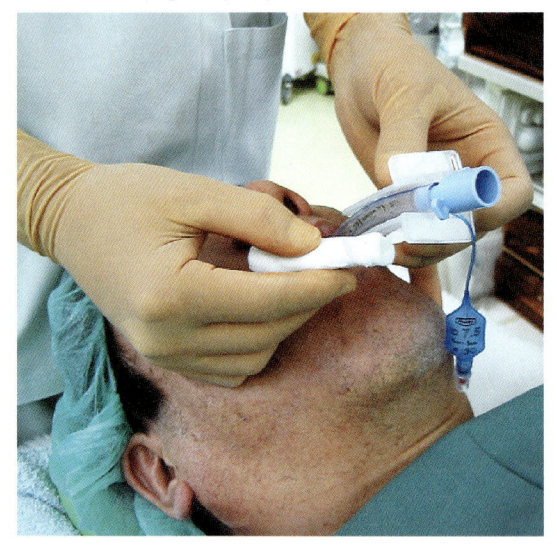

バーマンエアウェイT

■構造・特徴・利点 [1,4] (表4-1，4-2)

もともとは盲目的経口挿管用のエアウェイですが，ファイバー挿管用エアウェイとして利用されています。グデルタイプの経口エアウェイに似た，完全な中腔のチューブ構造です(図4-5)。

ファイバースコープを中腔のチューブ構造の中に進めることにより，正中線上の操作が可能になります。

エアウェイチューブにより舌根沈下が防止可能です。また，中腔構造により開口保持，スコープの保護が可能になります。

右側面の縦方向に切れ込みがあり，これを開けることにより，挿管後エアウェイ内の気管チューブを取り外すことができます。

■サイズ

長さ10 cm・9 cm・8 cmの3種類のサイズがあります(図4-5)。通常成人では10 cmまたは9 cmを使用しますが，内腔を通過する気管チューブサイズに制限がある(表4-2)ので注意が必要です(後述)。8 cmサイズでも，長さは他のエアウェイの成人用と同じぐらい長く(表

▼図4-16　バーマンエアウェイTの先端開口部におけるファイバースコープの視野
エアウェイ遠位開口部が喉頭と直面し，ファイバースコープを開口部まで進めるとすぐに喉頭が見える。

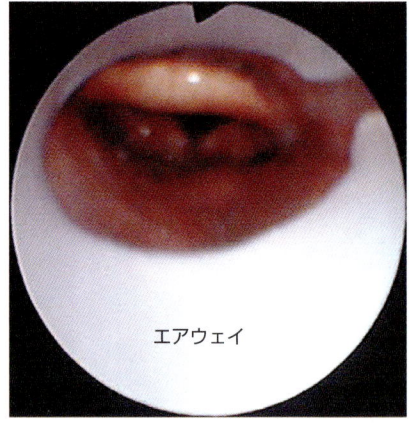

4-2)，小児に用いるのは困難かもしれません。

■バーマンエアウェイTを用いた場合のファイバースコープの視野

完全な管腔構造なので，ファイバースコープをエアウェイ内に容易に進めることができます。他のエアウェイと比較して長いため（表4-2），エアウェイは口腔内をバイパスして咽頭に達します。そのため，ファイバースコープの視野では，口腔内が見えることはありません。

エアウェイ遠位開口部が喉頭と直面すれば，ファイバースコープを開口部まで進めたとき，すぐに喉頭が観察可能となります（図4-16）。ただし，この完全な管腔構造は利点でもありますが，欠点でもあります（後述）。

■既製品の問題点および解決のための工夫

◎長さが合わない→少し引き抜く

エアウェイ遠位開口部が喉頭とちょうど対面すれば，すぐに喉頭が見えるのですが（図4-16），長さか位置のずれのためにエアウェイ遠位開口部が喉頭と対面しない場合は，まったくオリエンテーションがつかないことがあります。

長さが他のエアウェイよりも比較的長いため，エアウェイ先端は深すぎ，喉頭を越えて食道に位置したり（図4-17A），喉頭蓋谷に位置したりする（図4-17B）ことがあります。この場合はファイバースコープの視野では開口部がどこに位置するのか識別困難です。

エアウェイ先端が食道に入るか，喉頭蓋谷に入った場合はエアウェイを少しずつ引き抜かなければなりません。エアウェイを引き抜きながらファイバースコープでよい視野を得るのは思ったほど簡単ではありません。引き抜いたところに舌根部が落ち込んでくるとうまく視野をとれません。

完全な管腔構造なのでエアウェイ内途中ではファイバースコープ彎曲部を操作することは困難です[1]。スコープ彎曲部（先端から約3 cmの上下に曲がる部分）がエアウェイ先端から完全に出ないうちは，スコープ先端部分をコントロールできません。そのためエアウェイ先端から喉頭が見えていても少し上下か左右にずれている場合，スコープ先端を声門へ誘導するのが困難な場合があります。この場合も，少しエアウェイを引き抜いて，

▼図4-17　バーマンエアウェイT使用時のファイバースコープの視野不良
A：先端が食道に入る場合：エアウェイが深く入りすぎて，先端開口部は喉頭を越えて食道に位置している。しかしこの視野では先端位置が食道とは判断困難である。
B：先端が喉頭蓋谷に入る場合：エアウェイ先端が喉頭蓋谷に位置し，下側にわずかに喉頭蓋が見えているが，この視野では判断困難である。

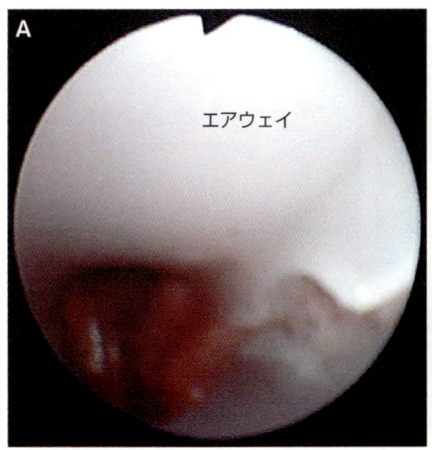

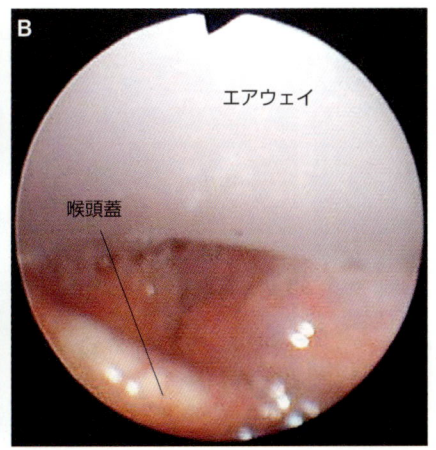

スコープ彎曲部を操作するスペースを作る必要があります。

◎エアウェイの正中確保困難
→ガーゼロールを装着

これはすべてのエアウェイに共通した問題点として，前に説明しました。バーマンエアウェイTは細く，長いため位置がずれやすく，ずれたときの先端の移動は他のエアウェイよりも顕著です。近位部での少しのずれが（図4-18A），先端開口部では正中から大きく逸れることがあります。

総義歯の場合や，前歯が部分的に残存する場合（図4-18B）は正中を維持するのはより困難で，VBMエアウェイのようにガーゼロールを外側面に装着すれば，改善する場合もありますが，解決しない場合もあります（図4-18C）。両側にかなり大きなガーゼロールを付けると安定性がよくなる場合もあります。

◎抜去困難→注意深く抜去

長さが長いため，挿管完了後，エアウェイを口腔内から抜去するのも，気管チューブを右側面の切れ込みから外すのもやや困難です（図4-19A）。気管チューブのスリップジョイントを外してもエアウェイのみ抜くのは困難です（図4-19B）。ペアンなどでチューブを把持するか，挿管用ラリンジアルマスク用のチューブ固定器（ロッド）を使用したりするほうがいいかもしれません。いずれにせよ，注意深く抜去する必要があります。

◎気管チューブサイズの制限
→注意深くサイズ選択

エアウェイを口腔内挿入後，上下の歯列により右側面の縦方向の切れ込みがつぶれて，内腔が狭くなることがしばしばあります（図4-20）。このため，挿入前のチェックではエアウェイ内腔に挿入可能だった気管チューブが，挿入後は通過困難な場合があります。

この場合の使用可能なチューブサイズの目安を表4-2に示しましたが，内径サイズが同じチューブでも外径サイズはメーカーやチューブの種類により若干の違いがあります。各施設での使用チューブが，つぶれた状態の内腔を通過可能かどうか，使用前に確認しておく必要があります。

◎サイズ表記がない→自分で表記

バーマンエアウェイTにはサイズ表記がなく，大きさが似ているため，どのサイズかわからなくなります。自分でサイズを明記しておきましょう。

▼図4-18　バーマンエアウェイTの位置異常
A：バーマンエアウェイTは細いため回転しやすく，位置がずれている。またその時，長さが長いので先端開口部は正中からかなりずれている。
B：上顎前歯の部分的な残存により，エアウェイを正中に挿入・固定するのが困難になる。
C：前歯が部分的に残存する場合（図B），ガーゼロールを外側面に装着しても，正中に固定するのは困難で，エアウェイの位置は改善していない。

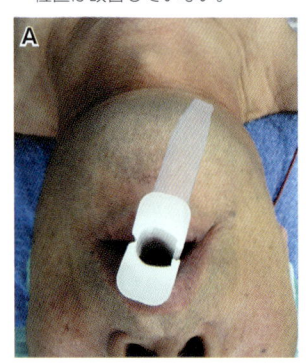

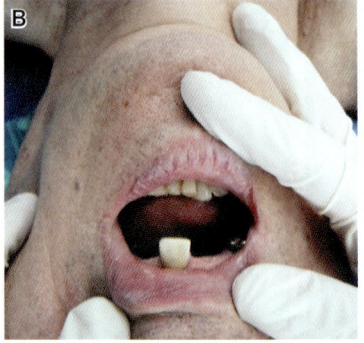

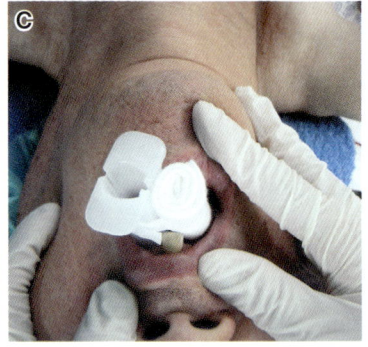

■エアウェイの抜去

欠点でも書きましたが，バーマンエアウェイTは長さが長いため，挿管後気管チューブを右側面の切れ込みから外し，口腔内から抜去するのはやや困難です(図4-19AB)。気管チューブをしっかり固定して，少しずつ注意深くエアウェイを口腔内から引き出しながら，右側面の切れ込みからチューブを外さなければなりません。

気管チューブのスリップジョイントを外してもエアウェイのみ抜くのは困難です(図4-19B)。挿管が終了すれば，エアウェイの抜去を焦る必要はないのですが，注意深く外さないと，せっかく挿管したチューブを一緒に抜去してしまいます。

ファイバースコープ検査用マウスピース
(表4-1，表4-2)

気管支鏡検査時に使用するマウスピース(図4-21AB)も，開口保持，スコープの保護の目的では，ファイバー挿管に利用可能です。ただしマウスピース開口部は大きいため(図4-21C)，スコープが左右にずれたり斜めに挿入され，正中線上に維持するのは困難です。

エアウェイではないため，全身麻酔下の舌の沈下は防止できません。また挿管後，気管チューブから抜去するためにはチューブのスリップジョイントを外さなければなりません。

▼図4-19　バーマンエアウェイTの抜去困難
A：右側面のスリットからチューブを抜去。挿管後気管チューブを右側面の切れ込みから外す時，バーマンエアウェイTは長さが長いため先端部分はまだ口腔内に残存し，抜去するのはやや困難である。
B：気管チューブのスリップジョイントを外す場合。スリップジョイントを外しても，エアウェイは長いので，抜くのはやや困難である。チューブを固定する別の道具が必要となる。

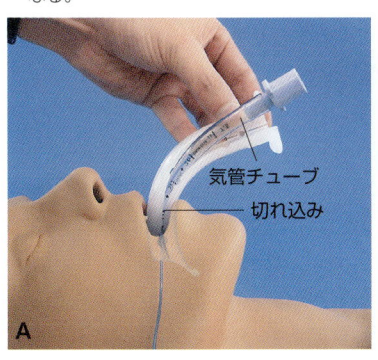

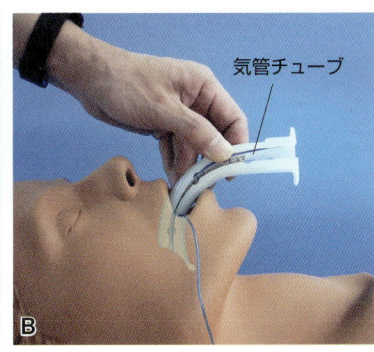

▼図4-20　バーマンエアウェイTの内腔の狭小化
A：挿入前のエアウェイ内腔
B：挿入後のエアウェイ内腔：エアウェイを口腔内に挿入すると，上下の歯列により右側面の縦方向の切れ込みがつぶれて(矢印)，内腔が狭くなっている。患者に挿入前は内腔に通過可能だった気管チューブが，挿入後は通過困難な場合がある。

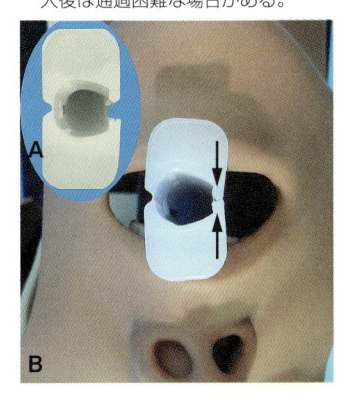

▼図4-21　ファイバースコープ検査用マウスピース
A：マウスピース
B：マウスピースの装着
C：マウスピース開口部のファイバースコープ視野：開口部は大きいため，スコープが左右にずれたり，斜めに挿入され，正中線上に維持するのは困難である。

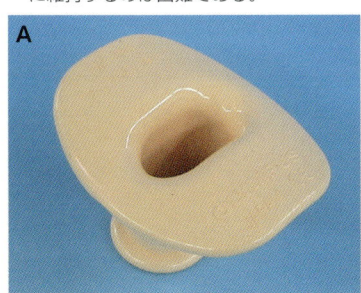

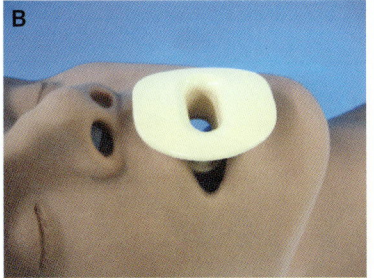

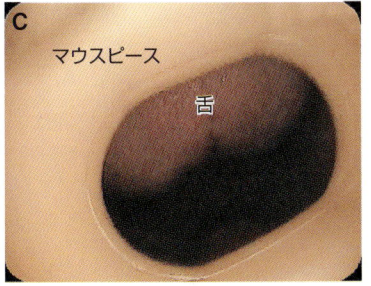

その他のファイバー挿管用エアウェイ（国内未発売）

そのほかにも海外では，経口ファイバー挿管用エアウェイとして，Williams挿管用エアウェイ[1,11]（図4-22A），Patil-Syracuse内視鏡用エアウェイ[1,12]（図4-22B）などが報告されていますが，筆者らも使用経験はありません。またわが国でも，既存のグデルエアウェイを改良してファイバー挿管用エアウェイとして使用されている報告[13,14]があります。

エアウェイの選択：個人的な意見

筆者らは長い間オバサピアンエアウェイを愛用しており，個人的な意見としては，成人ではオバサピアンエアウェイが一番使いやすいと思います。オバサピアンエアウェイは挿管後のチューブからの抜去も非常に簡単です。米国麻酔科学会（ASA）の気道確保困難対策ワークショップのファイバー挿管担当指導医らのなかでも，オバサピアンエアウェイが一番人気でした。

VBMブロンコスコープバイトブロック（VBMエアウェイ）は既製品のままではやや難がありますが，咽頭面の中央に黒い線をつけ，右側にガーゼロールを装着して使用すると，オバサピアンエアウェイとほぼ同様に使用でき，非常に有用です。このエアウェイのサイズ4（大）の大きさはオバサピアンエアウェイとほぼ同じで（表4-2），口腔・咽頭・喉頭のファイバースコープの視野もオバサピアンエアウェイとほぼ同様です。さらにサイズ2（中），0（小）も利用可能なのは大きな利点です。

バーマンエアウェイTはその管腔構造と長さに関して，意見が分かれると思われます。このエアウェイは口腔・咽頭の彎曲をバイパスでき，先端開口部がうまく喉頭と一致すれば，スコープを挿入するだけですぐに喉頭が見えるのは感動的です。しかし，先端位置または長さが合わずに喉頭が見えない場合は，スコープの視野からその位置を判断するのはかなり困難です。そして挿管後の口腔からの抜去・気管チューブからの取り外しはこのエアウェイが一番困難です。サイズは3サイズありますが，一番小さいサイズ80の長さが，他のエアウェイの成人用と同じぐらいです。小柄な女性の関節リウマチ患者には大きすぎることがあります。少し抜去すれば長さは合いますが，エアウェイが移動しやすく，左右にぶれやすくなります。

個人的には，バーマンエアウェイTで喉頭まで一発で狙うよりも，オバサピアンエアウェイやVBMエアウェイで手前から口蓋垂，咽頭，喉頭と地道に観察しながら進むほうが近道のように思います。しかし咽頭のスペースが非常に狭い場合は，咽頭をバイパスできるバーマンエアウェイTのほうが有用な場合もあります。状況によりそれぞれのエアウェイを使い分けるのがよいと考えます。

▼図4-22
Williams挿管用エアウェイ（A）とPatil-Syracuse内視鏡用エアウェイ（B）

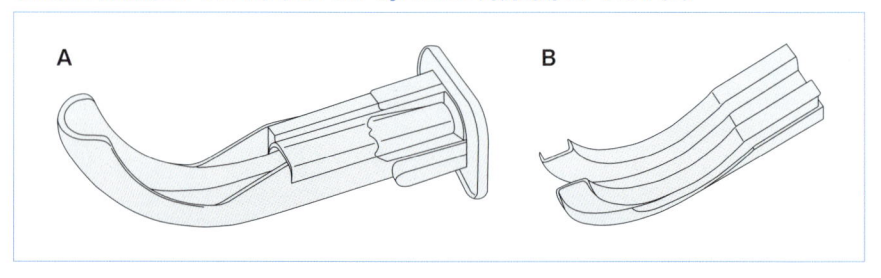

文 献

1. Ovassapian A. Fiberoptic endoscopy and the difficult airway. 2nd ed. Philadelphia : Lippincott-Raven, 1996.
2. Finucane BT, Santora AH（井上哲夫監訳）．エアウェイブック．東京：メディカル・サイエンス・インターナショナル，1987：59-89.
3. 青山和義．意識下挿管：気管支ファイバースコープを用いた挿管．LiSA 2007；14：124-32.
4. 高畑 治，岩崎 寛．エアウェイ，コパ，バイトブロック．In：岩崎 寛ほか編．気道確保のすべて．麻酔科診療プラクティス11．東京：文光堂，2003：24-7.
5. Aoyama K, Seto A, Takenaka I. Simple modification of the Ovassapian fiberoptic intubating airway. Anesthesiology 1999；91：897.
6. McGee II JP, Vender JS. Nonintubation management of the airway : mask ventilation. In : Benumof JL. Airway Management : Principles and Practice. St. Louis : Mosby, 1995 : 228-54.
7. Aoyama K, Yamamoto T, Takenaka I, et al. The jaw support device facilitates laryngeal exposure and ventilation during fiberoptic intubation. Anesth Analg 1998；86：432-4.
8. 青山和義，竹中伊知郎．Patil-Syracuseマスクを用いた全身麻酔下のファイバースコープガイド下気管挿管．麻酔 1999；48：1262-6.
9. Ravindran RS. Another advantage of marking ovassapian fiber-optic intubating airway. Anesthesiology 2000；92：1843.
10. Aoyama K, Nagaoka E, Takenaka I, et al. Another advantage of marking ovassapian fiber-optic intubating airway（In Reply）. Anesthesiology 2000；92：1843.
11. Williams RT, Harrison RE. Prone tracheal intubation simplified using an airway intubator. Can Anaesth Soc J 1981；28：288-9.
12. Patil V, Stehling LC, Zauder HL, et al. Mechanical aids for fiberoptic endoscopy. Anesthesiology 1982；57：69-70.
13. 志茂田治，田代雅文，田島 徹ほか．気管支ファイバー挿管を容易にするためのエアウェイの工夫．臨床麻酔 1992；16：1344.
14. 讃岐美智義．ファイバースコープ挿管―30秒で入れる―．In：貝沼関志編．麻酔・救急・集中治療専門医のわざ．東京：真興交易医書出版部，2000：29-33.

第2部

ファイバースコープ
《実践編》

第5章 ● 全身麻酔下ファイバー挿管 ……………………………… 65
　● §1 スコープ先行法による経口ファイバー挿管の実際 ………… 65
　● §2 チューブ先行法による経口ファイバー挿管の実際 ………… 75
　● §3 経鼻ファイバー挿管：総論 …………………………………… 83
　● §4 チューブ先行法による経鼻ファイバー挿管の実際 ………… 85
　● §5 スコープ先行変法による経鼻ファイバー挿管の実際 ……… 93
第6章 ● 意識下ファイバー挿管 ………………………………………… 97
　● §1 意識下ファイバー挿管：総論 ………………………………… 97
　● §2 意識下ファイバー挿管の準備と鎮静・鎮痛 ……………… 100
　● §3 気道の局所麻酔 ……………………………………………… 106
　● §4 意識下経口ファイバー挿管の実際 ………………………… 113
　● §5 意識下経鼻ファイバー挿管の実際 ………………………… 116
第7章 ● ファイバー挿管で困ったら ……………………………… 121
　● §1 鉄則 …………………………………………………………… 121
　● §2 スコープによる観察困難・スコープ進行困難 …………… 132
　● §3 チューブ進行困難 …………………………………………… 143

第5章

全身麻酔下ファイバー挿管

麻酔導入後に挿管困難が判明した場合，全身麻酔下ファイバースコープガイド下気管挿管（ファイバー挿管）の適応となります。本章では，全身麻酔下ファイバー挿管に関して，下記の§1～5の項目について解説します。
- §1 スコープ先行法による経口ファイバー挿管の実際
- §2 チューブ先行法による経口ファイバー挿管の実際(75ページ)
- §3 経鼻ファイバー挿管：総論(83ページ)
- §4 チューブ先行法による経鼻ファイバー挿管の実際(85ページ)
- §5 スコープ先行変法による経鼻ファイバー挿管の実際(93ページ)

…

これらの分類と適応，選択については，第2章を参照してください。

操作前にはもう一度，第3章で，器具の準備とスコープの使用方法について確認してください。

経口・経鼻ファイバー挿管時の解剖，視野については，Quick Reference と第1章，第4章も参照してしてください。

§1 スコープ先行法による経口ファイバー挿管の実際

全身麻酔下経口ファイバー挿管は，意識下ファイバー挿管(第6章参照)や経鼻ファイバー挿管(本章の§4，§5参照)よりやや難しい[1]と考えられます。しかし，鼻出血の危険がなく，鼻腔内処置が不要なことから，経口ファイバー挿管を選択することが多くあります。

全身麻酔下経口ファイバー挿管(スコープ先行法)の操作は，A. 操作前処置，B. ファイバースコープを気道内へ留置，C. 気管チューブを気管内へ留置，D. 挿管後処理の手順で行います(表5-1)。

まずは流れをしっかりと頭に入れ，常にイメージトレーニングを重ねることが大切です。

▼表 5-1　スコープ先行法による経口ファイバー挿管の操作手順

A. 操作前処置
① ファイバー挿管時の頭位：頭部軽度伸展位をとる
② 開口して挿管用エアウェイを口腔内に挿入
③ 口腔・咽頭内の分泌物を吸引
④ 前酸素化（preoxygenation）
B. ファイバースコープを気管内へ留置
⑤ ファイバースコープを保持，口腔内へと挿入
⑥ スコープを口腔内へ進める：口腔と咽頭を観察
⑦ スコープを咽頭へ進める：喉頭の観察
⑧ スコープを喉頭から声門へと挿入
⑨ スコープを気管内へ進める
C. 気管チューブを気管内へ留置
⑩ 気管チューブを口腔内へ進行開始
⑪ 気管チューブを咽頭・喉頭・声門へ進める
⑫ 気管チューブを気管内へ進める・チューブの位置確認・スコープの抜去
D. 挿管後処置
⑬ カフへの注入・換気を再開・気管挿管を再確認
⑭ 挿管用エアウェイを抜去・気管チューブを固定

A　操作前処置

①ファイバー挿管時の頭位：軽度頭部伸展位で行う

▼図 5-1

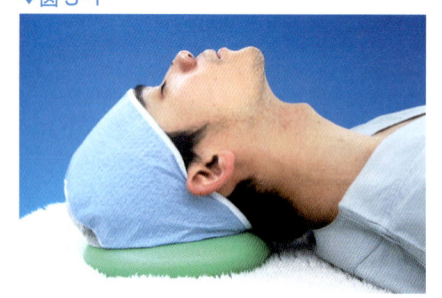

ファイバー挿管時の患者の頭位は，低めの枕を用いた軽度の頭部伸展位がいいと思います（図 5-1）。しかし，これについては明確な根拠となる研究はありません。喉頭鏡による気管挿管時のように，スニッフィングポジション（頸部屈曲・頭部伸展位）がいいと考えている人もいます。また，頸部不安定性のある症例では自然位のまま行う必要があります。

通常，挿管者は患者の頭側に立ちます。助手は患者の足側に立ちます。手術台はかなり低くします。操作時にファイバースコープがたるんだり，ねじれたりしないようにするためです（第 7 章 §1 鉄則⑦参照）。

②開口：挿管用エアウェイを口腔内に挿入

▼図 5-2

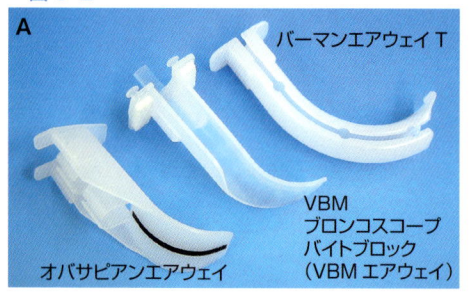

経口ファイバー挿管時の必需品であるファイバー挿管用エアウェイ（図 5-2A）（第 4 章参照）を，口腔内に挿入します。挿管用エアウェイ挿入の目的は，スコープ操作の正中線上維持，開口保持，舌根沈下防止，スコープの保護です[1～3]。

本章の解説では少し改良した（中央に黒い線を入れ，安定をよくするためにガーゼロールを付けた）VBM エアウェイ〔第 4 章（53 ページ）参照〕を使用しています。

挿入にはまずクロスフィンガー法で開口し，口咽頭の彎曲に沿ってエアウェイを挿入します（図 5-2B）。挿入後は必ず一度下顎を挙

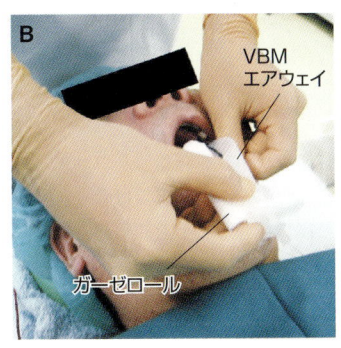

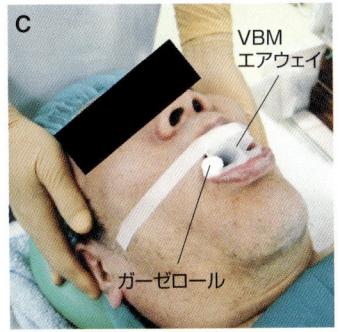

上して，押し込んだ舌をエアウェイの上に持ち上げておきます。エアウェイのフランジ部分で口唇を圧迫しないように調節します。

ファイバースコープの操作中にエアウェイがずれたりしないように，テープで固定します(図5-2C)。わずかなエアウェイのずれにより，スコープは正中線上から大きく外れ，適切な視野が得られなくなるからです。**正中線上にスコープを保つことは，ファイバー挿管成功の必要条件の一つです。**

③口腔・咽頭内の分泌物を吸引
▼図5-3

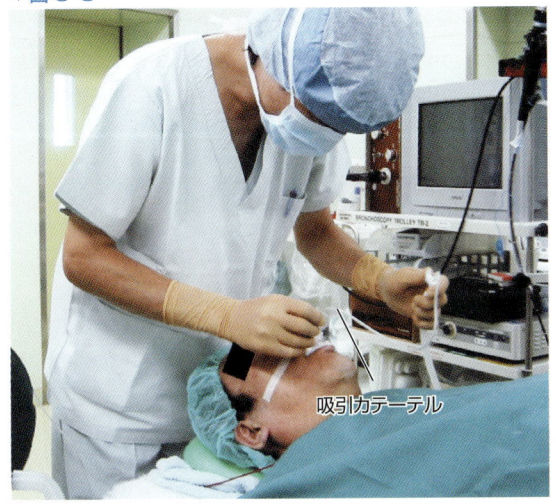

よりよいファイバースコープの視野を得るために，太い吸引カテーテルを用いて口腔・咽頭内の分泌物を吸引除去します(図5-3)。

スコープ操作時に，スコープの吸引チャンネルからも順次吸引を行えますが，スコープのチャンネルは細く長いため，大量の分泌物吸引は困難です。

分泌物が多く視野を障害する場合は，操作の途中でもスコープを一度抜去し，太いカテーテルで吸引したほうがいいでしょう。

④前酸素化(preoxygenation)：挿管前に酸素化を
▼図5-4

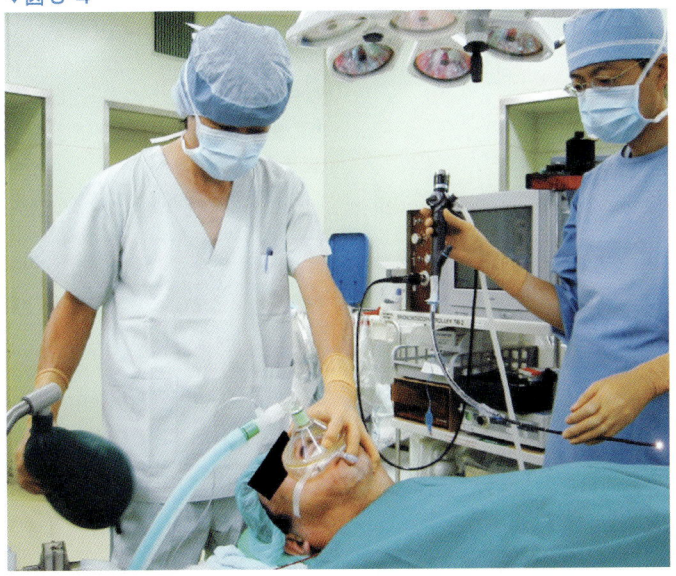

ファイバー挿管には，通常の挿管よりも少し時間がかかるかもしれません。低酸素血症を予防するために，バッグマスク法で100％酸素にて換気を行い，しっかりと酸素化をしておきます(図5-4)。

ファイバー挿管用エアウェイは，通常の気道確保用エアウェイと比較して，気道開通に関しては有効でない場合があります。マスク換気時の気道開通は逆に悪くなることがあり，注意が必要です。

この間に，助手はすぐにファイバースコープを手渡せる準備をしておきます。

B ファイバースコープを気管内へ留置

⑤ファイバースコープを保持，口腔内へと挿入

▼図5-5

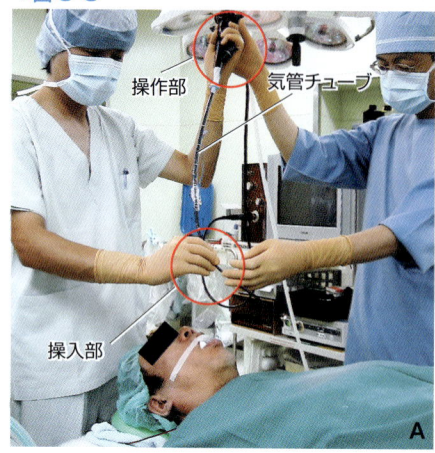

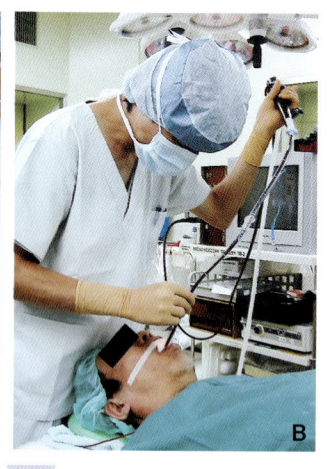

気管チューブを装着したファイバースコープを助手から受け取り，左手で操作部を，右手で挿入部先端を保持します(図5-5A)。

右手でスコープ先端を口腔内の挿管用エアウェイ内へ数センチ挿入していきます(図5-5B)。

この段階ではまだスコープの接眼レンズを覗くのではなく，スコープ先端を直接見て(直接下に)エアウェイ内へと挿入します。

操作部を持った左腕は，肘関節から屈曲・回外すると口腔内を直接見やすくなります。

⑥スコープの口腔内進行・口腔と咽頭を観察：下顎挙上により，軟口蓋部分のスペースを広げる

▼図5-6

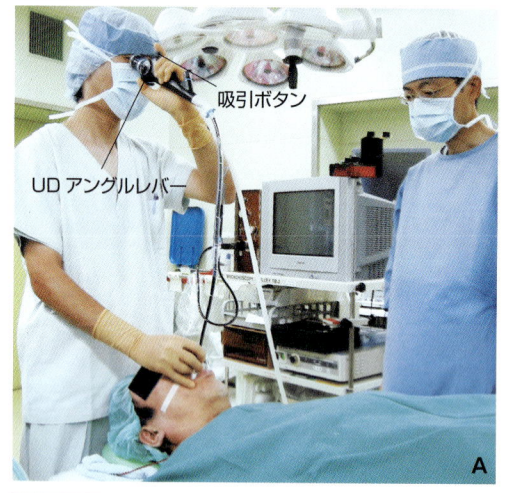

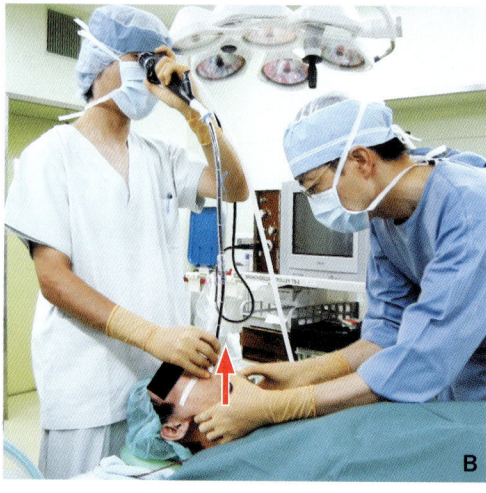

スコープ先端がエアウェイ内に正しく入るのを直視下に確認した後，スコープ操作部を正中に移動させて，スコープの接眼レンズを覗きます(図5-6A)。スコープをたるませないようにピンと**緊張を保つ**には，スコープを適度に持ち上げる必要があるので，最初は挿管者の顔はほぼ正面を向きます。

使用する挿管用エアウェイにより，口腔から咽頭のスコープ視野には違いがありますが(第4章参照)，VBMエアウェイやオバサピアンエアウェイでは白いエアウェイ(中央の黒い線は筆者らが改良)とピンク色の組織(口蓋)が見えるはずです(図5-6a)。

左手母指でUDアングルレバーを少し下に下げ，スコープ先端部分をややUpにしながら，エアウェイ内にスコープを進めていくと，中央に軟口蓋(口蓋垂基部)(図5-6b)が見えてきます。

全身麻酔・筋弛緩薬の作用により気道の組織は閉塞しているため，軟口蓋部分にスペースがなく，奥の咽頭の観察が困難な場合も多くあります(図5-6b)。

多くの初心者はこのままスコープ

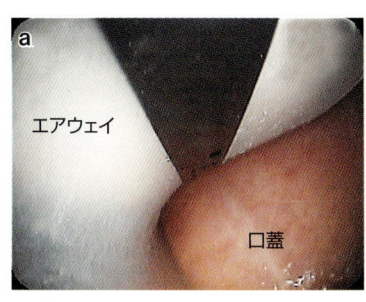

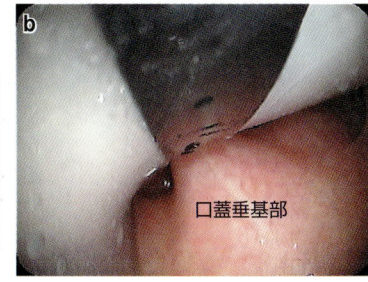

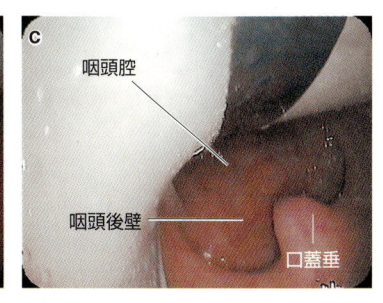

第5章 ● 全身麻酔下ファイバー挿管　69

| a エアウェイ／口蓋 | b 口蓋垂基部 | c 咽頭腔／咽頭後壁／口蓋垂 |

を突き進めようとしますが，閉塞した組織の中では視野は開けず，どこを見ているのかまったく判断できなくなります。

スコープの先端部分は常に開いたスペースを進行させ，むやみに組織と接触させないことがこれからの操作にも重要です（第7章§1鉄則④参照）。

軟口蓋部分にスペースがない場合は，助手に（患者の足側から）下顎を挙上してもらうと（図5-6B），エアウェイと軟口蓋の間にスペースが開けて，口蓋垂・口峡・咽頭および咽頭後壁が観察可能となります[1,4,5]（図5-6c）。

ファイバー挿管の大家オバサピアン先生の著書[1]の中では，この助手による**下顎挙上操作は"vital"**と表現されている超重要な手技です（第7章§1鉄則②参照）。

⑦ファイバースコープを咽頭へ挿入・喉頭の観察：下顎挙上により，声門が見えてくる

▼図5-7

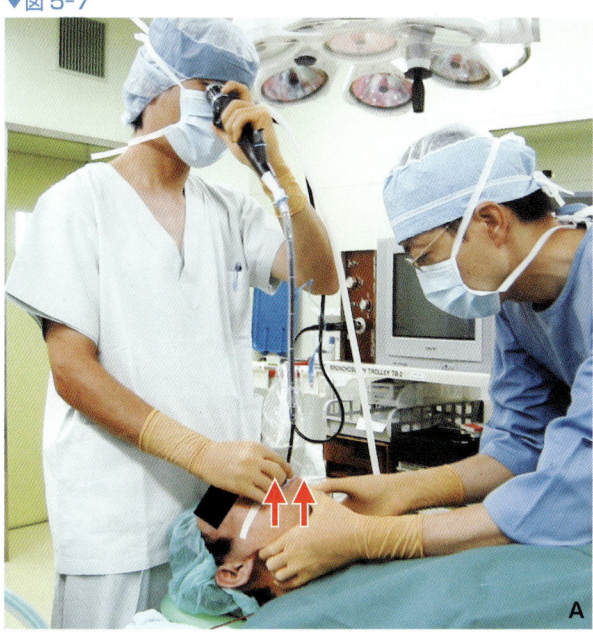

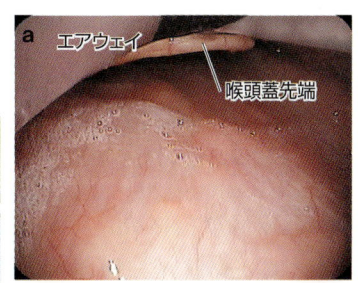

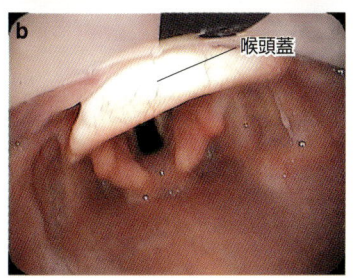

| A | a エアウェイ／喉頭蓋先端 |
| | b 喉頭蓋 |

下顎挙上操作によりできたスペースの中を，口峡を越えて咽頭へと，スコープを正中線上に進めていくと（図5-7A），エアウェイ先端部分に喉頭蓋が見えてきます（図5-7a）。

多くの場合，全身麻酔の作用により喉頭蓋は沈下して咽頭後壁に密着し，声帯・声門は見えません。そこで助手にさらに下顎挙上を強めてもらいます。下顎挙上操作により，喉頭蓋は咽頭後壁から立ち上がり，スコープの視野に，喉頭全体（喉頭蓋・声帯・声門・披裂軟骨部）が見えるようになります[1,4,5]（図5-7b）。

このように全身麻酔下ファイバー挿管では，閉塞した咽頭・喉頭組織を観察するために，助手の役割が非常に重要です。気道確保困難症例の管理においては，一人で無理をせずに，応援医師を呼ぶことは当然のことです。**助手による熟練した下顎挙上操作なくして，ファイバー挿管の成功はあり得ません。**

⑧ファイバースコープを喉頭蓋の下へ，そして声門を通過

▶図 5-8

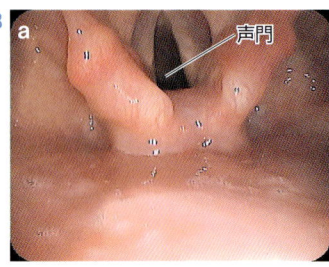

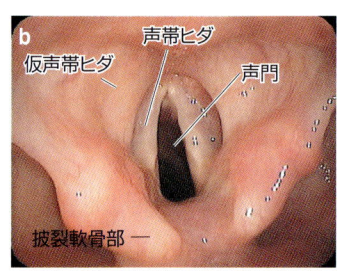

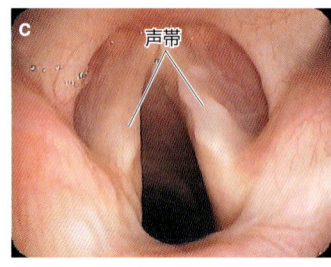

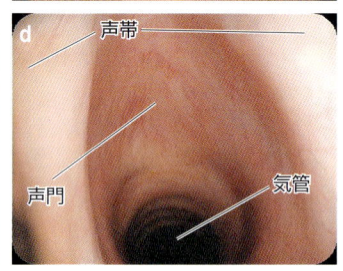

a 声門
b 仮声帯ヒダ　声帯ヒダ　声門　披裂軟骨部
c 声帯
d 声帯　声門　気管

　そのままファイバースコープを正中線上に進めて，喉頭蓋の下(背側)をくぐらせていくと，声門が間近に見えてきます(図5-8a)。

　スコープは喉頭蓋の下を通過する時，咽頭後壁に沿って進んでいます。ここでスコープ先端部分を少しUp(左手母指でUDアングルレバーをU)にすると，喉頭をきれいに観察できます(図5-8b)。

　その後，声門中央に向かってスコープ先端を進めて，声帯間(＝声門)を通過させます。

　声門通過時は，スコープ先端を少しずつDownさせて，喉頭・気管軸に合わせながら進めていきます(図5-8cd)。

　声門前後では，このUp・Down操作が重要です(第7章§1鉄則⑨参照)。

　左手母指をUp・Downさせたまま強く握っていると，スコープ先端は曲がったままで，思うとおりに進みません。左手親指はUDアングルレバーに軽くかける程度で，スムーズなUp・Down操作を行います。

⑨スコープを気管内へ挿入・進行

▶図 5-9

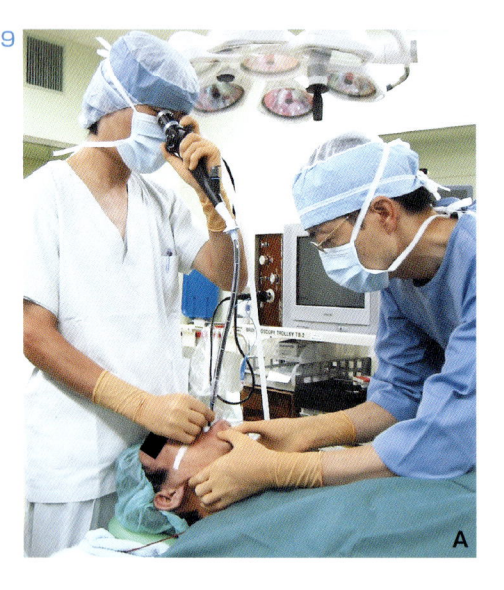

A

　声門からスコープをさらに気管内へと進めていきます(図5-9A)。気管腹側には軟骨部，背側には膜様部が見えるので，腹側と背側の区別ができます(図5-9a)。

　スコープを徐々に気管内へ進めていくと，気管分岐部が見え始めます(図5-9b)。気管内はスムーズにスコープが進みますが，粗暴な操作は控えましょう。

　その後，気管分岐部が間近に見える位置までスコープを進めます(図5-9c)。ファイバースコープの進行はここまでです。

　スコープを気管内のどこまで進めるのか，については明確な根拠はありません。気管の入口(声門側)に近すぎると，気管チューブ進行操作時にスコープが気管内から咽頭や食道へと逸脱する可能性があるた

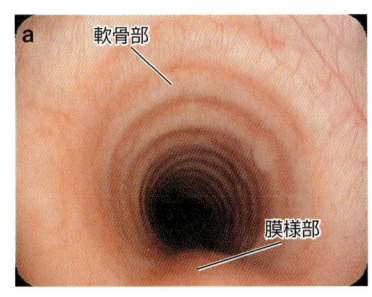

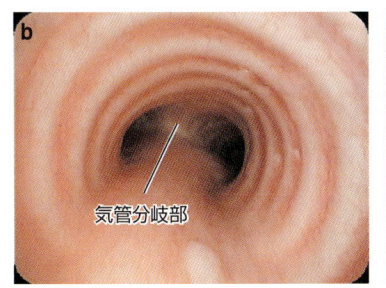

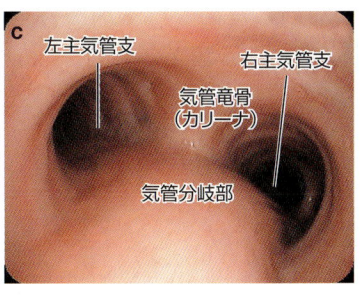

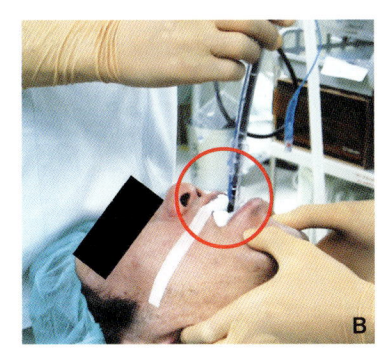

a 軟骨部 膜様部
b 気管分岐部
c 左主気管支 右主気管支 気管竜骨（カリーナ） 気管分岐部

め，ある程度深くまで進める必要があります。あまり深すぎると，気管チューブ進行操作時にスコープ先端は気管支内へと進入し，位置の判断にとまどうことがあります。筆者らは気管分岐部が間近に見える位置まで進め，スコープを保持します。

この時，スコープに装着した気管チューブ先端は口腔内に少し入る場合と入る直前の場合があります（**図5-9B**）。これは，スコープ挿入部の長さ（55〜60 cm），気管チューブの長さ，患者の気道の長さにより違います。

いずれの場合もスコープを持つ場所が限られて，操作は少し困難になりますが，この位置（先端は気管内）では複雑な操作は必要ないため大きな問題にはなりません。

C 気管チューブを気管内へ留置

⑩気管チューブを口腔内へ進行開始

▼図5-10

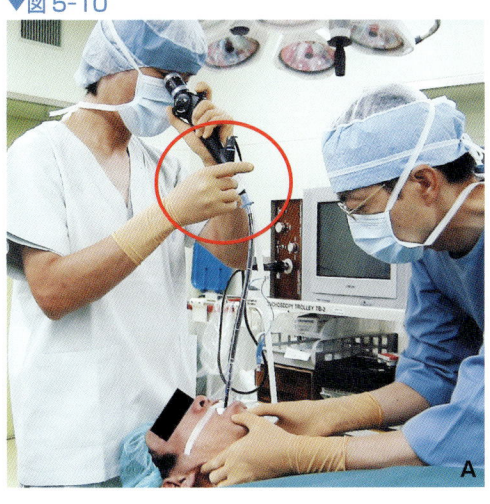

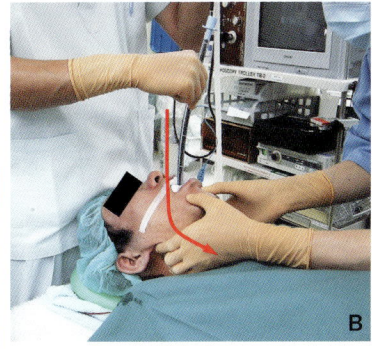

ファイバースコープを気管内に留置完了後は，スコープをガイドにして気管チューブを進めていきます。

まず，ファイバースコープと気管チューブを固定しているテープを剥がします（**図5-10A**）。

そして，気管チューブ近位部を保持してチューブを進めていきます（**図5-10B**）。

この時，チューブ先端がエアウェイ入口に衝突して，正しく入らない場合があります。一度接眼レンズから目を離して，直視下でチューブを操作して，チューブ先端が口腔内・エアウェイ内・咽頭へ正しく入っていくのを確認します。

⑪気管チューブを咽頭・喉頭へ進行，声門を通過

▼図5-11

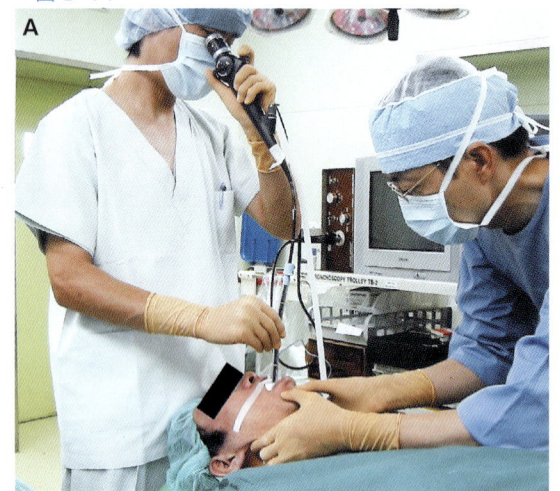

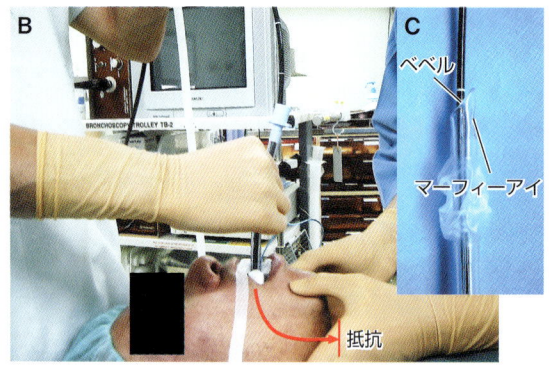

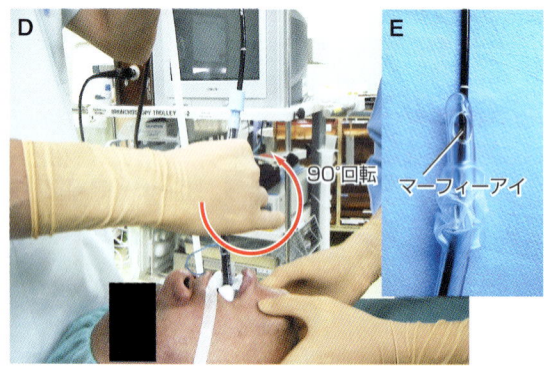

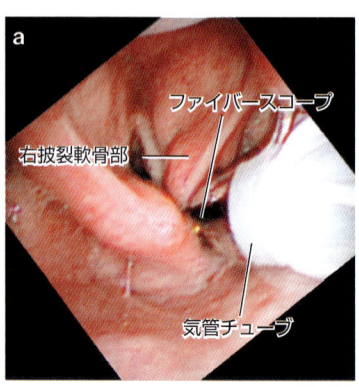

気管チューブを口腔（エアウェイ内），咽頭から喉頭，声門，気管へと進めていきます（図5-11A）。チューブがそのままスムーズに進行するのなら，先端は咽頭から喉頭・声門を通過し，気管へと進んでいることでしょう。

注意してほしいのは，この段階のチューブの進行は，盲目的に行われているということです。チューブの進行の間，ファイバースコープの視野では，気管（分岐部）が見えているだけで（図5-9c），**チューブ先端がどう進んでいるのかは，実際には見えません。**

ファイバースコープをガイドにして，チューブは盲目的に進められているだけということを忘れないでください。ですから，粗暴なチューブの進行は禁物です。やさしく，愛護的にチューブを進めてください。

気管チューブが十数センチ入ったところで（図5-11B），チューブの進行に抵抗がある場合があります。これが「**気管チューブの進行困難**」といわれている現象です。

ファイバースコープが正しく気管内へ留置できていても，チューブの進行が困難なことはよくあることです。慌てる必要はありません。通常チューブの先端がどうして進行困難なのかは見えません。暴力的にチューブを押し進めることは絶対にしてはいけません。

チューブ進行困難の原因の多くは，チューブ先端が披裂軟骨部に衝突して，進行を妨げられているためです[6〜8]（図5-11a）。

気管チューブは通常咽頭までは元来の彎曲に従って〔ベベルは左側向き（図5-11C）〕進められますが，そのまま進めると，チューブ先端が披裂軟骨部に衝突して進行困難となります（この原因と対策については第7章§3で詳しく解説します）。

多くの場合，一度チューブを数センチ引き抜き，気管チューブを反時計回りに90°回転させ（図5-11D），ベベルを腹側に向けて（図5-11E）からチューブを進めると，スムーズに声門内へと通過していきます[1,6,8]。

慣れればチューブが喉頭へ進行する時に最初からチューブを90°反時計回りに回転させて（ベベルを腹側に向けてから）進めると，声門内への通過はよりスムーズです。

◀図5-11a
ファイバースコープは声門〜気管内へ正しく留置されているが，チューブ先端は右披裂軟骨部に衝突して，進行を妨げられている（別のファイバースコープにて観察した気管チューブの進行困難）。

⑫気管チューブを気管内へ進行・位置確認・スコープを抜去

▼図5-12

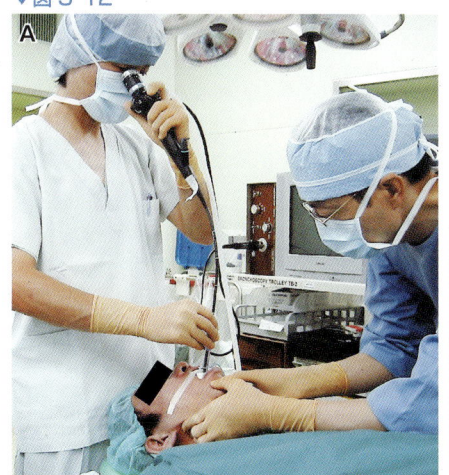

気管チューブが声門を通過した後（もちろん実際は見えません），さらにチューブを進めていくと（図5-12A），ファイバースコープの視野に気管チューブ先端が見えてきます（図5-12a）。気管挿管の成功です。

チューブ先端が見えたら，気管分岐部からチューブ先端までの距離を測定し，チューブの位置を確認します。

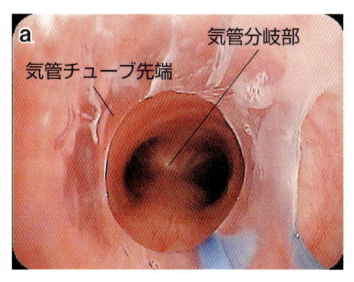

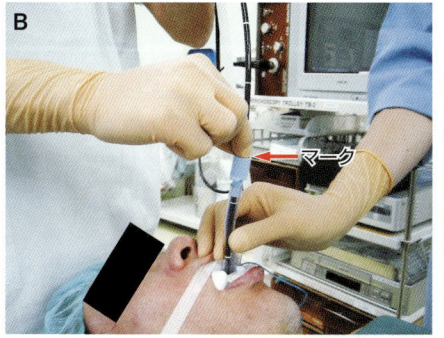

まず，一度ファイバースコープ先端を気管分岐部まで進め（図5-12b），スコープの気管チューブ近位端の位置を右手でマークします（図5-12B）。

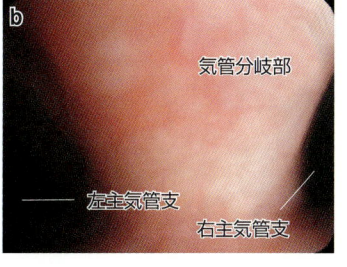

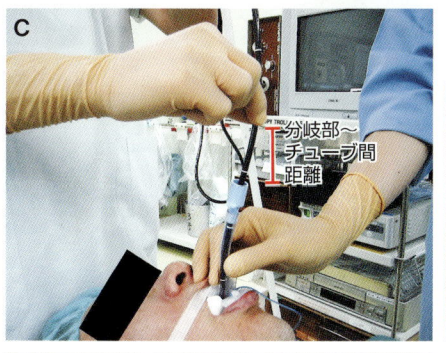

右手のマークをそのまま保持し，スコープ先端をもう一度チューブ先端位置まで戻すと（図5-12c），右手のマークの移動した距離（図5-12C）が気管分岐部からのおおよその距離となります。スコープ挿入部にある5 cmごとの白いラインを参考に計測します。なお，この時（図5-12BC），助手は気管チューブをしっかりと保持します。

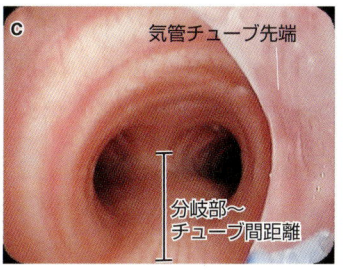

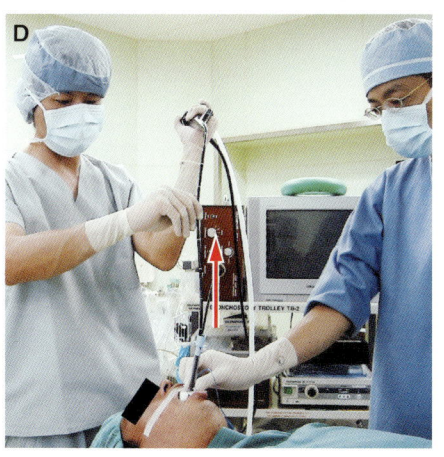

チューブ先端の正しい位置は**気管分岐部から4〜5 cm**です。チューブが深すぎたり浅すぎたりする場合は，位置を修正して，もう一度上記手順で距離を確認します。この操作は，挿管操作に時間がかかった時には，一度挿管チューブから換気再開後に行います。

その後ファイバースコープを気管，気管チューブから抜去します（図5-12D）。

スコープ先端部を彎曲したまま抜去しないように，抜去時はUDアングルレバーをニュートラルにして，左手母指はレバーから離しておきます。

D 挿管後処置

⑬カフへの注入，換気を再開，気管挿管を再確認

▼図5-13

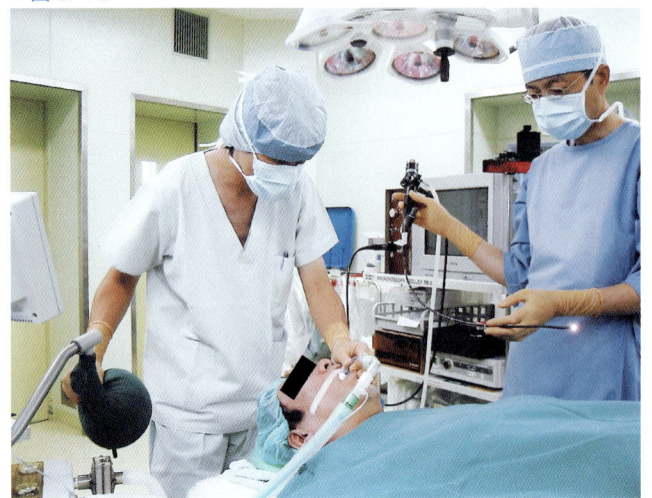

気管挿管後の処置は，通常の喉頭鏡による経口挿管後の処置[9]と基本的には同じです。スコープを抜去したら，助手はカフへの空気注入を行います。

気管チューブを麻酔器の呼吸回路に接続し，換気を再開します(図5-13)。

視診・聴診など身体診察による気管挿管の初期確認，カプノグラフを使用した確認を行います[9]。ファイバースコープにより，気管分岐部および気管チューブがはっきりと確認できれば(図5-12a)，それは気管挿管の確認法の中でも信頼性の高いものです。心肺停止下では，カプノグラフィより信頼できると考えられます。

⑭エアウェイを抜去，気管チューブを固定

▼図5-14

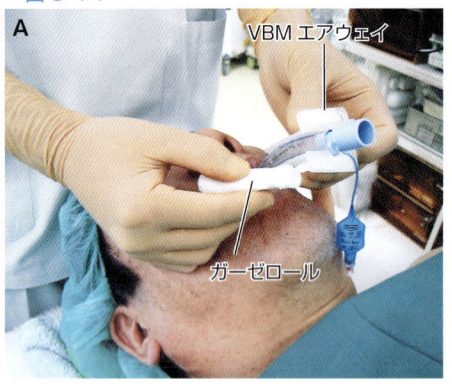

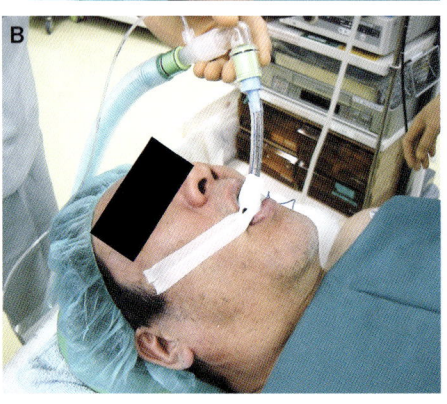

A VBM エアウェイ / ガーゼロール

B

1～2分の用手的人工呼吸後，挿管用エアウェイを抜去します(図5-14A)。

今回のようにエアウェイに安定性をよくするためのガーゼロールが装着してある場合は，注意して取り外します。

挿管用エアウェイの中でも，VBM エアウェイ，オバサピアンエアウェイは気管チューブからの抜去は容易です(第4章参照)。バーマンエアウェイTは長さが長いため，挿管完了後に口腔内から完全に引き出すことはやや困難です。抜去時にはチューブが一緒に抜けないように要注意！

バイトブロックを上下歯列間に装着し，気管チューブをテープで固定します(図5-14B)。

これで，全身麻酔下・経口ファイバースコープガイド下気管挿管(スコープ先行法)は成功です！

§2 チューブ先行法による経口ファイバー挿管の実際

チューブ先行法による挿管方法(表5-2)の大きな流れは，スコープ先行法(表5-1)とあまり違いはありません。一番の違いは，口腔・咽頭に，**先にファイバースコープを挿入するか，先に気管チューブを挿入するか**です(これらの方法の分類や細かい相違点，利点・欠点については第2章を参照)。スコープ先行法では，準備段階でファイバースコープを気管チューブの中に通し，チューブをスコープ近位部にテープで固定しておきました(第3章参照)。チューブ先行法では，ファイバースコープを気管チューブに通して準備する必要はありません。スコープとチューブはそれぞれ別々に準備しておきます。

▼表5-2　チューブ先行法による経口ファイバー挿管の操作手順

A. 操作前処置
①　ファイバー挿管時の頭位：頭部軽度伸展位をとる
②　開口して挿管用エアウェイを口腔内に挿入
③　口腔・咽頭内の分泌物を吸引
④　前酸素化(preoxygenation)
B. 気管チューブをエアウェイ内へ挿入
⑤　気管チューブを口腔内のエアウェイ内へ挿入
C. ファイバースコープを気管内へ留置
⑥　ファイバースコープを保持，気管チューブ内へ挿入
⑦　気管チューブ先端の位置調整
⑧　スコープを気管チューブ先端から口腔内へ進める：口腔と咽頭を観察
⑨　スコープを咽頭へ進める：喉頭の観察
⑩　スコープを喉頭・声門へと挿入
⑪　スコープを気管内へ進める
D. 気管チューブを気管内へ留置
⑩　気管チューブを口腔・咽頭へ進行開始
⑪　気管チューブを喉頭・声門へ進める
⑫　気管チューブを気管内へ進める・チューブの位置確認・スコープの抜去
E. 挿管後処置
⑬　カフへの注入・換気を再開，気管挿管を再確認
⑭　挿管用エアウェイを抜去・気管チューブを固定

A　操作前処置

この段階は本章 §1 スコープ先行法の①〜④とまったく同じです。

①ファイバー挿管時の頭位

患者に頸部不安定性がなければ，低めの枕を用いて軽度の頭部伸展位を取ります(図5-1)。

②挿管用エアウェイ挿入

▼図5-15
A：クロスフィンガー法で開口し，口咽頭の彎曲に沿ってエアウェイを挿入する。安定性をよくするためにガーゼロールを付けたVBMエアウェイを使用している。
B：エアウェイをテープで固定する。
C：3種類のファイバー挿管用エアウェイ

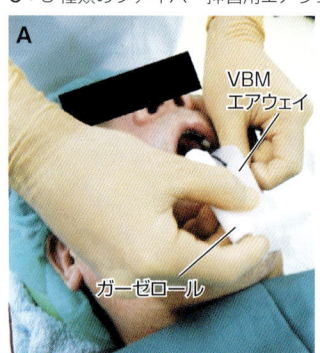

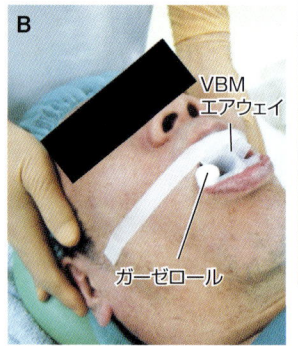

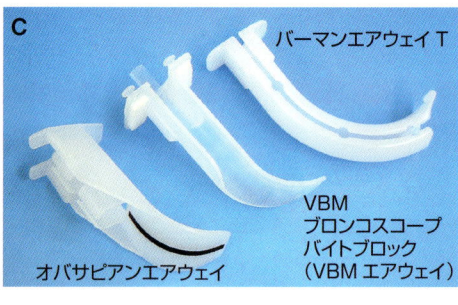

第4章で解説したファイバー挿管用エアウェイを，口腔内に挿入します(図5-15AB)。今回は挿管用エアウェイとしてVBMブロンコスコープバイトブロック(VBMエアウェイ)[10]を使用しています(図5-15C)。

③口腔内吸引

▼図5-16

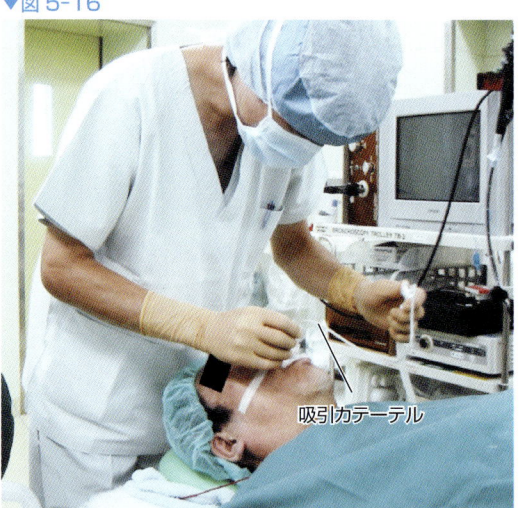

太い吸引カテーテルを用いて口腔・咽頭内の分泌物を吸引除去します(図5-16)。

④前酸素化（preoxygenation）

▼図5-17

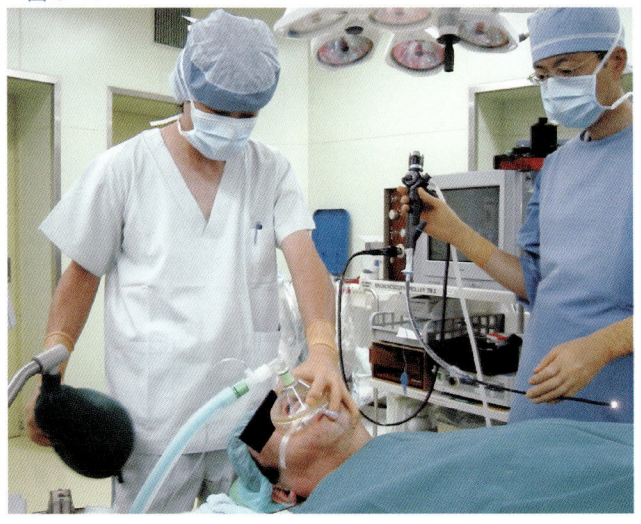

バッグマスク法で100％酸素にて換気を行い，患者を酸素化します（図5-17）。助手はファイバースコープを手渡せる準備をしておきます。

B　気管チューブを口腔内のエアウェイ内へ挿入

⑤気管チューブを口腔内のエアウェイ内へ挿入

▼図5-18

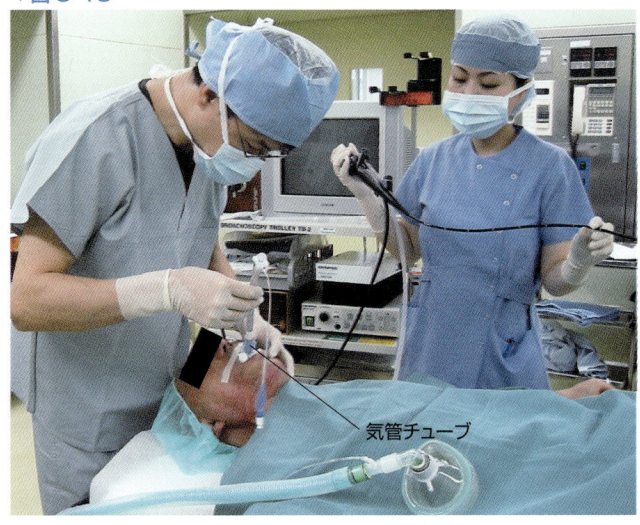

気管チューブ

チューブ先行法では，最初に気管チューブをエアウェイ内に数センチ，直視下に挿入します（図5-18）。

挿管用エアウェイとしてVBMエアウェイやオバサピアンエアウェイ[10]（図5-2A）を用いている場合は，チューブを喉頭まで近づけようとして深く挿入すると，ファイバースコープの視野のオリエンテーションがかえってわかりにくくなります。気管チューブをあまり深くまで挿入しないほうがよいでしょう。

バーマンエアウェイT[10]（図5-2A）を用いる場合は，チューブをエアウェイ内に10 cm程度挿入します。エアウェイ先端から気管チューブが飛び出しているとファイバースコープの操作が困難になり，視野もわかりにくくなります。チューブはエアウェイ内にとどめておきましょう。

C ファイバースコープを気管内へ留置

⑥ファイバースコープを受け取り，気管チューブ内へ挿入

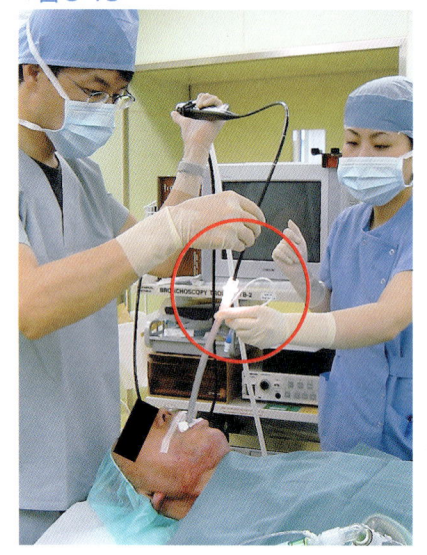

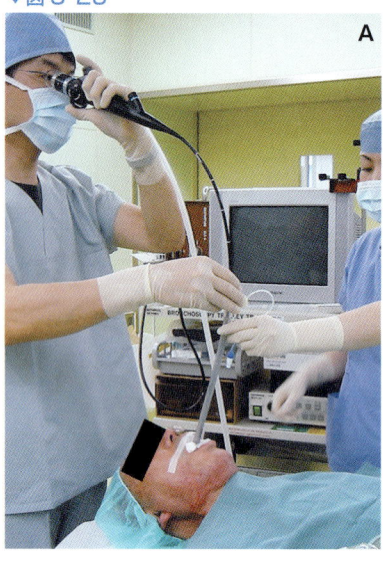

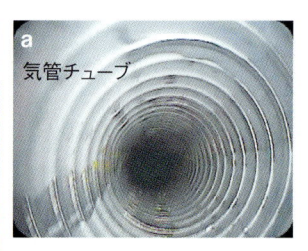

▼図5-19　　▼図5-20

助手からファイバースコープを受け取り，右手でスコープ挿入部を持ち，スコープ先端を気管チューブ内へと直視下に挿入していきます(図5-19)。操作部を持った左腕は，肘関節から屈曲・回外するとスコープを挿入しやすくなります。

　助手はファイバースコープを手渡した後，気管チューブを保持してスコープ挿入の補助をします(図5-19)。

　気管チューブ内へスコープを進めながら，スコープ操作部を正中に移動させて，スコープの接眼レンズを覗くと(図5-20A)，スコープ視野には気管チューブ内腔が見えます(図5-20a)。

⑦気管チューブ先端の位置調整

▼図5-21

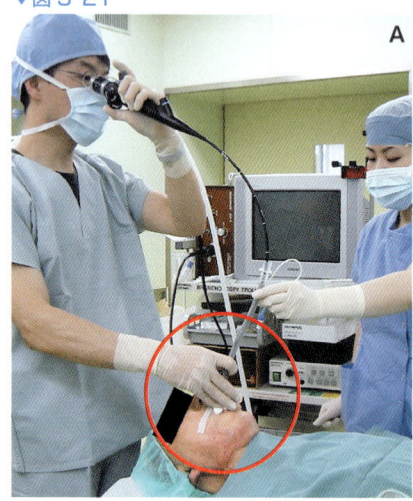

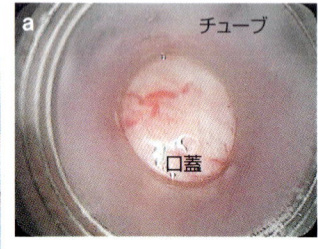

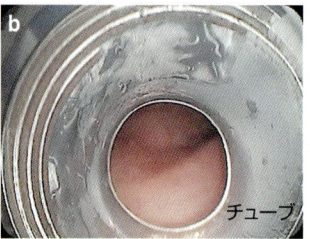

VBMエアウェイやオバサピアンエアウェイを用いた場合，ファイバースコープを気管チューブ先端まで進めたとき，スコープの視野が組織により閉塞していることがあります(図5-21a)。右手で気管チューブ遠位部を持ち，気管チューブ先端の位置を調節します(図5-21A)。多くの場合チューブを少し引き抜くと，ファイバースコープ進行のためのスペースができます(図5-21b)。助手はチューブを少し引き抜いた位置で再び保持します(図5-21A)。

　バーマンエアウェイTを用いてスコープをチューブ先端まで進めたとき，エアウェイ先端から気管チューブが飛び出ている場合は，気管チューブを少し引き抜きエアウェイ内に戻しておきます。

第 5 章 ● 全身麻酔下ファイバー挿管

⑧スコープを気管チューブ先端から口腔内へ進める：口腔と咽頭を観察〜下顎挙上によりスペースを広げる

▼図 5-22

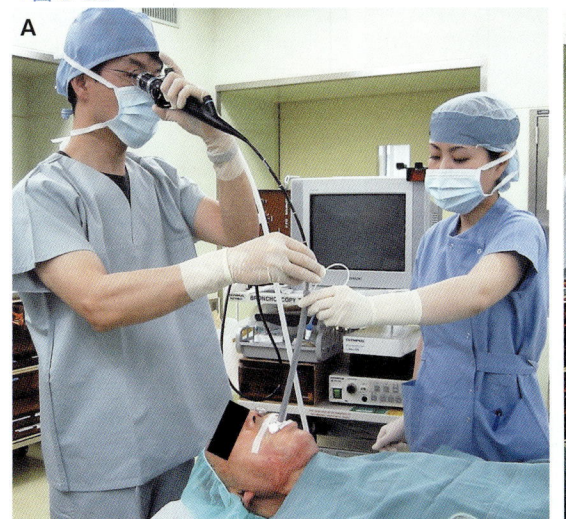

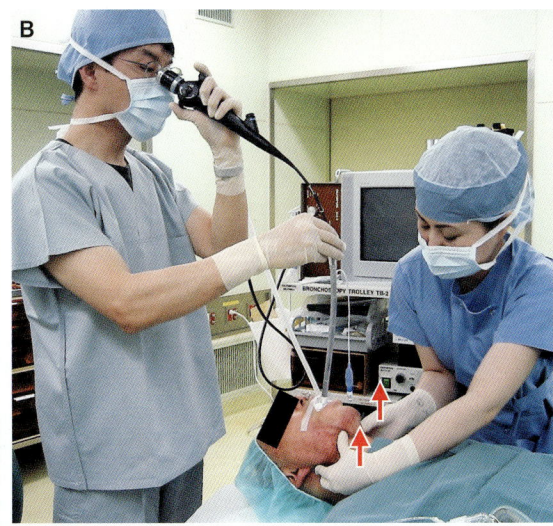

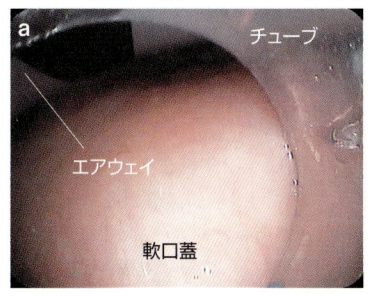

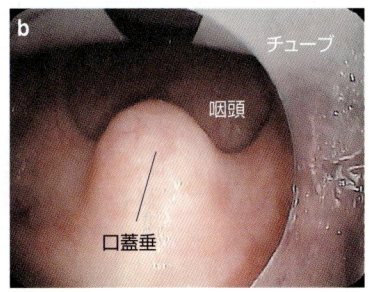

A

B

a　　　　チューブ
エアウェイ
軟口蓋

b　　　　チューブ
咽頭
口蓋垂

　スコープを気管チューブ先端から（図 5-21b），エアウェイ内・口腔内・咽頭内へと進めていきます（図 5-22A）。このときスコープ先端部分をややUpにしながら（左手母指でUDアングルレバーを少し下に下げながら）進めます。
　使用する挿管用エアウェイにより，口腔から咽頭のスコープ視野には少し違いがあることは第4章で詳しく解説したとおりです。VBMエアウェイ，オバサピアンエアウェイ使用では，スコープがチューブ先端・口腔内にあるとき，白いエアウェイ（中央の黒線）とピンク色の組織＝口蓋が見えます（図 5-22a）。
　バーマンエアウェイＴでは，口腔から咽頭をエアウェイがバイパスするので口腔内の視野を見ることはありません。
　全身麻酔・筋弛緩薬の作用により気道の組織は閉塞しているため，軟口蓋部分にスペースがなく，しばしば奥の咽頭の観察が困難なのは（図 5-22a）スコープ先行法（本章§1）の場合と同じです。スコープの先端部分は常に開いたスペースを進行させ，むやみに組織と接触させないことを本章§1で説明しました（第7章§1 鉄則④）。助手に（患者の足側から）下顎を挙上してもらう（図 5-22B）と，エアウェイと軟口蓋の間にスペースが開けて，口蓋垂・口峡・咽頭および咽頭後壁が観察可能となります[1,4,5]（図 5-22b）。
　チューブ先行法では，気管チューブの近位部でファイバースコープを進行・操作することになります。このとき右手では，薬指と小指で気管チューブを保持し，示指と母指でファイバースコープを持ち，スコープをチューブ内へと送り込みながら進めていきます（図 5-23）。第3章で説明したように，スコープ操作中，スコープをたるませないように適度に持ち上げ，ピンと緊張を保つことが重要です（図 5-20A，図 5-21A，図 5-22A）。

▼図 5-23

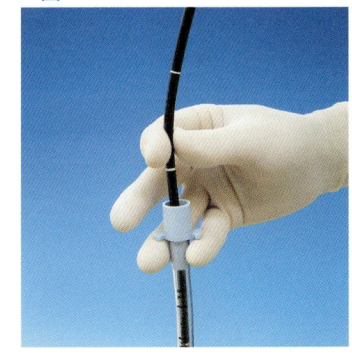

⑨ファイバースコープを咽頭へ進め，喉頭を観察

▼図 5-24

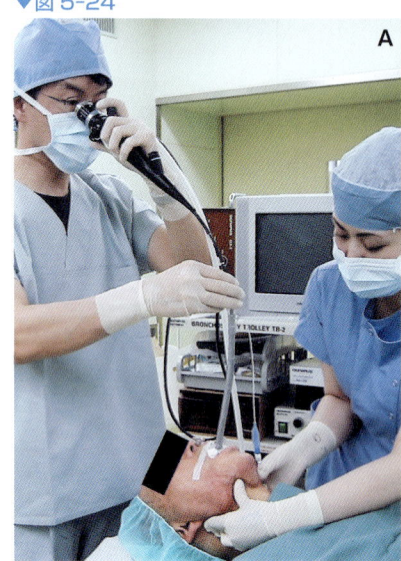

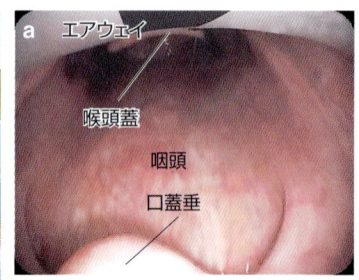

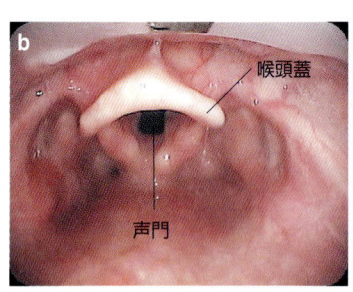

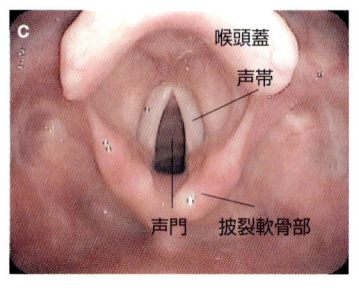

気管チューブ先端からスコープの先端が口腔内（エアウェイ内）へと出た時点から，スコープの気管内留置操作までは，チューブ先行法もスコープ先行法と同様です。

下顎挙上によってできたスペースの中（図 5-22b）を，口峡を越えて咽頭へと，スコープを正中線上に進めていく（図 5-24A）と，エアウェイ先端部分に喉頭蓋が見えてきます（図 5-24a）。

全身麻酔の作用により沈下した喉頭蓋も，下顎挙上操作により，咽頭後壁から立ち上がり[1,4,5]，スコープの視野に，喉頭全体（喉頭蓋・声帯・声門・披裂軟骨部）が見えるようになります（図 5-24bc）。チューブ先行法においても，助手による熟練した**下顎挙上操作は必要不可欠**です。

⑩スコープを喉頭・声門へと挿入

▶図 5-25

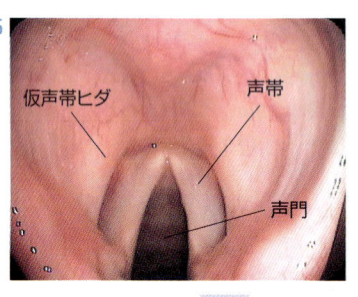

そのままファイバースコープを正中線上に進めて，喉頭蓋の下（背側）から声帯間＝声門を通過させます（図 5-25）。声門通過時から，Up させていたスコープ先端を**少しずつ Down させて**，喉頭・気管軸に合わせながら進めます（第 7 章 §1，§2 で詳しく説明します）。

⑪スコープを気管内へと進める

▶図 5-26

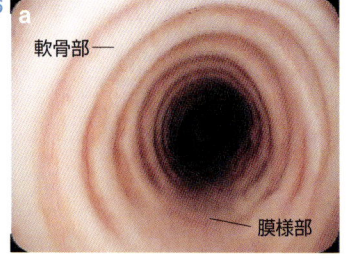

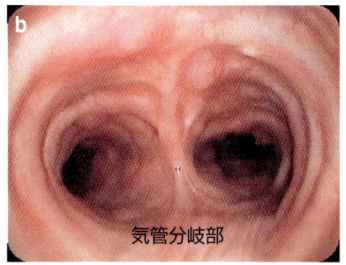

スコープを声門から気管内へと，さらに進めていきます（図 5-26a）。気管腹側には軟骨部，背側には膜様部が見えます。

その後，気管分岐部が間近に見える位置までスコープを進め，その位置で保持します（図 5-26b）。

D 気管チューブを気管内へ留置

⑫気管チューブを口腔・咽頭へ進行開始

▼図5-27

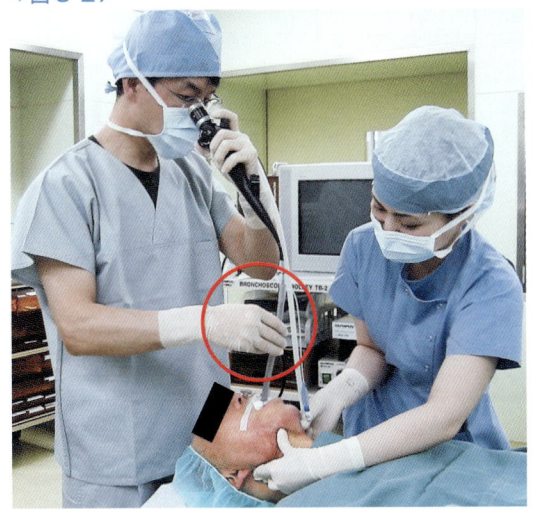

ファイバースコープを気管内に留置したら，スコープをガイドにして気管チューブを進めていきます（図5-27）。ファイバースコープ操作部を左手でしっかり保持し，右手で気管チューブ近位部を持ち，進めます。

チューブ先行法では，チューブはすでに口腔内に挿入してあるので，接眼レンズから眼を離して，チューブが口腔内（エアウェイ内）へと進んでいくのを直視下に確認する必要はありません。接眼レンズを見たまま，チューブを咽頭から喉頭，声門，気管へと進めていきます（図5-27）。

⑬気管チューブを喉頭・声門へ進める

▼図5-28

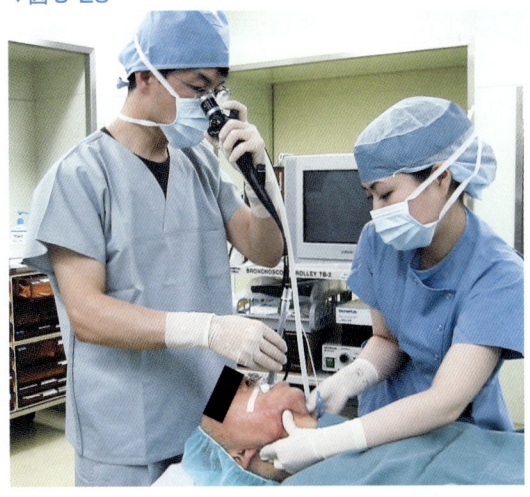

気管チューブが十数センチ入ったあたり（図5-28）で，チューブの進行が困難になることは，チューブ先行法でもよくあることです。この原因と対策は第7章§3で詳しく解説します。その多くは，本章§1⑪で説明したとおり，チューブ先端が披裂軟骨部に衝突して，進行を妨げられているためです[6〜8]（図5-28a）。一度チューブを数センチ引き抜き，気管チューブを反時計回りに90°回転させ，ベベルを腹側に向けて（図5-29A〜D）からチューブを進めると，スムーズに声門内へと通過していきます[6〜8]。チューブを暴力的に進めるのはやめましょう。

▶図5-28a
ファイバースコープは声門〜気管内へ正しく留置されているが，チューブ先端は右披裂軟骨部に衝突して進行を妨げられている。

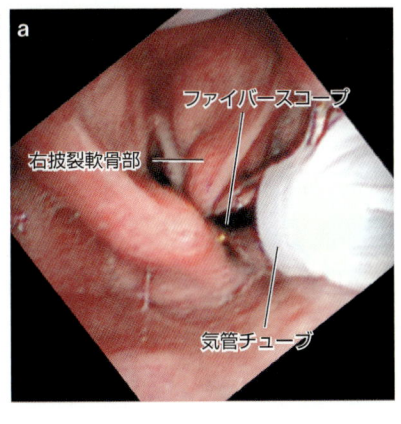

▼図 5-29
A：気管チューブの進行困難。気管チューブが口腔内から十数センチ入ったところで，チューブの進行に抵抗がある場合がある。
B：チューブ先端のベベルの向き。気管チューブを元来の彎曲に従って進めるときはチューブ先端のベベル開口部は左側を向く。X 線不透過ラインは背側，マーフィーアイは右側を向く。
C：気管チューブの回転操作。気管チューブの進行に抵抗がある場合は，一度チューブを数センチ引き抜き（Aと比較），気管チューブを反時計回りに 90°回転させてからチューブを進める。
D：気管チューブを反時計回りに 90°回転させたチューブ先端。ベベル開口部は背側，マーフィーアイは腹側を向く（Bと比較）。

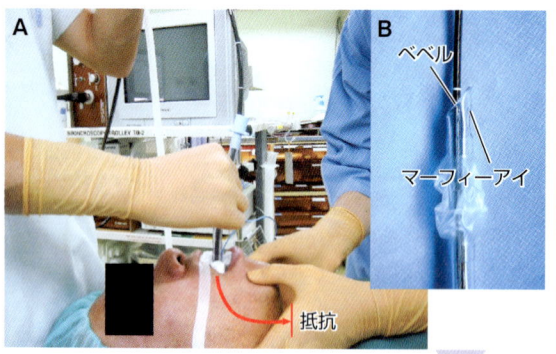

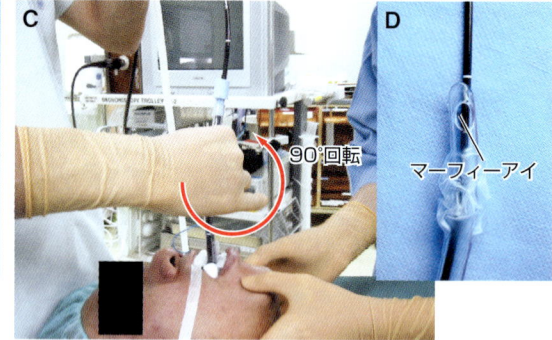

⑭気管チューブを気管内へ

▼図 5-30

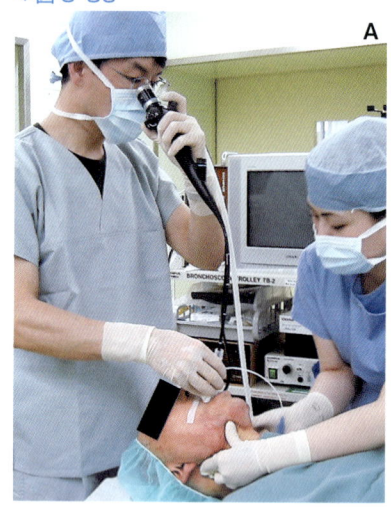

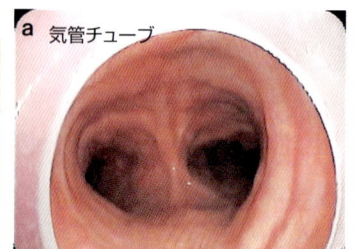

気管チューブが声門を通過した後（もちろん実際は見えません），チューブをさらに進めていくと(**図 5-30A**)，ファイバースコープの視野に気管チューブ先端が見えてきます(**図 5-30a**)。気管挿管の成功です。

　チューブ先端が見えたら，本章§1⑫で説明した方法(**図 5-12BCbc**)で気管分岐部からチューブ先端までの距離を測定し，チューブの位置を確認します。チューブ先端の正しい位置は，気管分岐部から 4〜5 cm です。

　その後ファイバースコープを気管，気管チューブから抜去します(**図 5-12D**)。

E　挿管後処置

⑮カフへの注入，換気を再開，気管挿管を再確認

気管挿管後の処置は，本章§1⑬で説明したとおりです。カフへの空気注入，気管チューブの呼吸回路接続，換気再開を行い，視診・聴診法・カプノグラフにより気管挿管の確認をします。

⑯エアウェイを抜去，気管チューブを固定

挿管用エアウェイを抜去し(**図 5-14A**)，バイトブロックを装着し，気管チューブをテープで固定します(**図 5-14B**)。

これで，チューブ先行法による全身麻酔下・経口・ファイバー挿管も成功です。

§3 経鼻ファイバー挿管：総論

経鼻ファイバー挿管の重要性・信頼性：適応と禁忌

筆者らは，通常のファイバー挿管では経口挿管を第一選択にしています〔第2章(25ページ)参照〕。しかし，それは決して経鼻ファイバー挿管を軽視しているわけではありません。スコープの正中維持が容易で，鼻咽頭から喉頭までは彎曲が緩やかであるため，喉頭の観察の容易さは経鼻ファイバー挿管が勝っています[1,11]。重度の挿管困難が予想される場合は，経鼻挿管(意識下)を第一選択にする場合もあります[12]。また意識下でも，全身麻酔下でも，経口ファイバー挿管が困難な場合は，経鼻挿管への変更を考慮すべきです。

適応

全身麻酔導入後に判明した(予測できなかった)挿管困難症例のすべてにおいて，全身麻酔下経鼻ファイバー挿管は適応になります[1,11]。予期せぬ開口制限・高度頸部可動域制限症例では，経口ファイバー挿管より選択される機会が多いと思われます。また，通常の経鼻挿管を行う場合(挿管困難症例ではない症例)においても，喉頭鏡による挿管よりも容易なファイバー挿管を第一選択とする麻酔科医も多くいます。

禁忌

通常の経鼻挿管と同様に，出血傾向，頭蓋底骨折，高度鼻腔病変がある場合は禁忌となります[1,11,13]。

経鼻挿管におけるスコープ先行法，チューブ先行法

第2章(28ページ)で述べたとおり，経鼻挿管の場合は，**チューブ先行法**を用いて気管チューブを鼻腔内へ最初に通しておく方法[1,11,13]もしくは，鼻腔内を観察しながらスコープを鼻咽頭まで進めた後，スコープガイド下にチューブを鼻腔内へと進めておく**スコープ先行変法**がよく行われます[13]。

純然たるスコープ先行法は，ファイバースコープを気管内留置後，もし気管チューブが鼻腔内通過困難なら，チューブの変更には最初から操作をやり直さなければならないため[1]，あまりお薦めはできません。そこで今回は，チューブ先行法およびスコープ先行変法について説明します。

経鼻ファイバー挿管の準備

経鼻挿管時は，経口ファイバー挿管時と同様の準備(第3章参照)に加えて，下記のような特別な準備が必要となります。経口ファイバー挿管で必要な挿管用エアウェイは必要ありません。

鼻腔開通検査

患者の鼻腔の左右どちら側が空気の通過がよいか，術前診察時に確認しておきます。左右の鼻腔の片方を指で押さえ，鼻で呼吸をしてもらい，通過のよいほうを経鼻挿管経路とします[1,11]。鼻腔の開通に左右差がない場合や不明な場合は，通常右側の鼻腔を第一選択とします[14〜16]。

ファイバースコープ

第3章で解説した，通常のファイバー挿管の準備が必要です。チューブ先行法ではスコープと気管チューブはそれぞれ別々に，スコープ先行変法ではファイバースコープに気管チューブを装着して準備しておきます〔第3章図3-16(41ページ)参照〕。

▼図5-31　経鼻ファイバー挿管の準備
A：気管チューブの準備：先端から13 cmと15 cmの位置に印を付けた標準型(上)とリンフォース型(下)気管チューブ。鼻腔内にチューブを外鼻孔から12〜13 cm挿入すると，先端はおよそ鼻咽頭と口腔咽頭の間に，15 cm挿入すると先端は口腔咽頭に位置することになる。
B：血管収縮薬・消毒の準備：①1%キシロカインE，②10%ポビドンヨード綿棒，③キシロカインゼリー，④綿棒，⑤シャーレ。1%キシロカインE(1%リドカインと10万倍アドレナリン混合液)原液，または1%キシロカインEとキシロカインゼリー(2%)の等倍混合液(アドレナリンは倍希釈で20万倍となる)をシャーレに取り，綿棒に浸して準備しておく。

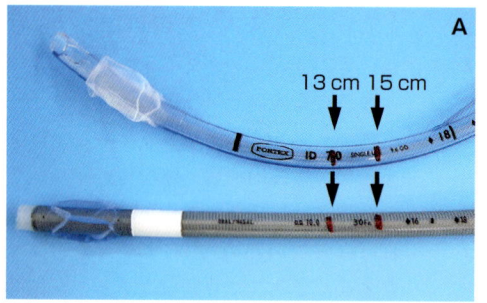

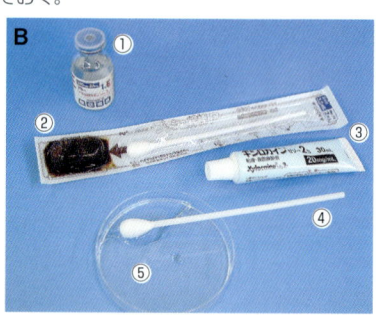

気管チューブ
◎マークを付ける

チューブ先行法による経鼻ファイバー挿管では，鼻腔内に最初に挿入した気管チューブの距離(外鼻孔からの深さ)により，「チューブ先端からどこの組織が見えているのか」を推定することができます。したがって，気管チューブの**鼻腔内挿入距離が重要**になります。

しかし，大部分の成人用気管チューブでは，先端から16 cm未満は深度表示のマークがないため，チューブを鼻腔内に挿入後は外鼻孔における深さがわかりにくくなります。そこで，チューブ先端から13 cm(先端はおよそ鼻咽頭と口腔咽頭の間)と15 cm(先端は口腔咽頭)の位置にあらかじめ印を付けておくと(図5-31A)，チューブの深さがわかりやすくなります。

◎温水に浸ける

また，チューブは温水に浸けて温めておくと柔らかくなり，鼻出血の危険が減少します[1,11]。

血管収縮薬

海外ではコカイン，フェニレフリンやオキシメタゾリンが使用されていますが[1,17,18]，わが国では10万倍から20万倍希釈のアドレナリンがよく用いられています[17〜19]。筆者らは1%キシロカイン®E(1%リドカインと10万倍アドレナリン混合液)を原液で，または1%キシロカインEとキシロカインゼリー(2%)を5 mLずつ，等倍に混合し(アドレナリンは倍希釈で20万倍となる)使用しています[16](図5-31B)。

これらに含まれる局所麻酔薬(リドカイン)は，全身麻酔下のファイバー挿管時は必要ありませんが，鼻腔内表面麻酔併用にも利点があるため，また10〜20万倍のアドレナリン溶液を簡便に作成するために用いています。

消毒薬

鼻腔内の消毒にはポビドンヨードを用います[16,19]。筆者らは，既製のポビドンヨード綿棒が便利なので使用しています(図5-31B)。

綿棒

鼻腔内に上記薬液塗布のため2〜3本の綿棒(12 cm程度の長いもの)を準備します(図5-31B)。

シャーレ

上記の血管収縮薬混合液を作成し綿棒に塗布する時，筆者らはシャーレを使用しています[16](図5-31B)。

§4 チューブ先行法による経鼻ファイバー挿管の実際

経鼻ファイバー挿管時、チューブ先行法による挿管操作手順は、表5-3に示したとおりです。A. 挿管操作前に鼻腔内処置を行い、B. まず気管チューブを鼻腔内へ挿入します。C. 気管チューブの中へファイバースコープを進め、スコープを気管内留置後、D. それをガイドに気管チューブを気管内へと挿入します[1]。ファイバー挿管操作中も通常の挿管と同様に、麻酔深度および筋弛緩レベルを、適切に維持しておきます。

▼表5-3 全身麻酔下経鼻ファイバー挿管の操作手順

		チューブ先行法	スコープ先行変法
A. 操作前処置	①	ファイバー挿管時の頭位：頭部軽度伸展位をとる	
	②	前酸素（preoxygenation）	
	③	鼻腔内処置（血管収縮薬・消毒薬塗布）	
	④	口腔・咽頭内の分泌物を吸引	
	⑤	再換気	
B. 気管チューブを鼻腔内へ挿入	⑥	気管チューブを13〜14 cm鼻腔内へ挿入	ファイバースコープを鼻腔内へと挿入
	⑦	↓	スコープを鼻咽頭から口腔咽頭まで挿入
	⑧	↓	気管チューブを鼻腔内から鼻咽頭・口腔咽頭まで進める
C. ファイバースコープを気管内へ留置	⑦	ファイバースコープを気管チューブ内へと挿入	↓
	⑧	気管チューブ先端から鼻咽頭・口腔咽頭・喉頭の観察	↓
	⑨	スコープをチューブ先端から咽頭へ進める：咽頭・喉頭の観察	
	⑩	スコープを喉頭・声門へと挿入	
	⑪	スコープを気管内へ進める	
D. 気管チューブを気管内へ留置	⑫	気管チューブを進行開始	
	⑬	気管チューブを喉頭・声門へ進める	
	⑭	気管チューブを気管内へ進める・チューブの位置確認・スコープの抜去	
E. 挿管後処置	⑮	カフへの注入・換気の再開・気管挿管の再確認・気管チューブの固定	

A 挿管操作前処置

①ファイバー挿管時の頭位

経口ファイバー挿管と同様に，患者に頸部不安定性がなければ，低めの枕を用いて軽度の頭部伸展位をとります(図5-1)。

②前酸素化(preoxygenation)

バッグマスク法で100％酸素にて換気を行い，患者を酸素化します。

③鼻腔内処置

▼図5-32

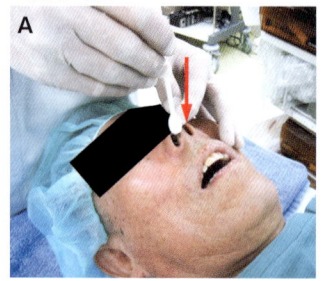

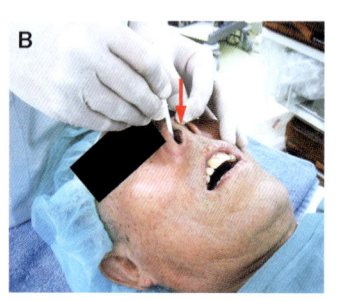

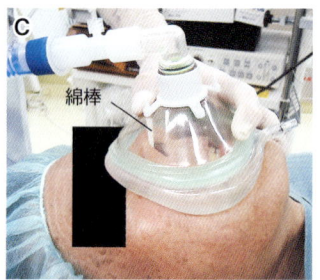

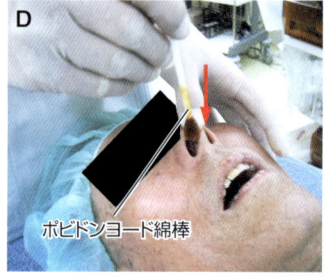

鼻腔内処置の目的は，**鼻出血予防，鼻腔内清掃・消毒，鼻腔拡張，気管チューブ挿入方向の予測，局所麻酔**(全身麻酔中は必要ではない)です。バッグマスク換気を一時中断して，2〜3本の綿棒を用いて，シャーレ内に準備した血管収縮薬(局所麻酔薬混合液)を鼻腔内(左右の開通がよいほう，または右側)へ塗布します。鼻咽頭は鼻腔と垂直方向に開口していますから，綿棒を鼻腔内の垂直方向(背側)へ(図5-32AB)進めていきます。

その後，綿棒を頭側，右側，左側にも向け，液を鼻粘膜へまんべんなく浸透させます。2〜3本の綿棒を入れ鼻腔内を拡張します。薬液が浸透するまでのしばらくの間，11cm程度の綿棒は留置したままマスク換気を行えます(図5-32C)。最後に鼻腔内をポビドンヨード綿棒で消毒し(図5-32D)，綿棒を抜去します。

④口腔内吸引

▼図5-33

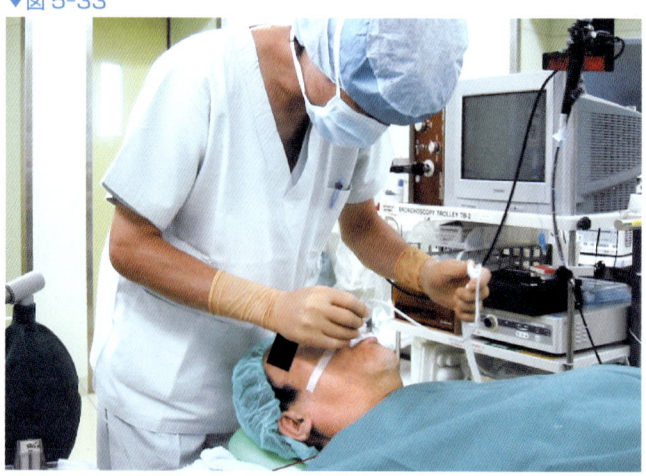

太い吸引カテーテルを用いて口腔・咽頭内の分泌物を吸引除去します(図5-33)。

⑤再換気
▼図 5-34

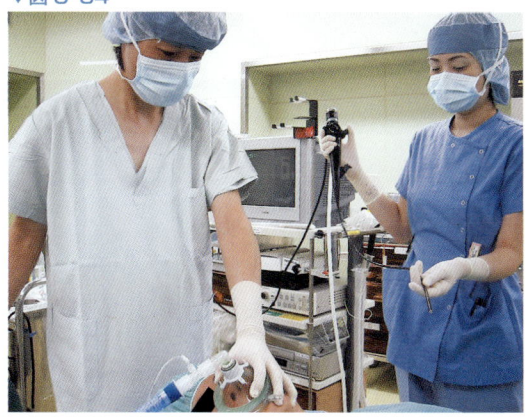

全身麻酔下の経鼻ファイバー挿管では，以後の操作からは，無呼吸の間に行うことになります(換気が必要になれば，もちろん挿管操作を中止して，換気を再開します)。バッグマスク換気を再開し，100％酸素にてしっかりと酸素化・換気を行います(図 5-34)。この間に助手はファイバースコープをすぐに手渡せる準備をしておきます。

B 気管チューブを鼻腔内へ挿入

⑥気管チューブを鼻腔内へ挿入
▼図 5-35

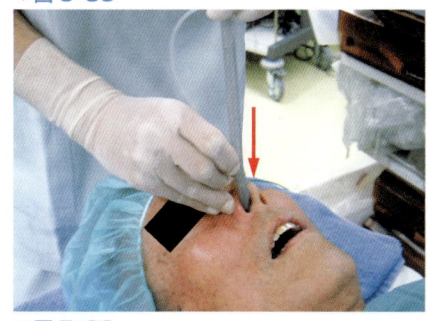

▼図 5-36
A

B
気管チューブ先端
口蓋弓
口蓋垂

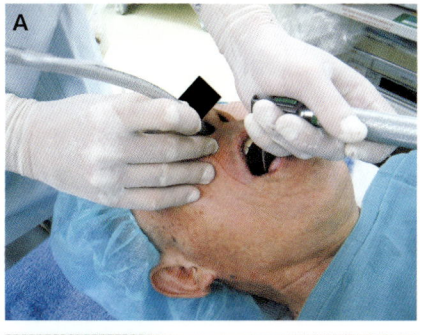

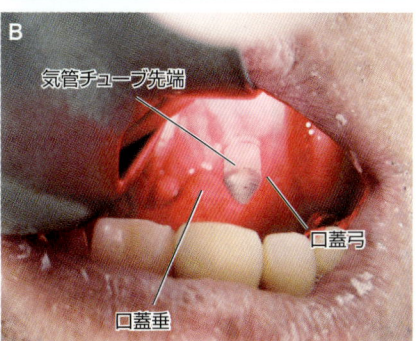

チューブ先行法では，最初に気管チューブを鼻腔内へ，ほぼ垂直方向へ直視下に挿入します。チューブを成人女性で 12〜14 cm，男性で 13〜15 cm 挿入すると(準備で付けた 13 cm のマークの前後)，先端が後鼻孔から出て，鼻咽頭から口腔咽頭へと位置します[1,11] (図 5-35)。

チューブを喉頭近くまで進めようとして，**深く進めすぎると食道へと進行したり，チューブが正中から逸れて喉頭の観察が困難に**なるので注意しましょう。外鼻孔における深さが，準備段階で印を付けた 15 cm を大きく超えることはないと思います。喉頭鏡を使って，チューブ先端が鼻咽頭から口腔咽頭へと位置するように直視下に調節するのも有用です(図 5-36AB)。

準備した気管チューブが太すぎて鼻腔内挿入が困難な場合は，①細いチューブに変更，②進行時にチューブを回転，③ファイバースコープで鼻腔内を観察しながらチューブを進めるスコープ先行変法(本章§5)に変更，のいずれかを考慮します。

C ファイバースコープを気管内へ留置

⑦ファイバースコープを受け取り，気管チューブ内へ挿入

▼図5-37

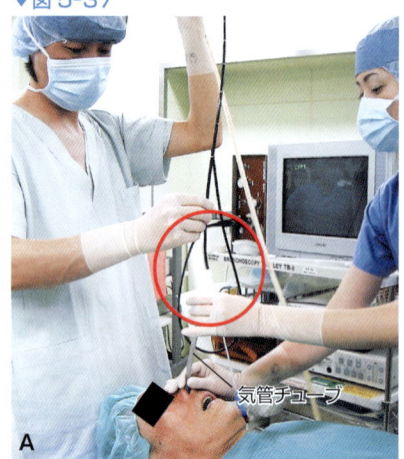

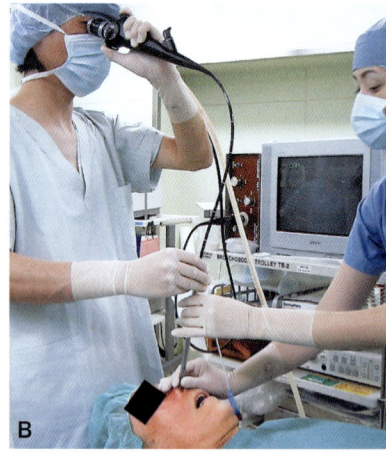

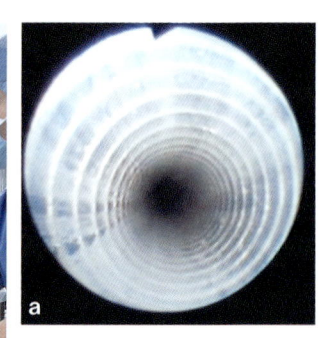

　助手からファイバースコープを受け取り，右手でスコープ挿入部を持ち，スコープ先端を気管チューブ内へと直視下に挿入していきます(図5-37A)。
　助手はファイバースコープを手渡した後，気管チューブを保持してスコープ挿入の補助をします(図5-37A)。スコープの接眼レンズを覗くと(図5-37B)，スコープ視野には気管チューブ内腔が見えます(図5-37a)。

⑧気管チューブ先端から鼻咽頭・口腔咽頭・喉頭を観察

▼図5-38

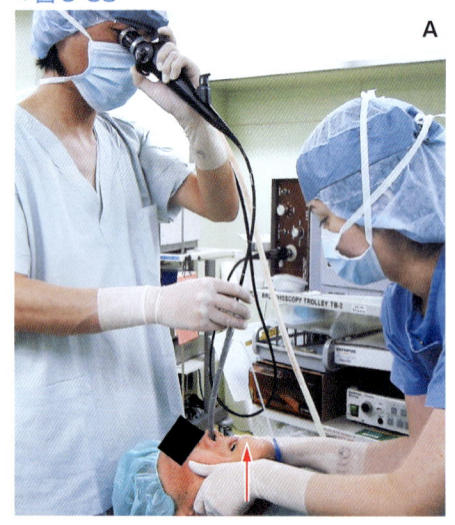

　ファイバースコープを気管チューブ先端まで進めたとき(図5-38A)，全身麻酔下では，多くの場合スコープの視野が軟口蓋組織や舌根により閉塞しています(図5-38a)。「スコープの先端部分は常に開いたスペースを進行させ，むやみに組織と接触させない」ことを本章§1で説明しました(第7章§1鉄則④参照)。経口挿管時と同様に，閉塞した組織内へファイバースコープを無闇に押し込むのはやめましょう。
　その場合は，まず助手に下顎挙上を促し(図5-38A)，閉塞した気道組織を持ち上げます。チューブ先端が鼻咽頭〜口腔咽頭の適切な位置にあれば，鼻咽頭から喉頭までの気道は一直線であるため，下顎挙上施行後は容易に鼻咽頭・口腔咽頭・喉頭が観察できるはずです(図5-38b)。
　分泌物で視野が悪い場合(図5-38c)はファイバースコープ操作部の吸引ボタンを押して，分泌物を吸引しておきます。分泌物が多量な場合は，無理してファイバースコープで吸引せずに，一度スコープを引き抜き，気管チューブ内に吸引カテーテルを挿入して吸引します。

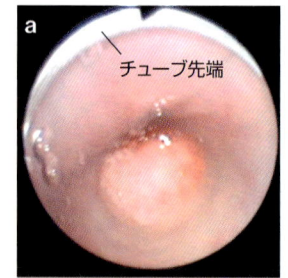

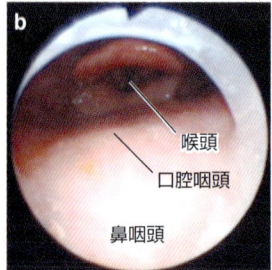

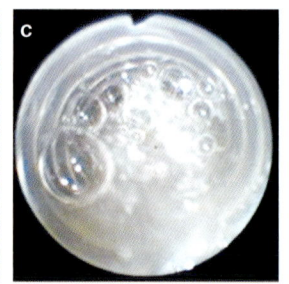

▼図 5-39

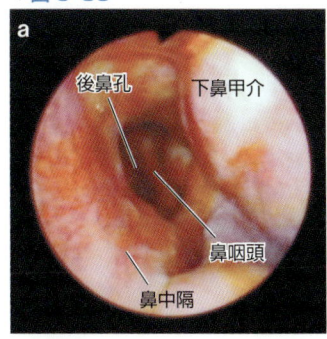

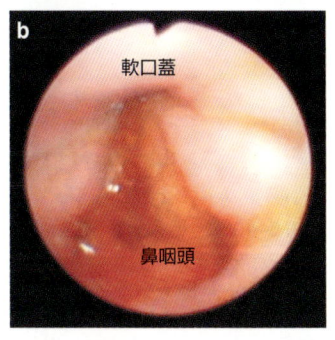

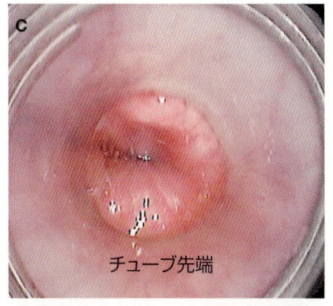

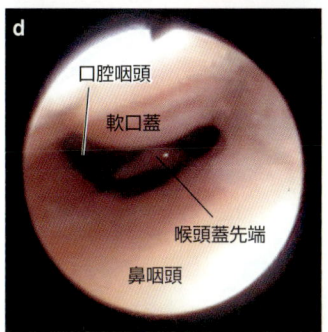

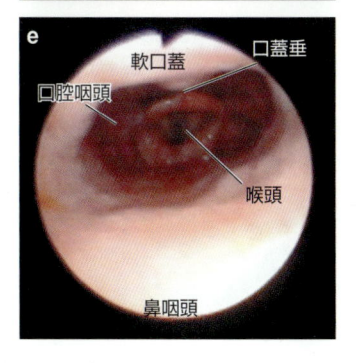

助手による下顎挙操作により気道がある程度開けても喉頭が見えず，スコープに見えている組織が判別にしくい場合，または気道が開けずに視野が閉塞している場合は以下のi)〜iii)のいずれかが考えられます。

i) 気管チューブ挿入が浅すぎる

気管チューブが後鼻孔に達しておらず，スコープが後鼻孔から出ていない場合は，鼻腔内の組織（鼻甲介，鼻中隔）が見えます(図5-39a)。最初にチューブを10cm以上挿入すれば，そうなることはあまりないと思います。または，チューブ先端が鼻咽頭の浅い部分にあり，鼻咽頭のスペースを軟口蓋が閉塞している場合があります(図5-39b)。

ii) 気管チューブ挿入が深すぎる

チューブが梨状陥凹・食道へと進行して，スコープの視野が閉塞している場合もあります(図5-39c)。この場合は下顎挙上操作施行によりスペースが開けることはありません。ただし，ファイバースコープの視野だけでは食道へ進行していることは判別困難です。チューブを15cm以上挿入した場合はこれが考えられます。

iii) チューブ位置は適切だが，スペースがない

全身麻酔により軟口蓋および舌根が沈下して，鼻咽頭または口腔咽頭に十分なスペースがない場合があります(図5-38a, 図5-39d)。

iii)の場合，助手にさらに下顎を挙上してもらえば，軟口蓋・舌根が挙上して咽頭にスペースができ，喉頭が見えてきます(図5-38b, 図5-39e)。

助手による十分な下顎挙上によっても視野が改善しない場合はi)かii)の場合が最も考えられます。外鼻孔における**チューブの深さ**をチェックしましょう。12cm未満ならチューブが浅すぎでi)，15cm以上ならチューブが深すぎでii)を考慮します。チューブに付けた13cmと15cmのマークを参考に，チューブ先端の位置を調節します。

ファイバースコープの視野が組織で閉塞している場合で，チューブ先端位置がどうしても不明な場合は，気管チューブを深さ12〜16cmの間で動かしてみると，どこかでスコープの視野が開けて，場所を判断できることがあります。それでもスコープ視野が不明な時には，スコープを一度抜去して，喉頭鏡で口腔咽頭内を観察し，口腔咽頭内（口蓋垂よりやや尾側）にチューブ先端が見える位置に調節し直すのがよいでしょう(図5-36AB)。

⑨スコープを気管チューブ先端から咽頭内へ進める：口腔咽頭・喉頭を観察

▼図 5-40

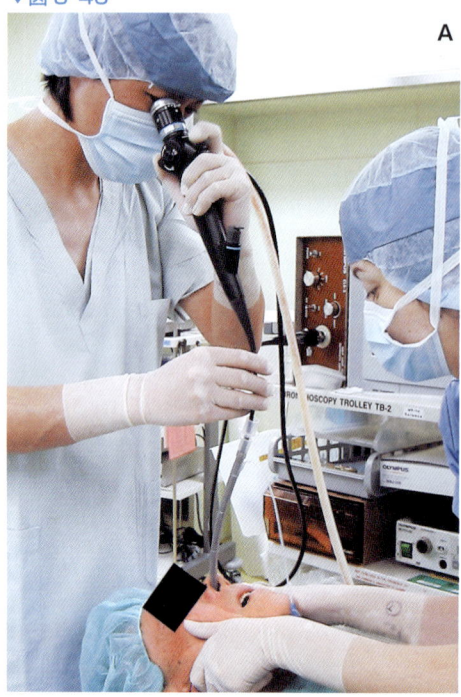

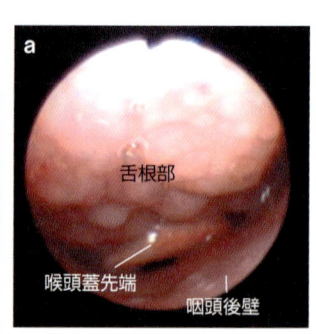

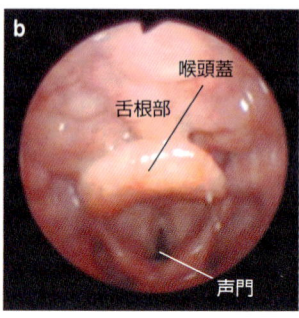

スコープの進むべき方向がわかったら，スコープを気管チューブ先端から咽頭内へと進めていきます(図 5-40A)。経鼻挿管の場合，咽頭における気道の彎曲は経口挿管よりも緩やかなので(図 2-1)，スコープの先端はやや Up 程度です。経口挿管ほど UD アングルレバー操作の必要はありません。

全身麻酔の作用により沈下した喉頭蓋(図 5-40a)も，下顎挙上操作により，咽頭後壁から立ち上がり[1,13]，スコープの視野に，喉頭全体(喉頭蓋・声帯・声門・披裂軟骨部)が見えるようになります(図 5-40b)。経鼻挿管においても，助手による熟練した**下顎挙上操作**は必要不可欠です。

この時点からスコープの気管内留置までは，経鼻挿管も経口挿管とほぼ同様です。

⑩スコープを喉頭・声門へと挿入

▼図 5-41

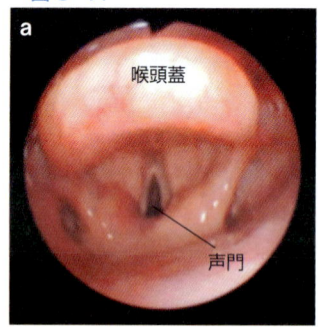

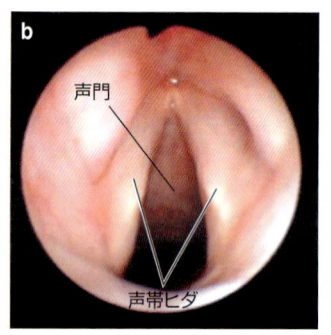

そのままファイバースコープ先端を少し Up の状態で進めて(図 5-41a)，声帯間＝声門を通過させます(図 5-41b)。声門通過直後から，Up させていたスコープ先端を少しずつ Down させて，喉頭・気管軸に合わせながら進めるのは本章 §1 の⑧で説明したとおりです。

⑪スコープを気管内へと進める

▼図 5-42

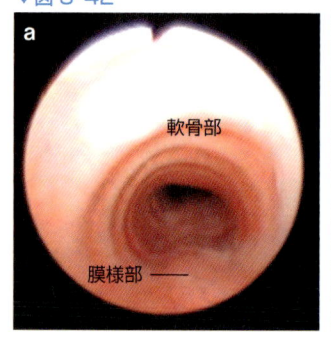

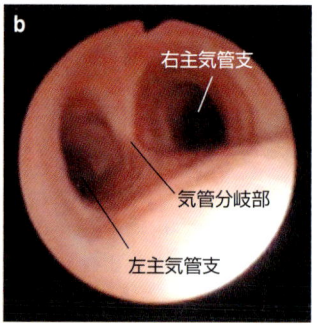

スコープを声門から気管内へ(図 5-42a)，そして気管分岐部が間近に見える位置まで進め，その位置で保持します(図 5-42b)。

D 気管チューブを気管内へ留置

⑫気管チューブを咽頭へ進行開始
▼図5-43

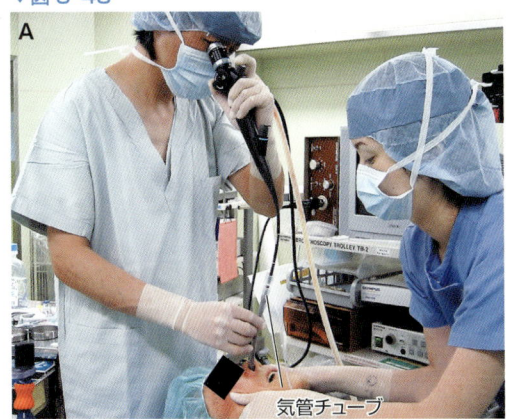

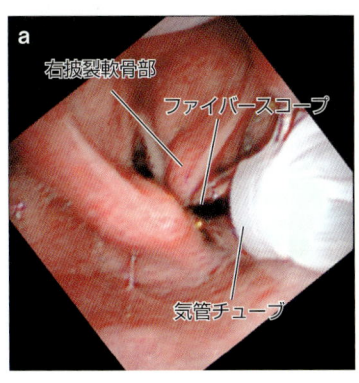

ファイバースコープを気管内に留置したら，スコープをガイドに気管チューブを進めていきます(図5-43A)。ファイバースコープの操作部を左手でしっかり保持し，右手で気管チューブ近位部を持ち，チューブを進めます。

　チューブ先行法では，チューブはすでに鼻腔内に挿入してあり先端は咽頭内にあるので，接眼レンズから眼を離してチューブの進行を直視下に確認する必要はありません。接眼レンズを見たまま，チューブを咽頭から喉頭，声門，気管へと進めていきます。

　気管チューブが外鼻孔から17～20 cm入ったあたり(図5-43A)で，チューブの進行が困難なことは，経鼻挿管でもよくあることです。ここで慌ててチューブを暴力的に進めるのはやめましょう。チューブ進行困難の原因は，経鼻挿管ではチューブ先端が喉頭蓋谷へと進行するためとも考えられています[1,13]。しかし，やはり経口挿管と同様に，チューブ先端が披裂軟骨部に衝突して進行を妨げられていることが多いようです[6,20,21](図5-43a)(第7章§3参照)。

⑬気管チューブを喉頭・声門へ進める
▼図5-44 （図は経口挿管時）

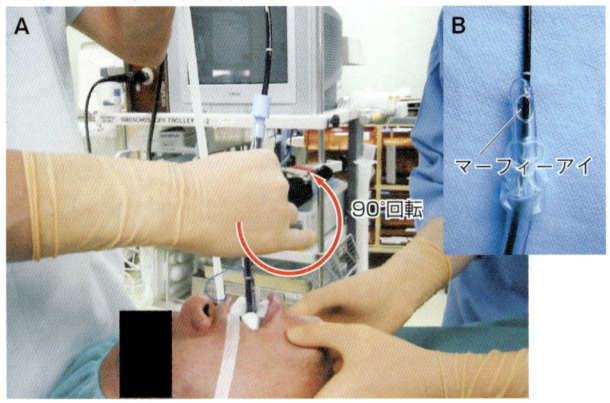

上記の場合は経口ファイバー挿管時と同様に一度チューブを数センチ引き抜き，気管チューブを反時計回りに90°回転させて，ベベルを腹側に向けて(図5-44AB)からチューブを進めると，スムーズに声門内へと通過していきます[1,6,20]。経鼻挿管の場合，チューブが鼻腔で固定されているためチューブの回転が困難な場合や，近位部を回転させても先端部分は回転していない場合(**チューブのねじれ**)があり[20]，注意が必要です(第7章§3参照)。

⑭気管チューブを気管内へ進める

▼図5-45

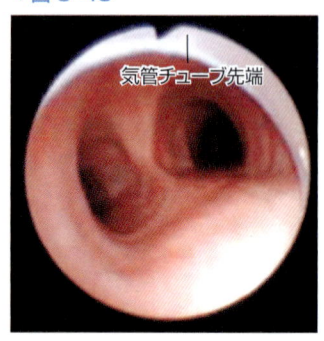

気管チューブが声門を通過した後（もちろん経鼻の場合でも，これは実際には見えません），チューブをさらに進めていくと，ファイバースコープの視野に気管チューブ先端が見えてきます（図5-45）。気管挿管の成功です。

▼図5-46（図は経口挿管時）
A：気管チューブの位置確認①：ファイバースコープ先端を気管分岐部まで進め，スコープの気管チューブ近位端の位置（矢印）を右手でマークする。
B：気管チューブの位置確認②：右手のマークをそのまま保持して，スコープ先端を引き抜き，もう一度チューブ先端位置まで戻す。右手のマークの移動した距離が，気管分岐部からチューブ先端までのおおよその距離となる。スコープ挿入部にある5cmごとの白いラインを参考にする。チューブ先端の正しい位置は，気管分岐部から4～5cm。

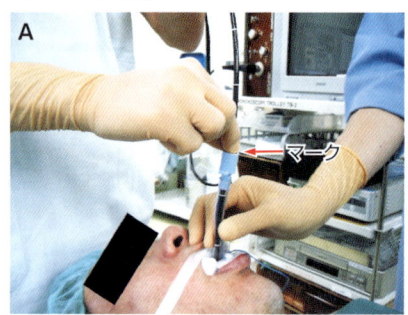

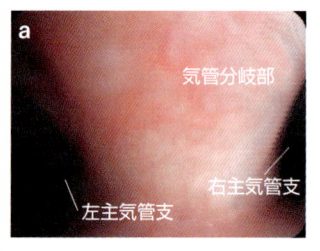

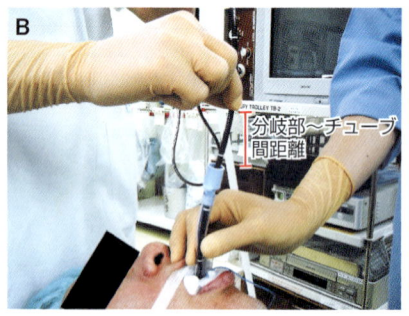

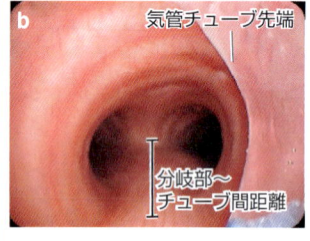

チューブ先端が見えたら，本章§1⑫図5-12で説明した方法（図5-46ABab）で気管分岐部からチューブ先端までの距離を測定し，チューブの位置を確認します。チューブ先端の正しい位置は，気管分岐部から4～5cmです。経鼻挿管の場合，外鼻孔におけるチューブの深さは，経口挿管の場合よりも約3～5cm深くなります。つまり，成人男性では24～28cm，成人女性では23～27cmが標準です[13,16]。

その後ファイバースコープを気管，気管チューブから抜去します。

E　挿管後処置

⑮カフへの注入，換気を再開，気管挿管を再確認し，気管チューブを固定

▶図5-47
挿管に成功した気管チューブを，頬部と鼻部に固定する。

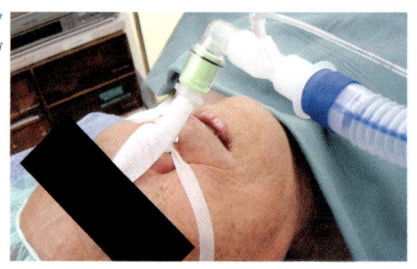

気管挿管後の処置は，本章§1の⑬と⑭で説明した経口挿管と同様です。カフへの空気注入，気管チューブと呼吸回路の接続，換気再開を行い，視診・聴診法・カプノグラフにより気管挿管の確認をした後，気管チューブをテープで固定します（図5-47）。

§5 スコープ先行変法による経鼻ファイバー挿管の実際

スコープ先行変法による挿管方法手順は，表5-3に示したとおりです。挿管操作前の鼻腔内処置後，ファイバースコープ（気管チューブを装着したもの）を先に鼻腔内から鼻咽頭・口腔咽頭へと挿入し，それをガイドに気管チューブを鼻腔内へと挿入します。

気管チューブを，スコープのガイド下に鼻腔内へ挿入できるのが最大の利点で，未確認の鼻ポリープなど鼻腔組織を損傷する危険は少ないでしょう。チューブ先行法（本章§4参照）では鼻腔内へ挿入困難な気管チューブも，スコープガイド下には通過可能な場合がしばしばあります。もしチューブが鼻腔内通過不能でも，細いチューブへの変更にはそれほど手間がかかりません。

気管チューブを鼻腔内へと進める前に，ファイバースコープを気管内まで留置してしまうと（純然なスコープ先行法），もしチューブが鼻腔内通過困難な場合は，チューブサイズの変更は困難です（第2章参照）。そこでスコープ先行変法がよく行われます。

A 挿管操作前処置

①〜⑤のステップの手順は，本章§4のチューブ先行法とまったく同じです。

B ファイバースコープをガイドに気管チューブを鼻腔内から咽頭まで挿入

⑥ファイバースコープを受け取り，鼻腔内へ挿入

▼図5-48

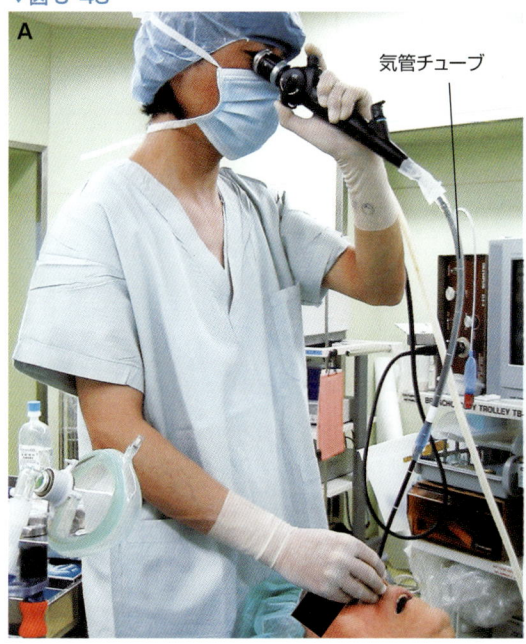

助手からファイバースコープを受け取り，スコープ先端を，スコープ観察下に外鼻孔から鼻腔内の総鼻道へと挿入していきます（図5-48A）。スコープ視野には鼻腔内の下鼻甲介，鼻中隔，後鼻孔が見えます（図5-48a）。

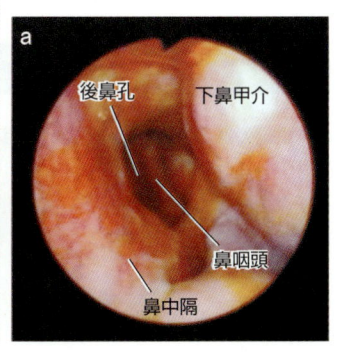

⑦スコープを鼻腔内から鼻咽頭・口腔咽頭へ挿入

▼図 5-49

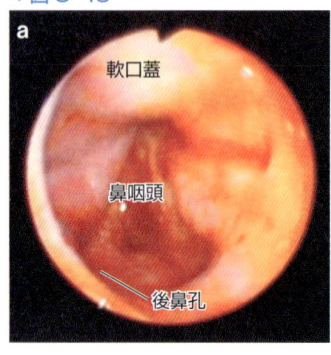

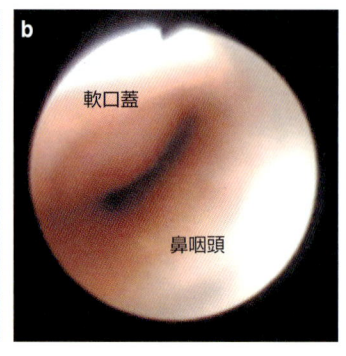

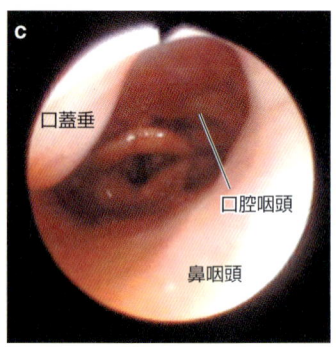

a：軟口蓋／鼻咽頭／後鼻孔
b：軟口蓋／鼻咽頭
c：口蓋垂／口腔咽頭／鼻咽頭

スコープを鼻腔内へさらに進めて後鼻孔に達すると，鼻咽頭が見えます（図5-49a）。鼻咽頭から口腔咽頭は軟口蓋により閉塞しているため，口腔咽頭は見えない場合が多くありますが（図5-49b），助手に下顎挙上を促すと口腔咽頭および喉頭が見えてきます（図5-49c）。

⑧気管チューブを鼻腔内から咽頭へ挿入

▼図 5-50

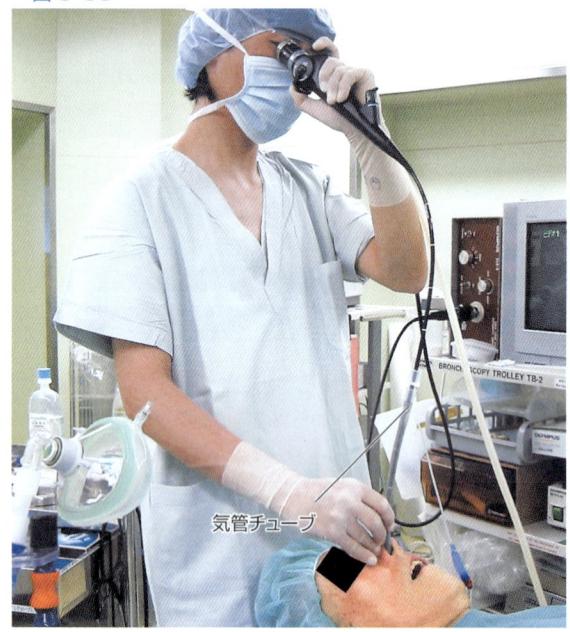

気管チューブ

咽頭まで進めたファイバースコープをガイドにして気管チューブを進めます（図5-50）。チューブ先行法では通過困難だったチューブも，**スコープをガイドにすれば通過可能**なことがしばしばあります。用意したチューブが鼻腔内を通過不能であれば，この段階で細いチューブへと変更可能です。

気管チューブを鼻咽頭から口腔咽頭まで進めた後，再びスコープを喉頭へと進めていきます。

C　スコープ・チューブを気管内へ

これ以後の操作（表5-3 ⑨～⑮），つまりファイバースコープを気管内へ留置し，スコープをガイドにチューブを気管内へと挿入する手順は，前述した本章§4のチューブ先行法⑨～⑮と同様です。

文　献

1. Ovassapian A. Fiberoptic endoscopy and the difficult airway. 2nd ed. Philadelphia : Lippincott-Raven, 1996.
2. Aoyama K, Seto A, Takenaka I. Simple modification of the Ovassapian fiberoptic intubating airway. Anesthesiology 1999 ; 91 : 897.
3. 青山和義．全身麻酔下での経口ファイバースコープガイド下気管内挿管．In : 高崎眞弓ほか編集．まれな疾患の麻酔．麻酔科診療プラクティス1．東京：文光堂，2004：239．
4. Aoyama K, Yamamoto T, Takenaka I, et al. The jaw support device facilitates laryngeal exposure and ventilation during fiberoptic intubation. Anesth Analg 1998 ; 86 : 432-4.
5. 青山和義，竹中伊知郎．Patil-Syracuseマスクを用いた全身麻酔下のファイバースコープガイド下気管挿管．麻酔 1999 ; 48 : 1262-6.
6. Asai T, Shingu K. Difficulty in advancing a tracheal tube over a fibreoptic bronchoscope : incidence, causes, and solutions. Br J Anaesth 2004 ; 92 : 870-81.
7. Johnson DM, From AM, Smith RB, et al. Endoscopic study of mechanisms of failure of endotracheal tube advancement into the trachea during awake fiberoptic orotracheal intubation. Anesthesiology 2005 ; 102 : 910-4.
8. Aoyama K, Takenaka I. Markedly displaced arytenoid cartilage during fiberoptic orotracheal intubation. Anesthesiology 2006 ; 104 : 378-9.
9. 青山和義．必ずうまくいく！気管挿管．改訂版．東京：羊土社，2009：90-143．
10. 高畑 治，岩崎 寛．エアウェイ，コパ，バイトブロック．In : 岩崎 寛ほか編集．気道確保のすべて．麻酔科診療プラクティス11．東京：文光堂，2003：24-7．
11. Finucane BT, Santora AH（井上哲夫監訳）．エアウェイブック．東京：メディカル・サイエンス・インターナショナル，1987：59-89．
12. 田勢長一郎．気管支ファイバースコープによる挿管の工夫．日臨麻会誌 2005 ; 25 : 264-71.
13. Gal TJ. 気道管理．In : Miller RD（武田純三監修）．ミラー麻酔科学．東京：メディカル・サイエンス・インターナショナル，2007：1259-86．
14. Davison JK, Eckhardt III WF, Perese D. 気道確保法とその評価．In : Hurford WE（稲田英一監訳）．MGH麻酔の手引き．第5版．東京：メディカル・サイエンス・インターナショナル，2005：215-34．
15. 謝 宗安．気道確保と気管挿管．In : 小川節郎，新宮 興，武田純三ほか編集．麻酔科学スタンダードⅠ臨床総論．東京：克誠堂出版，2003：66-76．
16. 青山和義．必ずうまくいく！気管挿管．改訂版．東京：羊土社，2009：115-7．
17. Sanchez A, Trivedi NS, Morrison DE. Preparation of the patient for awake intubation. In : Benumof JL. Airway management : principles and practice. St. Louis : Mosby, 1995 : 159-82.
18. Katz RI, Hovagim AR, Finkelstein HS, et al. A comparison of cocaine, lidocaine with epinephrine, and oxymetazoline for prevention of epistaxis on nasotracheal intubation. J Clin Anesth 1990 ; 2 : 16-20.
19. 田中経一，肥川義雄，林田道子．経鼻挿管時の鼻洗浄方法および挿管の工夫について（質疑応答）．臨床麻酔 1998 ; 22 : 219-20.
20. Marfin AG, Iqbal R, Mihm F, et al. Determination of the site of tracheal tube impingement during nasotracheal fibreoptic intubaion. Anaesthesia 2006 ; 61 : 646-50.
21. Nakayama M, Kataoka N, Usui Y, et al. Techniques of nasotracheal intubation with the fiberoptic bronchoscope. J Emerg Med 1992 ; 10 : 729-34.

第6章

意識下ファイバー挿管

本章では，意識下ファイバー挿管に関して，下記の§1～5の項目について解説します。
- §1 意識下ファイバー挿管：総論
- §2 意識下ファイバー挿管の準備と鎮静・鎮痛(100ページ)
- §3 気道の局所麻酔(106ページ)
- §4 意識下経口ファイバー挿管の実際(113ページ)
- §5 意識下経鼻ファイバー挿管の実際(116ページ)

§1 意識下ファイバー挿管：総論

意識下挿管の適応

通常の予定手術における気管挿管は，操作刺激による苦痛や不快感，および呼吸・心血管系の有害な反応を防止するために，全身麻酔を導入して，患者の意識消失後に行われます。しかし，
① 気道確保困難の既往がある，または強く予想される場合
② 誤嚥の危険が高い場合
③ 血行動態が高度に不安定な場合
④ 挿管後に神経学的評価が必要な場合
などには，意識がある状態で確実な気道確保(すなわち気管挿管)をしたほうが安全と考えられ，意識下挿管の適応となります[1~6]。

①気道確保困難症例(マスク換気困難，気管挿管困難が予測される，あるいはそれらの既往がある場合)

全身麻酔(筋弛緩)下でバッグマスク換気・気管挿管がともに困難であれば，気道を確保できずに，患者は瞬時に低酸素血症から生命の危険に曝されます。これに対して意識下での挿管施行中は，自然な気道開通と自発呼吸が保たれるため，安全性が高いと考えられます。したがって気道確保困難症例では，意識下挿管が原則となり，多くの場合は意識下ファイバー挿管が施行されます。

②誤嚥の危険が高い場合

全身麻酔下(筋弛緩下)では，気道の防御機構(咳反射や声門閉鎖反射)が減弱または失われるため，胃内容逆流や嘔吐が起こると誤嚥の危険が高くなります。これに対して，意識下では気道の防御機構が保持された状態で気管挿管を行うことができます。この場合は迅速導入(RSI)が選択されることもあります。

③血行動態が高度に不安定な場合

全身麻酔薬には心・血管系の抑制効果が

▼表6-1　意識下挿管時の挿管方法の比較

	ファイバースコープによる挿管	喉頭鏡による挿管	エアウェイスコープによる挿管
迅速性	やや時間がかかる	迅速（挿管困難以外）	迅速
簡便性	器材が必要（高価）	簡便	比較的簡便だが器材必要（高価）
気道確保困難への対応	よい適応	困難	よい適応
患者の不快感・刺激	より少ない	強い	少ない？
心血管系の反応	より少ない	大きい	喉頭鏡と同等か？
手技の難易度	熟練の必要あり	通常の手技，一般的	初心者でも比較的容易
血液・分泌物の視野への影響	受けやすい	受けにくい	受けやすい
開口不能時の対応	経鼻挿管は比較的容易に可能	不能	不能
道具の洗浄・消毒	やや難	容易	容易（ブレードはディスポーザブル）

■は有利な点

あるため，麻酔薬投与により血行動態がさらに悪化（時に破綻）する危険があります。したがってこの場合は意識下挿管の適応となります。

■④挿管後に神経学的評価が必要な場合

頸部の外傷，病変などにより頸椎の不安定性があり，頸椎を自然位に保ったまま挿管操作を行う必要があるとき，しばしばファイバー挿管が行われます。そして，挿管操作または体位変換により頸髄の神経機能が悪化する可能性がある場合は，意識下でファイバー挿管を行った後で，神経学的検査を行うこともできます。

意識下挿管における方法の選択：意識下ファイバー挿管の適応

意識下挿管における最も一般的な2種類の方法，ファイバー挿管と喉頭鏡を用いた挿管の比較を表6-1に示します[6]。

ファイバー挿管の利点は，通常の喉頭鏡を用いた挿管と比較して，挿管困難症例に対応が可能なこと，患者の不快感がより少ないことです[1〜4]。また，経鼻挿管が必要な場合も意識下ではファイバー挿管のほうが容易と考えられます。一方，通常の喉頭鏡による気管挿管の利点は，気管挿管が容易な場合は，迅速，簡便に行える点です。

挿管方法の選択は，これらの各方法の利点と欠点，挿管困難度，挿管経路（経口か経鼻か），挿管者の経験，器具の準備などの状況により決定されます[2,3]。ファイバー挿管が積極的に選択されるのは，気道確保困難症例，患者の不快感をより軽減したい場合，および経鼻挿管が求められる場合，と考えられます。

誤嚥の危険が高い場合や血行動態が不安定な場合で意識下挿管が行われるとき，気管挿管が容易と予測されれば，通常の喉頭鏡を用いた挿管のほうがよい場合もあります。しかし，予測に反して（完全な予測は困難です）挿管が困難な場合は，ファイバー挿管への切り替えが必要になります。つまり，意識下挿管方法の選択にあたり，挿管困難度の評価が重要となります。

ファイバー挿管における意識下の意味：意識下ファイバー挿管の利点

ファイバー挿管は挿管困難症例に対応できるから全身麻酔下に行えばいいのでは，と考える人がいるかもしれません。しかし，全身麻酔（筋弛緩）下では，気道の支持組織は弛緩し，軟口蓋・舌根・喉頭蓋は沈下してファイバースコープによる観察を行うためのスペースは狭く[1,3]，

▼表6-2 ファイバー挿管時の経口挿管と経鼻挿管の比較

	経口挿管	経鼻挿管
スコープの正中維持	やや難	比較的容易
喉頭の観察	やや難	比較的容易
挿管用エアウェイ	必要	不要
鼻腔内処置	不要	必要
意識下挿管時の前処置(局所麻酔など)の所用時間	より短い	より長い(鼻腔内処置のため)
鼻出血の危険	なし	あり
気管チューブサイズの制限	特になし	あり
出血傾向, 頭蓋底骨折, 鼻腔病変時	対応可能	禁忌
高度開口制限・開口不能時	困難・不能	対応可能
嘔吐反射誘発	しやすい	しにくい

は有利な点

やみくもにスコープを挿入しても視野は閉塞し, 喉頭の観察が困難なことがあります。

これに対して意識下では,
1) 自然な気道開通および自発呼吸が保たれ, 安全性が高い(特に気道確保困難症例において)
2) 上気道組織(口腔, 咽頭, 喉頭の組織)の筋緊張は保持され, ファイバースコープの視野確保に有効
3) 深呼吸, 分泌物の嚥下などの指示によりファイバー挿管の補助が可能
4) 咳反射など, 気道の保護機構が保持される

という利点があります[1,3]。

ファイバー挿管においても, 気道確保困難症例では意識下挿管のほうが安全性が高いことを強調しておきます。

挿管経路(経口または経鼻)の選択

第2章で, 経口と経鼻のルートの比較, 適応を述べました。意識下ファイバー挿管施行にあたって, 各経路の利点・欠点(表6-2)を考慮に入れ, 経口か経鼻かの選択を行います[1,7]。経鼻のほうが喉頭の観察が容易なため, 意識下ファイバー挿管では経鼻挿管を第一選択とすべきとも考えられています。しかし筆者らは, 第2章で述べたように, 経口挿管を第一に選択しています。

ただし, 開口不能時のように経口挿管不能時や, 手術に経鼻挿管が必要な場合, 高度挿管困難症例では経鼻挿管を第一選択とします。もちろん, 意識下でも, 経口ファイバー挿管が困難であれば, 経鼻挿管への変更を考慮すべきです。

意識下ファイバー挿管の手技上の特徴：全身麻酔下ファイバー挿管と比較して

経口・経鼻ともに, 意識下ファイバー挿管で実施する手技は, 全身麻酔下ファイバー挿管(第5章参照)の場合と大きな違いはありません。

意識下ファイバー挿管の手技上の特徴としては,
1) 前処置(鎮静・鎮痛・局所麻酔)の施行
2) 呼気によるレンズの曇りが顕著なため, 十分な曇り止めが必要なこと
3) 咽頭・喉頭の反射によりスコープの視野が悪化したり, スコープやチューブの進行が妨げられることがあるので, 慌てずに適切な対処(待つ, 局所麻酔薬追加, 深呼吸促進)が必要なこと
4) 局所麻酔不十分時は, スコープから

局所麻酔薬を追加散布を行うこと
5) スコープによる咽頭・喉頭の視野の改善のために，深呼吸を促すこと
6) 挿管後に迅速に全身麻酔を導入する準備をしておくこと

が挙げられます。言い換えれば，これらの手技以外は，全身麻酔下の場合とほぼ同様です。

意識下ファイバー挿管の合併症・成功率・問題点

意識下ファイバー挿管の合併症としては，通常の気管挿管の合併症に加えて，
1) 不十分な局所麻酔によるもの：痛み，不快感，高血圧，喉頭痙攣，嘔吐の誘発など
2) 鎮静に伴うもの：過剰な鎮静による気道閉塞，低酸素血症など
3) ブロックに伴うもの：血腫，感染など
4) 特殊な手技に伴うもの：ファイバースコープからの酸素投与による圧外傷，胃破裂など
5) ファイバースコープ自体の損傷

などが報告[1,4]されています。注意深く行われた鎮静，局所麻酔下では，操作中の不快感は経口で5.1%，経鼻で8.7%とわずかです[1]。

意識下ファイバー挿管の成功率は非常に高く，熟練者が注意深く行えば，経口・経鼻ともに98%以上と報告[1]されています（序論表3参照）。不成功の原因としては，挿管者の経験不足，不十分な鎮静，不十分な局所麻酔による気管チューブ進行困難・咳・嘔吐，分泌物や出血によるスコープの視野不良，腫瘍性病変による視野不良などがあります[1,4]。

過少でも過剰でもない適切な鎮静，十分な気道の表面麻酔，分泌物の制御および愛護的で熟練した操作により，意識下ファイバー挿管は不快感を伴うことなく患者の安全を追求できる挿管手技となりうると思います。

§2 意識下ファイバー挿管の準備と鎮静・鎮痛

意識下ファイバー挿管に必要な準備には，患者に対しての準備，器具の準備，薬物の準備があります（表6-3）。

患者に対する準備

■説明

意識下ファイバー挿管の成功には，患者の理解と協力を得ることが必要です。そのためには，事前に表6-3Aに示した内容を十分説明しておく必要があります[1]。

■前投薬

ファイバー挿管成功のためには，適切な鎮静を得ること，および分泌物を抑制してスコープの視野をよくすることが重要です[1]。前投薬として，鎮静薬，抗コリン薬を投与しておきます（表6-3）。ベンゾジアゼピン系の鎮静薬を投与しておくと，意識下挿管時の不快な記憶を除去するのにも役立ちます。筆者らは通常成人に対して，搬入2時間前にトリアゾラム（ハルシオン®）0.25 mgを経口投与，搬入30分前に硫酸アトロピン0.5 mgを筋注しています。誤嚥の危険が高い場合はH₂拮抗薬（ガスター®，ザンタック®など）と，禁忌（器質的な消化管閉塞など）でなければメトクロプラミド（プリンペラン®）を静注しておきます。

必要器具の準備[1,8]

第3章で解説した器具の準備はすべて必要です。意識下挿管では，患者の呼気

▼表 6-3　意識下ファイバー挿管に必要な準備

	準備チェック	
A. 患者への準備		
説明	☐	①意識下挿管・ファイバー挿管の必要性，安全性について
	☐	②局所麻酔・神経ブロック・ファイバー挿管の方法・手順について
	☐	③鎮静，局所麻酔によりできる限り不快感除去に努めること
	☐	④挿管が完了すれば，すぐに全身麻酔薬により就眠が可能であること
前投薬	☐	鎮静薬：トリアゾラム，ゾピクロンなど
	☐	抗コリン薬：硫酸アトロピン
	☐	誤嚥性肺炎の予防：H_2 拮抗薬，メトクロプラミド
B. 器具（第 3 章参照）		
	☐	気管支ファイバースコープ（ビデオカメラ・モニター）
	☐	光源装置
	☐	潤滑剤
	☐	曇り止め液，滅菌温水
	☐	吸引装置，吸引カテーテル
	☐	気管チューブ
	☐	ファイバー挿管用エアウェイ（経口挿管時）
	☐	酸素投与用器具：鼻カニューレ，小児用マスク，ヘッドストラップ
	☐	経鼻挿管時：鼻腔内処置用器具（シャーレ，綿棒，ポビドンヨード綿棒など→第 5 章 §3 を参照）
	☐	ファイバースコープ用薬液噴霧カテーテル（任意→本章 §3 を参照）
C. 薬物		
鎮静薬	☐	ミダゾラム（1 mL ＝ 1 mg に希釈）など
鎮痛薬	☐	フェンタニルなど
拮抗薬（必要時）	☐	フルマゼニル，ナロキソン
表面麻酔用薬	☐	口腔・咽頭・喉頭：リドカインスプレー（8％），または 4％リドカイン入り Jackson 型スプレー
	☐	ファイバースコープから喉頭・気管への追加噴霧用：2〜4％リドカイン 2 mL 入り注射器 2〜3 本
	☐	鼻腔内：リドカインゼリー（2％）と 1％リドカイン E の等倍混合液など
	☐	経喉頭麻酔用：2％リドカイン 3 mL 入りの注射器
神経ブロック用薬	☐	上喉頭神経ブロック：1％リドカイン 1.5〜2 mL 入りの注射器 2 本（左用，右用）
全身麻酔導入薬	☐	プロポフォール，バルビツレートなどの静脈麻酔薬，または吸入麻酔薬

▶図6-1
意識下ファイバー挿管の前処置に必要な薬液の準備

鎮静・鎮痛薬，表面麻酔および神経ブロック用局所麻酔薬を準備しておく。

A：①ミダゾラム（ドルミカム1 mg＝1 mLに希釈），②フェンタニル（原液），③上喉頭神経ブロック用1％リドカイン1.5（～2）mL入りの注射器（23ゲージ針）2本（右用，左用），④経喉頭局所麻酔用1％リドカイン3 mL入りの注射器（22ゲージ静脈留置針；写真では保護キャップを外してある。または23ゲージ金属針），⑤スコープより追加注入用2％リドカイン2 mL（＋空気3 mL）入りの注射器（ワーキングチャンネル内の容量1～2 mLの薬液を押し出すために，空気を3～4 mL入れておく），⑥8％リドカインスプレー。

B：経鼻挿管は上記に加えて，⑦鼻腔内局所麻酔用薬と血管収縮薬（2％キシロカインゼリーと1％キシロカインEの等倍混合薬），⑧鼻腔内消毒用ポビドンヨード綿棒，を準備しておく。

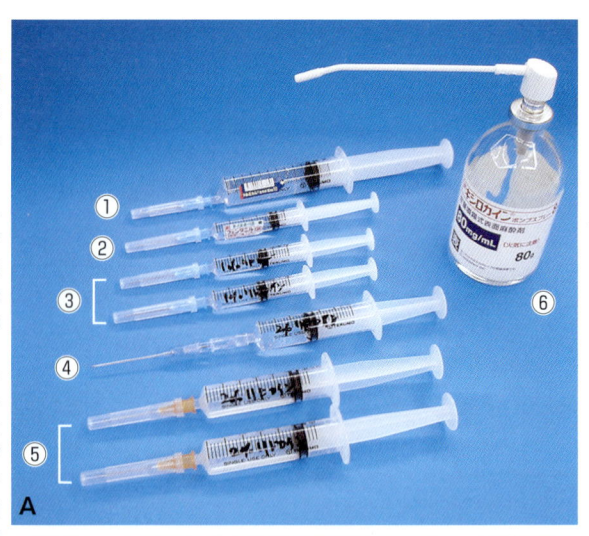

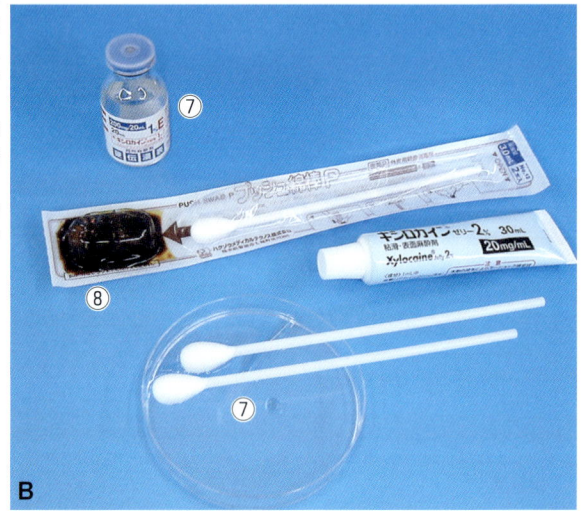

による対物レンズの曇りが顕著なため，曇り止め液の使用，温水に浸けるなど，十分な曇り止め対策が必要となります。

薬物の準備

薬物は，鎮静・鎮痛薬，表面麻酔および神経ブロック用局所麻酔薬を準備してお

きます。筆者らが準備しておく薬物を表6-3，図6-1に示します。詳しくは，以後の患者前処置の項で解説します。

挿管直前の前処置

意識下ファイバー挿管にあたって，手術室入室後に行う患者の前処置の手順は表6-4に示したとおりです。

◎モニター装着，点滴路の確保，患者の頭位

ファイバー挿管操作中も，手術時の標準的モニター（心電図，血圧計，パルスオキシメータ）を使用します。動脈血酸素

▼表6-4　手術室搬入後の患者前処置手順
①モニター装着，点滴確保，頭頸部伸展（後屈）位
②前酸素化，酸素継続投与
③抗コリン薬投与（適宜）
④鎮静・鎮痛
⑤気道の局所麻酔（表面麻酔・神経ブロック）

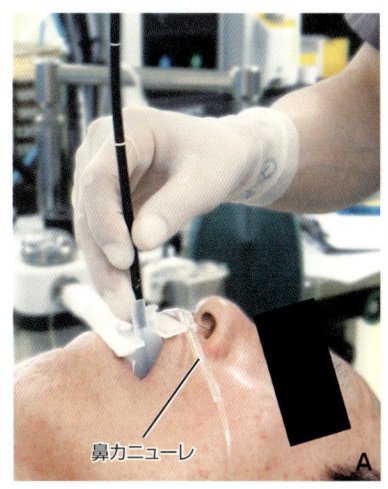

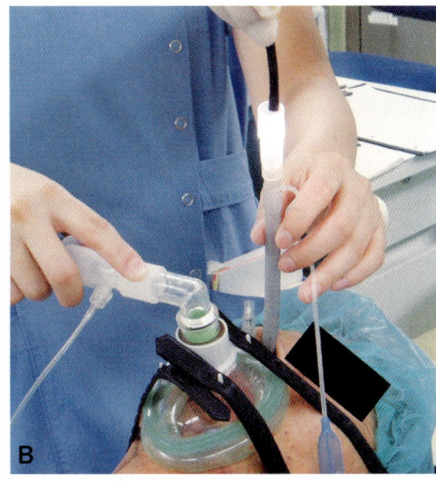

◀図6-2
意識下ファイバー挿管の前処置中・挿管操作中の酸素投与

口腔内の表面麻酔，神経ブロック，経口挿管操作中は鼻カニューレにて(A)，経鼻挿管操作中では口にマスク(小児用など)を当てヘッドバンドで固定し，口呼吸により酸素化を行っている(B)。

飽和度と，視診・カプノグラフなどにより，自発呼吸の有無および呼吸数をモニターすることは重要です[1,5]。

ファイバー挿管中の頭頸部位に関しては，全身麻酔下と同様に，頭頸部を少し伸展させた，頭頸部軽度伸展(後屈)位がよいと考えられています[1,3]。表面麻酔や神経ブロックも，この頭位が施行しやすいと思います。

◎前酸素化(preoxygenation)：
　挿管操作中も酸素投与を継続

意識下挿管では通常自発呼吸は維持されますが，鎮静・鎮痛薬の投与により酸素化は悪化する可能性があるため，操作中は酸素投与を行います。

まず，前酸素化として100％酸素を2～3分投与し，鎮静や表面麻酔，神経ブロックの合間にも酸素を継続して投与します。口腔内の表面麻酔，神経ブロック，経口挿管操作中は鼻カニューレにて(図6-2A)，経鼻挿管操作中では口にマスク(小児用など)を当て(ヘッドバンドで固定し)，口呼吸により酸素化を行います(図6-2B)[1,5]。

◎抗コリン薬投与

分泌物抑制のために，前投薬を投与しなかった場合，または追加投与として，搬入時に通常の成人なら硫酸アトロピンを0.2～0.3 mg程度静注します。

鎮静と鎮痛

適切な鎮静，鎮痛の目的・目標(コラム3の①②および表Aと表B)を達成するために，さまざまな鎮静・鎮痛薬が単独で，また組み合わせて用いられています(コラム3の③)。従来最もよく用いられてきた方法は，鎮静薬として，ミダゾラム1 mgずつ(総量1～3 mg，30 μg/kg程度)，鎮痛薬としてフェンタニルを50 μgずつ(通常成人では総量50～200 μg程度)適宜静注する方法です[1〜6]。両者とも最大効果発現時間は3～5分なので，効果判定には少なくとも**2～3分は待つ**ことが重要です。判定時間を十分に取らず続けて投与すると，鎮静が過剰になり，意識消失，気道閉塞を引き起こし，意識下挿管の利点が消失してしまいます。鎮静，鎮痛が過度になり，指示に応じられなくなったり，気道閉塞を起こす場合には，フルマゼニル，ナロキソンによる拮抗を考慮します[1,6]。最近，レミフェンタニル，デクスメデトミジン，プロポフォールも使用されています(コラム3の③表C)。

誤嚥の危険が高い場合，鎮静薬，麻薬により，気道の防御反射が減弱するため，投与を行うかどうかは議論の分かれるところです[1,2,5](コラム3の②，図A)。行う場合は十分注意して行います。

コラム3　意識下ファイバー挿管時の鎮静・鎮痛・局所麻酔

①意識下挿管時の鎮静・鎮痛の目的と目標レベル

意識下挿管時の鎮静，鎮痛の目的(表A)は，局所麻酔のみでもある程度達成できます。しかし局所麻酔のみでは，挿管操作の不快感および気道反射の防止には不十分で，挿管操作が困難になったり，また心・血管系の反応は十分抑制できません。したがって意識下挿管時は鎮静・鎮痛薬を投与するのが一般的です。適切な鎮静，鎮痛の程度の目標は表Bに示したとおりです。

②鎮静・鎮痛はどこまで行う？

鎮静，鎮痛，局所麻酔をどのレベルまで行うかは難しい問題で，意識下挿管の適応となった病態により違います。それぞれの状況に応じた施行レベルの目安を図Aに示します。

気道の反射が過度であれば，挿管操作は困難または不能になるため，ある程度は抑制しなければなりません。気道反射の防止には，麻薬の投与が有効ですが，誤嚥の危険が高い場合には，これらの反射を必要以上に抑制しないことも重要です。投与を行う場合には十分な注意が必要で，誤嚥の危険が高い場合は，レミフェンタニルなどの強力な麻薬の投与は控えるべきでしょう。

③意識下ファイバー挿管に用いられている　新しい鎮静・鎮痛薬(表C)

◎レミフェンタニル

レミフェンタニルは，短時間作用性の強力な麻薬で，単独投与で，またはミダゾラムなどの鎮静薬とともに使用することにより，術者，患者ともに満足のいく挿管操作が可能です。経鼻挿管時のチューブの鼻腔内通過時の患者の反応，咳反射の抑制は，従来のミダゾラム，フェンタニルの併用よりもよい状態が得られたという報告もあります。レミフェンタニルの強い鎮痛効果，咳反射抑制効果は利点ですが，誤嚥の危険がある患者には使用しないほうがよいかもしれません。レミフェンタニル単独では，健忘作用はありません。レミフェンタニル使用時は呼吸抑制，心拍数低下に注意し，年齢(例えば65歳以上)，患者状態(ASA≧Ⅲ)により，適宜減量すべきです。

◎デクスメデトミジン

デクスメデトミジンは，$α_2$鎮静，鎮痛，抗不安作用があり，呼吸抑制がないのが特徴で，意識下ファイバー挿管時の鎮静に用いられています(わが国では適応外使用)。デクスメデトミジンでは患者反応および咳反射は保たれるようです。問題点は，低血圧，徐脈などの循環抑制で，その防止のためには，10分以上かけての点滴静注が必要です。

◎プロポフォール

プロポフォールは局所麻酔併用下に，TCIで0.5～3.9μg/mL程度の濃度で使用されていますが，鎮静の程度としては深い鎮静から全身麻酔になります。プロポフォール持続投与と気道の局所麻酔による自発呼吸を維持した気管挿管では，気道閉塞，低酸素血症など重篤な合併症が多いこと，拮抗薬がないことが欠点です。

▼表A　意識下挿管時の鎮静・鎮痛の目的

目的①	局所麻酔および挿管操作による患者の不快感や苦痛を軽減する
目的②	局所麻酔および挿管操作に伴う咽頭・嘔吐反射，声門閉鎖反射，咳反射を軽減・抑制する*
目的③	局所麻酔および挿管操作を容易にする
目的④	局所麻酔および挿管操作に伴う循環系の反応を防止する
目的⑤	局所麻酔や挿管時の不快な記憶を残さない(健忘)

＊誤嚥の危険が高い場合には，これらの反射を必要以上に抑制しない

▼表B　鎮静の目標レベル

- 落ち着いた，和らいだ表情，またはやや眠そうな表情
- 操作に対して苦痛が少ない
- 言葉，軽い刺激による指示に応じて，開口や深呼吸ができる
- 気道閉塞がない
- 自発呼吸は維持できている
- 循環動態が落ち着いている
- 咳反射などの気道の防御反射が抑制されている，または温存されている*

＊誤嚥の危険が高い場合には，これらの反射を必要以上に抑制しない

④気道の局所麻酔はどこまで行う？

気道の局所麻酔には，最も簡便である表面麻酔を中心に行いますが，気道の防御反射である咽頭・嘔吐反射（求心路−遠心路：舌咽神経−迷走神経），声門閉鎖・喉頭痙攣（上喉頭神経−上喉頭神経，反回神経），咳反射（迷走神経−迷走神経）などは，単純な表面麻酔のみでは抑制できないことがしばしばあります。

過度の反射は，挿管操作（スコープによる観察，スコープの進行，チューブの進行）の著しい妨げになるため，ある程度以上は抑制したいものです。これらの反射の抑制には，麻薬の投与（前述），神経ブロック，ファイバースコープからの局麻薬の追加投与が有効です。しかし，これらの反射は気道を防御するためのものなので，誤嚥の危険が高い場合には必要以上に抑制しないことが意識下挿管の目的です。したがってこの場合は，麻薬の投与，神経ブロック，ファイバースコープによる局麻薬の追加投与は必要最小限にとどめるべきでしょう（図A，表6-5参照）。

文　献
青山和義．意識下気管挿管の適応と手技．臨床麻酔2011；35：538-47．

▼図A　鎮静・鎮痛・局所麻酔の施行の目安

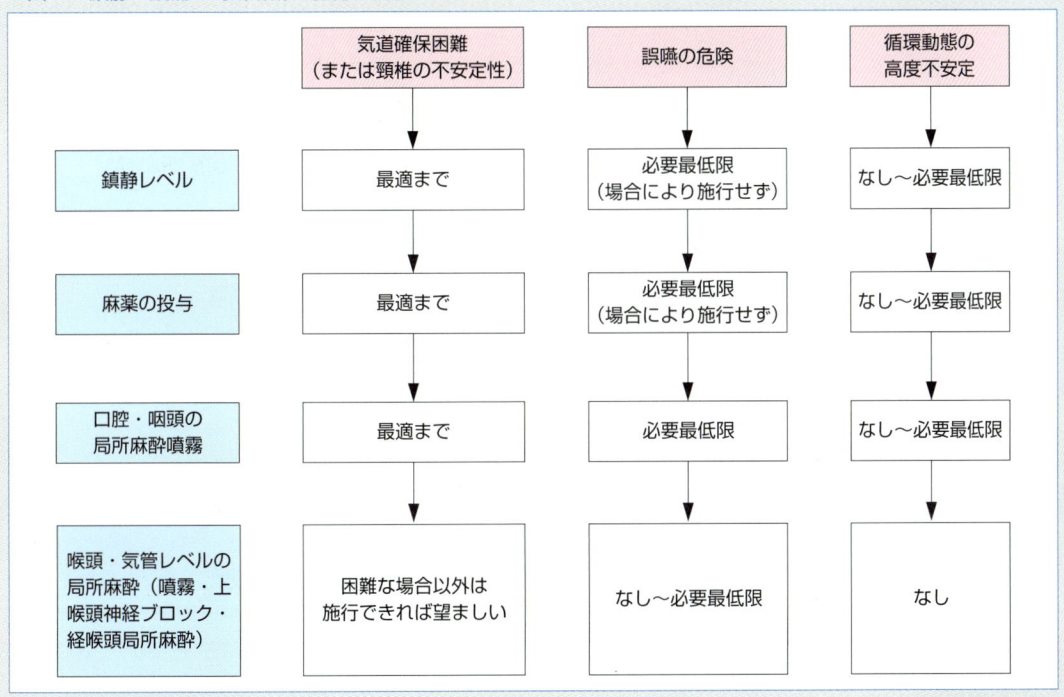

	気道確保困難（または頸椎の不安定性）	誤嚥の危険	循環動態の高度不安定
鎮静レベル	最適まで	必要最低限（場合により施行せず）	なし〜必要最低限
麻薬の投与	最適まで	必要最低限（場合により施行せず）	なし〜必要最低限
口腔・咽頭の局所麻酔噴霧	最適まで	必要最低限	なし〜必要最低限
喉頭・気管レベルの局所麻酔（噴霧・上喉頭神経ブロック・経喉頭局所麻酔）	困難な場合以外は施行できれば望ましい	なし〜必要最低限	なし

▼表C　意識下ファイバー挿管時に用いられる鎮静・鎮痛薬

薬物				平均的使用量[注1]
分類	一般名	商品名		
鎮静薬	ミダゾラム	ドルミカム®	鎮痛薬併用	1mgずつ静注。総量：1〜3mg（25〜40 μg/kg）
	プロポフォール	ディプリバン®など	鎮痛薬併用	1〜3mg/kg/hr，またはTCI：0.5〜1（〜3.9）μg/mLで静注
	デクスメデトミジン	プレセデックス®	単独	初期負荷量1 μg/kgを10分以上かけて静注後，0.2〜0.7 μg/kg/時で持続静注
鎮痛薬	フェンタニル	フェンタニル®	鎮静薬併用	50 μgずつ静注。総量：50〜200 μg（0.5〜2 μg/kg）
	レミフェンタニル	アルチバ®	鎮静薬併用	0.05〜0.075 μg/kg/min
			単独	0.15（〜0.5）μg/kg/min

注1　併用薬，局所麻酔などの併用，挿管経路，患者状態により，使用量は適宜増減する

§3　気道の局所麻酔

意識下挿管中の患者の痛み，不快感，過度の反射（嚥下反射，咽頭・嘔吐反射，咳，声門閉鎖，喉頭痙攣など），および分泌物増加を抑制するために，鼻腔，口腔，咽頭，喉頭，気管の気道粘膜への局所麻酔が必要となります。

気道への神経は，三叉神経，顔面神経，迷走神経，舌咽神経，舌下神経が複雑に関与しており（第1章参照），単一の方法では十分な局所麻酔は困難であるため，いくつかの方法を組み合わせて行います。

局所麻酔の方法としては，①表面麻酔〔塗布または滴下，スプレー（噴霧），ファイバースコープより投与する spray as

▼表6-5　意識下ファイバー挿管における気道の局所麻酔方法

	①基本的な表面麻酔のみの場合	②表面麻酔と神経ブロック・経喉頭局所麻酔併用の場合	③スコープより局所麻酔薬の追加投与：spray as you go 法（左記の①または②と併用）	④誤嚥の危険が高い場合
鼻腔（経鼻挿管時のみ）	綿棒にて塗布，滴下，スプレー	①同様表面麻酔	①同様表面麻酔	①同様表面麻酔
口腔・舌・咽頭	表面にスプレー	①同様表面麻酔	①同様表面麻酔（＋スコープより噴霧）	①同様表面麻酔
喉頭	表面にスプレー（深呼吸）	（①同様表面麻酔）＋上喉頭神経ブロック	①または②＋スコープより噴霧	施行せず，または必要時挿管直前にスコープより噴霧
声帯・気管	表面にスプレー（深呼吸）	（①同様表面麻酔）＋経喉頭局所麻酔	①または②＋スコープより噴霧	施行せず，または必要時挿管直前にスコープより噴霧

▼表6-6　気道の局所麻酔時のリドカイン総使用量の1例

	①基本的な表面麻酔のみの場合	②表面麻酔と神経ブロック・経喉頭局所麻酔併用の場合	③スコープより局所麻酔薬の追加投与（左記の①または②と併用）	④誤嚥の危険が高い場合
鼻腔（経鼻挿管時のみ）	鼻腔内処置用混合液* 10 mL中1/2使用＝75 mg	①同様表面麻酔＝75 mg	①同様表面麻酔＝75 mg	①同様表面麻酔＝75 mg
口腔・舌・咽頭	8 mg（8％**）4プッシュ＝32 mg	①同様表面麻酔＝32 mg	①同様表面麻酔＝32 mg	①同様表面麻酔＝32 mg
喉頭	8 mg（8％**）2プッシュ＝16 mg	（①表面麻酔＝16 mg）＋上喉頭神経ブロック 10 mg/mL（1％）1.5 mL 左右2か所＝30 mg［小計46mg］	②（46 mg）＋スコープより噴霧20 mg/mL（2％）2 mL＝40 mg［小計86 mg］	施行せず，または必要時スコープより噴霧20 mg/mL（2％）2 mL＝40 mg
声帯・気管	8 mg（8％**）2プッシュ＝16 mg	（①表面麻酔＝16 mg）＋経喉頭麻酔20 mg/mL（2％）3 mL＝60 mg［小計76 mg］	②（76 mg）＋スコープより噴霧20 mg/mL（2％）2 mL＝40 mg［小計116 mg］	施行せず，または必要時スコープより噴霧20 mg/mL（2％）2 mL＝40 mg
経口時総使用量[注]（経鼻局麻時）	経口時　64 mg（経鼻時　139 mg）	経口時　154 mg（経鼻時　229 mg）	経口時　234 mg（経鼻時　309 mg）	経口時　112 mg（経鼻時　187 mg）

＊本文参照：2％キシロカインゼリー5 mL（100 mg）と1％キシロカインE 5 mL（50 mg）混合液＝10 mL
＊＊8％リドカインスプレーは1プッシュで8 mg（0.1 mL）噴霧。
注）ここに示したものは一例であり，方法，使用濃度，施行回数により，総使用量は変化する。自分の使用方法で確認が必要。

you go 法[1]〕と，②神経ブロックがあります。どんな場合に，それぞれの部位に，どのような方法で，どの程度の局所麻酔を施行するかは，鎮静・鎮痛の場合と同様に難しい問題で一定の見解はありませんが，一つの目安を表6-5，コラム3の④，図Aに示します。局所麻酔薬中毒にならないように，局所麻酔薬の総使用量には十分注意します(表6-6)。

まずは表面麻酔 (局所麻酔薬噴霧) (表6-5)

口腔内，舌表面，咽頭，喉頭の局所麻酔を施行するのに一番簡便かつ基本的方法は，8％リドカインスプレー（キシロカイン®スプレー）を用いて，リドカインを各組織の粘膜に順次噴霧して表面麻酔を行う方法です[1,2,4,5]（図6-3）。これだけで気道の局所麻酔は十分な場合も多くあります[1,5]。Jackson型噴霧器（図6-4）を用いて4％リドカインを噴霧するのもよい方法です[1,9]。咽頭，舌根部，喉頭部へのスプレーには，喉頭鏡または舌圧子で舌をよけて行います。喉頭へのスプレー時に深呼吸を促せば，局所麻酔薬（リドカイン）を喉頭内，気管内へ十分に行き渡らせることも可能です。坐位での噴霧も有効です。

神経ブロック・気管内局麻注入を組み合わせて (表6-5)

口腔，咽頭粘膜は上記の方法で比較的容易に表面麻酔が可能ですが，奥にある喉頭や気管へは，十分な表面麻酔はやや困難な場合があります。特に，開口制限，小額症，頸椎の可動域制限などの挿管困難症例では，喉頭の観察が困難なため，喉頭，気管の表面麻酔は効果が不十分なことがあります。喉頭，気管の局所麻酔には，表面麻酔のみよりも，上喉頭神経ブロック，経喉頭局所麻酔（経喉頭ブロック）を併用すると，患者の不快感，気道反射，および循環系の反応防止に有効

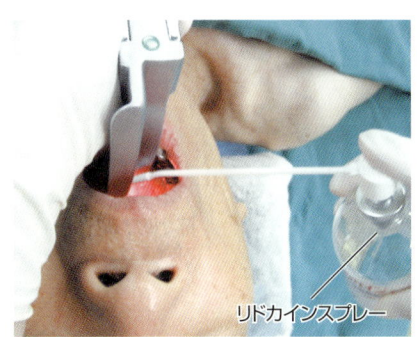

◀図6-3
口腔・咽頭内の表面麻酔 (局所麻酔薬噴霧)
8％リドカインスプレーにて，口腔内，舌表面，咽頭，喉頭の粘膜に順次スプレーをして，口腔・咽頭・喉頭の表面麻酔を行う。喉頭鏡で舌を軽く圧排している。

リドカインスプレー

▼図6-4
口腔・咽頭内の局所麻酔薬噴霧用Jackson型噴霧器と4％リドカイン
4％リドカイン液を噴霧器内に入れて，気球を押して噴霧を行う。市販のリドカインスプレーよりも粒子が細かく，刺激が少ない。

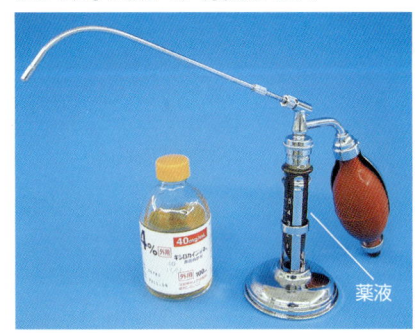

薬液

です[2,4,5]。舌骨，甲状軟骨，輪状甲状膜といったブロック時のランドマークの触知・確認が容易であることが必要条件です。ファイバー挿管では舌根部表面を強く圧迫しないため，嘔吐反射の誘発は比較的少なく，舌咽神経ブロックは必要ないでしょう[3]。

上喉頭神経ブロック[1,2,4,5,9]

■解剖 (第1章参照)

舌根の一部，喉頭入口部の知覚は，迷走神経の枝である**上喉頭神経の内枝**に支配されています。上喉頭神経は頸動脈付近を深く下降し，舌骨の大角近くで表面に出てきて内枝（知覚枝）と外枝（運動枝）に分かれます（図6-5）。内枝は甲状舌骨膜を上喉頭動静脈とともに貫き，**舌根部**から**喉頭蓋，披裂喉頭蓋ヒダ，披裂軟骨部分**など声門上の喉頭組織の粘膜に分布し

▼図6-5　上喉頭神経ブロック
上喉頭神経は，舌骨の大角近くで表面に出てきて内枝(知覚枝)と外枝(運動枝)に分かれ，内枝は甲状舌骨膜を上喉頭動静脈とともに貫き，舌根の一部，声門上の喉頭組織の粘膜に分布している。①舌骨の大角に針先を一度当てて，②針先をやや尾側，腹側方向へ少しすべらせ，甲状舌骨膜を貫き，局所麻酔薬を注入する。

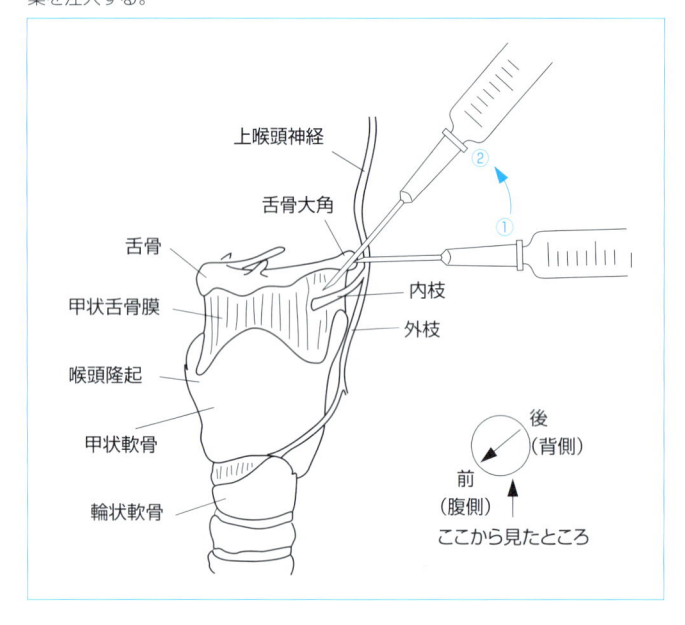

ます。したがって上喉頭神経内枝をブロックすると，声門上の喉頭組織の知覚を遮断でき，意識下挿管には有用です。

外部から行う方法として，舌骨大角または甲状軟骨上角を目印とする2種類の外側法[5]と，舌骨の大角と甲状軟骨上角の間を穿刺するアプローチがあります[1]。甲状軟骨上縁(正中から左右2 cm)で行う方法[5]や内部(口腔咽頭内)から行う方法もあります[5]。筆者らは舌骨の大角を目印とする外側法を行っています。

■準備

2.5 mL(または3 mL)の注射器に1%[1,2,4](または2%[5])リドカイン(またはメピバカイン)を1.5〜2 mL入れ，23ゲージ針[1,2,4](または25ゲージ針[1,5,9])を付けて準備しておきます。左右の上喉頭神経ブロック用に2本用意します(表6-3，図6-1)。

上喉頭神経ブロックの実際

上喉頭神経は左右どちらからブロックしてもかまいません。施行者が右利きの場合は，左右の手の位置の関係上，左側のブロックのほうが少し容易です。

①体位・触知

▼図6-6
上喉頭神経ブロックに必要な前頸部の解剖

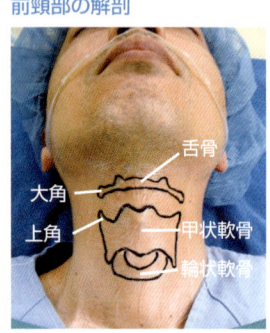

▼図6-7　舌骨の触知方法

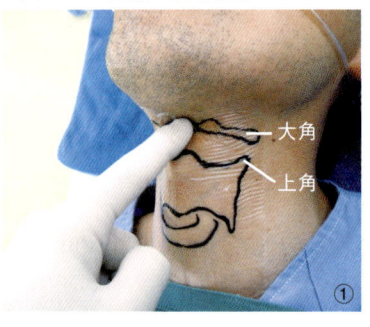

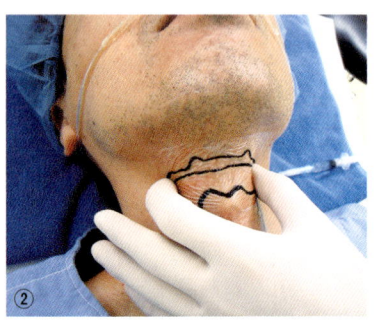

ブロック施行時には，患者を仰臥位，頭頸部軽度伸展位にして，触診により舌骨，甲状軟骨の位置を確認しておきます(図6-6)。舌骨の触診は，いきなり左右の大角から触れようとすると，甲状軟骨上角と誤る危険があるので，正中からたどっていくのがよいと思います。

まず舌骨の正中を触知し(図6-7①)，そのまま左右にたどり，左右の大角(舌骨の両端)を触知します(図6-7②)。施行側の舌骨大角を触知する時，反対側の大角を助手に軽く押してもらうと，施行側を触知しやすくなります。この舌骨大角の位置を針の刺入点とします[5](図6-8A①)。刺入部位を消毒し，穿刺は無菌的に行います。

②〜④左側の上喉頭神経ブロック

②患者の左側に立ち[5]，右側の舌骨の大角を助手に軽く押してもらいながら（図6-8Aの○），左側の舌骨の大角を左手示指で触知します（図6-8A①）。大角を押さえた示指のわずかに背側に，準備した注射器の針を刺入し，針先を一度大角に当てます（図6-5①，6-8A①）。針先にコツッとした感じが得られます。示指による触知が十分なら5〜10 mm程度で針先は大角に当たります。

▼図6-8A　左側の上喉頭神経ブロック

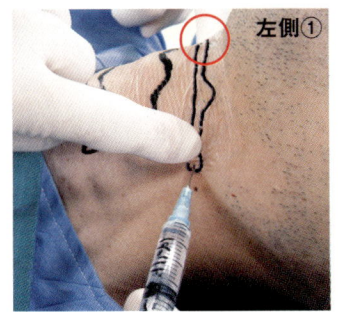

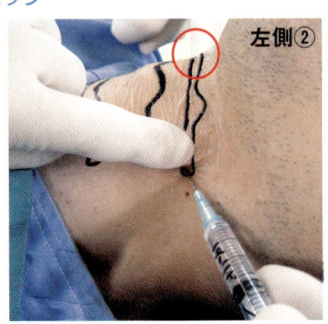

③そこから針先を大角のやや尾側，腹側方向へ少しずつすべらせ[5]，進めていくと（図6-5②，6-8A②），針先が甲状舌骨膜を貫くザリッとした感じと，わずかな抵抗消失感を触知できます。

④ここで針先を動かさないようにシリンジを吸引し，空気（針先が深すぎ咽頭内にある）や血液（上喉頭動静脈または内頸動脈より）の逆流がなければ，注射器内の1％（2％）リドカイン（またはカルボカイン）を1.5 mL（〜2 mL）[1,2,4,5]注入します。針を抜いた後は，穿刺部位を2〜3分圧迫します。

⑤右側の上喉頭神経ブロック

患者の右側頭側寄りに立ちます[5]。左側の舌骨を助手に軽く押してもらいながら（図6-8Bの○），右側の舌骨の大角を左手示指で触知し（図6-8B①），示指のわずかに腹側に注射器の針を刺入します。針先を一度大角に当てた後，針先を尾側・わずかに腹側に向けて進めます。甲状舌骨膜を針先が貫いた感じが得られたら（図6-8B②）シリンジを吸引し，血液の逆流がなければ，注射器内の1％リドカイン（カルボカイン）を1.5〜2 mL注入します。

▼図6-8B　右側の上喉頭神経ブロック

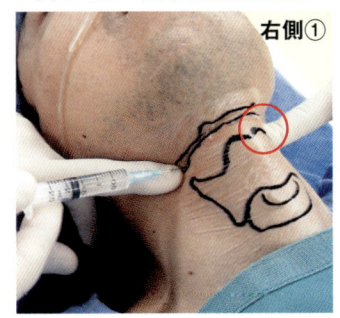

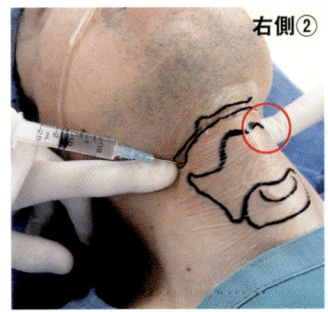

⑥別法

一人で両側の舌骨大角を押しながら行う方法もあります。右側のブロック時は患者の右頭側に立ち[9]，左手示指（中指）で右側の舌骨の大角を触れ，左手母指で左側の舌骨の大角を押し，示指のやや背側から右側舌骨大角に向かって穿刺します（図6-9A）。その後，前述と同様に針先を一度大角に当て，尾側，腹側方向へずらして甲状舌骨膜を貫き，薬液を注入します。

▼図6-9　上喉頭神経ブロック（別法）

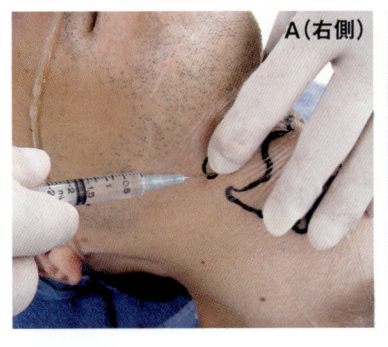

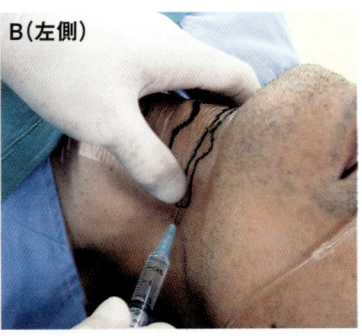

左側のブロック時は左側に立ち，左手母指で左側の舌骨の大角を，示指（中指）で右側の舌骨の大角を押し，母指のやや背側から左側舌骨大角に向かって穿刺します（図6-9B）。

■上喉頭神経ブロックの禁忌と合併症

◎禁忌

舌骨が触知困難な場合，出血傾向がある場合，ブロック部位の感染，病変がある場合，局所麻酔薬アレルギーがある場合，誤嚥の危険が高い場合などは禁忌です[5,9]。

◎合併症

出血部位の血腫，感染などの合併症があります[5,9]。

▼図6-10　経喉頭局所麻酔(経喉頭ブロック・経気管ブロック)
輪状甲状膜を穿刺して局所麻酔薬を喉頭・気管内に注入すると，反回神経支配の声帯(声門下)および気管粘膜の知覚の局所麻酔を行うことができる。

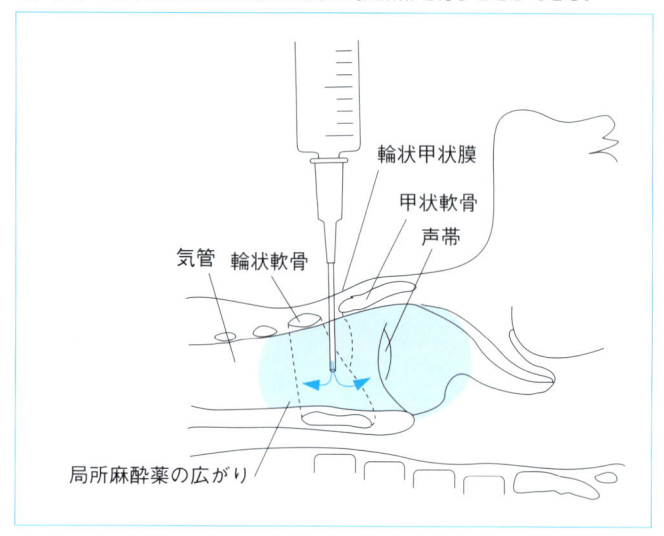

経喉頭局所麻酔
(経気管局所麻酔)[1,2,4,5,9]

■解剖(第1章参照)

声帯ヒダ，声門下腔および気管粘膜の知覚は，迷走神経由来の**反回神経**支配です。輪状甲状膜を穿刺して局所麻酔薬を気管内に注入すると，声帯(声門下)および気管粘膜の知覚の局所麻酔が行えます(図6-10)。

この方法は，経喉頭ブロック，経気管ブロック[3,6]ともいわれていますが，反回神経のブロックというよりも表面麻酔[5]であり，また経気管というよりも経喉頭のほうが正確でしょう[2,9]。左右の反回神経はそれぞれの声帯の知覚，運動をともに支配しており，もし両側の神経ブロックを行ったとすると，完全気道閉塞も起こし得ます[5]。

■準備

2%[1,2,4,5](または4%[5,9])リドカイン3 mL(2〜5 mL[1,2,4,5,9])入りの5 mLの注射器に，23ゲージ金属針[2,4]，または20〜22ゲージ静脈留置針[1,4,5]を付けて準備しておきます。細い25ゲージ金属針や静脈留置針外筒は，薬液を気管内注入時に患者が咳き込むと**折れ曲がる**ことがあるので注意してください。

経喉頭局所麻酔の実際

方法

▼図6-11　経喉頭局所麻酔の手技

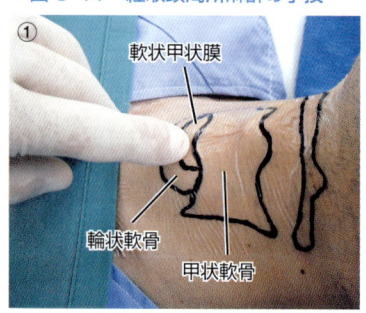

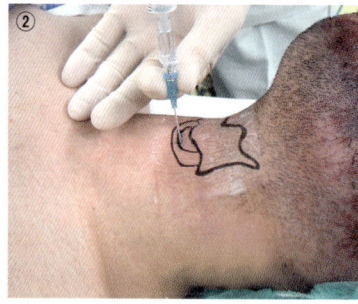

① 患者を仰臥位，頭頸部軽度伸展位にして，甲状軟骨，輪状軟骨，輪状甲状膜をしっかり触知します(図6-11①)。刺入部位を消毒し，穿刺は無菌的に行います。

② 輪状甲状膜の正中やや輪状軟骨寄りを刺入点とし[1,9]，準備した注射針をベッドに垂直方向(または，やや尾側)へ穿刺します(図6-11②)。針を少しずつ進めると，輪状甲状膜を貫く時に，抵抗の消失を感じます。

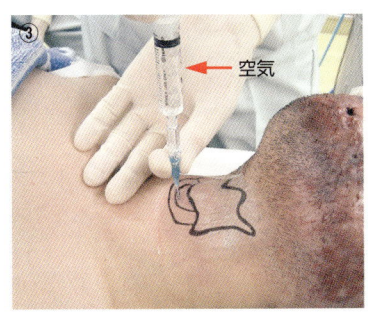

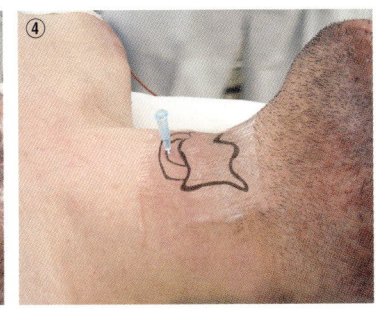

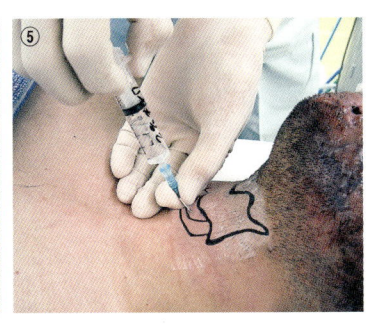

③そこで，針先をしっかりと固定して，シリンジを吸引します．針先が喉頭内にあれば，空気を吸引できます（図6-11③）．
④静脈留置針使用の場合は，ここで内針を抜去し，外筒のみを喉頭内に留置します（図6-11④）．外筒に注射器を再装着し，もう一度空気の吸引を確認します．
⑤患者に深呼吸を促し，吸気終了時に注射器内の局所麻酔薬を一気に喉頭気管内へと注入し（図6-11⑤），針（留置針）を抜去します．薬が喉頭内へ入ると患者は激しく咳き込みますが，この咳により，局所麻酔薬が声帯や気管内へと広がります．この時に金属針は，食道を穿刺する可能性があるので，深く刺入しすぎない注意が必要です．静脈留置針はこの心配がありません．

■経喉頭局所麻酔の禁忌と合併症

◎禁忌

輪状甲状膜の触知が困難な場合，頭蓋内圧亢進患者，慢性の咳・頸椎の不安定性・出血傾向がある場合，ブロック部位の感染・病変がある場合，局所麻酔薬アレルギーがある場合，誤嚥の危険が高い場合は禁忌と考えられます[5,9]．

◎合併症

出血（皮下，気管内），皮下気腫，感染，声帯の損傷，食道穿孔などが挙げられますが，高度な合併症は比較的まれです[5,9]．

ブロック困難時や局麻薬の追加投与はファイバースコープから局麻薬を噴霧（spray as you go 法）（表6-5③，図6-12）

肥満患者，短頸症例では舌骨，輪状甲状膜が触知困難で，ブロックを行えない場合があります．また，ファイバースコープを進める途中で，喉頭への局所麻酔が不十分なことが判明する場合もあります．気道の局所麻酔が不十分だと，咽頭反射，咳反射などにより，ファイバースコープによる気道の観察およびスコープや気管チューブの進行が妨げられます．局所麻酔薬を追加投与して，このような反射を予防する必要があります．

ファイバースコープを進めて行く途中で，操作チャンネル（第2章参照）から順次局所麻酔薬（2〜4％リドカイン 2〜3 mL[5,9] ＋ 空気 3〜4 mL）を注入し（図6-12A），咽頭，喉頭，声帯，気管の表面麻酔を行うことができます．いわゆる "spray as you go 法" です[1]．操作チャンネルから局所麻酔薬を注入する際には，①鉗子口から直接（図6-12A），②鉗子口に挿入した専用噴霧カテーテル（気管支ファイバースコープ付属）から噴霧（図6-12BCD），③鉗子口に挿入した硬膜外カテーテル[1]から投与する方法があります．

操作チャンネル内には 1〜2 mL の容量があるため，鉗子口から直接注入する際には薬液 2 mL だけではスコープ先端まで到達しません．注射器に**空気を3〜4 mL** 入れておき，チャンネル内の薬液を押し出すようにします．また薬液注入時に**深呼吸を促して**，奥まで局所麻酔薬を到達させます．局所麻酔薬注入後はすぐにスコープを進めずに，30〜45秒程度そのままの状態で待ちます[1]．せっかく注入した薬液を吸い出さないように，この間の吸引も控えましょう．

▼図6-12 ファイバースコープからの局所麻酔薬の追加投与（spray as you go法）

ファイバースコープの操作チャンネルから局所麻酔薬（2〜4％リドカイン2〜3 mL ＋空気3〜4 mL）を注入し，咽頭，喉頭，声帯，気管の表面麻酔を追加する。鉗子口から直接（A），または鉗子口に挿入したスコープ専用薬液噴霧カテーテル（B）から噴霧を行う。スコープ専用薬液噴霧カテーテル（C）は全長約110 cmで，鉗子口に挿入するとその先端はスコープ先端のチャンネル開口部から出てくる（D）。

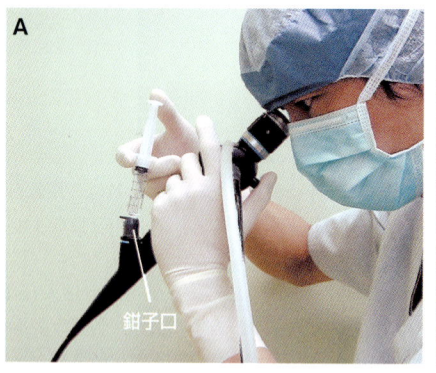

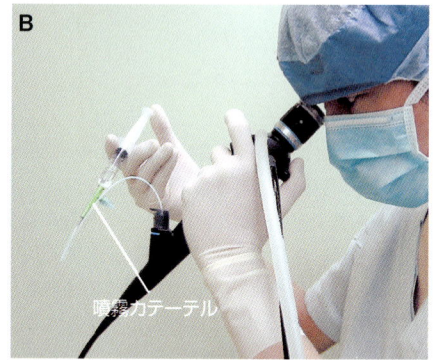

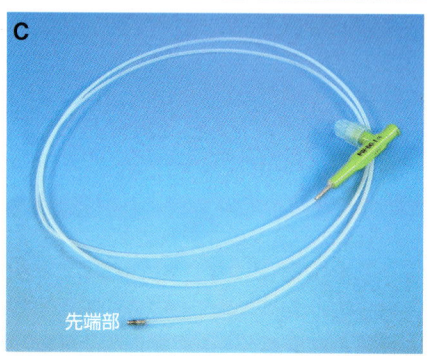

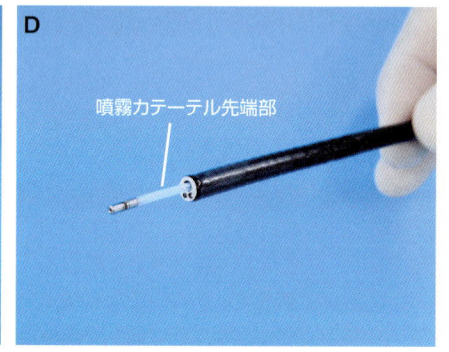

A 鉗子口
B 噴霧カテーテル
C 先端部
D 噴霧カテーテル先端部

誤嚥の危険が高い場合は，注意！（表6-5 ④）

誤嚥の危険が高い場合は，喉頭・気管の局所麻酔は気道の防御反射を抑制するため，施行しないほうが安全だろうと考えられています。しかし，喉頭の反射によりファイバースコープを声門へ進めるのが困難なときなどは，ファイバースコープから局所麻酔薬を投与（spray as you go法）すれば，挿管直前に局所麻酔を行うことができ，防御反射抑制から挿管完了までの時間はごく短いため，危険を最小限に抑えることができると考えられています[1,5]。

経鼻挿管時の鼻腔内局所麻酔（表6-5, 図6-1B）

意識下経鼻挿管時は，鼻腔粘膜への表面麻酔，鼻出血予防のための血管収縮薬の塗布，および鼻腔内の消毒が必要です。具体的処置は，第5章§3, §4を参照してください。

筆者らは1％キシロカインE（1％リドカインと10万倍アドレナリンの混合液）とキシロカインゼリー（2％）を3〜5 mLずつ，シャーレの中で等倍に混合し，1.5％リドカイン・20万倍アドレナリン混合溶液を作製して使用しています[10]。これを2〜3本の綿棒（15 cm程度の長いもの）を用いて鼻腔内へ塗布します。綿棒を鼻腔内に進める際には，まず垂直方向（鼻咽頭方向），そして頭側，右側，左側にも向け[5]，混合液を鼻腔内全体に浸透させます。前述の混合液や2〜4％リドカインを注射器で鼻腔内に滴下，または8％リドカインスプレーを併用する場合もあります。鼻腔内の消毒には，既製のポビドンヨード綿棒（10％ポビドンヨード）が便利です。

§4 意識下経口ファイバー挿管の実際

患者の前処置が終了し，適度な鎮静，気道の局所麻酔が得られた後，表6-7に示した手順で順次ファイバー挿管を施行します。その方法は基本的には，第5章の「全身麻酔下経口ファイバー挿管（スコープ先行法またはチューブ先行法）」と同様です。全身麻酔下との違いは，本章§1を参照してください。

■表6-7　意識下経口ファイバー挿管の手順

A. 操作直前処置	①	ファイバー挿管時の頭位：頭頸部軽度伸展位をとる
	②	開口して挿管用エアウェイを口腔内に挿入
	③	口腔・咽頭内の分泌物を吸引
	④	前酸素化（preoxygenation）
	⑤	静脈麻酔薬を点滴回路に接続し，投与準備
B. ファイバースコープを気管内へ留置	⑥	ファイバースコープを保持，口腔内へと挿入 　スコープ先行法：ファイバースコープを口腔内へ挿入 　チューブ先行法：気管チューブを口腔内挿入後，スコープをチューブ内から口腔内へ挿入
	⑦	スコープを口腔から咽頭内へ進める：口腔・咽頭・喉頭を観察
	⑧	スコープを喉頭・声門から気管内へと挿入
C. 気管チューブを気管内へ留置	⑨	気管チューブを口腔から咽頭・喉頭・声門・気管内へ進める
	⑩	気管挿管確認・チューブの位置確認・スコープの抜去
D. 挿管後処置・全身麻酔導入	⑪	カフ注入・呼吸回路接続・気管挿管再確認（視診，聴診，カプノグラフ）
	⑫	全身麻酔導入（静脈麻酔・吸入麻酔）・筋弛緩薬投与（必要時）
	⑬	挿管用エアウェイ抜去・チューブ固定

A　操作直前処置

①ファイバー挿管の頭位として頭頸部軽度伸展位をとり，
②ファイバー挿管用エアウェイの口腔内挿入，
③分泌物の吸引を第5章と同様に行います。
そして
④前酸素化を行い，酸素投与を継続します（図6-2A）。
⑤挿管完了後に麻酔を直ちに導入できるように，静脈麻酔薬を点滴回路の三方活栓に接続して準備しておきます（図6-13）。これを忘れると，挿管後に慌てることになります。

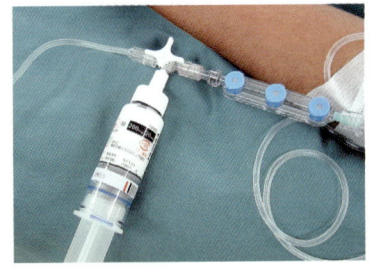

◀図6-13 静脈麻酔薬投与準備

B　ファイバースコープを気管内へ留置

⑥スコープの口腔内挿入

意識下経口ファイバー挿管においても，チューブ先行法，スコープ先行法のどちらも行えます。**スコープ先行法**（第5章§1参照）では，最初にスコープを直視下に口腔内の挿管用エアウェイ内へと挿入します（チューブはあらかじめスコープに通しておく）。**チューブ先行法**（第5章§2参照）では，最初にチューブをエアウェイ内に数センチ挿入してから，チューブ内にファイバースコープを挿入します。

⑦口腔・咽頭・喉頭の観察

挿入する口腔エアウェイにより，口腔から咽頭の視野は少し違います（第4章参照）が，エアウェイ先端部分から咽頭へとスコープを進めて咽頭・喉頭・声門を観察します。チューブ先行法でチューブ出口の視野が閉塞する場合は（最初に挿入したチューブが深い），チューブ位置を調節します（第5章§2参照）。意識下挿管の場合，患者の自然の気道が保持され，視野のためのスペースが確保されやすいことが利点であり，自発呼吸により喉頭蓋が上下しているのが観察できます。

しかし，口腔から咽頭にかけては軟口蓋部分で（図6-14①），咽頭では舌根部分で気道の視野は閉塞傾向にあります。また喉頭蓋が咽頭後壁に接近し，声門の観察が困難な場合もあります（図6-15①）。この場合意識下においては，患者に深呼吸を促せば，口腔，咽頭，喉頭の気道のスペースは広がり（図6-14②），喉頭蓋が大きく挙上します（図6-15②）。鎮静の程度が強く気道閉塞により視野が確保できない場合は，助手により下顎挙上を施行します。

▼図6-14　深呼吸による口腔から咽頭のスコープ視野の改善（経口挿管時）
①：軟口蓋部分での視野の閉塞
②：深呼吸により口腔，咽頭のスペースが広がり，口蓋垂・口峡・咽頭および咽頭後壁が観察可能となる

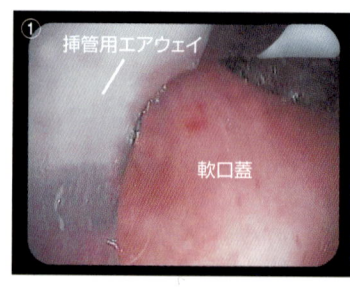

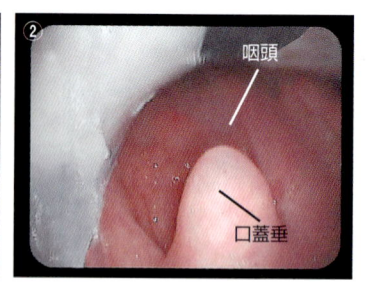

▼図6-15　深呼吸による咽頭・喉頭のスコープ視野の改善（経口挿管時）
①：舌根・喉頭蓋の沈下により声門は見えない。
②：深呼吸により，舌根および喉頭蓋が大きく挙上し，声門が観察可能となる。

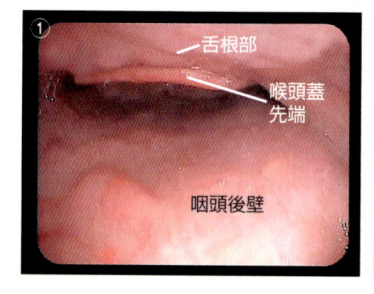

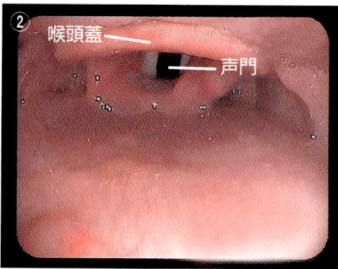

この下顎挙上操作は，前述したように全身麻酔下ファイバー挿管において，よい視野を得るために重要な手技ですが[1,11,12]，意識下挿管においても有用です。もし，鎮静が過度で，深呼吸の指示に応じなかったり，気道閉塞が高度であれば，前述したようにフルマゼニル（アネキセート®：ベンゾジアゼピン系薬の拮抗薬），ナロキソン（ナロキソン®：麻薬拮抗薬）の投与を考慮します[1]。

⑧スコープの気管内への挿入

ファイバースコープを喉頭蓋の下（背側）へと通過させて声門が間近に見えたら，吸気時にタイミングを合わせてスコープを声門間・気管内へと進めていきます。ここでも深呼吸の促進が声門の開大に有用です（図6-16①②）。

喉頭の局所麻酔が不十分な場合や，誤嚥の危険により喉頭の局所麻酔を施行しなかった場合は，咽頭反射，喉頭痙攣，または一過性の声門閉鎖反射により，スコープを声門間へと進めるのが困難なことがあります。しかし多くの場合は，深呼吸を何回か繰り返してもらう間に，スコープを気管内へと進めることができます。反射が強く，声門間通過がどうしても困難な時は，スコープの操作チャンネルから前述した方法で喉頭に局所麻酔を追加すると，反射が弱まりスコープは声門を通過できるはずです。

▼図6-16　深呼吸による声門の開大
①：呼気時，②：深吸時
スコープ，気管チューブの気管内挿入時は，深吸気時にタイミングを合わせて行う。

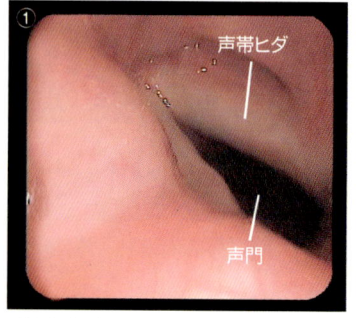

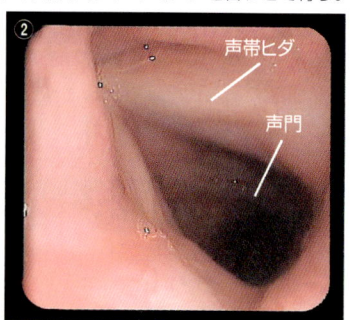

スコープが声門を通過して気管内に入った時，局所麻酔が十分効いていれば咳反射は起こりません。局所麻酔が不十分である場合，また施行しなかった場合は咳反射が起こり，気管内のスコープ視野がぶれることがあります。視野がぶれると，スコープの位置の確認は困難です（図6-17）。喉頭反射や咳によりスコープは，声門から逸脱することもあります。慌てずに，スコープから局所麻酔薬を追加投与するか，咳が収まるのを待ち，スコープが気管内にあることを確認して，スコープを気管分岐部が見える位置まで進めます。

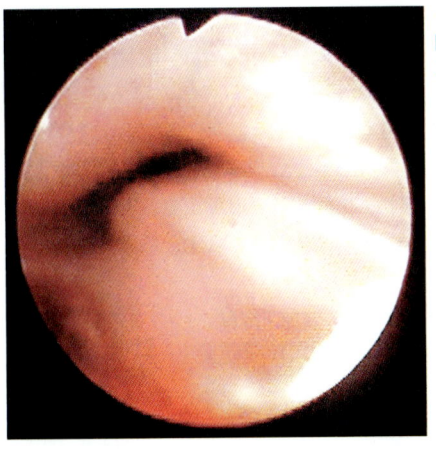

◀図6-17
咳による
スコープ視野のぶれ

C　気管チューブの気管内への挿入

⑨気管チューブの進行

ファイバースコープを正しく気管内に留置できたら，気管チューブを進めます。ファイバースコープ留置後の気管チューブの進行は盲目的ですので，愛護的に進めるべきです。気管チューブが声門を通過するあたり（口腔から十数センチ入ったところ）で患者に深呼吸を促して，声門を開大させチューブを進めます。

意識下挿管においても，気管チューブの進行困難は起こり得ます。その原因はチューブ先端の披裂軟骨部との衝突[13〜15]（第7章§3参照），声門閉鎖反射，喉頭痙攣などが考えられます。患者に深呼吸を促してチューブを進めると，声門の開大と披裂軟骨部の移動により，チューブは気管内へと進みやすくなります。一度チューブを数センチ引き抜き，チューブを反時計回りに90°回転させてからチューブを進める操作も，全身麻酔時と同様に重要です[12〜14]。暴力的にチューブを進めるのは絶対に避けるべきです。

⑩気管チューブの位置確認

気管チューブを声門からさらに進めていくと，ファイバースコープの視野に気管チューブ先端が見えてきます。前述した方法（第5章§1⑫図5-12BC）で，気管分岐部から4〜5cmの位置にチューブ先端を位置させ，気管挿管の完了です。意識下挿管の場合，全身麻酔時と違って，不十分な局所麻酔に起因する咽頭喉頭反射や激しい咳によりスコープや気管チューブが気管から逸脱することがあり得ます。しかもその時，スコープの視野は非常に悪い状態にあります（図6-17）。気管挿管の確認（気管チューブ先端と気管軟骨および気管分岐部の確認）をしないうちに慌ててスコープを抜去すると，後から食道挿管が判明することもあります。気管挿管の確認には十分注意しましょう。気管チューブの位置の確認後は，ファイバースコープを気管，気管チューブから抜去します。

D　気管挿管後処置・全身麻酔導入

⑪カフ注入，呼吸回路の接続，聴診・カプノグラフなどによる気管挿管の再確認後，
⑫患者に全身麻酔で眠ることを説明し，静脈麻酔薬（および筋弛緩薬）を投与して全身麻酔を導入します。気管チューブより吸入麻酔薬（例えば，セボフルラン1〜5％）を投与する方法も有用です。
⑬その後，挿管用エアウェイを抜去し，バイトブロックを挿入後，テープで気管チューブを固定して挿管操作完了です。

§5 意識下経鼻ファイバー挿管の実際

適切な鎮静，鎮痛，気道の局所麻酔(本章§2および§3)が得られた後，表6-8に示すような手順で順次，意識下経鼻ファイバー挿管を実施します。基本的には全身麻酔下経鼻ファイバー挿管(第5章§4および§5)と同様です。意識下経鼻挿管時は，鼻腔内の局所麻酔と消毒(第5章§4③および本章§3参照)をしておきます。

■表6-8 意識下経鼻ファイバー挿管の手順

A. 操作直前処置	① ファイバー挿管時の頭位：頭頸部軽度伸展位をとる
	② 静脈麻酔薬を点滴回路に接続し，投与準備
	③ 前酸素化(preoxygenation)
B. 気管チューブを鼻腔内へ挿入	④ 気管チューブの鼻腔内挿入(チューブ先行法またはスコープ先行変法)
	⑤ 口腔・咽頭内吸引
C. ファイバースコープを気管内へ留置	⑥ ファイバースコープを気管チューブ内へと挿入：咽頭の観察
	⑦ スコープを咽頭へと進める：咽頭・喉頭の観察
	⑧ スコープを喉頭・気管内へと進める
D. 気管チューブを気管内へ留置	⑨ 気管チューブを咽頭・喉頭・気管へと進める
	⑩ 気管挿管確認・チューブの位置確認・スコープの抜去
E. 挿管後処置・全身麻酔導入	⑪ カフ注入・呼吸回路接続・気管挿管再確認(視診，聴診，カプノグラム)
	⑫ 全身麻酔導入(静脈麻酔・吸入麻酔)・筋弛緩薬投与(必要時)
	⑬ チューブの固定

A 操作直前処置

①ファイバー挿管の頭位として頭頸部軽度伸展位をとり，
②静脈麻酔薬を三方活栓に接続して準備して(図6-13参照)，
③前酸素化(図6-2B参照)を行います。

B 気管チューブの鼻腔内挿入

④経鼻挿管では通常，まず気管チューブを鼻腔内へと12〜14 cm程度(チューブ先端が鼻咽頭から口腔咽頭へ出る程度)挿入します(**チューブ先行法**→第5章§4参照)。この際のチューブ先端の位置が，以後のスコープによる喉頭の観察を容易にするポイントです。チューブ挿入困難時は，鼻腔内をスコープで観察しながらも挿入可能です(**スコープ先行変法**→第5章§5参照)。
　ただし，チューブを喉頭近くまで進めようとして，深く進めすぎると食道へと進行したり，チューブが正中から逸れて喉頭の観察が困難になるので注意しましょう(次頁参照)。準備した気管チューブが太すぎて鼻腔内挿入が困難なら，細いチューブへと変更します。
⑤口から咽頭内の分泌物を吸引カテーテルで吸引しておきます。

C ファイバースコープを気管内へ留置

⑥スコープを気管チューブ内に挿入

スコープを気管チューブ内に挿入し、チューブ開口部から咽頭部を観察します。意識下経鼻挿管では、患者の自然の気道が保持され、咽頭から喉頭までは一直線であるため、スコープが気管チューブ先端から出て口腔咽頭に位置すれば、喉頭を容易に観察できます(図6-19B)。

チューブ開口部のスコープの視野が組織により閉塞している場合は、全身麻酔時と同様に、以下の場合が考えられます(第5章§4参照)。

i) 気管チューブ挿入が浅すぎる: 気管チューブが後鼻孔に達しておらずスコープが後鼻孔から出ていないため、鼻腔内の組織(鼻甲介、鼻中隔)により、または鼻咽頭組織により視野が閉塞している(図6-18A)。

ii) チューブ挿入が深すぎる: スコープが梨状陥凹か食道へと進行して視野が閉塞している(図6-18B)。

iii) 鎮静により軟口蓋・舌根が沈下して咽頭に十分なスペースがない(図6-19A)。

iii)の場合、患者に**深呼吸**を促すか助手に**下顎挙上**をしてもらえば、軟口蓋・舌根が挙上して咽頭にスペースができ、喉頭が見えてきます(図6-19B)。それでも改善しない場合はi)かii)の場合で、外鼻孔におけるチューブの深さをチェックして調節します。準備時にチューブの深さにマーキングをしたり(第5章§3図5-31)、喉頭鏡で口腔咽頭におけるチューブ先端の位置を観察することも有用です(図6-20)(第5章§4のB参照)。

▼図6-18 経鼻挿管時のチューブ開口部のスコープ視野の閉塞
A：気管チューブの挿入が浅すぎて、鼻咽頭組織によりチューブ先端の視野が閉塞している。チューブがもっと浅いと鼻腔内の組織(鼻甲介、鼻中隔)で閉塞することもある。
B：チューブ挿入が深すぎて、梨状陥凹から食道へと進行して視野が閉塞している。

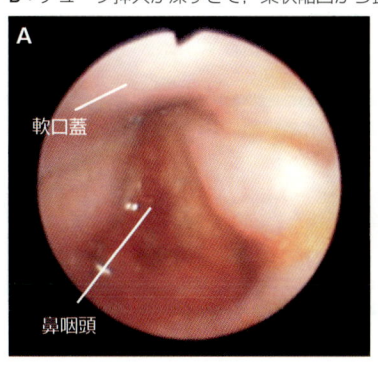

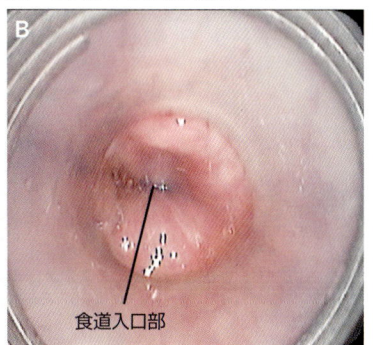

▼図6-19 深呼吸によるスコープの視野の改善(意識下経鼻ファイバー挿管時)
A：軟口蓋(口蓋垂)により視野は閉塞している。
B：深呼吸により軟口蓋・舌根の挙上、咽頭スペースの開大により喉頭が観察可能となる。経鼻挿管ではスコープが鼻咽頭から口腔咽頭へ出ると、一直線上に喉頭を観察できる。

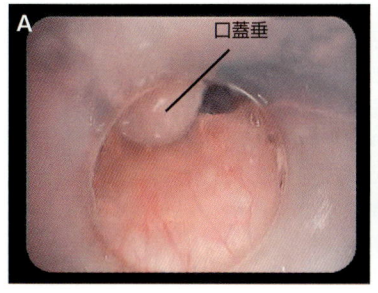

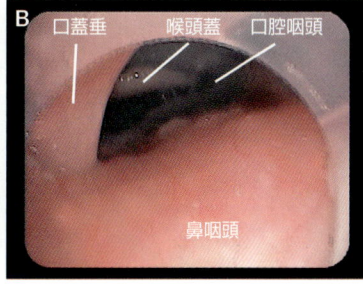

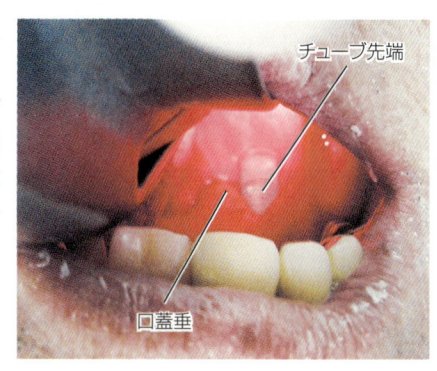

◀図6-20
喉頭鏡による口腔咽頭におけるチューブ先端の位置の観察
チューブ先端が経鼻ファイバー挿管に最も適した位置(鼻咽頭から口腔咽頭)にあるのが、喉頭鏡検査により確認できる。

⑦咽頭・喉頭の観察

チューブ先端の開口部の視野が開けたら、スコープをチューブ開口部から口腔咽頭内へと進め、喉頭を観察します。

⑧スコープの気管内挿入

喉頭蓋が咽頭後壁に密着しているときは，再び深呼吸を促すか下顎挙上操作により喉頭蓋が持ち上がり，声門が観察できます(図6-21)。さらに深呼吸を促して声門を開大させ，吸気時にタイミングを合わせて，ファイバースコープを気管内に留置します。喉頭反射によるスコープの声門通過困難時の対処は，前述した経口挿管時と同様です(本章§4⑧)。

▼図6-21 深呼吸による喉頭蓋の挙上(意識下経鼻ファイバー挿管時)
喉頭蓋は咽頭後壁に密着している(A)が，深呼吸により，喉頭蓋は大きく挙上し，声門も開大している(B)。

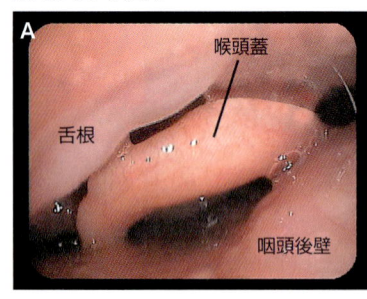

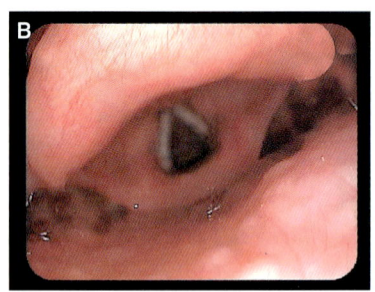

D 気管チューブを気管内へ挿入

⑨気管チューブの進行

スコープの気管内挿入後は，気管チューブを気管内へと進めます。経鼻挿管においても，スコープを気管内留置後，チューブの進行困難は起こり得ます。経口挿管と同様，チューブ先端が披裂軟骨部に衝突していることが多いようです[16](第7章§3参照)。このときは，やはり深呼吸を促し，一度チューブを数センチ引き抜き，気管チューブを90°反時計回りに回転させてからチューブを進めます。

ただし，経鼻挿管の場合，チューブの近位部を回転させてもねじれが起こり，チューブ先端部分は十分回転していないことがあり注意が必要です(第7章§3図7-43参照)。もちろん，暴力的にチューブを進めるのは避けなければなりません。

⑩スコープによる気管挿管の確認，チューブの位置の確認は経口挿管と同様ですが(第5章§1⑫)，経鼻挿管の場合，外鼻孔でのチューブの深さは，経口挿管の場合よりも約3〜5cm深く，成人男性で24〜28cm，成人女性で23〜27cmが標準です。

E 挿管後処置・全身麻酔導入

⑪〜⑬の気管挿管完了後のステップは，意識下経口ファイバー挿管の場合(本章§4⑪〜⑬)と同様です。気管挿管の再確認後，全身麻酔を導入し，テープで経鼻挿管チューブを固定します。

文 献

1. Ovassapian A. Fiberoptic endoscopy and the difficult airway. 2nd ed. Philadelphia : Lippincott-Raven, 1996.
2. Gal TJ. 気道管理. In : Miller RD（武田純三監修）. ミラー麻酔科学. 東京：メディカル・サイエンス・インターナショナル, 2007 : 1259-86.
3. Benumof JL. Management of the difficult adult airway. With special emphasis on awake tracheal intubation. Anesthesiology 1991 ; 75 : 1087-110.
4. Finucane BT, Santora AH（井上哲夫監訳）. エアウェイブック. 東京：メディカル・サイエンス・インターナショナル, 1987 : 59-89.
5. Sanchez A, Iyer RR, Morrison DE. Preparation of the patient for awake intubation. In : Hagberg CA. Benumof's Airway Management : Principles and Practice. 2nd ed. Philadelphia : Mosby, 2007 : 256-302.
6. 青山和義. 意識下挿管. 気管支ファイバースコープを用いた挿管. LiSA 2007 ; 14 : 124-32.
7. 田勢長一郎. 気管支ファイバースコープによる挿管の工夫. 日臨麻会誌 2005 ; 25 : 264-71.
8. 青山和義. 全身麻酔下での経口ファイバースコープガイド下気管内挿管. In : 高崎眞弓ほか編集. まれな疾患の麻酔. 麻酔科診療プラクティス1. 東京：文光堂. 2004 : 239.
9. 近江明文. 意識下挿管：意識下挿管に有用なブロック. LiSA 2007 ; 14 : 114-9.
10. 青山和義. 必ずうまくいく！気管挿管. 改訂版. 東京：羊土社, 2009 : 152-3.
11. Aoyama K, Yamamoto T, Takenaka I, et al. The jaw support device facilitates laryngeal exposure and ventilation during fiberoptic intubation. Anesth Analg 1998 ; 86 : 432-4.
12. Aoyama K, Yasunaga E, Takenaka I, et al. Positive pressure ventilation during fibreoptic intubation : a comparison of the laryngeal mask airway, intubating laryngeal mask and endoscopy mask techniques. Br J Anaesth 2002 ; 88 : 246-54.
13. Asai T, Shingu K. Difficulty in advancing a tracheal tube over a fibreoptic bronchoscope : incidence, causes, and solutions. Br J Anaesth 2004 ; 92 : 870-81.
14. Johnson DM, FromAM, Smith RB, et al. Endoscopic study of mechanisms of failure of endotracheal tube advancement into the trachea during awake fiberoptic orotracheal intubation. Anesthesiology 2005 ; 102 : 910-4.
15. Aoyama K, Takenaka I. Markedly displaced arytenoid cartilage during fiberoptic orotracheal intubation. Anesthesiology 2006 ; 104 : 378-9.
16. Marfin AG, Iqbal R, Mihm F, et al. Determination of the site of tracheal tube impingement during nasotracheal fibreoptic intubaion. Anaesthesia 2006 ; 61 : 646-50.

第7章

ファイバー挿管で困ったら

▼表7-1　ファイバー挿管の鉄則

DAM 上の鉄則	①	出血や分泌物，浮腫が増強する前に，ファイバー挿管に切り換える
声門を見るための鉄則	②	とにかく下顎挙上で口腔・咽頭のスペースを広げる
	③	ファイバースコープを正中に維持する（経口挿管時は挿管用エアウェイを使用）
	④	スコープはむやみ押し進めない。スコープ先端はできるだけ組織に接触させない
	⑤	視野が閉塞したら，またどこを見ているのかわからなくなったら，スコープを引き戻す
	⑥	分泌物，血液が多い場合は，別に除去する（適宜，喉頭鏡，太い吸引カテーテルを使用）
スコープ操作の鉄則	⑦	ファイバースコープの緊張を保ち，ループ形成・ねじれを起こさない（手術台を低く・足台の利用）
	⑧	進めたい方向を視野の中央に位置させて，スコープを進めていく
	⑨	スコープ先端部分を極度に屈曲させたまま進めない

前章までで，全身麻酔下，および意識下の経口・経鼻ファイバー挿管の解説をひととおり終えました。しかし，ファイバー挿管は一朝一夕に上達するものではありません。序論で説明したように，さまざまな問題に遭遇します。本章では，ファイバー挿管で困ったときにどうしたらよいのか，トラブルシューティングについて解説します。

どのような状況でどのような困難に遭遇する可能性があるのかを理解し，その予防と対策を知っておくことは，ファイバー挿管を安全に成功させるうえできわめて重要です。また，うまくいかなかった時，ただ漫然と失敗したままにせず，具体的に，"何がうまくいかなかったのか"を知り，そこを改善することが上達への近道でもあります。

以下，あなたがファイバー挿管を行い困難に遭遇したとき，その解決策を見つけることができるように解説していきます。

§1　鉄則

最初にファイバー挿管の鉄則を挙げておきます（**表7-1**）。気道確保困難患者の管理（difficult airway management：DAM）上の鉄則（**鉄則**①）と，声門を見るための鉄則（**鉄則**②〜⑥），そしてスコープ操作の鉄則（**鉄則**⑦〜⑨）です。

鉄則の前の注意点：まず，これだけは起こさない

ファイバー挿管がうまくいかないとき，つまり気道確保が困難であるということは，結果として二つの重大な問題を引き

起こします[1,2](図7-1)。

一つは操作が長時間に及び，低酸素血症(ひいては，心停止，低酸素脳症などの重篤な合併症)を引き起こす危険性があることです。ファイバー挿管中は必ずパルスオキシメータで酸素飽和度をモニターしておきます。そして酸素飽和度が90％以下になる前にファイバー操作を中止して，マスク換気を再開(全身麻酔時)または自発呼吸を促し(意識下挿管時)，酸素化と換気を行います。

もう一つは，頻回の操作により気道組織を損傷する危険性があることです。出血・浮腫はさらなる挿管困難やマスク換気困難を引き起こし，「挿管不能・マスク換気不能(CICV)」という最悪のシナリオにつながる可能性があります。たとえファイバー挿管がうまくいかなくても，これらのさらなる問題点を起こさないように注意が必要です。

ファイバー挿管の各操作手順における困難

ファイバー挿管に関する困難・問題点は，これまで解説してきた操作手順に沿って考えてみると，表7-2のようになります。これを図にしたものが図7-2です。

つまり，ファイバー挿管困難は，

A. ファイバースコープ挿入前に行う挿管前操作がうまくいかない
B. ファイバースコープを気管にうまく挿入できない
C. スコープを気管に留置後，気管チューブを気管にうまく挿入できない
D. 挿管後の操作がうまくいかない

▼図7-1　ファイバー挿管困難の結果，引き起こされる重要な問題

| 問題① | 長時間の操作 | → | | | 低酸素血症 | → | 心停止・低酸素脳症などの重篤な合併症 |
| 問題② | 頻回の操作 | → 気道組織の損傷・出血・浮腫 → | 挿管不能・マスク換気不能（CICV） | → | | | |

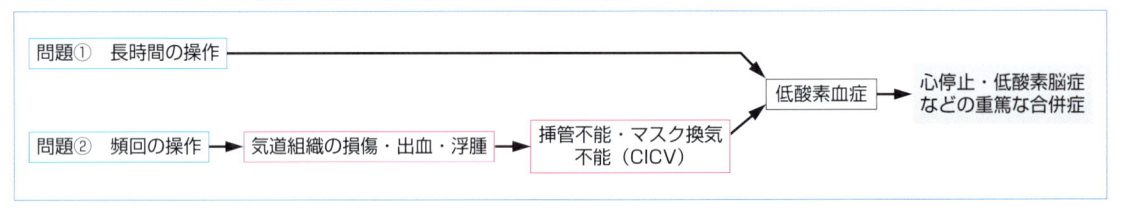

▼表7-2　ファイバー挿管における困難と具体的問題点

各操作ステップにおける困難		具体的問題点	問題点解決のための鉄則(表7-3)の適応
A. ファイバースコープ挿入前に行う挿管前操作がうまくいかない		①経口挿管時：挿管用エアウェイを正しく挿入できない	
		②経鼻挿管時：気管チューブを鼻腔内に挿入できない	
		③意識下挿管時：気道の局所麻酔をうまく施行できない	
B. ファイバースコープを気管にうまく挿入できない	B-1. スコープによる観察困難	①スコープの目の前が見えない＝スコープの視野閉塞	①，②，④，⑤，⑥，⑧
		②どこを見ているのかわからない＝部位の判定・判断困難	①，②，③，④，⑤，⑥，⑦
		③スコープの進路が閉塞して先が見えない＝進むべき方向が閉塞	①，②，③，④，⑥
	B-2. スコープ進行困難	④ファイバースコープを思うようにうまく進めることができない＝スコープの操作困難	③，⑦，⑧，⑨
C. 気管チューブを気管にうまく挿入できない		①チューブを口腔・咽頭へと挿入できない(経口挿管時)	
		②チューブを声門・気管へと挿入できない（狭義のチューブ挿入困難）	
		③チューブがスコープ上を進まない	
D. 挿管後の操作がうまくいかない		①ファイバースコープを抜去できない	
		②挿管用エアウェイをうまく抜去できない	

▼図7-2 ファイバー挿管操作ステップと困難を引き起こす問題点
ファイバー挿管がうまくいかなかったとき，具体的に「どこで，何がうまくいかなかったのか」を知り，それを改善することが上達への近道である。

【操作ステップ】
A. 挿管前操作
・挿管用エアウェイ挿入
・気管チューブの鼻腔内挿入
・気道の局所麻酔　など

B. ファイバースコープの気管内挿入
スコープを口腔（鼻腔）へ挿入開始
咽頭・声門の観察
スコープの気管内留置

C. 気管チューブの気管内挿入
チューブの進行開始
チューブの口腔・咽頭への挿入
チューブの気管への挿入

D. 挿管後操作
スコープの抜去
挿管用エアウェイの抜去

→ファイバー挿管成功

【問題点】
①経口挿管時：挿管用エアウェイを正しく挿入できない
②経鼻挿管時：気管チューブを鼻腔内に挿入できない
③意識下挿管時：気道の局所麻酔をうまく施行できない

B-1. スコープによる観察困難
①スコープの目の前が見えない＝スコープの視野閉塞
②どこを見ているのかわからない＝部位の判定・判断困難
③スコープの進路が閉塞して先が見えない

B-2. スコープ進行困難
④スコープを思うようにうまく進めることができない

①チューブがスコープ上を進まない
②チューブを口腔・咽頭へと挿入できない
③チューブを声門・気管へと挿入できない

①スコープを抜去できない
②挿管用エアウェイをうまく抜去できない

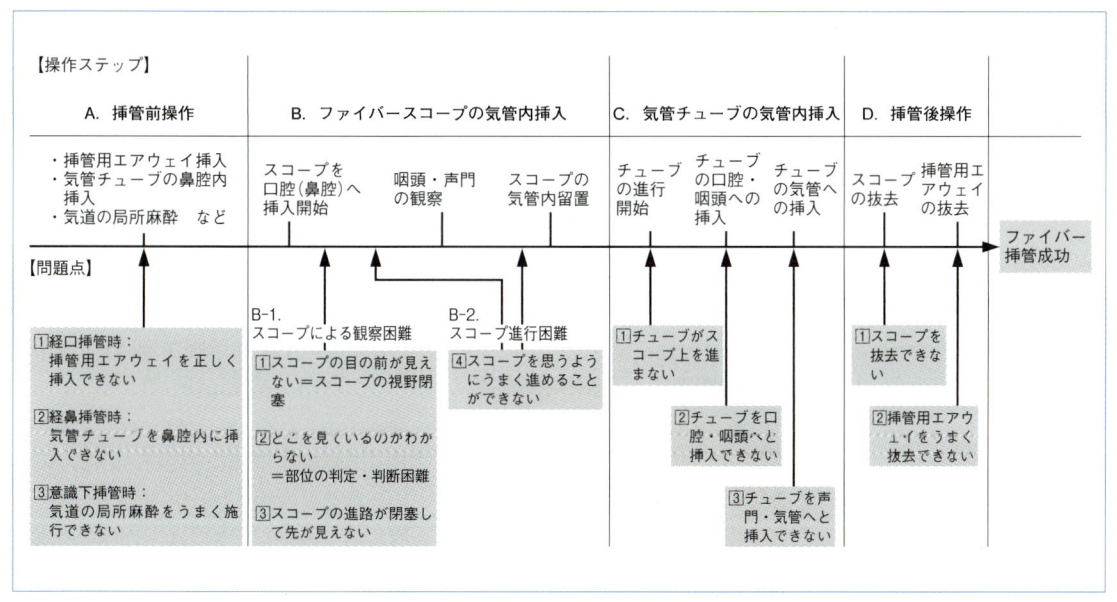

▼表7-3 ファイバー挿管成功のための鉄則とその効果

分類	鉄則の番号	鉄則	各問題点に対する鉄則の効果			
			①視野閉塞	②部位判定困難	③進路閉塞	④スコープがうまく進まない
DAM上の鉄則	①	出血や分泌物，浮腫が増強する前に，ファイバー挿管に切り換える	◎	◎	◎	
声門を見るための鉄則	②	とにかく下顎挙上で口腔・咽頭のスペースを広げる	◎	◎	◎	
	③	ファイバースコープを正中に維持する（経口挿管時は挿管用エアウェイを使用）		◎	◎	◎
	④	スコープはむやみに押し進めない。スコープ先端はできるだけ組織に接触させない	◎	◎	◎	
	⑤	視野が閉塞したら，またどこを見ているのかわからなくなったら，スコープを引き戻す	◎	◎		
	⑥	分泌物，血液が多い場合は，別に除去する（適宜，喉頭鏡，太い吸引カテーテルを使用）	◎	◎	◎	
スコープ操作の鉄則	⑦	ファイバースコープの緊張を保ち，ループ形成・ねじれを起こさない（手術台を低く・足台の利用）			◎	◎
	⑧	進みたい方向を視野の中央に位置させて，スコープを進めていく	◎			◎
	⑨	スコープ先端部分を極度に屈曲させたまま進めない				◎

と大別され，それらの困難は，**表7-2，図7-2**に挙げた問題点により引き起こされます。

本章の§2では，これらの困難を引き起こす問題点，原因，その予防と対策方法について一つひとつ解説していきますが，その前にまず，一番重要なステップである，「ファイバースコープで喉頭を観察し，スコープを気管内へと留置する」までの**解決への近道＝成功のための鉄則（表7-1，表7-3）**から説明を始めます。

【DAM 上の鉄則】

■鉄則①：出血や分泌物，浮腫が増強する前に，ファイバー挿管に切り換える

■分泌物・血液による視野の閉塞（ホワイトアウト・レッドアウト）

ファイバースコープの小さな対物レンズは，気道粘膜からのわずかな分泌物・血液などで容易に覆われ，すぐに目の前はまったく見えない状態になります。分泌物により視野が真っ白になる状態をホワイトアウト(図7-3a)，血液により視野が真っ赤になる状態をレッドアウト(図7-3b)といいます[3]。

分泌物，血液，組織の浮腫による視野閉塞は，熟練者においてもファイバー挿管が失敗に終わる原因の一つです[2]。

■対策→鉄則①
"出血や分泌物,浮腫が増強する前に,ファイバー挿管に切り換える"

喉頭鏡（またはその他の方法）による度重なる挿管操作は，分泌物，出血，組織の浮腫を引き起こし，いざファイバー挿管に切り替えたときには，分泌物や血液によりまったく前が見えない状態になります。そうなる前に，早めにファイバー挿管へと切り替え予防することが，DAM 上，一番重要です。

▼図7-3 ホワイトアウト(a)とレッドアウト(b)

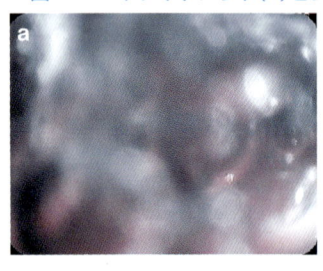

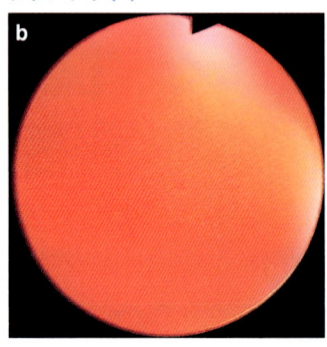

【声門を見るための鉄則】

■鉄則②：とにかく下顎挙上で口腔・咽頭のスペースを広げる

■気道のスペース減少に起因する問題点

全身麻酔，筋弛緩，または意識下挿管時の鎮静により，沈下した気道組織は，気道閉塞を起こします(図7-4)。それは，鼻咽頭部分(図7-5①a)，口峡部分(図7-5①b)，舌根と咽頭後壁の間(図7-5①c)，喉頭蓋(特に，長く柔軟な喉頭蓋)と咽頭後壁の間(図7-5①c)，喉頭入口部(図7-5①d)において顕著で，スペースは最も狭くなります[4]。

ファイバー挿管において，このような口腔・咽頭・喉頭における気道のスペースの減少は，以下のような問題点を引き起こし，ファイバー挿管困難へと繋がります(図7-6)。

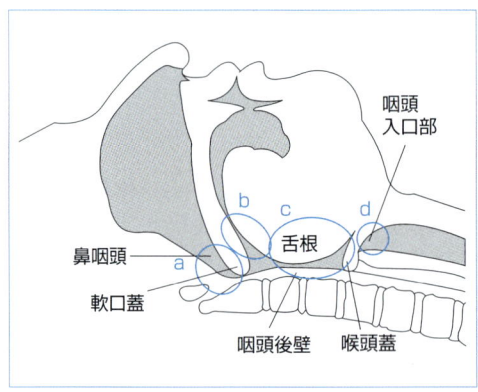

◀図7-4
全身麻酔，筋弛緩，鎮静により，気道閉塞およびファイバースコープの視野閉塞を起こす部位

鼻咽頭部分(a)，口峡部分(b)，舌根-咽頭後壁の間および喉頭蓋-咽頭後壁の間(c)，喉頭入口部分(d)といった気道閉塞を起こす部位では，ファイバースコープによる観察のためのスペースが減少し，視野閉塞，進行方向閉塞，部位判定困難といった問題を引き起こす。

▶図 7-5
**気道閉塞による
ファイバースコープ視野・
進路の閉塞（①）と，
下顎挙上による開通（②）**

a：**鼻咽頭部分**：下顎挙上により，軟口蓋が持ち上がり鼻咽頭のスペースは開大し，口腔咽頭への通路が開けている。
b：**口狭部分**：下顎挙上により舌が持ち上がり，口峡部分のスペースが開大し，口腔から咽頭へのスペースが開けている。
c：**舌根–咽頭後壁の間および喉頭蓋–咽頭後壁の間**：下顎挙上により舌根および喉頭蓋が咽頭後壁から持ち上がり，ファイバースコープが進行可能となっている。
d：**喉頭入口部分（肥満患者）**：下顎挙上により舌根・喉頭蓋が持ち上がり，喉頭入口部はスペースが広がり，声門が見える。

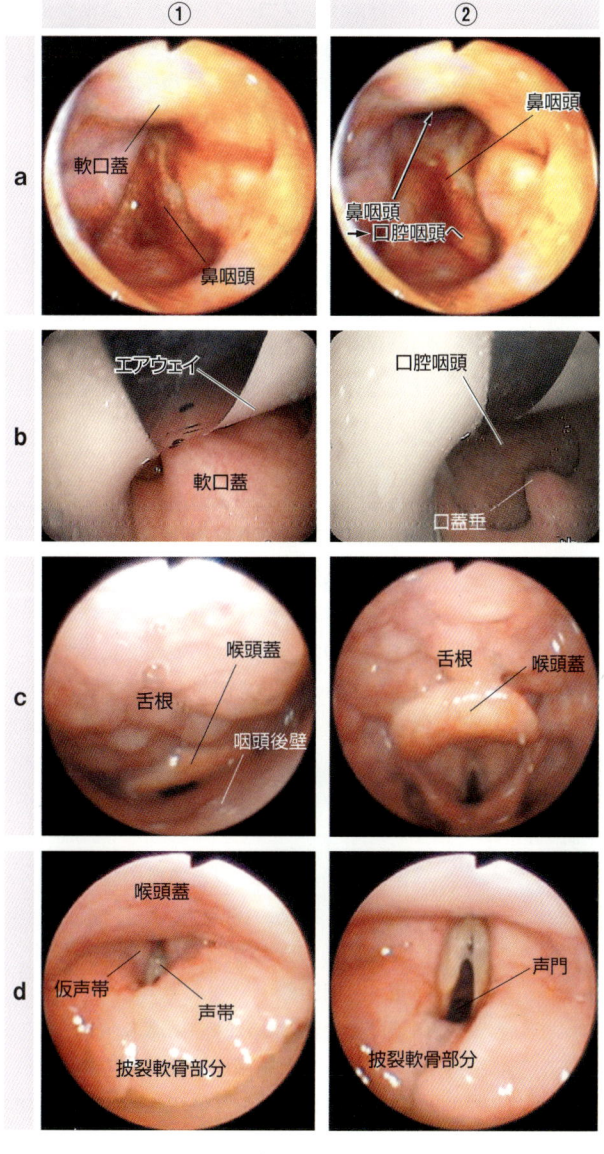

▼図 7-6
ファイバー挿管困難につながる問題点とその原因
＊ここに示した原因は一部であり，他の原因により問題点①〜④が引き起こされることもある。

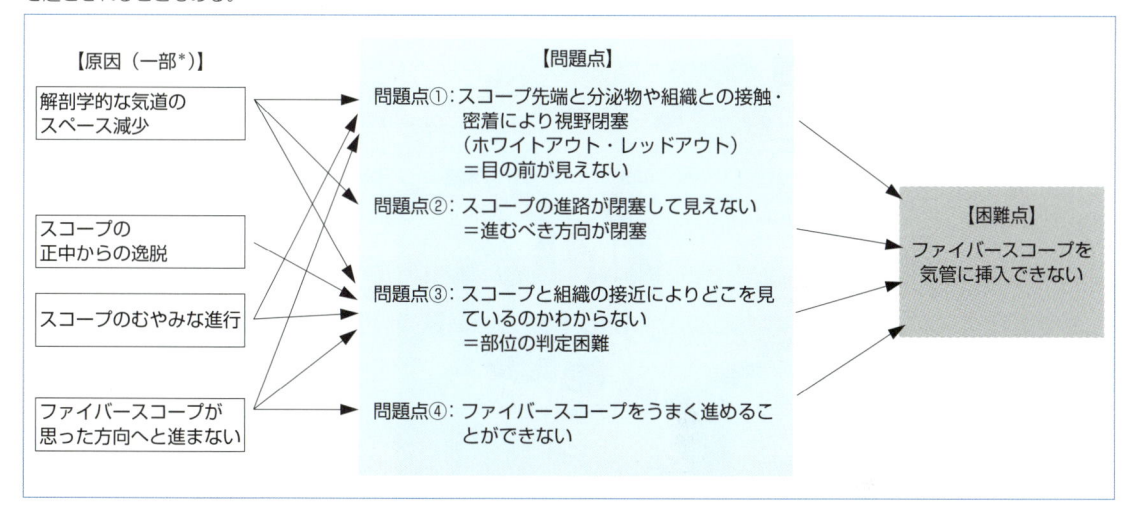

【原因（一部＊）】	【問題点】	【困難点】
解剖学的な気道のスペース減少	問題点①：スコープ先端と分泌物や組織との接触・密着により視野閉塞（ホワイトアウト・レッドアウト）＝目の前が見えない	
スコープの正中からの逸脱	問題点②：スコープの進路が閉塞して見えない＝進むべき方向が閉塞	ファイバースコープを気管に挿入できない
スコープのむやみな進行	問題点③：スコープと組織の接近によりどこを見ているのかわからない＝部位の判定困難	
ファイバースコープが思った方向へと進まない	問題点④：ファイバースコープをうまく進めることができない	

◎**問題点①：スコープ先端と分泌物や組織の接触・密着による視野閉塞（ホワイトアウト・レッドアウト）により，スコープの目の前が見えなくなる**

気道閉塞を起こした狭いスペースの中へとスコープを進めていくと，スコープ先端の対物レンズが，気道の分泌物や組織とやむを得ず接触・密着し，ホワイトアウト，レッドアウト[3]と呼ばれる，目の前が真っ白か赤色（ピンク色）でまったく見えない状態になります（図7-3）（本章§2の[1]-1を参照）。

◎**問題点②：スコープの進むべき方向が閉塞し，喉頭まで進めない**

沈下した気道組織は，ファイバースコープの進行するスペースを塞ぐことになります。目の前の視野はある程度見えていたとしても，その先のスコープ進路が閉塞して，ファイバースコープをその奥へとうまく進めることができず，喉頭まで進めないことがあります（図7-5①a～d）。

◎**問題点③：スコープと組織の極度の接近（または接触・密着）により，どこを見ているのかわからない（＝部位の判定・判断困難）**

気道閉塞を起こした狭い気道スペースでは，スコープと組織は接近し，スコープの視野に見えている部位が，どこなのかわかりにくくなります。部位の判定が困難な視野では，スコープをどう進めていったらよいのか迷うことになります。

■**気道のスペース減少に対する対策**
　→**鉄則②**
　"**とにかく下顎挙上で口腔・咽頭のスペースを広げる**"

口腔・咽頭・喉頭のスペースが減少し，上記のような問題を引き起こす場合，助手により下顎挙上および頭部後屈を施行し（図7-7），気道のスペースを広げます。

　下顎挙上により閉塞していた気道のスペースは広がり（図7-5②a～d），スコープ先端の対物レンズが分泌物や組織と接触・密着して目の前が見えなくなるホワイトアウト，レッドアウトを防止できます。また，スペースが広がりファイバースコープの進むべき方向が開け，スコープを広がったスペースの中へと進めることができるようになります。そして，スペースが広がることにより，スコープの視野に見えている部位がどこなのか，判定しやすくなります。

　助手による下顎挙上は用手的気道確保手技であり，われわれ麻酔科医が毎日施行しているものと同じです。**気道を確保する＝気道のスペースを広げる＝ファイバースコープの視野および進路を広げる**ということです。ファイバー挿管において，助手による下顎挙上は最も重要な手技です[2]（第5章§1⑥参照）。

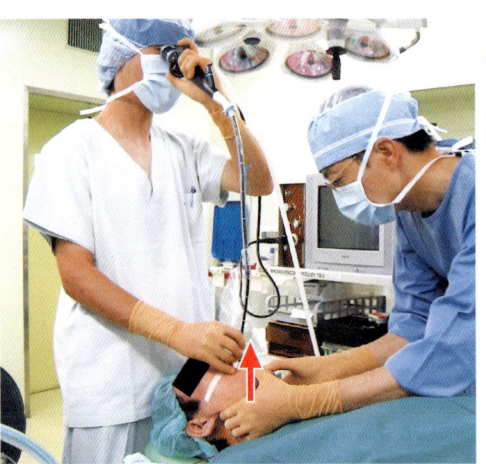

◀図7-7
助手による下顎挙上操作

「鉄則②：とにかく下顎挙上で口腔・咽頭のスペースを広げる」は，ファイバー挿管において最も重要な鉄則である。

＜声門を見るための鉄則＞
■鉄則③：ファイバースコープを正中に維持する（経口挿管時は挿管用エアウェイを使用）

■スコープの正中からの逸脱によって起こる問題

ファイバースコープで喉頭を観察し，声門へとスコープを挿入するには，スコープの操作中，スコープを患者の正中線上に維持しておくことが重要です[2]。

しかし，経口ファイバー挿管では口腔内のスペースが広いため，スコープはすぐに正中から逸れてしまいます[2]（図7-8A）。スコープが正中線上からいったん逸脱すると，どこを見ているのかわからなくなり，視野部位の判定が困難となります。スコープ操作中は，スコープが正中から逸脱していることすら，判断は困難です（図7-6の問題点③）。

■スコープの正中からの逸脱対策
　→鉄則③
"ファイバースコープを正中に維持する（経口挿管時は挿管用エアウェイを使用）"

経口ファイバー挿管でスコープを正中に維持するためには，挿管用エアウェイ（第4章参照）をぜひ使用してください[2]（図7-8B）。VBMエアウェイ，オバサピアンエアウェイは，エアウェイ中央に黒い線を入れることにより，スコープの正中線上維持がさらにしやすくなります[5]。

ただし，エアウェイが曲がって挿入されていたら，スコープも正中から逸れることになり，どこを見ているのかわからなくなります。その時は，一度挿管用エ

▼図7-8　ファイバースコープの正中からの逸脱とその対策
A：スコープの正中からの逸脱（経口ファイバー挿管時）
B：挿管用エアウェイの使用によるスコープの正中線上の維持

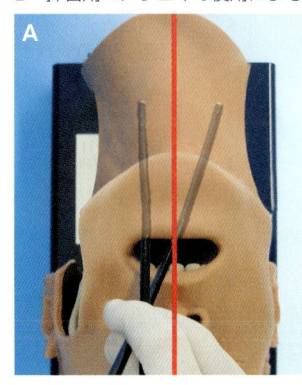

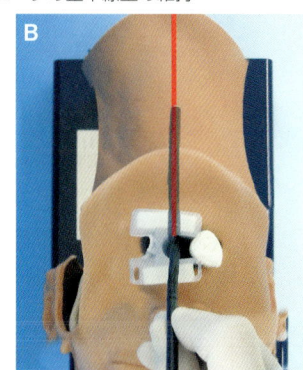

アウェイが正しく正中に入っているか確認する必要があります。

特に，総義歯の場合，挿入後エアウェイが歯肉ですべって，斜めや横向きになる場合が多くあります。また，歯牙部分欠損で前歯が部分的に残存している場合も，正中に真っ直ぐ留置するのが困難です。

これらの場合，第4章で解説したように，エアウェイ側面（右または左，または両側）にガーゼロールを装着すると，正中に留置できるようになります。またファイバー挿管操作中にエアウェイが移動して正中からずれることがあるので，挿入後はエアウェイをテープで固定しておきましょう。また助手は，エアウェイが正中に留置できていることを常に確認しておく必要があります。

＜スコープの視野を悪くしないための鉄則＞
■鉄則④：スコープはむやみに進めない。先端はできるだけ組織に接触させない
■鉄則⑤：視野が閉塞したら，またどこを見ているのかわからなくなったら，スコープを少し引き戻す
■鉄則⑥：分泌物，血液が多い場合は，別に除去する（適宜，喉頭鏡，太い吸引カテーテルを使用）

■ファイバースコープをむやみに押し込むと起こる問題点

初心者は，ファイバースコープが組織や分泌物と接触・衝突しようがお構いなしに，とにかく何でもいいからスコープを先に進めようとしがちです。むやみにスコープを押し進めると，スコープ先端の対物レンズが気道の分泌物や組織と接触・密着または極度に接近し，目の前がまったく見えなくなる，ホワイトアウ

ト・レッドアウトの状態になります(図7-3ab, 図7-6の問題点①)。

また, むやみに進めたスコープは, 組織に接近しすぎてどこを見ているかわからなくなります。部位判定が困難な視野では, スコープをどう進めていったらよいか迷うことになります(図7-6の問題点③)。

■ファイバースコープをむやみに押し込み, 視野閉塞・部位判定困難を起こす場合の対策→鉄則④, 鉄則⑤
"鉄則④：スコープはむやみに進めない。先端はできるだけ組織に接触させない"
"鉄則⑤：視野が閉塞したら, またどこを見ているのかわからなくなったら, スコープを少し引き戻す"

まず, スコープをむやみに進めることはやめましょう(鉄則④)。ファイバースコープは, 「視野はどこを見ているのか」,「その先のどこへ進めようとしているのか」を認識できてこそ, 先に進めることができます。先端部分と進行方向の認識ができないうちにスコープを進めても, 視野はさらに悪くなるばかりです。

スコープ先端はできるだけ組織や分泌物に接触させない(鉄則④)ことが重要です。そのためには, スコープは図7-5①a〜dのような狭い組織内に押し込むのではなく, 下顎挙上により十分スペースを広げて(図7-5②a〜d), 気道開通のスペースを見きわめながら, スペース内を進めていきます。どうしても, 組織と接触しそうになったら, または接触して視野が閉塞したら視野が開けるまでスコープを引き戻すことです(鉄則⑤)。

その後, スペースのある方向を見定めて, スペースの方向へと進めるようにします。視野がどこを見ているのかわからなくなった場合にも, わかるところまでスコープを引き抜きます(鉄則⑤)。

■スコープの吸引チャンネルはすぐ閉塞する→鉄則⑥
"分泌物, 血液が多い場合は, 別に除去する(適宜, 喉頭鏡, 太い吸引カテーテルを使用)"

ファイバー挿管操作中, 少量の分泌物や血液は, スコープの吸引チャンネル(導管)から吸引・除去します。しかし, スコープの吸引チャンネルは細くて長いため, 無理して多量の分泌物を吸引するとすぐに閉塞します。その場合はスコープを抜去して, チャンネルをブラシで掃除しなければなりません。分泌物や血液が多い場合には, 吸引チャンネルが閉塞する前に, 思い切ってスコープをいったん抜去し, 太い吸引カテーテル(12〜16Fr)で分泌物や血液を直接吸引します(鉄則⑥)。喉頭鏡を用いて(これ以上分泌物を増やさないように注意しながら)口腔咽頭内を観察下に, 吸引操作を行うのもよいと思います(鉄則⑥)。また, 吸引装置が2個利用できれば, 一つはファイバースコープの吸引, もう一つは助手が別の吸引カテーテルで口腔・鼻腔から吸引を行うのもよい方法です。

<ファイバースコープをうまく進めるための鉄則>
■鉄則⑦：ファイバースコープの緊張を保つ(手術台を低く・足台の利用)
■鉄則⑧：進みたい方向を視野の中央に位置させて, スコープを進めていく
■鉄則⑨：スコープ先端部分を極度に屈曲させたまま進めない

■ファイバースコープが思った方向に進まないことによる問題点

ファイバースコープを進めるときに, スコープの視野は比較的良好で, 進みたい方向は見えているのに, いざファイバースコープを進めようとすると, 思った方向に進んでくれない場合があります。

この場合, スコープは思った方向に進まないために, スコープ先端の対物レンズが気道の分泌物や組織とやむを得ず接

触・密着し，目の前がまったく見えなくなります（図7-3ab，図7-6の問題点①）。

また，スコープを自分が思った方向に進めることができずに組織に接近しすぎた場合も，スコープの視野に見えている部位が，どこなのかわかりにくくなります。部位判定が困難な視野では，スコープをどう進めていったらよいのか迷います（図7-6の問題点③）。その結果スコープの進行に時間がかかり，頻回の操作を必要とし，スコープの進行を中断せざるを得ないことがあります（図7-6の問題点④）。

■ファイバースコープが思った方向に進まない原因

ファイバースコープが思った方向に進まない原因としては，
① ファイバースコープのループ形成・ねじれ（twisting）
② 進行方向が視野中央からはずれている
③ 先端部の極度の屈曲
④ ファイバースコープの稚拙な操作
⑤ ファイバースコープの潤滑剤不足

が上げられます。④，⑤については§2で説明します。ここではまず①～③の原因に対する対策・鉄則を解説します。

①ファイバースコープのループ形成・ねじれ（twisting）

ファイバースコープを声門・気管まで進める間には，スコープ先端部分を少しずつ上下，左右へと動かしながら進めることになります。ただし，スコープの先端部分は基本的には上下（Up・Down）にしか動かないため，スコープ先端を左右に向けるには，スコープ操作部を回転させて左または右へ向けてから，UDアングルレバーを上下させなければなりません（第3章図3-22参照）。

しかし，左右を見よう（向けよう）としてスコープ操作部を回転させUDアングルレバーを上下に操作しても，先端部は思ったように左右には向かないことがあります。これは，ファイバースコープ

▼図7-9　ファイバースコープのループ形成とねじれ（twisting）
A：手術台が高く，自分の目線と患者が近いため，ファイバースコープはループを形成し，ねじれている。
B：スコープが途中でループを形成したり，ねじれていると，操作部の回転操作が先端部まで正しく伝わらず，スコープ先端を思った方向に向けることができない。図のようにUDアングルレバーをUpに向け，操作部を反時計回りに回転させると，スコープ先端部は左側を向くはずであるが（○），実際はほとんど左側を向いておらず，元の位置で上側を向いている。

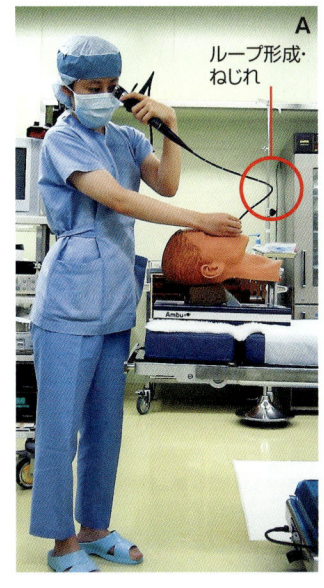

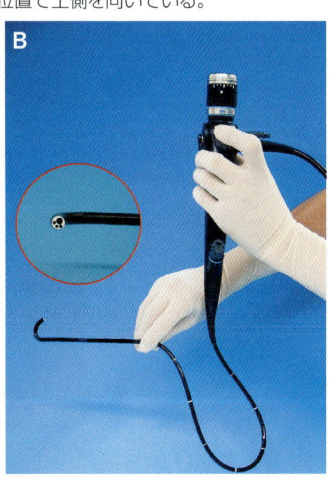

がどこかでループを形成しているか，ねじれを起こしているためです[2]（図7-9A）。

ファイバースコープは操作部から挿入部・先端部まで，全体で非常に長いので容易にループやねじれを起こします。手術台が高く，自分の目線と患者が近いと，ループやねじれを起こしやすくなります（図7-9A）。そして，スコープがねじれていると，**操作部の回転操作が先端部まで正しく伝わらずに，スコープ先端を思った方向に向け，思うように進めることができなくなります**（図7-9B）。

また，実際の挿管操作中は視野を見ることに集中しているため，自分ではループ形成やねじれが起こっていることに気づかないものです。

◎対策→鉄則⑦
"ファイバースコープの緊張を保つ（手術台を低く・足台の利用）"

ループ形成やねじれを起こさないようにするためには，スコープをピンと張り，

▼図 7-10 スコープの緊張を保つ（手術台を低く，足台を利用する）

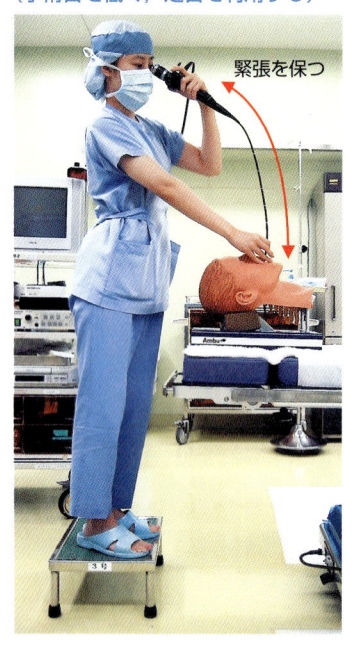

▼図 7-11 ビデオカメラとモニターの利用

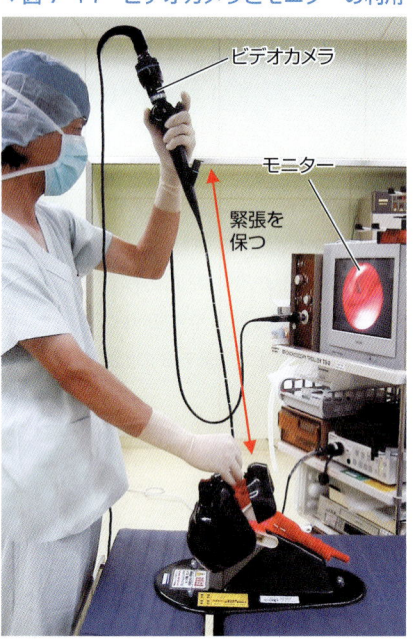

たるませないことです。そのためには手術台を低くし，または足台を利用してスコープ全体の緊張を保ちます(図 7-10)。スコープ全体の緊張を保つことにより，操作部の回転操作が正しく先端部まで伝わり，スコープ先端を思った方向に向けて，意図する方向へと進めやすくなります。

▼図 7-12 スコープ進行時の先端部の調節
a：スコープが思った方向に進まずに，組織と接触・衝突する場合：ファイバースコープの進みたい方向（この場合，視野右側の喉頭方向）が視野の一部に見えていると，スコープがそちらに向かって進んでくれるものと思いがちである。そのままスコープを進めると，実際は×の方向に進み，組織と衝突して視野は閉塞する(図 7-3b)。
b：スコープを進めたい方向を，視野の中央に位置させる：UD アングルレバーを操作し，ファイバースコープを進めたい方向（この場合喉頭）を視野の中心に移動させてスコープを進めると，先端部分は希望する方向へ向けて進行する。

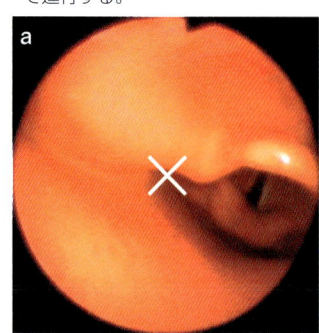

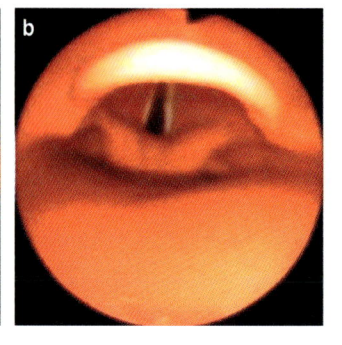

ファイバースコープ用ビデオカメラとモニターを利用すると，接眼レンズを上からのぞき込む必要がないので，スコープを持ち上げることによりスコープの緊張を保ちやすくなります(図 7-11)。

② スコープの進行方向が視野中央から外れてしまう

初心者は，ファイバースコープの視野の一部に進みたい方向が見えていると，スコープがそちらに向かって進んでくれるものと勘違いしがちです(図 7-12a)。視野の端に進みたいスペースが見えていても，スコープはその方向には進まずに，スコープ先端部分は組織と接触・衝突し，視野が閉塞してしまいます(図 7-17)。

◎対策→鉄則⑧
"進みたい方向を視野の中央に位置させて，スコープを進めていく"

スコープを進める際に，進みたい方向を視野の中央に位置させて(図 7-12b)，スコープを進めていくことが重要です。そうすれば自分の希望する方向へとスコープ先端部分を進めることができます。そ

のためには，自分の一番進みたい方向へと**操作部およびUDアングルレバーを常に操作し，進みたい方向が視野の中央に向くように**，こまめに調節します。

また，スコープ先端がいったん組織と衝突したら，すぐにその場では曲がれません。一度スコープを2～3 cm引き抜き，改めて進行方向を視野の中央に位置させて，少しずつ進めていきます。今度は希望したように曲がれるはずです。

③先端部分が極度に屈曲しているため，スコープが思った方向に進まない

スコープ先端部分が極度に屈曲している場合は，進みたい方向がしっかり見えていてもその方向に進むことはできません。これは経口ファイバー挿管の時，ファイバースコープを喉頭付近まで進めて，いざ，スコープを声門へと進めようと思ったときによく起こり，たいへん歯がゆい思いをします。

スコープ先端部分が極度に屈曲して(Upして)声門を見ていると(図7-13a)，先端部分が披裂軟骨部分を超えて声門へ入っていくことはできません(図7-13A)。

◎対策→鉄則⑨
　"スコープ先端部分を極度に屈曲させたまま進めない"

これを防止するためには，スコープ先端部分が極度に屈曲したままスコープを進めないことが鉄則です。そして，スコープ先端部分を極度に曲げないようにするには，進みたい方向を常に視野の中央に位置させてスコープを進めていく(鉄則⑧)ことが重要です。

喉頭付近では声門を常に視野の中央に見るようにすると，スコープ先端は声門の少し手前から，徐々にDown(実際はUpしていた先端部分を少し戻す)していきます(図7-14a～c)。声門を咽頭後壁側の下から急に見上げても，声門をくぐらせることはできません(図7-13aA)。口腔内からUpにしてある先端部分を，喉頭付近で少しずつDown側に戻すことで，スコープ先端部分の屈曲が戻り，スムーズに声門を通過することができるようになります。

スコープ先端部分が極度に屈曲して先へ進めない場合は，一度スコープを2～3 cm引き抜いて，少しずつDownにしながら声門へと進めてみます。

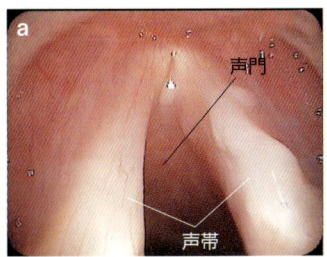

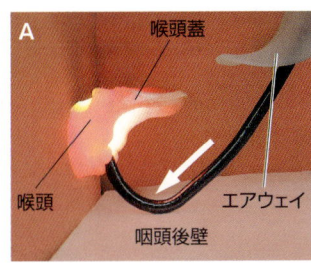

◀図7-13
極度に屈曲したスコープ先端
a：スコープ先端部分が極度に屈曲して，声門を見上げているファイバースコープの視野
A：スコープ先端部分が極度に屈曲している側面図(モデル)：先端部分が極度に屈曲しているため，スコープを進めても，先端部分を声門内へと進めることができない。ファイバースコープを進める力は，矢印方向にかかることに注意。

▼図7-14　**声門直前におけるスコープ先端部のDown(Upを戻す)操作**
スコープ先端部をUpさせて声門を見上げていた状態(a)から，先端部を少しずつDown(Upを戻す)させて(b, c)，一番進みたい方向(声門中央から，気管へ)を視野の中央に位置させる(図7-13aと比較)。

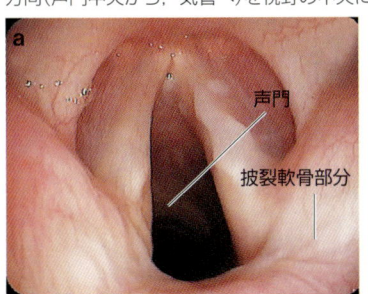

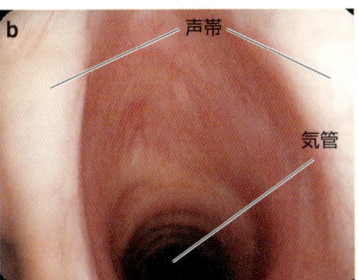

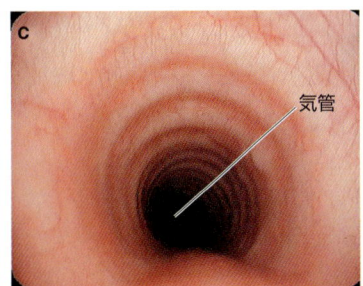

§2 スコープによる観察困難・スコープ進行困難

ファイバー挿管では，「スコープで気道を見て」，「見ている部位を判断して」，「スコープを先へと進める」の繰り返しにより，スコープを気管へと誘導していきます。そこでファイバースコープを気管に挿入するまでの間で，実際に困る場面を考えてみると，次の四つの問題点に帰着します(図7-2参照)。

1. スコープの目の前が見えない
2. 目の前は見えても，気道のどこを見ているのか判断できない
3. 気道の部位を判断できるが，スコープ進路の先が閉塞して見えない(進めない)
4. スコープが思ったように進まない

「§1 鉄則」では，これらの問題点の解決の近道，すなわち"成功のための九つの鉄則"についてまとめました。これらの鉄則は，困難の具体的な原因がわからなかったとしても，多くの場面で解決に導いてくれることと思います。

本項では，これらの問題点を引き起こす原因・要因，対策について，もう少し詳しく解説します(表7-4～表7-7)。このアプローチは，問題点(＝実際に困る場面)と原因が一対一で対応しない(同じ原因・要因により違った問題点が引き起こされる)ため少し複雑に感じるところもありますが，実際にうまくいかない場面において，具体的な原因と対策を知る手がかりになると思います。ファイバー挿管を行ったときにもし困難に遭遇したら，ぜひこれから解説する項目をチェックしてください。

1 目の前がまったく見えない：スコープの視野が閉塞

ファイバー挿管の第一歩は「スコープで気道を見る」ことですが，目の前が何も見えなければ話になりません(表7-4)。

▼表7-4　目の前の視野閉塞：予防と対策

問題点	問題点を引き起こす原因	要因	対策
1 スコープの目の前が見えない＝スコープの視野閉塞	1) 分泌物(ホワイトアウト：図7-3a)・血液(レッドアウト：図7-3b)による閉塞	①喉頭鏡・ファイバースコープ操作刺激による分泌物増加 ②器具と粘膜の接触による出血	●分泌物や出血がひどくなる前に挿管方法変更(予防重要，鉄則①) ●分泌物の抑制(硫酸アトロピン投与) ●吸引(ファイバースコープ，または吸引カテーテルで，鉄則⑥) ●太いファイバースコープの使用(変更) ●スコープを引き抜き，対物レンズの清掃 ●嚥下促進(意識下挿管時) ●酸素の吹きつけ(胃破裂・肺圧外傷注意)
	2) スコープの曇り(ホワイトアウト：図7-15)	①温度差	●曇り止め塗布 ●温水に浸ける ●スコープを引き抜き・拭き取り
	3) スコープが組織に密着または極度に接近(レッドアウト：図7-17)	①スコープをむやみに進める	●スコープをむやみに進めない(鉄則④) ●視野が閉塞したらスコープを少し引き戻す(鉄則⑤)
		②スコープが思ったところに進まずに衝突	●スコープの取り扱い練習 ●スコープの進行方向を視野画面の中央において進める(鉄則⑧，表7-7参照)
		③口腔・咽頭スペースの減少(解剖学的，病的：表7-6参照)	●下顎挙上・頭部後屈(鉄則②) ●舌牽引

1-1）分泌物・血液による視野の閉塞（ホワイトアウト，レッドアウト）

ファイバースコープの小さな対物レンズは，気道粘膜からのわずかな分泌物・血液などで容易に覆われ，すぐに目の前はまったく見えない状態になります。分泌物により視野がまっ白になる状態をホワイトアウト（図7-3a），血液により視野がまっ赤になる状態をレッドアウト（図7-3b）といいます[4]。

◎対策１：むやみに分泌物・出血を増加させない（鉄則①）

喉頭鏡による度重なる挿管操作は分泌物，出血，組織の浮腫を引き起こし，いざファイバー挿管に切り替えたときには，分泌物や血液によりまったく前が見えない状態になります。そうなる前に，早めにファイバー挿管へと切り替えることが，分泌物・出血による視野閉塞の予防には重要です。

◎対策２：分泌物の抑制（硫酸アトロピンの投与）

気道分泌物を抑制するために，挿管困難が疑われる場合は，禁忌でないかぎり，前投薬として硫酸アトロピンを投与しておきます。成人患者には手術室搬入30分前に0.25 mg〜0.5 mg（1/2〜1A）筋注します。また，手術室搬入時か，挿管困難が判明した時点で，硫酸アトロピン0.2〜0.3 mgを静注します。

◎対策３：吸引（ファイバースコープ，または吸引カテーテルで）（鉄則⑥）

分泌物や血液はとにかく吸引して除去します。スコープ挿入前の**予防的吸引**として，太い吸引カテーテル（12〜16 Fr）で，口腔・咽頭内の分泌物を十分吸引しておきます。操作中は，スコープの吸引チャンネル（導管）から吸引を行い，分泌物や血液を除去します。スコープからの吸引方法は，吸引接続口に吸引管を装着し，左手示指で吸引ボタン（バルブ）を押します〔第３章（40ページ）参照〕。

吸引力は，吸引チャンネルの太さ（スコープの外径の太さ），分泌物の粘稠度などによっても違います。太いスコープ（外径5.0 mm以上）では，吸引チャンネル（導管）も太いため，より多くの分泌物や血液を吸引除去できます。細いファイバースコープ（外径4.0 mm以下）では，多量の分泌物や粘稠な分泌物を除去するには困難です。無理して多量の分泌物を吸引すると，細く長い吸引チャンネルはすぐに閉塞し，スコープを抜去してチャンネルをブラシで掃除しなければなりません。

分泌物が多い場合には，吸引チャンネルが閉塞する前に，思い切ってスコープをいったん抜去し，太い吸引カテーテル（12〜16 Fr）で分泌物や血液を直接吸引します（鉄則⑥）。喉頭鏡を用いて（これ以上分泌物を増やさないように注意しながら）口腔咽頭内を観察下に，吸引操作を行うのもよいでしょう。また，吸引装置が2個利用できれば，一つはファイバースコープの吸引，もう一つは助手が別の吸引カテーテルで口腔・鼻腔から吸引を行うのもよい方法です。

◎対策４：太いファイバースコープの使用（変更）

上述したとおり，可能なら，分泌物・血液の吸引に有利な太いスコープ（外径5.0〜6.0 mm）を使用（変更）します。また細いスコープの小さな対物レンズが閉塞しやすいのに対して，太いスコープの比較的大きな対物レンズは，多少の分泌物・出血はじゃまにならない利点もあります。

◎対策５：対物レンズの清掃

分泌物や血液で汚れた対物レンズは，ファイバースコープを抜去して，先端を清潔なガーゼで拭き，曇り止め処置をして，改めてスコープを口腔（鼻腔）へと挿入していきます。

◎対策6：嚥下促進（意識下）

意識下挿管時は，患者に嚥下を促すことにより，少量の分泌物や血液ならスコープの視野の前から除去することができます[2,6]。これが可能なことは，意識下ファイバー挿管の利点の一つです。

◎対策7：酸素吹きつけ

酸素流量計からの酸素チューブをファイバースコープの吸引接続口に接続すると，吸引チャンネルを通して，スコープ先端から酸素を送り出すことができます。高流量の酸素により，気道内の分泌物や血液をスコープ先端部の前から吹き飛ばし，対物レンズが分泌物・血液で塞がれるのを防止できます[7,8]。また，意識下挿管時はスコープ操作中も酸素投与が可能です。

しかし，送られた酸素により胃破裂が報告[9]されており，スコープを気管内へ挿入後は肺の圧外傷の可能性があります[2,8]。また，酸素チューブを接続中は，吸引ができません。三方活栓を用いて酸素吹きつけと吸引を切り替えることは理論上可能ですが，複雑であまりお薦めはできません。

1-2) スコープ対物レンズの曇りによる視野閉塞（ホワイトアウト）

ファイバースコープを患者の口腔や鼻腔に挿入した直後，対物レンズが曇って，目の前がまったく見えない状態になることがあります(図7-15)。これは室温(寒い手術室)に置かれたスコープ先端の対物レンズの温度と，口腔・鼻腔内の温度との差により，対物レンズが曇るために起こります。目の前が真っ白になるため，この状態もホワイトアウトと呼ばれます[3]。

自発呼吸が維持されている意識下ファイバー挿管時(第6章)や，内視鏡用マスクを用いて陽圧換気を維持したまま行うファイバー挿管時(第9章)は，呼気時に対物レンズの曇りが顕著になります。きちんと予防しておきましょう。

◎対策1：曇り止めの塗布

第3章の準備で説明したように，対物レンズに曇り止め用薬液を1滴塗布しておくと，曇りを防止できます(図7-16)。曇り止め液には，内視鏡手術で使用される，ウルトラストップ®などがあります。またスコープに付属のスティックタイプの固形のものもあります。レンズの曇りがひどいときは，一度スコープを引き抜き，清潔なガーゼで対物レンズを清掃し，あらためて曇り止めを行います。

◎対策2：温水に浸ける

使用直前までファイバースコープ先端部分を温水に浸けておくと，口腔・鼻腔に挿入した時の温度差がなくなり，曇りの予防となります[2](図3-9)。腹腔鏡や胸腔鏡手術のカメラにも使用している有効な方法です。

▼図7-15
対物レンズの曇り（ホワイトアウト）

▼図7-16　曇り止め薬液の塗布
内視鏡手術で使用される曇り止め液を対物レンズに1滴たらし，ガーゼで拭く。

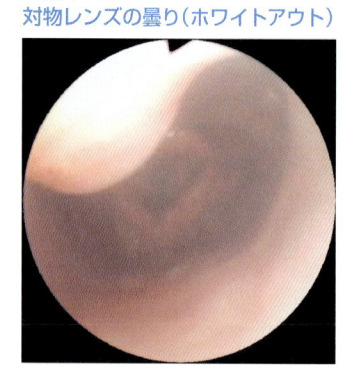

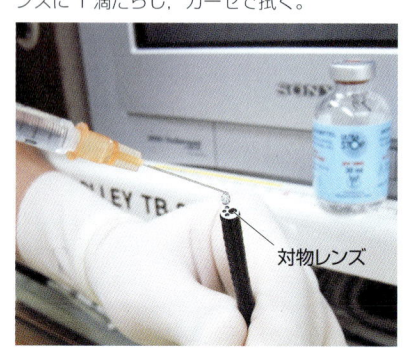

▼図7-17
スコープ先端の対物レンズと組織との接触・密着による視野閉塞（レッドアウト）

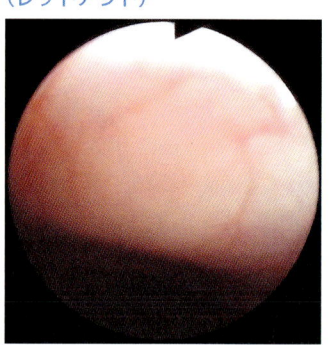

▼表7-5 部位判断困難：予防と対策

問題点	問題点を引き起こす原因	要因	対策
②どこを見ているのかわからない＝部位の判定・判断困難	1) 経験不足	①判定可能なはずなのにわからない	●ファイバースコープの視野特性・気道の解剖学的知識の習得（第1章, Quick Reference） ●熟練者の指導（ビデオカメラとモニター使用）
	2) 組織に接近しすぎ（≒組織との密着によるレッドアウト）（表7-4, 表7-6参照）	①スコープをむやみに進める	●スコープ先端を組織にむやみに近づけない（鉄則④） ●スコープを部位がわかるまで引き抜く（鉄則⑤）
		②スコープが思ったところに進まずに衝突	●スコープの進行方向を視野画面の中央において進める（鉄則⑧）
		③口腔・咽頭スペースの減少	●下顎挙上・頭部後屈（鉄則②） ●舌牽引
	3) どこを見ているのかさっぱりわからない＝スコープの正常軌道からの逸脱	①スコープ（チューブ）が深く入りすぎている（食道・喉頭蓋谷へ迷入）	●必要以上スコープを入れすぎない（スコープ先行法） ●先行する気管チューブを深く入れすぎない（チューブ先行法） ●チューブの深さをマーキング ●視野の部位判定が困難な時は深く入りすぎていることが多いことを認識 ●下顎挙上でスペースを広げる（鉄則②） ●スコープを部位がわかるところまで引き抜く（鉄則⑤） ●バーマンエアウェイT使用時はエアウェイを少し引き抜く ●経鼻挿管時、喉頭鏡にてスコープ・チューブの位置確認・調整（下段参照）
		②スコープ（チューブ）が正中から逸脱 ・エアウェイ未使用 ・エアウェイの位置異常（曲がって挿入） ・鼻腔の変形	●挿管用エアウェイの使用（鉄則③） ●エアウェイ中央に黒い線を引く ●エアウェイを真っ直ぐ挿入（ガーゼロール使用・テープで固定） ●経鼻挿管時、喉頭鏡でスコープ・チューブの位置を確認・調整

1-3) スコープと組織の接触・密着（または極度の接近）による視野閉塞（レッドアウト）

先端の対物レンズが、気道の組織と接触・密着または極度に接近したときも、目の前がピンク色になってまったく見えない状態になります（図7-17）。この状態もレッドアウトと呼ばれます[4]。表7-4に示した要因①〜③の対策は、本章§1の鉄則②④⑤⑧で解説しました。後述する3-1) も参考にしてください。

2 どこを見ているのかわからない：部位の判定・判断困難

スコープで気道を見た後は、「見ている部位を判断して」、スコープを進路へと導きますが、時に見えている部位がどこなのか判断できず、進むべき道に迷う場合があります（表7-5）。

2-1) 経験不足＝判定可能なはずだが、経験不足でわからない

初心者では（もちろん、熟練者でも）、スコープの視野に見えている部位が、どこなのかわからなくて、スコープをどう進めていったらよいのか迷う場合があります。

◎対策1：ファイバースコープの視野特性・気道の解剖学的知識の習得

初心者は、ファイバースコープを挿入す

ればすぐに喉頭が見えるはず，と考えがちです。しかし，それは大間違いです。ファイバースコープでは，前方を見ることはできますが，視野角が狭いため横方向を見ることができません。喉頭鏡のように口腔・咽頭・喉頭の全体の視野を見ることができないのです。つまり，**気道の一部しか見えない**ことを認識すべきです。

山のふもと(口腔)から頂上のゴール(声門)を目指すとすると，喉頭鏡では山のふもと(口腔)，中腹(咽頭)，頂上(喉頭)と全体の1/3〜1/2ずつ見渡すことができるため，ゴール(声門)が見えないとしても，進路に迷うことはありません。これに対してファイバースコープでは，小さな視野の中に，1本の木(例えば，舌の一部)が見えるだけです。1本の木を見て，位置を判断し，進路を決めて進まなければなりません。少し道をはずせば，見たこともない木に遭遇して，すぐ道に迷うことを認識しておくべきです。

小さなスコープの視野をたよりに道に迷わずに進むためには，スコープの正常軌道，および進路の途中にどんな木があるのかを知っておく必要があります。そのためには口腔・鼻腔，咽頭(口腔咽頭・鼻咽頭)，喉頭の解剖学的知識が必要です。また，それぞれの部位(の一部)がファイバースコープでどのように観察できるのかを知る必要があります。第1章を参照して各部位のスコープ視野に習熟してください。

◎**対策2：熟練者の指導・
ビデオカメラ・モニターの使用**

1本の木だけを見て位置を判断できるようになるには，熟練者の指導を得ることが早道です。その時，スコープ用ビデオカメラとモニターを利用すると，挿管者も指導者も助手も気道の視野を共有でき，とても有効です(図7-18)。ぜひ利用してみてください。

2-2) スコープ先端が組織に接近しすぎて，どこを見ているのかわからない

これは，前述の1-3)「スコープと組織の密着(または極度の接近)による視野閉塞(レッドアウト)」とほぼ同じ現象で，本章§1の鉄則②④⑤⑧で述べました。後述する3-1)の項も参考にしてください。

2-3) どこを見ているのかさっぱりわからない：スコープの正常軌道からの逸脱

ある程度ファイバー挿管の経験を積んでも，どこを(何を)見ているのかまったくわからなくなる時があります。やみくもにファイバースコープを進めたり，抜いたりしてみてもダメです。そんな場合の多くは，スコープが正常軌道から逸脱しているのです。

これには，①**スコープが深く入りすぎている場合**と，②**スコープが正中から逸脱している場合**があります。どこを見ているのかまったくわからないので，①と②の区別もつけることができません。

2-3)-①：スコープ(チューブ)が深く入りすぎている

スコープ先行法ではスコープを，チュー

▼図7-18 ビデオカメラとモニターを使用したファイバー挿管
ファイバースコープ用ビデオカメラとモニターを利用すると，挿管者，指導者，助手はスコープの視野を共有でき，操作指導および下顎挙上やエアウェイの位置調整などの補助が容易になる。

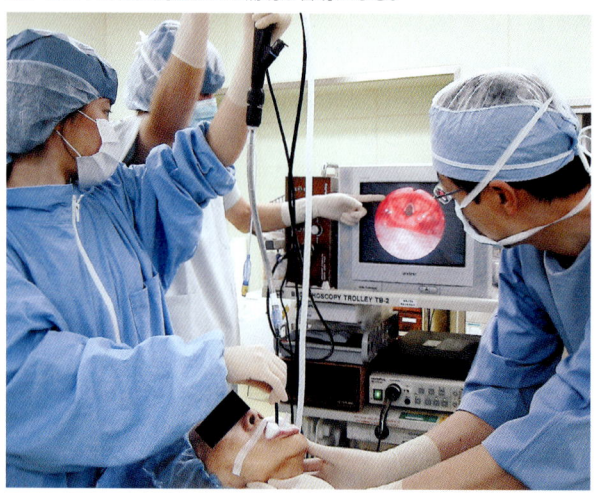

▼図 7-19
ファイバースコープが
食道へと進行したときの視野

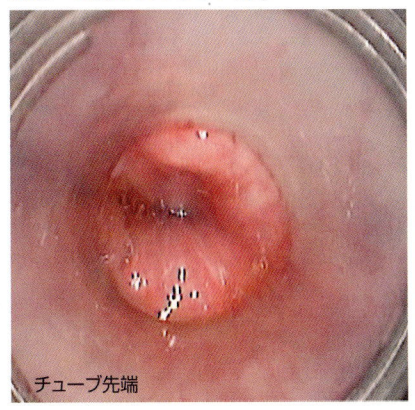

チューブ先端

▼図 7-20
チューブ先行法時の気管チューブ〔標準型(上)と
リンフォース型(下)〕の準備(マーキング)
カフの近位部がチューブ先端からほぼ 6 cm の位置で，チューブ先行法による経口挿管時の目安とする。経鼻挿管時には先端から 13 cm と 15 cm の位置に印を付ける。チューブを外鼻孔から鼻腔内に 12〜13 cm 挿入すると先端はおよそ鼻咽頭と口腔咽頭の間に，15 cm 挿入すると先端は口腔咽頭に位置することになる。

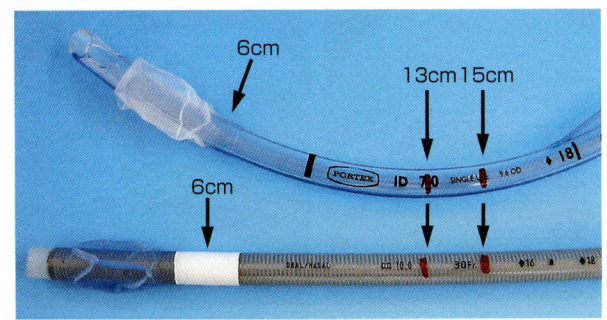

ブ先行法では先に挿入する気管チューブを深く進めすぎて，スコープが梨状陥凹や食道・喉頭蓋谷へと進むと，視野は一面組織で閉塞し，部位判定は困難です(図 7-19)。そして熟練者でも，その視野だけは，その部位が食道や喉頭蓋谷だとは判断できません。

◎対策 1：スコープ・チューブを深く入れすぎない，チューブの深さをマーキング
スコープ先行法ではスコープを，チューブ先行法ではチューブを，最初から深く入れすぎないことです。通常成人では，口腔から喉頭まで 12〜15 cm，外鼻孔から喉頭までは 12〜16 cm 程度です。声門を通過前に，これ以上スコープを深く挿入することはありません。チューブ先行法時は，ついチューブを喉頭近くまで進めたくなりますが，チューブを深く進めていいことはありません。経口挿管であれば，チューブは数センチ程度[2]，経鼻挿管であれば成人女性で 12〜14 cm，男性で 13〜15 cm 程度で十分です[2]。これ以上進めるのは避けましょう。気管チューブの先端付近は深さ表示がありませんが，カフ近位側が先端より 6 cm 程度です。経鼻挿管時は 13 cm と 15 cm にマーキングしておくと，目安になります(図 7-20)(第 5 章 §3 参照)。

◎対策 2：食道・喉頭蓋谷への
進行を考慮
「まったく部位判定が困難な場合は，スコープが梨状陥凹や食道にあることが多い」ことを頭にいれておきましょう。

◎対策 3：下顎挙上・スコープの
引き抜き
どこを見ているかまったくわからなくなったときは，前述した鉄則を試みます。まず，『鉄則②：とにかく下顎挙上でスペースを広げる』を試してみます。スペースが広がることで部位を判定できることもあります。下顎挙上を施行しても食道や喉頭蓋谷のスペースは広がらないので，視野が改善しない場合は，スコープが食道(梨状陥凹)・喉頭蓋谷にあることを疑います。
 それでもわからないときは，『鉄則⑤：わかるところまでスコープを引き戻す』です。引き戻してやっとわかる場所が口腔エアウェイの中ということもありますが，それでもかまいません。わからない場所をやみくもに探すよりも，**わかる場所からもう一度再出発**したほうが，はるかに近道です。

◎対策 4：エアウェイの引き抜き
バーマンエアウェイ T のサイズ 10 cm を使用しているときも，スコープが深く

▼図7-21
バーマンエアウェイT使用時のファイバースコープの視野不良
a：先端が食道にある場合：エアウェイが深く入りすぎて，先端開口部は喉頭を越えて食道に位置している。しかし，この視野では先端位置が食道とは判断困難である。
b：先端が喉頭蓋谷にある場合：エアウェイ先端が喉頭蓋谷に位置し，下側にわずかに喉頭蓋が見えているが，この視野では判断困難である。

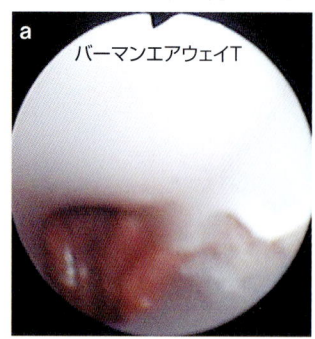

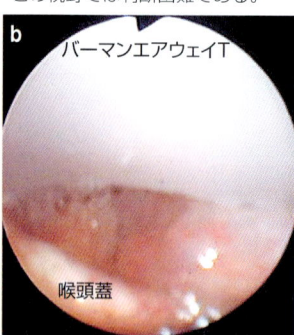

なり食道(図7-21a)や喉頭蓋谷(図7-21b)へと迷入しがちです〔第4章(57ページ)参照〕。視野の部位がわからない場合は，エアウェイを少し引き抜く必要があります。

2-3)-②：スコープ(チューブ)が正中から逸脱している

ファイバースコープの操作中，スコープが正中線上からいったん逸脱すると，どこを見ているのかわからなくなり，部位の判定は困難です。また，チューブ先行法では，先に挿入したチューブが正中から逸脱していると，後から挿入したファイバースコープも正中から逸れて，視野の部位判定が困難になります。

◎対策1：鉄則②経口エアウェイの正しい使用(経口挿管)

経口ファイバー挿管の場合，スコープを正中線上に維持するために挿管用エアウェイをぜひ使用してください。また，VBMエアウェイ，オバサピアンエアウェイではエアウェイ中央に黒い線を入れることにより，スコープの正中線維持がさらにしやすくなります(第4章参照)。

挿管用エアウェイを使用していても，エアウェイが曲がって挿入されていたら(図7-22)，スコープも正中から逸れることになり，どこを見ているのかわからなくなります。そのときはガーゼロールを使用したり，エアウェイをテープで固定し，エアウェイを正中へ確実に留置します(第4章参照)。

◎対策2：スコープ・チューブの進行の観察(経鼻挿管)

経鼻挿管ではスコープが正中から大きく逸れるのは比較的まれですが，スコープがどこを見ているのかわからない場合は，そのまま助手にスコープを保持してもらい，喉頭鏡で口腔咽頭を観察して，スコープの進行を直視下に観察してみます〔第5章§4⑥(87ページ)参照〕。

部位判定困難時の多くの場合は，スコープ(チューブ先行法時はチューブ)は外側に逸脱(図7-23A)しがちです。直視下にスコープ(チューブ)を鼻咽頭と口腔咽

▼図7-22
ファイバー挿管用エアウェイの位置異常
エアウェイが回転して口腔内に斜めに挿入されているため，先端は正中から大きく逸れている。

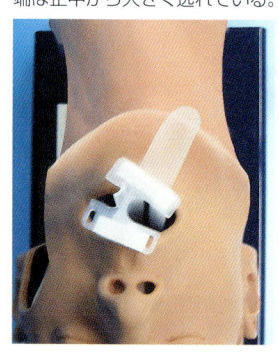

▼図7-23　経鼻挿管時の喉頭鏡によるファイバースコープ位置の観察(A)と調節(B)
A：喉頭鏡で口腔咽頭を観察し，ファイバースコープの位置を確認する。チューブとスコープは正中よりかなり外側を進行して，食道へと進んでいる。
B：ファイバースコープの位置を調節して，チューブとスコープは口腔咽頭のほぼ正中に位置している。ここからは，ファイバースコープで喉頭が観察可能となる。

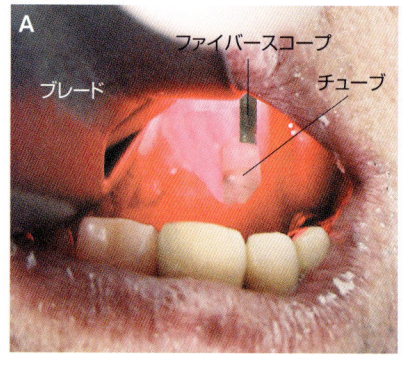

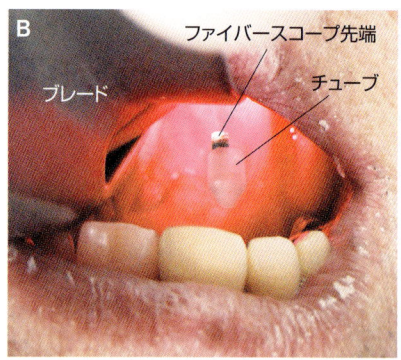

▼表7-6 スコープ進路閉塞：予防と対策

問題点	問題点を引き起こす原因	要因	対策
③スコープの進路が閉塞して先が見えない＝進むべき方向が閉塞	1)口腔・咽頭・喉頭スペースの減少（気道組織沈下・閉塞）	①解剖学的な気道組織沈下・閉塞（麻酔・筋弛緩による）＝口峡部分，鼻咽頭，舌根－咽頭後壁間，喉頭蓋－咽頭後壁間	●下顎挙上・頭部後屈（鉄則②） ●舌牽引 ●挿管用エアウェイの使用（鉄則③） ●ビデオカメラ・モニターの使用
		②病的＝気道病変による喉頭観察困難：気道の腫瘍・浮腫，頸椎の可動域制限，喉頭の偏位	●危険の認識・細心の注意 ●意識下挿管・外科的気道確保考慮 ●熟練者による操作および補助〔下顎挙上（鉄則②）〕
	2)チューブ先行法時のチューブ先端での閉塞	①チューブが組織と衝突している	●チューブを口腔内（挿管用エアウェイ内）・鼻腔内へ深く入れすぎない ●チューブの位置調整 ●下顎挙上・頭部後屈（鉄則②）
	3)喉頭痙攣・声門閉鎖	①局麻不十分（意識下挿管時） ②麻酔深度（筋弛緩）不十分	●意識下挿管時：十分な局麻，麻薬の使用 ●ファイバースコープより局麻噴霧（意識下時・全麻時） ●全麻時：十分な麻酔深度，筋弛緩 ●筋弛緩モニター使用

頭の境界まで引き戻し（図7-23B），その場所でスコープを正中に向ければ喉頭がすぐに見えるはずです。

③先が見えない：スコープの進む方向が閉塞

スコープで気道を見て，見ている部位を判断して，いざスコープを先へと進めようとする際，スコープ進路が閉塞して，喉頭まで進めない場合があります（表7-6）。

③-1)口腔・咽頭・喉頭スペースの減少によるファイバースコープ進路の閉塞

③-1)-①解剖学的なスペース減少

◎**対策1**：下顎挙上・頭部後屈・舌の牽引

全身麻酔（筋弛緩）により気道組織が沈下し，ファイバースコープの進行するスペースを塞ぐことへの対策は，本章§1の**鉄則②**「とにかく**下顎挙上**」で解説しました。頸椎の不安定性がなければ，頭部後屈も有効です。舌鉗子による舌の牽引も有用です。舌の牽引は軟口蓋レベルの閉塞に，下顎挙上は喉頭蓋レベルの閉塞に対して有効で，両者の併用が気道全体に対して有効と報告[10]されています（コラム4）。しかし，ファイバー挿管用エアウェイ使用時は，舌牽引操作は困難です。

◎**対策2**：挿管用エアウェイの使用

経口ファイバー挿管用エアウェイも，口腔・咽頭のスペースを広げるのに有効です（コラム4）。中央に黒い線を描いたVBMエアウェイやオバサピアンエアウェイでは，狭いスペースの中でも，進むべき中心線の方向がわかりやすくなります（図7-24）（第4章参照）。また，バーマンエアウェイTでは，口峡部分をバイパスできる利点があります。

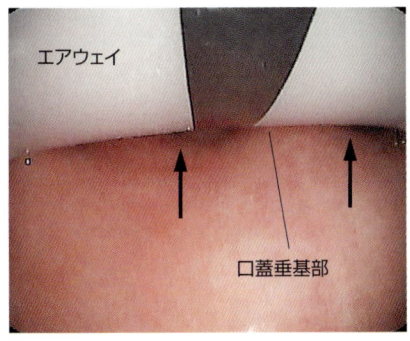

◀図7-24
オバサピアンエアウェイ使用時のファイバースコープによる口腔内視野
口腔内のスペース（軟口蓋とエアウェイの間隙）は狭いが，中央の黒い線により，正中の識別が可能となる。口蓋垂基部の左右にわずかな口峡のスペースが確認でき（矢印），スコープ進行が可能。

◎**対策3：ビデオカメラ・モニターの使用**

ファイバースコープ用ビデオカメラとモニターを利用すると，下顎挙上を施行する助手も気道の様子が観察でき，口腔咽頭のスペースを広げるための手助けがしやすくなります（図7-18）。

3-1)-②**病的なスペース減少**

特別な気道の病変〔巨大咽頭・喉頭腫瘍・膿瘍，巨大舌扁桃の肥大，気道の浮腫，高度頭頸部可動域制限（病変，手術後，放射線治療後），喉頭の偏位（病変，手術後）等〕のため，気道のスペースが制限され，ファイバースコープの進行するスペースを塞ぐことがあります[2]。

◎**対策**

これらの病的な気道に対してファイバー挿管を試みるとすれば，熟練者による

コラム4　各手技における経口ファイバー挿管時の喉頭視野の比較

ファイバースコープで，よりよい視野を得るための方法としては，
①用手的手技（下顎挙上，舌牽引）の施行（鉄則②）
②経口挿管時の挿管用エアウェイの使用（鉄則③）
③喉頭鏡補助
などが挙げられます[2]。

これらの手技について，経口ファイバー挿管時のスコープ視野の比較研究がいくつか報告[2,19,21]されています。文献により，頭位，下顎挙上併用の有無，スコープ視野の程度の定義が違うため，一概に比較はできませんが，これらの研究を大まかにまとめると表Aのようになります。それぞれの手技の効果の参考にしてください。われわれは，成人ではオバサピアンエアウェイの使用と下顎挙上の併用により，おおむね良好な視野を得ています[21]。困難気道症例でファイバー挿管を成功させるためには，常日頃からこれらの方法を用いたときのファイバースコープの視野に慣れ親しんでおくことが大切です。

▼**表A　各手技における経口ファイバー挿管時の喉頭の視野の比較**
（青山和義ほか．困難気道対策の現状と今後の展望：気管支ファイバースコープ．Anesthesia 21 Century 2007；9：23-34．より，一部改変）

使用器具・手技	状況	ファイバースコープによる喉頭・声門の視野			
		良好(%)	やや難(%)	困難(%)	声門観察不能(%)
オバサピアンエアウェイ	全麻・下顎挙上併用	80〜86	13.5〜20	0〜9.2	0〜1.5
	全麻・下顎挙上不明	25.0	31.7	43.3	
	意識下(挿管困難症例)	65.4	27.9	4.1	
バーマンエアウェイT	全麻・下顎挙上併用	56.7	20.0	9〜23.3	0.5〜4.6
	全麻・下顎挙上なし		6	10	
Williams エアウェイ	全麻・下顎挙上不明	68.3	25	6.7	
	全麻・下顎挙上併用	80	15	5	
下顎挙上	全麻	62〜80	6〜28	2〜10	0
舌牽引	全麻	77			0
下顎挙上+舌牽引	全麻	100	0	0	0
喉頭鏡併用	全麻	88〜92	6〜12	2	

良好：声門までほとんど閉塞なし，またはファイバースコープをほとんど操作せずに声門が見える
やや難：声門までに部分閉塞あり，または声門を見るのにファイバースコープを少し操作する必要あり
困難：声門までにほぼ閉塞した部位がある，または声門を見るのにファイバースコープをかなり操作する必要あり
声門観察不能：2分以上で声門観察不能，または明確な理由なし
注）空欄は頻度不明．文献により，頭位，下顎挙上併用の有無，ファイバースコープの視野の程度の定義が違い，頻度は参考値

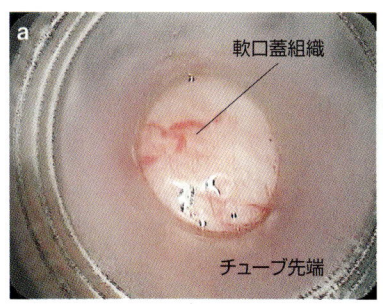

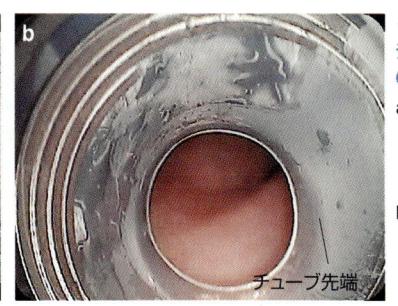

▶図 7-25
チューブ先行法時の気管チューブ先端のファイバースコープ視野
a：チューブの位置調節前の視野の閉塞：気管チューブ先端が，口蓋組織または咽頭組織に衝突し，ファイバースコープの進路が閉塞している。
b：チューブの位置調節後の視野の改善：多くの場合気管チューブを少し引き抜くと，口腔内にスコープ進行のためのスペースが開ける。

ファイバー挿管操作と，精通した助手による最大限の下顎挙上が必要です。しかし病的な場合は，下顎挙上が無効な可能性，腫瘍からの出血の可能性，操作により気道閉塞助長の可能性があり，十分な注意が必要です。安全な気道確保のためには，意識下挿管や外科的気道確保の考慮も含めて，**特別な注意が必要です**[2,7,8]。これらの対策は本書の範疇を超えるため詳細は専門書を参考にしてください[2]。

3-2) チューブ先端での ファイバースコープ進路の 閉塞（チューブ先行法時）

チューブ先行法[2]においては，チューブを挿管用エアウェイ内（経口時）または鼻腔内（経鼻時）へと深く入れすぎると，スコープで観察した際に，チューブ先端部は軟口蓋・咽頭後壁（図 7-25a）・梨状陥凹・食道（図 7-19 参照）などの組織と密着し，進路が閉塞していることがしばしばあります。これは 2-3)-① で説明したことと同様で，状況によっては部位判定困難といった問題を引き起こします。

◎対策 1：チューブを深く挿入しない
前述の 2-3)-① の対策 1（137 ページ）で解説したとおりです。

◎対策 2：チューブの位置調節
チューブの位置をチェックして調節するか，スコープ観察下にチューブを少し引き抜けば，口腔内・咽頭内へとスコープを進めるスペースが見えてきます（図 7-25b）。

◎対策 3：鉄則②下顎挙上
下顎挙上により，口腔・咽頭のスペースが広がるとスコープを進めるスペースができる場合があります。

3-3) 喉頭痙攣・声門閉鎖による ファイバースコープ進路の閉塞

意識下ファイバー挿管時に，喉頭痙攣・声門閉鎖反射により，声門直前で進路が閉塞することがあります[2,6]。喉頭から声門にかけての局所麻酔が不十分なためです。全身麻酔下においても，麻酔深度・筋弛緩レベルが不十分であれば，このような気道の反射は十分起こり得ます。

◎対策 1：十分な局所麻酔（第 6 章 §3）
意識下挿管時は，気道反射予防のために，喉頭から声門にかけての十分な局所麻酔（表面麻酔・神経ブロック）が必要となります。操作途中では，スコープの操作チャンネルから局所麻酔薬（2％リドカインなど）を噴霧して，局所麻酔を追加します（例えば，喉頭へと噴霧）[2,6]。また全身麻酔下でも，スコープの操作チャンネルから局所麻酔薬を噴霧すれば，このような気道反射の防止に有効です。レミフェンタニルなどの麻薬の使用も有効です。

◎対策 2：十分な麻酔深度・筋弛緩レベル
全身麻酔下では，喉頭反射の予防に，十分な麻酔深度を維持し，筋弛緩モニターで筋弛緩レベルを評価することが重要です。

▼表7-7 スコープ進行困難：予防と対策

問題点	問題点を引き起こす原因	要因	対策
④ファイバースコープを思うように進めることができない	1)スコープのねじれ（twisting）	①スコープのたるみ ②ループ形成	●スコープの緊張を保ち、たるませない（鉄則⑦） ●手術台を低く。足台の利用 ●内視鏡用カメラとモニターの利用
	2)進行方向が視野中央から外れている		●スコープの視野を常に進行方向の中央へ（鉄則⑧） ●ファイバースコープ操作・進行の理解
	3)先端部の極度の屈曲		●スコープの視野を常に進行方向の中央へ（鉄則⑧） ●スコープ先端部分を極度に屈曲させたまま進めない（鉄則⑨） ●一度スコープを引いて、少しずつ曲がる
	4)ファイバースコープの稚拙な操作		●ファイバー操作の練習 ●挿管人形による挿管練習
	5)ファイバースコープの潤滑剤不足	①量が過少 ②乾燥	●使用直前に潤滑剤の十分な塗布

④ファイバースコープを思うように進めることができない

ファイバースコープを思うように進めることができない場合の原因としては、
1)ファイバースコープのねじれ（twisting）
2)進行方向が視野中央から外れている
3)先端部の極度の屈曲
4)ファイバースコープの稚拙な操作
5)ファイバースコープの潤滑剤不足
が挙げられます（表7-7）。
1)～3)については、本章§1の鉄則⑦～⑨を参照してください。

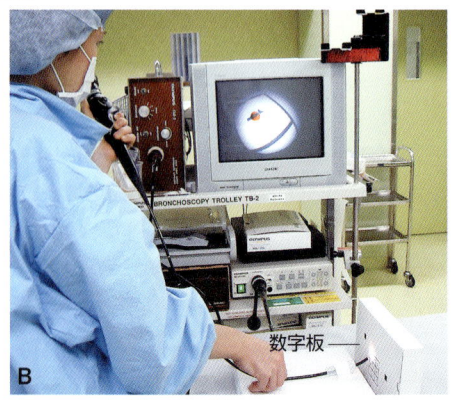

④-4)ファイバースコープ操作の不慣れ

スコープ操作に不慣れな場合、ファイバースコープを思ったとおりに進められない原因となります。

◎対策：スコープの進行の練習

ファイバー挿管操作を実際に行う前に、スコープ操作に慣れるため、数字板[11]（図7-26AB）や挿管人形などを利用して、UDアングルレバーの操作とスコープ進行の練習を十分しておきましょう。

ここで練習時の注意点として、前項の「鉄則⑧：進行方向を視野の中央に位置させてスコープを進めていく」について少し説明を加えておきます。これにはスコープの進み方を十分に理解する必要があります。

初心者では、右手でスコープを進めるときに、進めることに夢中になり、左手のUDアングルレバーの操作がおろそかになります。図7-27Aのように、「数字1」を中央に見ていたスコープを、UDアングルレバーを操作しないまま、つまり先端彎曲部の曲がりが同じまま先に少し進めると、スコープ視野は「数字1」の中央から外れて、先端部は「数字1」の中央とは別の場所に衝突してしま

▼図7-26 数字板によるファイバースコープ操作の練習
A：ファイバースコープ操作練習用数字板：数字の中央に印を付けると有用である。
B：数字板を利用してのUDアングルレバーの操作とスコープ進行の練習：スコープ先端を1～9までのマス目の中に進めていく。数字の中央の印に接触させるまで進めること。

▼図 7-27　ファイバースコープ進行の理解
A：スコープは「数字 1」を中央に見ている。
B：A の状況から先端彎曲部の曲がりが同じまま(UD アングルレバーを操作しないまま)スコープを先に少し進めると，スコープ視野は「数字 1」の中央から外れて，先端部は「数字 1」の中央には進まない。
C：A の状況から左手の UD アングルレバーを常に操作し，スコープ先端彎曲部の曲がりを調節して，「進行方向を絶え間なく視野の中央に位置させてスコープを進めていく(鉄則⑧)」と，スコープ先端部は「数字 1」の中央に進む。

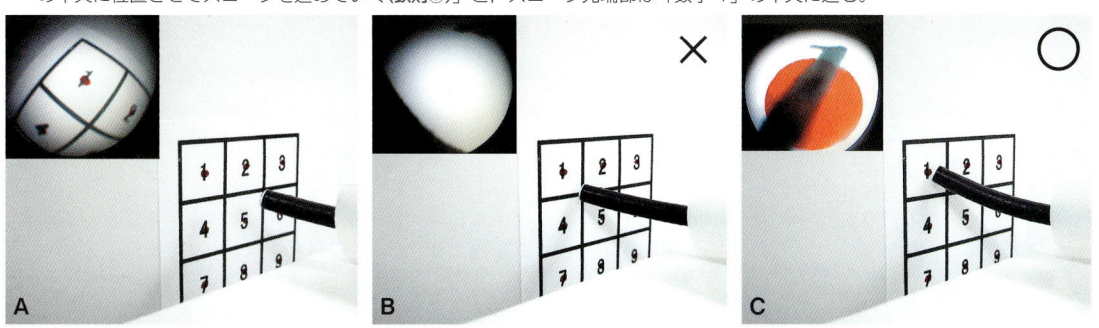

います(図 7-27B)。

　右手でスコープを進めるときは，左手の UD アングルレバーを休みなく操作し，スコープ先端彎曲部の曲がりを常に調節して，「**進行方向を絶え間なく視野の中央に位置させてスコープを進めていく(鉄則⑧)**」必要があります。スコープを決して急いで進めようとしないことです。スコープ先端彎曲部の曲がりを常に調節しながら「数字 1」の中央に向かってスコープを進めれば，先端部を「数字 1」の中央に進めることが可能となります(図 7-27C)。

4-5)ファイバースコープの潤滑剤不足

準備の時にファイバースコープの挿入部外面に潤滑剤を塗布しますが，量が少なかったり時間が経過すると，乾燥してスコープの円滑な操作を妨げます。スコープへの潤滑剤の塗布は，使用直前に，十分行ってください。

§3 チューブ進行困難

　ファイバー挿管時のもう一つの大きな問題点である，気管チューブを気管に挿入するのが困難なとき(図 7-2)の対策について解説します。

　やっとの思いでファイバースコープを気管内へ留置した後，スコープをガイドに気管チューブを進めようとした際に気管チューブをうまく進めることができずに大変歯がゆい思いをすることがあります。スコープを気管内に挿入できても，チューブを挿入できなければ，今までの苦労も水の泡。チューブ挿入に時間を要すると低酸素血症の危険性があります[1,2](図 7-1)。頻回の，また粗暴なチューブ進行操作は喉頭組織の損傷を引き起こす可能性もあります[1,2](図 7-1)。チューブ進行困難の原因と対処方法を知り，慌てずに対応する必要があります。Asai らは，近年この領域に焦点を当てた有用な総説[1]を発表しています。ぜひご一読をお勧めします。

　「気管チューブを気管へと進めるのが困難な場合」には，
1. 気管チューブがスコープ上を進まない
2. 気管チューブをエアウェイ内(口腔内)から咽頭へと進めるのが困難な場合(経口挿管)
3. 気管チューブを声門・気管へと挿入するのが困難な場合(チューブが喉頭と衝突している)

などがあります(表 7-8)。ファイバー挿管でのチューブ進行困難といえば，狭義では3の場合を指し，その予防と対策は重要です。

▼表 7-8 チューブ進行困難の分類・原因と対策

チューブ進行困難の分類	進行困難部位	原因	要因	予防	対策
①気管チューブがスコープ上を進まない	すべての部位	●潤滑不足	●潤滑剤不足 ●潤滑剤広がり不足 ●時間経過による乾燥	●準備で潤滑剤を十分に塗布 ●直前にチューブとの潤滑確認	●蒸留水をチューブ内に投与 ●一度スコープを抜去。潤滑剤を十分に塗布
②気管チューブを口腔・咽頭へと挿入するのが困難(経口挿管時)	1)エアウェイ入口	●チューブがエアウェイに入らない	●接眼レンズを見たままチューブを進める	●直視下でチューブのエアウェイ内への挿入を確認	
	2)エアウェイ内腔	●内腔の狭小化(バーマンエアウェイT)	●エアウェイを口腔内挿入後に内腔狭小化	●適切なチューブサイズの選択 ●直視下にチューブの通過を確認	●エアウェイ抜去後,チューブ進行
		●エアウェイの構造(オバサピアンエアウェイ)	●チューブが前面開口部に衝突 ●チューブが背面のチューブガイドに衝突 ●前面開口部からスコープが出ている	●直視下でチューブのエアウェイ内の挿入を確認 ●スコープが前面開口から出ないように注意	●エアウェイ抜去後,チューブ進行
	3)エアウェイ出口	●チューブと咽頭後壁との衝突		●リンフォース型チューブの使用	●チューブを回転させて進行 ●頭部伸展・下顎挙上を強めてチューブを進める
	4)チューブ先行法時の口腔内	●スコープがマーフィーアイから出ている	●チューブ先端開口部とマーフィーアイとの誤認識	●マーフィーアイを確認し,チューブ先端口からスコープを通過させる	
③気管チューブを声門・気管へと挿入するのが困難(狭義のチューブ進行困難)	喉頭	●チューブと喉頭組織の衝突	①ファイバースコープと気管チューブの径の差 ②ファイバースコープの柔軟性 ③チューブの材質・先端の形状 ④気道の状況	表 7-10 参照	表 7-10 参照
	下咽頭〜食道	●食道への進行	同上	表 7-10 参照	表 7-10 参照

①気管チューブがスコープ上を進まない

■潤滑不足

気管チューブ進行の際,スコープの上をチューブがまったく滑らない場合があります。原因は潤滑不足です。時に,潤滑不足でチューブが進まないのか,組織に衝突して進まないのか,判別困難な場合もあり注意が必要です。このまま過度の力を加えると,ファイバースコープや組織の損傷につながります。

チューブ先行法時は,チューブ内にファイバースコープを挿入していく際に,潤滑不足に気づきますが,スコープ先行法時は,チューブを進めるまで気づかないことがあります。

◎予防・対策

予防が重要ですから,準備時に気管チュ

ーブ内面，およびファイバースコープ挿入部には十分の水溶性潤滑剤(K-Y™ ゼリーなど)を塗布します。そして，気管チューブをスコープの上で数回上下に滑らせて，滑らかに動くことを確認しておきます(図7-28)。また，潤滑剤は時間経過により乾燥して，潤滑性は失われていきます。スコープ先行法でチューブの装備を早くから準備したときは要注意です。特にリドカインスプレーは，乾燥しやすいので注意してください。

そして，挿管操作直前(＝ファイバースコープ挿入直前)にもう一度チューブとスコープの滑りを確認することを忘れないでください。スコープを気管内に挿入後に気管チューブが滑らないことが判明した場合は，チューブ内腔に蒸留水をたらすと動くようになる可能性もあります。

2 気管チューブを口腔・咽頭へと挿入するのが困難

スコープ先行法による経口ファイバー挿管時には，チューブ先端が挿管用エアウェイ入口や，内腔，そして出口で衝突し，口腔・咽頭内へと進行困難な場合があります[1](図7-29)。またチューブ先行法では，特殊な進行困難が起こり得ます。

2-1) エアウェイ入口

挿管者がファイバースコープ操作に夢中になりすぎると，接眼レンズを覗いたまま，気管チューブを進めようとします。その時，チューブ先端がエアウェイ入口と衝突していても，気がつかない場合があります(図7-29①，図7-30)。

◎予防・対策
チューブ進行時は接眼レンズから目を離して，直視下に，チューブをエアウェイ内へと確実に挿入します。

2-2) エアウェイ内腔 (図7-29②)

準備段階で挿管用エアウェイ内に通過可

▼図7-28
気管チューブとファイバースコープの潤滑

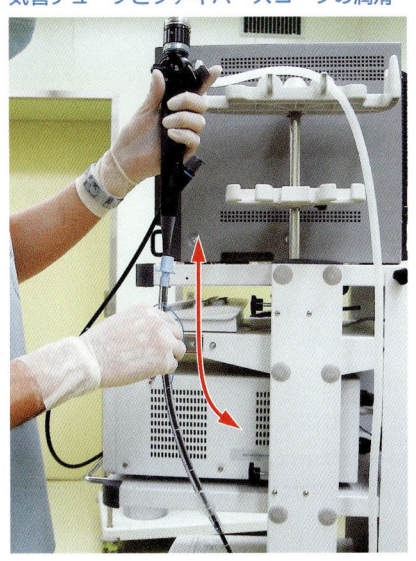

▼図7-29
気管チューブを口腔・咽頭へと挿入するのが困難なとき
①エアウェイ入口，②エアウェイ内腔，③エアウェイ出口(咽頭後壁部)で，チューブの進行困難が起こりうる。チューブ先端の咽頭後壁への衝突は，見えないため判断に困ることがある。チューブ挿入後 8〜10 cm で抵抗がある場合，気管チューブ先端は咽頭後壁と衝突している。

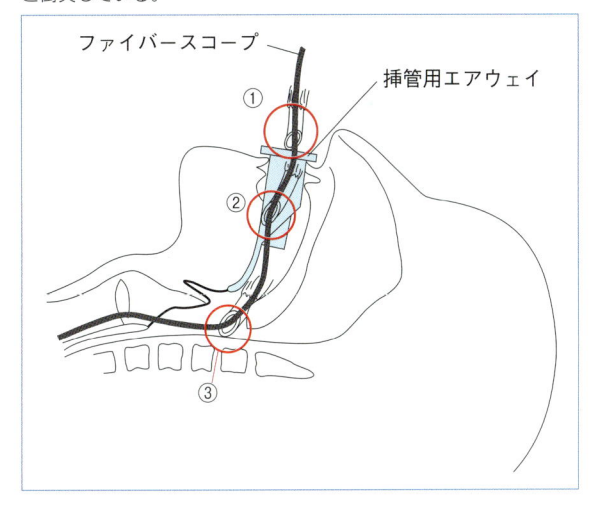

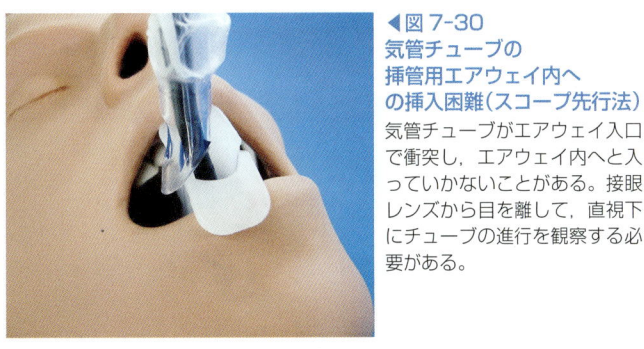

◀図7-30
気管チューブの挿管用エアウェイ内への挿入困難(スコープ先行法)
気管チューブがエアウェイ入口で衝突し，エアウェイ内へと入っていかないことがある。接眼レンズから目を離して，直視下にチューブの進行を観察する必要がある。

能な気管チューブでも，患者の上下歯列間に挟まれてエアウェイ内腔が狭小化している場合があります〔特にバーマンエアウェイT（図7-31）〕。また，オバサピアンエアウェイでは，前面の開口部や背面のチューブガイド（図7-32）にチューブ先端が引っかかる場合があります（第4章参照）。

◎予防・対策

準備段階で，使用するサイズのチューブが挿管用エアウェイ内を滑らかに通過するのを確認する必要があります。また，挿管操作中はエアウェイ内腔をチューブが通過していくのを直視下に観察します。

▶図7-31 バーマンエアウェイTの内腔の狭小化

①：挿入前のエアウェイ内腔
②：挿入後のエアウェイ内腔：エアウェイを口腔内に挿入すると，上下の歯列により右側面の縦方向の切れ込みがつぶれて（矢印），内腔が狭くなっている。患者に挿入前は内腔に通過可能だった気管チューブが，挿入後は通過困難な場合がある。

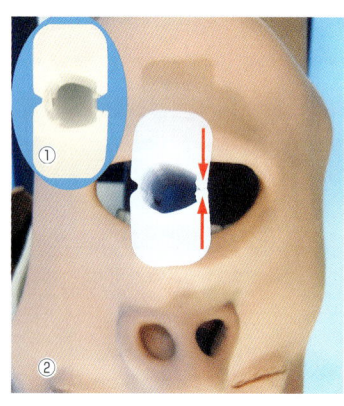

▼図7-32 オバサピアンエアウェイの前面開口部に衝突した気管チューブ

エアウェイ前面開口部に気管チューブ先端が衝突すると，チューブ挿入が困難となる。直視下にチューブの進行を観察するとよい。チューブはエアウェイ後面のチューブガイドに衝突することもある。また，ファイバースコープ挿入時に，スコープが前面開口部に迷入したために，気管チューブを進めるのが困難となる場合もある。ファイバースコープ挿入時には直視下にスコープの進行を観察し，両側ガイドの中に確実に挿入する。

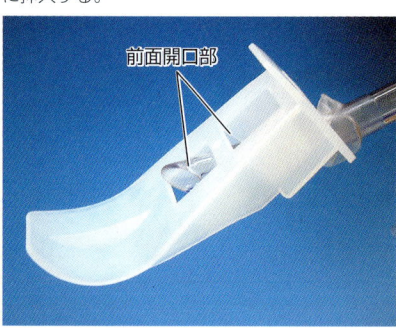

前面開口部

2-3）エアウェイ出口

チューブがエアウェイ内を通過した後，エアウェイ出口でチューブ先端が咽頭後壁と衝突して，チューブ進行に抵抗がある可能性があります（図7-29③）。これは実際には見えないので，原因の判断に困る場合があります。チューブ挿入後8〜10 cmで抵抗がある場合は，これが原因である可能性が高いと思います。

◎予防・対策

通常は，わずかな抵抗の後にチューブは自然に咽頭腔内へと進行していきます。どうしても進まない場合は，①チューブを反時計回りに90°回転させながら進めるか，②助手に頭部伸展（後屈）・下顎挙上を強めてもらいチューブを進めます。

この段階でチューブを回転させた場合は，後にチューブを喉頭へと進めるとき，チューブのベベルの向きが不明にならないように注意してください。通常の気管チューブはサイズや深度表示のある側がベベル開口側です。リンフォース型気管チューブは，この部位でのチューブの進行は比較的滑らかです。

2-4）ファイバースコープがマーフィーアイを通っている（チューブ先行法）

チューブ先行法でファイバースコープを気管チューブ内から咽頭・喉頭へと進める際に，本来のチューブ先端開口部とマーフィーアイ（側孔）を誤認識すると（図7-33），スコープをチューブのマーフィーアイに通すことになります[2]（図7-34）（第5章参照）。後からこれに気づくのはかなり困難で，チューブをどうしても進めることができずに，ファイバースコープとチューブを一緒に抜去してはじめて気がつくことがあります。

◎予防・対策

チューブ先行法でスコープを気管チューブ内へと進める時は，必ずマーフィーアイを確認し，スコープを正しいチューブ

▼図 7-33
チューブ先行法時の
気管チューブ先端におけるスコープ視野

チューブ先行法でファイバースコープを気管チューブ内へと進めている時に，本来のチューブ先端開口部とマーフィーアイ（側孔）を誤認識すると，スコープはチューブのマーフィーアイを通ることになるため，十分注意が必要である。

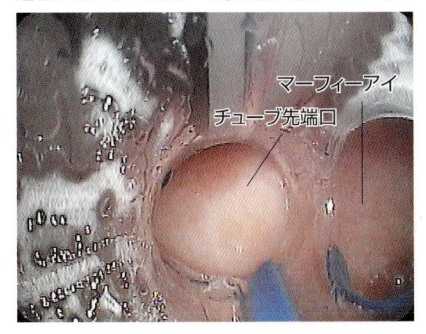

マーフィーアイ
チューブ先端口

▼図 7-34　気管チューブのマーフィーアイを通ったファイバースコープ
この状態で気管チューブを進めると，エアウェイ内や喉頭部で進行困難が起こる。また，気管挿管が成功したとしても，スコープ抜去が困難となる。

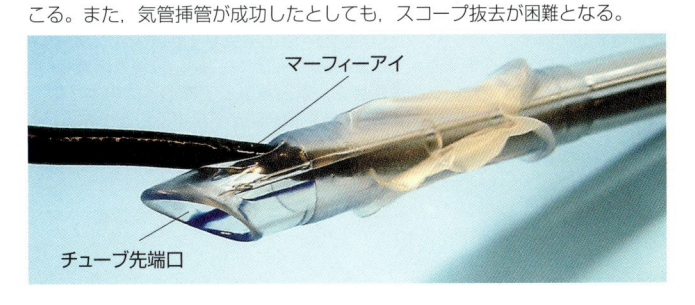

マーフィーアイ
チューブ先端口

▼図 7-35
チューブ進行時の気管分岐部における
ファイバースコープ視野

チューブ進行の間，スコープの視野では，気管（分岐部）が見えているだけで，チューブ先端がどう進んでいるのかは，実際には見えない。

開口部へと進めるしか予防方法はありません。

③気管チューブを声門・気管へと挿入するのが困難（狭義のチューブ進行困難）

ファイバースコープを気管内へと留置に成功した後，もう気管挿管が成功した気になって意気揚々と気管チューブを進めていると，十数センチ入ったところで，その進行に抵抗が生じる場合があります[1,2]。これが，気管チューブの進行困難と言われている現象です。

注意すべきは，チューブの進行の間，ファイバースコープの視野では，気管（分岐部）が見えているだけで(図 7-35)，**「チューブ先端がどう進んでいるのかは，実際には見えない」**ということです。

ファイバースコープをガイドにして，「チューブを盲目的に進めているだけ」ということを忘れないでください。したがって，粗暴なチューブの進行は禁物です。やさしく，愛護的にチューブを進める必要があります。

■原因
◎喉頭組織と衝突
チューブ進行困難の原因の多くは，チューブ先端が喉頭のどこかの部分に衝突して，進行を妨げられているためです[1,2]（図 7-36）。

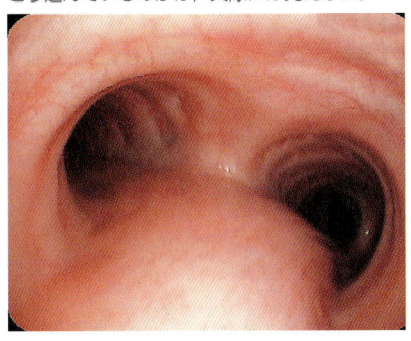

◎食道へ進行
また，気管チューブはスコープをガイドとせずに，勝手に下咽頭から食道へと進行する場合もあると考えられています[1,2]（図 7-37）。一度喉頭組織と衝突し，食道へと進行している場合もあるかもしれません。

■衝突場所
チューブが衝突を起こす部位としては，披裂軟骨部分，披裂間組織，喉頭蓋-披裂軟骨ヒダ，声帯ヒダ，喉頭蓋などが考えられています[1,2]（図 7-36）。この段階のチューブの進行は，通常のファイバー挿管では観察はできないので，原因を確定するには，別のファイバースコープで喉頭部分を観察しなければなりません。

▼図 7-36
気管チューブ先端と喉頭組織との衝突によるチューブ進行困難
気管チューブが口腔から十数センチ入ったところで，チューブの進行に抵抗がある場合がある。チューブ先端が喉頭組織と衝突しているためである。チューブが衝突を起こす部位は，披裂軟骨部分(図7-38ab)，披裂間組織(図7-38c)，喉頭蓋－披裂軟骨ヒダ，声帯ヒダ，喉頭蓋などである。図のように，気管チューブはわずかに下咽頭に進み，披裂軟骨部と衝突することが多い。

（図：声帯ヒダ／喉頭蓋／喉頭蓋-披裂軟骨ヒダ／ファイバースコープ／被裂軟骨部）

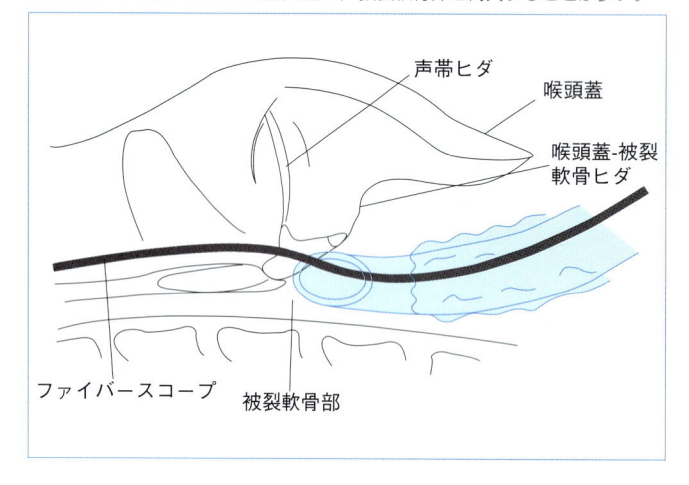

▼図 7-37　気管チューブの食道への進行

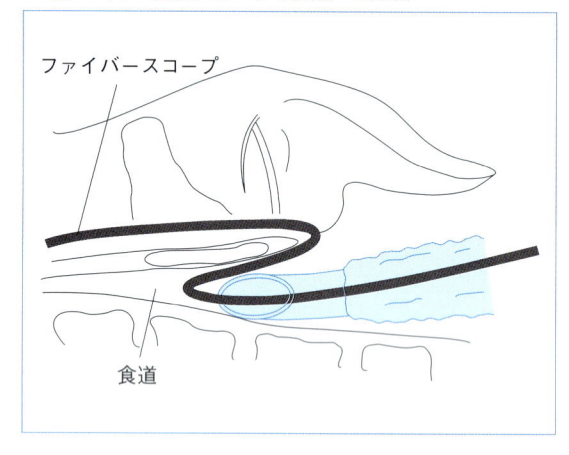

（図：ファイバースコープ／食道）

◎経口ファイバー挿管時

Johnsonら[12]は意識下経口ファイバー挿管中に，53.3％(24/45人)でチューブ進行困難がみられ，2～4回のチューブ進行試行が必要であったと報告しています。この際にもう1本の別のファイバースコープを経鼻的に挿入し，喉頭部分におけるチューブの進行を観察すると，42％(19/45人)は右披裂軟骨組織に，11％(5/45人)は披裂間組織に気管チューブが衝突して進行困難となっていたと報告しています。

われわれも，従来より同様の方法を用いてファイバー挿管中のチューブの進行を観察していますが，ほぼ同様の結果を得ており[13,14]，衝突部位としては，右披裂軟骨部分(図7-38ab)，披裂間組織(図7-38c)が多いと考えています。

◎経鼻ファイバー挿管時

経鼻挿管におけるチューブ進行困難の原因は，チューブ先端が喉頭蓋谷へと進行し，喉頭蓋と衝突するためとも考えられていましたが，これは挿管練習人形で得られた結果です[15]。

Marfinら[16]は全身麻酔下の経鼻ファイバー挿管中に，前述した同様の観察を行い，経口挿管と同様に，チューブ先端は披裂軟骨部に衝突して進行を妨げられていることが最も多いと報告しています。

そのほかにも，チューブは左披裂軟骨，左声帯に衝突したり，梨状陥凹や下咽頭への迷入がみられています。実際の臨床では，喉頭蓋が障害となることはあまりないと考えられます。

■なぜ喉頭との衝突や食道への進行が起こるのか：要因と頻度

①ファイバースコープ外径と気管チューブ内径の差（間隙）

ファイバー挿管では，当然スコープは気管チューブよりも細いものを使用します。成人でよく使用されるファイバースコープの外径は4.0～6.0 mm，気管チューブの内径は7.0～8.0 mmです。そこでスコープの外径と気管チューブの内径には差があり，隙間があります(図7-39)。これにより気管チューブがスコープの周りを上下左右に動くあそびができます。このために，ファイバースコープが声門から気管内へと留置されていても，気管チューブはスコープのガイドから少し外れて声門へとは向かわずに，喉頭の組織に衝突することになります[1,2](図7-36)。

スコープ外径が細いほど，使用気管チューブ内径が太いほど，スコープと気管チューブの間隙は大きく，チューブはガ

▼図7-38　喉頭部分での気管チューブの進行困難
ファイバースコープは声門から気管内へと正しく留置されているが，チューブ先端は右披裂軟骨部分（a，b），披裂間組織（c）に衝突して，喉頭内への進行を妨げられている。通常のファイバー挿管時はこのような衝突は観察できないが，経鼻的に挿入した別のファイバースコープで観察している。a，b では，チューブにより右披裂軟骨がかなり変位していることに注意。

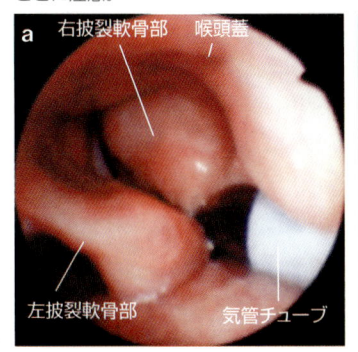

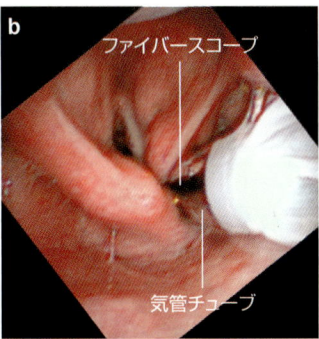

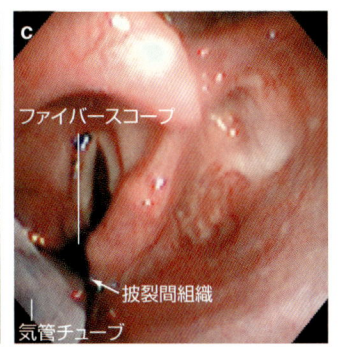

a 右披裂軟骨部　喉頭蓋／左披裂軟骨部／気管チューブ
b ファイバースコープ／気管チューブ
c ファイバースコープ／披裂間組織／気管チューブ

▼図7-39
ファイバースコープ外径と
気管チューブ内径の差（間隙）
スコープの外側と気管チューブの内側には隙間があり（矢印），チューブがスコープの周りを上下左右に動くあそびができる。

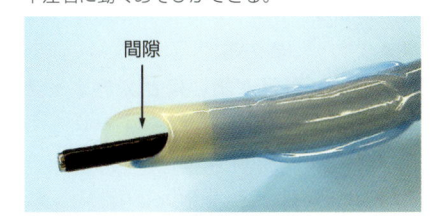

間隙

から食道へと進行する場合もあると考えられています[1,2]（図7-37）。

食道に進行したチューブに押されて，ファイバースコープが気管内から完全に逸脱して抜けてしまった，という報告を聞いたことがあります。このような場合，まったく抵抗を感じないときも，スコープを食道へと引きずる際に抵抗を感じるときもあるようです。

③気管チューブの材質（柔軟性），
　先端部分の形状（図7-40）
標準型の気管チューブの材質は PVC で，緩やかな彎曲を持った形状となっておりやや硬めです。このためファイバースコープのガイドとは外れて別の方向へと動きやすくなります。材質が柔らかいリンフォース型チューブのほうが，ファイバースコープのガイドに沿ってチューブが進みやすく，また喉頭組織との衝突

イドから外れて喉頭組織に衝突したり，食道へと進行しやすくなります（表7-9）。

②ファイバースコープの材質（柔軟性）
気管内に挿入されているファイバースコープ挿入部は，細く，長く，柔軟です。そのため気管チューブは，スコープをガイドとせずに喉頭組織と衝突したり，スコープを引きずりながら勝手に梨状陥凹

▼表7-9　チューブ進行困難の頻度
（青山和義ほか．困難気道対策の現状と今後の展望：気管支ファイバースコープ．Anesthesia 21 Century 2007；9：23-34より，一部改変）

使用ファイバースコープ	経口ファイバー挿管				経鼻ファイバー挿管
	標準型チューブ	リンフォース型チューブ	Parkerチューブ	ILM用チューブ	標準型チューブ
細いファイバースコープ （3.8〜4.2 mm）	76.3% （36〜93%）	48.9% （5〜90%）	29% （29%）	6.25% （0〜10%）	51.3% （46.0〜71.4 %）
やや太いファイバースコープ （4.8〜4.9 mm）	67.1% （66.6〜67.3%）	44.4% （40〜48%）			35.6% （33.3〜36.7%）

頻度は文献1，12，24より算出した平均の%値，（　）内は範囲．
ILM：挿管用ラリンジアルマスク

▼図7-40　気管チューブ先端の形状

標準型チューブ(A)のベベル先端部分が右披裂軟骨部分に引っかかりやすいと考えられている。ベベル部分の短いリンフォース型気管チューブ(B)や，先端部分が柔らかく独自の形状をした挿管用ラリンジアルマスク専用チューブ(C)，Parker気管チューブ(D)のほうが，チューブの進行困難の頻度が低いと考えられている。

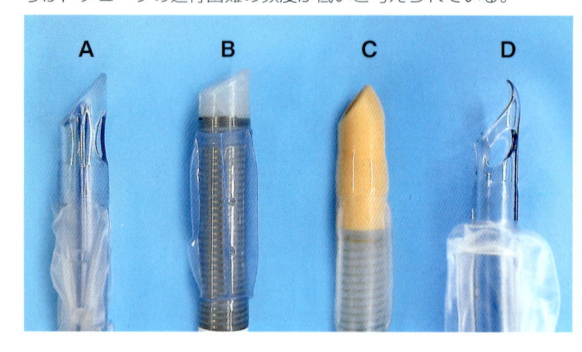

は少ないとされています(表7-9)。

しかし，リンフォース型チューブでも進行困難はかなりの頻度で起こり得ます。また，標準型チューブの先端部分はベベルを持ち，斜めにカットされていますが，これが右披裂軟骨部分に引っかかりやすいと考えられています。先端の柔らかい挿管用ラリンジアルマスク専用チューブ[17]，Parkerチューブ[18]などは気管内への進行は円滑とされています(表7-9)。

④喉頭や気道組織の状況

全身麻酔や筋弛緩による気道組織(舌根，喉頭蓋，喉頭入口部)の沈下・閉塞，または頭部後屈・下顎挙上による気道組織の挙上・開放に伴い，気道の開通・喉頭の傾きなど，気道組織の状況は変化します。これらの変化は気管チューブの通過に影響する可能性があります。

■チューブ進行困難の頻度のまとめ

チューブ進行困難の頻度は，上述した要因により違いますが[1,2]，ファイバー挿管では，かなりの高頻度で起こります。

多くの報告をひとまとめにすることは若干の無理が伴いますが，以下のようになります[1,19](表7-9)。

1) スコープ外径が細いほど，チューブ

▼表7-10　チューブ進行困難の予防と対策
(青山和義ほか．困難気道対策の現状と今後の展望：気管支ファイバースコープ．Anesthesia 21 Century 2007；9：23-34．より，一部改変)

	理論	対策	効果	文献
予防	ファイバースコープと気管チューブの間隙を小さくする	太いファイバースコープを使用	◎	1, 20
		細い気管チューブを使用	◎	1, 20
		先端がテーパー型チューブを使用	●	23
		チューブを細いチューブと2段にセットアップ	●	24
		ファイバースコープに鞘(スリーブ)をかぶせる	●	25, 26
	チューブの材質・先端の形状を変える	リンフォース(スパイラル)チューブ使用	◎	22
		挿管用ラリンジアルマスク専用チューブ使用	◎	17
		Parker気管チューブ使用	◎	18
	チューブの進行方向を変える	チューブを反時計回りに90°回転させて進行	◎	1, 21
対策	チューブの進行方向を変える	チューブを反時計回りに90°回転させて進行。時に180°以上回転	◎	1, 2, 12, 16
	喉頭入口部の方向・状況を変える	外部喉頭圧迫(輪状軟骨圧迫を含む)	○	1, 21, 27
		下顎挙上を強める，または解除する	△	1
		頭頸部前屈，または伸展	△	1, 17
	気道組織の挙上・喉頭入口部の拡張	喉頭鏡を併用	○	20
		下顎挙上を強める	△	1
		指による喉頭部分の操作	△	1
	原因となりうるものの除去	挿管用エアウェイ抜去	△	1

◎：有効，○：やや有効，●：有効だが特別製器具が必要，△：試みる価値はある

進行困難の頻度は高い。
2) 気管チューブ内径が太いほど，チューブ進行困難の頻度は高い。
3) 標準型チューブのほうが，リンフォース型チューブより進行困難の頻度は高い。
4) 経口挿管のほうが経鼻挿管よりも進行困難の頻度は高い。
5) 特殊な先端部分を持った気管チューブは，進行困難が起こりにくい。

■解決策：予防と対策

チューブ進行困難の解決策としてはファイバースコープと気管チューブの間隙を小さくする，チューブの材質・先端の形状を変える，チューブの進行方向を変える，喉頭部分の状況を変えるなどが考えられています[1,2,19]（表7-10）。ただし，スコープの太さおよび気管チューブのサイズや種類を変更するには，せっかく気管内に挿入したスコープをいったん抜去しないかぎりは行えないことです。

したがって，チューブの進行困難を防止するには，まず**予防が重要**です。予防は，手技施行前にファイバースコープを挿入していない状態で，前もって行っておくべきものです。対策は，すぐその場で（スコープを挿入したままでも）行えるものです。もちろん，予防としても，対策としてもどちらでも行えるものもあります。

■予防（表7-10）

◎太いファイバースコープ・
　細い気管チューブを使用

スコープの外径と気管チューブの内径の差を小さくして，気管チューブがスコープの周りを動くあそびを小さくすれば，チューブはファイバースコープのガイドから外れて動く範囲が小さくなります[1,2,20]。気管チューブは，気管内に留置してあるファイバースコープのガイドに沿って，声門へと入りやすくなります[1,2,20]。

具体的には5.0〜6.0 mm程度のファイバースコープを使用し，気管チューブは6.5〜7.0 mmのものを使用します。緊急時は成人男性であっても，最低6.0 mmチューブを挿管すれば，人工呼吸は十分に行うことができます[21]。また，太いファイバースコープは，細いものと比べて硬いため，気管チューブの走行がスコープのガイドから外れにくくなります。

◎リンフォース型気管チューブを使用

硬い標準型チューブよりも柔らかいリンフォース型（スパイラル）チューブのほうが，ファイバースコープのガイドに沿って進みやすくなります。したがって，リンフォース型気管チューブのほうが，チューブの進行困難の頻度が少ないと考えられています[22]。

◎特殊な先端形状の気管チューブを使用

標準型チューブ（図7-40A）は，ベベル先端部分が右披裂軟骨部分に引っかかりやすいと考えられています。そこで先端部分が柔らかく，独自の形状を持つ挿管用ラリンジアルマスク専用チューブ[17]（図7-40C），Parker型チューブ[18]（図7-40D）は喉頭組織にひっかかりにくく，チューブの進行困難の頻度が減少することが知られています。

ベベル部分の短いシリコン性リンフォース型気管チューブ（図7-40B）も，チューブの進行困難の頻度が低いと考えられます。そのほかに，先端が先細りとなったテーパー型気管チューブは，チューブ進行困難が起こりにくいとされています[23]が，特別製で日本では販売されていません。

◎その他の特殊な方法

ファイバー挿管時に，スコープのサイズを選べる施設はあまり多くはないと思われます。太いファイバースコープはファイバー挿管には有利ですが，4.0 mm以下の細いものしかない施設も多いと思います（ダブルルーメンチューブに使用可能なため）。細いスコープ（4.0 mm以下）しか利用できない場合に，ファイ

バースコープと気管チューブの差を埋めるため，第二の細いチューブ(5.0 mm カフなしチューブ)を挿管用チューブの中に通す方法[24](ダブルセットアップチューブ)や，特殊なスリーブ(鞘)[25,26]をスコープの周りにかぶせる方法の有効性が報告されています。

▼図7-41 胃管を利用したファイバースコープ用スリーブ(鞘)

ファイバースコープ
気管チューブ
16Fr胃管

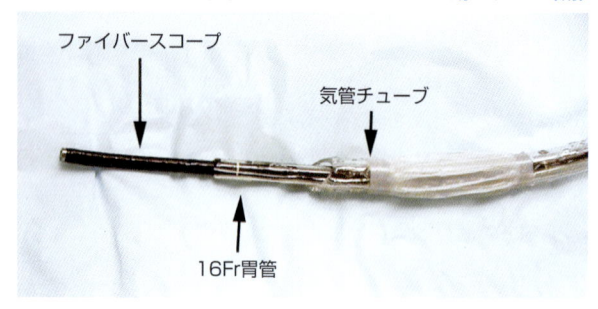

▼図7-42 チューブ進行困難時の気管チューブの回転
A：気管チューブの進行困難。気管チューブが口腔から十数センチ入ったところで，チューブの進行に抵抗がある場合がある。
B：チューブ先端のベベルの向き。気管チューブを元来の彎曲に従って進める時はチューブ先端のベベル開口部は左側を向く。X線不透過ラインは背側，マーフィーアイは右側を向く。
C：気管チューブの回転操作。気管チューブの進行に抵抗がある場合は，一度チューブを数センチ引き抜き(Aと比較)，気管チューブを反時計回りに90°回転させてからチューブを進める。
D：気管チューブを反時計回りに90°回転させたチューブ先端。ベベル開口部は背側，マーフィーアイは腹側を向く(Bと比較)。

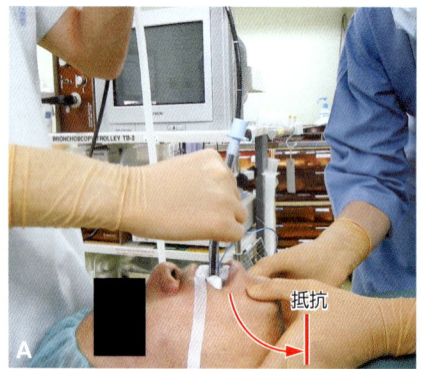

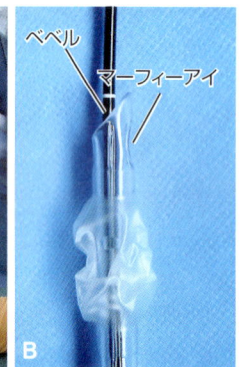

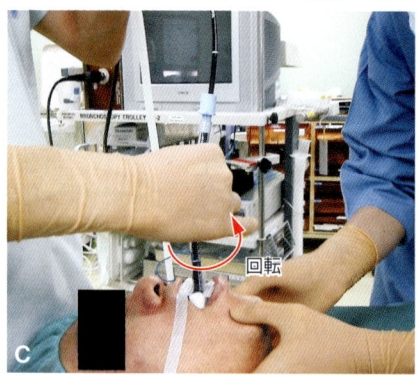

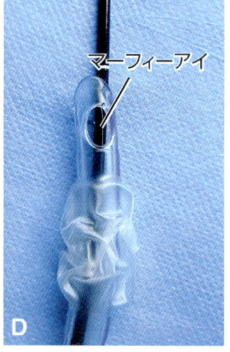

ベベル
マーフィーアイ
抵抗
マーフィーアイ
回転

しかしこれらには，残念ながら商業的に利用可能なものはありません。われわれは，16 Frの胃管を縦方向に裂き，切れ目を入れ，ファイバースコープにかぶせて特殊スリーブ(鞘)[26]として利用しています。外径4.0 mmのファイバースコープに16 Fr胃管を用いたスリーブ(図7-41)を装着すると，外径5.8 mmにすることができ，スコープと気管チューブの段差が減少し，チューブの進行が容易になります。

■対策(表7-10)

上記のような予防はできるかぎり行うべきですが，挿管操作中は，ファイバースコープを気管内から抜去して，最初から準備・操作をやり直さなければなりません。以下には，チューブ進行困難時に実際その場で行える対策を示します。

◎チューブの回転

チューブ進行困難時の対策として**気管チューブの回転は最も有効**かつ重要な操作です[1,2,19]。ファイバー挿管時の気管チューブは，通常咽頭までは元来の彎曲に従って進められますが〔ベベルは左側向き(図7-42AB)〕，そのまま進めると，チューブ先端が披裂軟骨部に衝突して進行困難(図7-36，図7-38a～c)を起こしやすくなります。

多くの場合，一度チューブを数センチ引き抜き，**気管チューブを反時計回りに90°回転**させて(図7-42C)ベベルを腹側に向けて(図7-42D)からチューブを進めると，スムーズに声門内へと通過していきます[12,13]。

ファイバー挿管操作に慣れていれば，チューブが喉頭へ進行する時(前歯から14～15 cm)，**予防**として最初から気管チューブを90°反時計回りに回転させて(ベベルを腹側に向けてから)進めることも可能です[21]。

手元で気管チューブを回転させても，チューブ先端部分は舌根等の組織で圧迫されて，手元の回転と同様に回転してい

るとはかぎりません。チューブ先端部分では手元の回転以下の可能性があります。気管チューブの**ねじれ**の現象です（図7-43）。経鼻ファイバー挿管時は鼻腔内でもチューブが圧迫され、さらにねじれが起こりやすいかもしれません[16]。そこで、90°反時計回りにチューブを回転させて進めても進行が困難なときは、**さらに180°から360°回転**させると、先端がある程度回転して、チューブの進行に成功することがあります[16]。

◎その他の操作

気管チューブを回転させても気管内挿入が困難な場合、以下のさまざまな操作が試みられています。これらの操作は、臨床研究により単独で有効性が証明されたものは少なく、効果が相反するものもありますが、どれかが有効な可能性があります。またこれらの操作は、チューブの回転と併用しても行われます。ただし、頻回のチューブ進行操作、粗暴な操作は喉頭の障害の可能性があるので、注意しましょう。

①**外部からの喉頭圧迫、輪状軟骨圧迫**
外部から喉頭を背側へ圧迫することにより、喉頭の上下または左右の傾きが変化して、右披裂軟骨部に衝突していた気管チューブが、声門へと挿入されやすくなる可能性もあります[1,2,21]。輪状軟骨圧迫は食道入口部を閉塞させ、チューブの食道への進行を妨げると報告[27]されています。

②**下顎挙上を強める・または解除**
下顎挙上はファイバースコープの気管内挿入には必要不可欠[2]で、喉頭入口部を拡張するため気管チューブの挿入も容易にする可能性があります。しかし、喉頭を腹側に変位させ食道入口部を広げることにより、チューブはより食道側へと進みやすくなるかもしれません。そこで、下顎挙上を解除するとチューブ進行が容易になる可能性もあります[1]。

▼図7-43　気管チューブ回転時のチューブのねじれ
チューブ先端部分が舌根、喉頭、鼻腔内の組織で圧迫されると、チューブは容易にねじれを起こし、手元で気管チューブを回転させても、先端部分はほとんど回転していない（○）。実際の挿管時は、チューブがねじれていることはわからない。

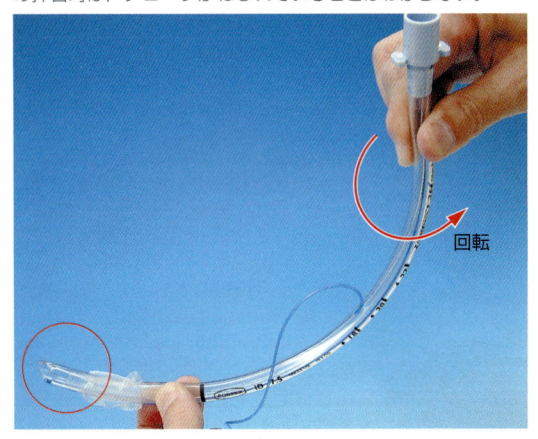

③**頭頸部屈曲（前屈）・または伸展**
これも上記の下顎挙上と同じ理由で、チューブ挿入を容易にする可能性もありますが、困難にする可能性もあります[1]。

④**喉頭鏡の併用**
喉頭鏡で声門は見えなくても（見えれば喉頭鏡で挿管可能です）咽頭、喉頭のスペースを少し広げれば、気管チューブが気管へ進行しやすくなる可能性があります[1,20]。

⑤**指による喉頭部分の操作**
示指を喉頭蓋谷に挿入し、喉頭蓋を腹側に持ち上げれば喉頭入口部が広がり、チューブ挿入が可能になった報告[1]があります。

⑥**挿管用エアウェイの
　正中確認・または抜去**
経口挿管時の挿管用エアウェイはスコープによる喉頭観察時には必要不可欠ですが、曲がって挿入されているとチューブが声門へと進まずに喉頭組織と衝突する要因となり得ます。また、前述したように、エアウェイ近位部や内部でチューブ進行を妨げる可能性もあります。その場合はエアウェイを抜去すると有効かもしれません[1]。しかし、挿管用エアウェイを抜去するとチューブ進行は困難になる

可能性もあります(特にリンフォーステューブ[22])。

文　献

1. Asai T, Shingu K. Difficulty in advancing a tracheal tube over a fibreoptic bronchoscope : incidence, causes, and solutions. Br J Anaesth 2004 ; 92 : 870-81.
2. Ovassapian A. Fiberoptic endoscopy and the difficult airway. 2nd ed. Philadelphia : Lippincott-Raven, 1996.
3. Vaughan RS, Greenhough SG. Fibreoptic instruments and tracheal intubation in adults and children. In : Latto IP, Vaughan RS. Difficulties in tracheal intubation. 2nd ed. London : WB Saunders, 1997 : 215-30.
4. 青山和義．必ずうまくいく！気管挿管．改訂版．東京：羊土社，2009：55-66.
5. Aoyama K, Seto A, Takenaka I. Simple modification of the Ovassapian fiberoptic intubating airway. Anesthesiology 1999 ; 91 : 897.
6. 青山和義．意識下挿管：気管支ファイバースコープを用いた挿管．LiSA 2007；14：124-32.
7. Benumof JL. Management of the difficult adult airway. With special emphasis on awake tracheal intubation. Anesthesiology 1991 ; 75 : 1087-110.
8. Gal TJ. 気道管理．In：Miller RD（武田純三監修）．ミラー麻酔科学．東京：メディカル・サイエンス・インターナショナル，2007：1259-86.
9. Hershey MD, Hannenberg AA. Gastric distention and rupture from oxygen insufflation during fiberoptic intubation. Anesthesiology 1996 ; 85 : 1479-80.
10. Durga VK, Millns JP, Smith JE. Manoeuvres used to clear the airway during fibreoptic intubation. Br J Anaesth 2001 ; 87 : 207-11.
11. 長浜隆司．下部消化管内視鏡検査．挿入の実際．In：長浜隆司，幸田隆彦，浅原新吾．カラー写真で必ずわかる！消化器内視鏡．東京：羊土社，2005：63-88.
12. Johnson DM, From AM, Smith RB, et al. Endoscopic study of mechanisms of failure of endotracheal tube advancement into the trachea during awake fiberoptic orotracheal intubation. Anesthesiology 2005 ; 102 : 910-4.
13. Aoyama K, Takenaka I, Sata T, et al. Use of the fibrescope-video camera system for difficult tracheal intubation. Br J Anaesth 1996 ; 77 : 662-4.
14. Aoyama K, Takenaka I. Markedly displaced arytenoid cartilage during fiberoptic orotracheal intubation. Anesthesiology 2006 ; 104 : 378-9.
15. Katsnelson T, Frost EA, Farcon E, et al. When the endotracheal tube will not pass over the flexible fiberoptic bronchoscope. Anesthesiology 1992 ; 76 : 151-2.
16. Marfin AG, Iqbal R, Mihm F, et al. Determination of the site of tracheal tube impingement during nasotracheal fibreoptic intubaion. Anaesthesia 2006 ; 61 : 646-50.
17. Greer JR, Smith SP, Strang T. A comparison of tracheal tube tip designs on the passage of an endotracheal tube during oral fiberoptic intubation. Anesthesiology 2001 ; 94 : 729-31.
18. Kristensen MS. The Parker Flex-Tip tube versus a standard tube for fiberoptic orotracheal intubation : a randomized double-blind study. Anesthesiology 2003 ; 98 : 354-8.
19. 青山和義，竹中伊知郎．困難気道対策の現状と今後の展望：気管支ファイバースコープ．Anesthesia 21 Century 2007；9：23-34.
20. Koga K, Asai T, Lattto IP, et al. Effect of size of a tracheal tube and the efficacy of the use of the laryngeal mask for fibrescope-aided tracheal intubation. Anaesthesia 1997 ; 52 : 131-5.
21. Aoyama K, Yasunaga E, Takenaka I, et al. Positive pressure ventilation during fibreoptic intubation : comparison of the laryngeal mask airway, intubating laryngeal mask and endoscopy mask techniques. Br J Anaesth 2002 ; 88 : 246-54.
22. Hakala P, Randell T, Valli H. Comparison between tracheal tubes for orotracheal fibreoptic intubation. Br J Anaesth 1999 ; 82 : 135-6.
23. Jones HE, Pearce AC, Moore P. Fibreoptic intubation. Influence of tracheal tube tip design. Anaesthesia 1993 ; 48 : 672-4.
24. Jackson AH, Wong P, Orr B. Randomized, controlled trial of the double setup tracheal tube during fibreoptic orotracheal intubation under general anaesthesia. Br J Anaesth 2004 ; 92 : 536-40.
25. Ayoub CM, Rizk MS, Yaacoub CI, et al. Advancing the tracheal tube over a flexible fiberoptic bronchoscope by a sleeve mounted on the insertion cord. Anesth Analg 2003 ; 96 : 290-2.
26. Aoyama K, Yasunaga E, Takenaka I. Another sleeve for fiberoptic tracheal intubation. Anesth Analg 2003 ; 97 : 1205.
27. Asai T, Murao K, Johmura S, et al. Effect of cricoid pressure on the ease of fibrescope-aided tracheal intubation. Anaesthesia 2002 ; 57 : 909-13.

第3部

ファイバースコープ
≪応用編≫

第8章●ラリンジアルマスクを用いたファイバー挿管 ……………………… 157
第9章●内視鏡用マスクを用いた全身麻酔下ファイバー挿管 ……………… 179

付　　録●主な気管支ファイバースコープの仕様 ………………………… 191

第8章 ラリンジアルマスクを用いたファイバー挿管

ラリンジアルマスク(laryngeal mask airway：LMA™)は，全身麻酔時の気道確保用器具として普及し[1~3]，気道確保困難時の換気用器具および気管挿管の補助具として利用されています[2~4]。LMAを利用して，さまざまな気管挿管方法(盲目的挿管，光ガイド下挿管など)が行われていますが，ファイバースコープを用いた挿管法は，一番確実性の高い方法です[2~5]。

LMAは現在ではさまざまなタイプが普及し，なかでも標準型ラリンジアルマスク(LMA-Classic™，図8-1A)および挿管用ラリンジアルマスク(LMA-Fastrach™，図8-1B)は，実際の気道確保困難症例に対して，換気用および挿管用器具として有用であるというエビデンスが示されています[6~10]。また，2004年に発表された英国のDifficult Airway Societyのガイドライン[7]では，通常の喉頭鏡による気管挿管に失敗したあとの代替挿管器具として，LMA-ClassicまたはLMA-Fastrachを用いたファイバー挿管が推奨されています(図8-2のプランB)。

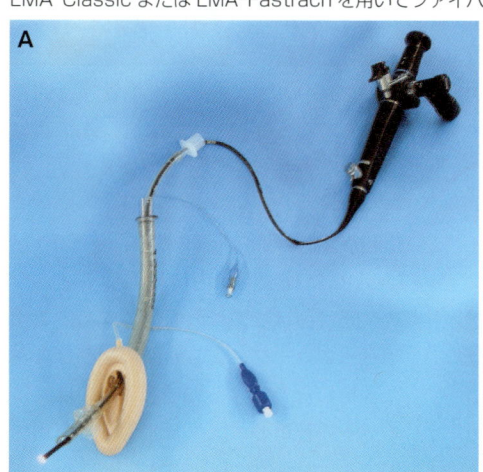

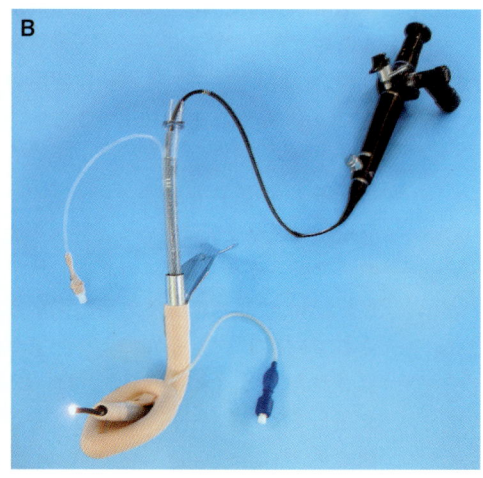

そこで本章では，LMA-ClassicとLMA-Fastrachを用いたファイバー挿管について解説します。気道確保困難対策として重要な役割を占めるLMAと，ファイバー挿管を組み合わせた方法は，患者を危機的状況から救出するために，ぜひとも身につけてほしい手技です。

▼図8-1　LMA-Classic(A)とLMA-Fastrach(B)
LMA-ClassicまたはLMA-Fastrachを用いてファイバー挿管を行うことができる。

▼図8-2　英国のDifficult Airway Societyのガイドライン
(Henderson JJ, et al. Difficult Airway Society guidelines for management of the unanticipated difficult intubation. Anaesthesia 2004 ; 59 : 675-94. より)

通常喉頭鏡による気管挿管に失敗したあとの代替挿管方法としてLMA-ClassicまたはLMA-Fastrachを用いたファイバー挿管が推奨されている（プランB）。

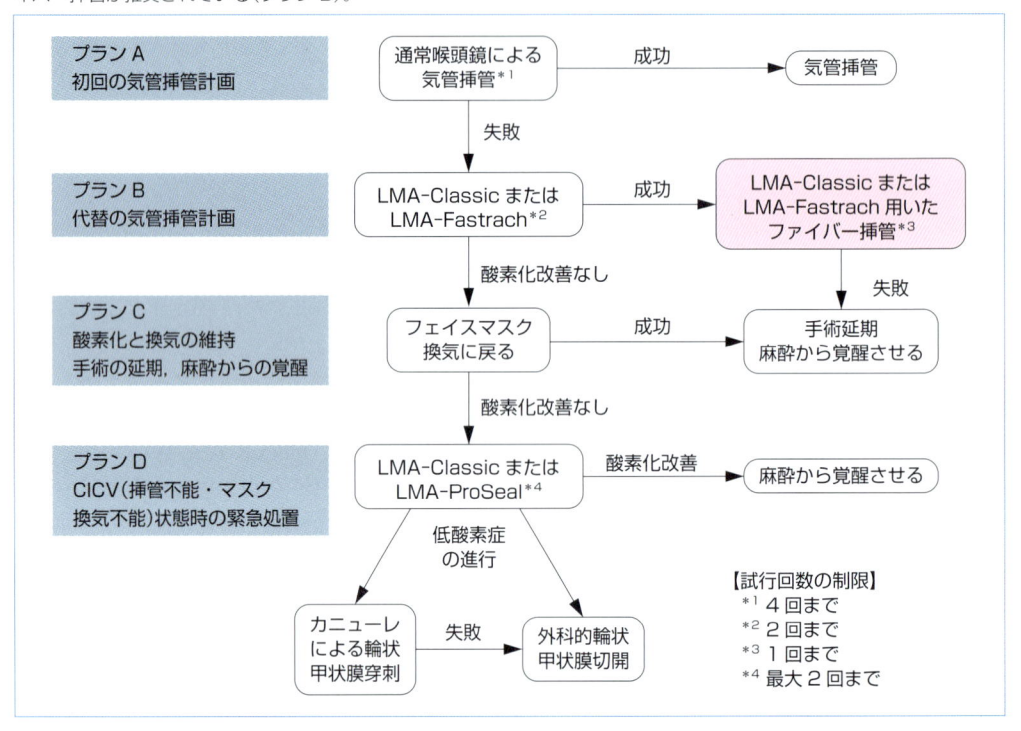

プランA 初回の気管挿管計画	通常喉頭鏡による気管挿管*1 → 成功 → 気管挿管 / 失敗 ↓
プランB 代替の気管挿管計画	LMA-ClassicまたはLMA-Fastrach*2 → 成功 → LMA-ClassicまたはLMA-Fastrach用いたファイバー挿管*3 → 失敗 ↓ / 酸素化改善なし ↓
プランC 酸素化と換気の維持 手術の延期，麻酔からの覚醒	フェイスマスク換気に戻る → 成功 → 手術延期 麻酔から覚醒させる / 酸素化改善なし ↓
プランD CICV（挿管不能・マスク換気不能）状態時の緊急処置	LMA-ClassicまたはLMA-ProSeal*4 → 酸素化改善 → 麻酔から覚醒させる / 低酸素症の進行 → カニューレによる輪状甲状膜穿刺 → 失敗 → 外科的輪状甲状膜切開

【試行回数の制限】
*1 4回まで
*2 2回まで
*3 1回まで
*4 最大2回まで

ラリンジアルマスクを用いたファイバー挿管の適応

LMAを用いたファイバー挿管は以下の場合に適応となります。

◎適応①：LMAをファイバー挿管用のエアウェイとして使用

気道確保困難症例に対して，全身麻酔下または意識下で経口ファイバー挿管を行う場合，LMAはファイバー挿管用のエアウェイの一種として利用できます[2〜4]。

◎適応②：CICVの状況

気道確保困難症例において，挿管不能・マスク換気不能（CICV）の危機的状況では，LMAの挿入による気道確保が推奨されています[6,7]。それにより換気が確立されたあと，余裕ができれば，LMAを通してファイバー挿管を行うことが可能です[2〜5]。

◎適応③：LMAから気管挿管に移行

LMAによる全身麻酔施行時に気管挿管への移行が望ましい場合（体位変更，手術時間延長など），そのままファイバー挿管を行うことができます。

ラリンジアルマスクを用いたファイバー挿管の利点と欠点：通常のファイバー挿管と比較して

LMAを用いたファイバー挿管は，通常のファイバー挿管と比較して，次のような利点があります[2〜5, 11, 12]（表8-1）。

◎利点①：喉頭の観察が容易

LMAを口腔・咽頭内に挿入すると，マスク開口部は喉頭に直面するため，ファイバースコープによる喉頭の観察は非常に容易になります。つまりLMAはファイバー挿管用のエアウェイとして有用です。

▼表 8-1 通常のファイバー挿管，LMA-Classic, LMA-Fastrach を用いたファイバー挿管の比較
(竹中伊知郎. ラリンジアルマスクを用いた挿管. In：車 武丸編著. エキスパートの気管挿管. 東京：中外医学社, 2010：128-52. より，一部改変)

操作ステップ	項目	通常ファイバー挿管	LMA-Classic を用いたファイバー挿管 サイズ 3/4	サイズ 5	LMA-Fastrach を用いたファイバー挿管
使用器具(準備)	気管チューブサイズ(内径 mm)	特に制限なし	6.0 mm 以下	7.0 mm 以下	8.0 mm 以下
	チューブ長さ(cm)	特に制限なし	30 cm 以上必要	32 cm 以上必要	制限なし
	使用可能なファイバースコープ(外径 mm)	6.0 mm 以下	5.0 mm 以下	5.5 mm 以下	6.0 mm 以下
LMA・エアウェイの挿入	頭位	やや頭頸部伸展	スニッフィングポジション		自然位で可能
	LMA・エアウェイの挿入	容易(ファイバー挿管用エアウェイ)	容易		比較的容易
換気	気道の確保(換気困難への対応)	不確実	より確実		より確実
ファイバースコープの気管内挿入	スコープによる声門の観察	時に難	容易		比較的容易(時にやや難)
気管チューブの進行	喉頭部分でのチューブ進行	時に難	容易		容易
オプション	挿管操作中の換気	換気量十分(特殊マスク・助手必要)	可能・換気量少	換気量比較的十分	換気量十分(8.0 mm チューブ使用時)
挿管後エアウェイ抜去	エアウェイ抜去	容易	難(必須ではない)		比較的容易
平均的成功率(初回試行成功率)	換気成功率		98%[2]		99(90)%[2]
	盲目的挿管成功率		59(51)%[2]		90(73)%[2]
	ファイバー挿管成功率	92[9]〜98.4[12]%	93%[2]		96(87)%[2]
挿管全般について	利点	多様な気道に対応可能，経鼻挿管可能，チューブ制限なし	手技が容易，換気確立		手技が容易，換気確立
	欠点	熟練が必要	使用チューブに制限		複数回の試行必要の可能性

■は利点，■は注意点

◎利点②：気管チューブ進行困難の可能性が低い

第 7 章で解説したファイバー挿管中の気管チューブ進行困難は，LMA を通したファイバー挿管では，比較的起こりにくいといわれています．利点①と②により，LMA を用いることにより，ファイバー挿管時間を短縮できます．

◎利点③：マスク換気困難時に対応可能（換気ルートがより確実）

CICV の危機的状況で，LMA による気道確保を行った場合はもちろん，ファイバー挿管に難渋して時間がかかり操作を中断せざるを得ない場合においても，不安定なマスク換気と比較して，より安定した LMA 換気に戻れることは，大きな安心感があります．

◎利点④：挿管操作中も換気を維持できる

LMA とファイバースコープ用コネクターを使用すれば，ファイバー挿管操作中も換気を維持することができます(後述)．
　また，本法は，次の点に注意が必要です[2-4,11]．

◎注意①：LMAの挿入が必要

つまり，器具(LMA)，適切なサイズ選択，適切な挿入，経口ルートが必要となります。開口が2.5 cm未満の場合は挿入困難であり，2 cm未満の開口不能症例では挿入不能で適応ではありません。

◎注意②：使用できる気管チューブのサイズ・長さに制限がある

これは，特にLMA-Classicによるファイバー挿管を行うとき，重要な問題となります。詳しくは，本章「LMA-Classicを用いた経口ファイバー挿管」の項(161ページ)で述べます。

LMA-ClassicとLMA-Fastrach：ファイバー挿管における両者の利点と欠点

現在多くの種類が販売されているラリンジアルマスクファミリーのなかでも，気道確保困難対策としては，LMA-ClassicとLMA-Fastrachが基本となります。

LMA-Classicは，一言でいえば，**"気管挿管も可能な換気用器具"**です[2~4,11]。そして，気管挿管にはファイバースコープがほぼ必須となります。また，使用可能な気管チューブのサイズや長さなどに制限があるため(後述)，気道確保困難症例における気管挿管が中心になります。

これに対して，LMA-Fastrachは，挿管用補助具としてのLMA-Classicの欠点を改善し，気管挿管を主目的として考案されたもので，**"換気ができる気管挿管器具"**と言えます[2~4,11]。気道確保困難症例に限らず，通常の気管挿管器具としても使用可能です。

実際にどちらを用いるべきか，についての結論は得られていません。以下に両者の比較，および筆者らの個人的意見をまとめておきます。

■LMA-Classicを用いたファイバー挿管の利点[2~4,11]（LMA-Fastrachに対して）(表8-1)

◎①LMA開口部からのファイバースコープ視野

LMAを挿入後，ファイバースコープでマスク開口部から喉頭を観察すると，LMA-Classicでは約94％の症例で声門を確認できるのに対して，LMA-Fastrachでは61％程度しか観察できないと報告されています[2]。この結果と換気や気管挿管の成功率との関係は不明ですが，ファイバースコープの視野は，LMA-Classicのほうがよいと考えられます[2,4,11]。

◎②さまざまな気道への適合性

LMA-Classicのエアウェイチューブはシリコン製で柔らかくさまざまな形状の上気道に適合しやすいのに対して，LMA-Fastrachの硬い金属製のエアウェイチューブは，形状や長さが決まっているので，患者間の上気道解剖の違いに対する調節性に乏しく，うまく上気道にフィットしない場合は換気が困難となる可能性があります[2~4,13]。別のサイズのマスクに入れ替えることで解決する場合もありますが，頸部手術後や放射線治療後で，頸部の軟部組織の柔軟性が失われていると解決に難渋する可能性があります[10]。

◎③初回換気成功率

上記のエアウェイチューブの特性により，LMA-Classicの初回挿入での換気成功率(96~98％以上)は，LMA-Fastrach(75~91％)より高いと考えられます[2,4,11]。ただし，最終的な換気成功率には差がない，とされています[2,4,11]。

◎④換気不能の危機的状況を数多く救ってきた実績

LMA-Classicには，換気不能の危機的状況を数多く救ってきた実績があります[2~4,14]。さらに，LMA-FastrachからLMA-Classicに入れ替えることで換気が可能になったマスク換気困難，挿管困

難状態の症例が報告されています。

■LMA-Fastrach を用いた
ファイバー挿管の利点[2〜4, 11]
（LMA-Classic に対して）(表8-1)

◎①使用気管チューブ
LMA-Fastrach の金属性のエアウェイチューブは LMA-Classic に比べて太く短い(内径 13 mm，長さ 15 cm)ため，内径 8.0 mm の気管チューブが使用可能で，サイズ，長さの制限は少なくなっています(後述)。ファイバースコープも 6.0 mm まで使用できます。

◎②挿入時の頭位
金属製エアウェイチューブは，人の自然位の気道形状に一致した彎曲を持っているため，頭頸部は自然位で挿入できます。これは頸椎の不安定性を有した患者に有利です。

◎③挿入と位置調節
金属性のハンドルが付属しており，LMA-Classic のように示指でマスクを押しつけなくてもマスク部分は自然と硬口蓋に沿って比較的容易に挿入できます。また，このハンドルによりマスクの位置の微調整が片手で容易に行うことができます。

◎④LMA 抜去
上記のエアウェイチューブの特性から，気管挿管終了後の LMA 抜去もより容易です。

◎⑤喉頭蓋挙上バー
開口部には喉頭蓋挙上バーがあり，挿入時に喉頭蓋がマスク開口部に倒れかかっても(喉頭蓋の downfolding)，挿管時には持ち上げることができます。

■両者の比較のまとめ：個人的な意見
LMA-Classic と LMA-Fastrach では，最終的な換気成功率には差がないと報告されており，両者とも気道確保困難の管理において十分なエビデンスが認められてます[2〜4, 9, 10]。また，気管挿管に関しては，さまざまな点において，LMA-Fastrach のほうが有利です(表8-1)。しかし，高度低酸素症までに猶予がない危機的状況，換気・挿管不能状態では，初回挿入での換気確立が重要になります。筆者らは，LMA-Classic のほうが LMA-Fastrach と比べて，換気困難な状況をより早く回復できる可能性が高いと考えています。LMA-Classic を用いたファイバー挿管方法は，生命を脅かす危機的状態を救うための一手段として，ぜひ習得しておかなければならない手技と思われます。

LMA-Classic を用いた経口ファイバー挿管

■使用器具と準備

◎①気管チューブ
LMA-Classic は使用できる気管チューブが限られているため，その準備には注意が必要です。気管チューブは，潤滑剤を十分塗布して滑りを良くしておくことが重要です。

●チューブサイズ(太さ)
LMA-Classic のエアウェイチューブを通過できる気管チューブは，LMA サイズ 3，4 でチューブ内径 6.0 mm，サイズ 5 で内径 7.0 mm です[2〜5, 11]。重要なのは内径よりも外径で，サイズ 3，4 は外径 9.0 mm，サイズ 5 で外径 9.6 mm が目安となります[4, 11](表8-2)。また，気管チューブによっては，最狭部のスリップジョイントを通過する際にカフが破れやすいものがあるので注意が必要です[4, 11]。

●気管チューブの長さ
LMA-Classic を用いた気管挿管には，『エアウェイチューブの全長(サイズ 3，4＝20 cm，サイズ 5＝22 cm)＋マスク開口バーから声門までの距離(3〜4 cm[15])＋気管チューブカフから先端まで

の距離(約5.5〜6 cm)』以上の長さの気管チューブが必要となります(図8-3)。LMAサイズ3, 4のエアウェイチューブは20 cmなので，30 cm以上の6.0 mm気管チューブ，サイズ5のエアウェイチューブは22 cmなので，32 cm以上の7.0 mm気管チューブが必要になります(表8-2)[2〜4,11]。しかしほとんどの標準型気管チューブは，内径6 mmでは長さ28〜29 cm前後，7.0 mmでは30〜31 cmと長さが短く不適切です(表8-2, 図8-4)。適合するチューブとして，われわれは経鼻用RAEチューブ(図8-5AB)を利用しています[4,5,11]。経鼻用RAEチューブは独特の形状をしていますが，LMAのエアウェイチューブ内への挿入，

▼表8-2　LMA-Classicを用いた気管挿管に使用可能な気管チューブ

(竹中伊知郎. ラリンジアルマスクを用いた挿管. In：車 武丸編著. エキスパートの気管挿管. 東京：中外医学社，2010：128-52. より，一部改変)

気管チューブ・タイプ[注1] (ブランド・登録商標・販売元など)	内径6 mm(サイズ3/4用)			内径7 mm(サイズ5用)		
	長さ(cm)	外径(mm)	可否	長さ(cm)	外径(mm)	可否
使用可能目安	≧30	≦9.0	○	≧32	≦9.6	○
標準型気管チューブ						
クリアーロープロ気管内チューブ(Mallincrodt™・コヴィディエン ジャパン)	28.5	8.2	×	31	9.5	×
ソフトシールカフ付気管内チューブ(Portex®・スミスメディカルジャパン)	28.5	8.2	×	30.5	9.6	×
HVT気管内チューブ(Sheridan®・日本光電)	28.5	8.2	×	30	9.6	×
トラキロン(トラキロン・テルモ)	28.5	8.0	×	30	9.3	×
PVソフト気管内チューブロープロタイプ(ファイコン・富士システムズ)	29	8.0	×	30.5	9.3	×
セーフティークリアソフト気管チューブ(Rusch®・東レメディカル)	29	8.0	×	32	9.3	○
Parker気管チューブ(Parker・小林メディカル)	28	8.2	×	32	9.3	○
らせん入り気管チューブ						
リンフォース気管内チューブ[注2](Mallincrodt・コヴィディエン ジャパン)	32	8.2	○[注2]	32	9.6	○[注2]
スパイラルフレックス経口用[注2](Sheridan・日本光電)	24.5	8.8	×	29	10	×
スパイラルフレックス経鼻用[注2](Sheridan・日本光電)	28	8.8	×	31	10	×
マーフィースパイラル気管チューブ[注2](Rusch・東レメディカル)	32	8.4	○[注2]	32	9.9	×[注4]
らせん入り気管内チューブ(ファイコン・富士システムズ)	27	8.7	×	33	10	×[注4]
スパイラルワイヤー型ソフト(Cliny・クリエートメディック)	28	8.7	×	33	10	×[注4]
その他の特殊気管チューブ						
MLT気管内チューブ(Mallincrodt・コヴィディエン ジャパン)	33	8.2	○			
経鼻用RAEチューブ(Mallincrodt・コヴィディエン ジャパン)	35	8.2	○	38	9.5	○
ノースポーラーカフ付き気管チューブ(Portex・スミスメディカルジャパン)	41	8.8	○	42.5	10.2	×[注4]
LTSチューブ[注3](Sheridan・日本光電)	32.5	8.5	○[注3]			

注1　気管チューブの長さには，同一メーカー，同一製品，同一サイズでも若干誤差があることに注意
注2　スリップジョイントが外れないことに注意(ラリンジアルマスクだけを抜去することができない)
注3　カフが破れやすいので注意
注4　外径が大きいのでエアウェイチューブを通らない

喉頭へのチューブ挿入などに問題になることはありません。また，内径6.0 mmの細いチューブも，挿管成功後の換気には，まったく問題はありません[4,5,11]。

● カフのパイロットバルーンの形状

気管チューブカフのパイロットバルーンにはLMA-Classicのエアウェイチューブ内を通らないものがあり，挿管後にLMAを抜去する際に問題となります。この場合はLMA-Classicは無理して抜去しなくてもよいでしょう[2~4,11]。

● シングルユース・ラリンジアルマスクで使用可能な気管チューブ

気管挿管に使用可能なシングルユースのLMAは，LMA-Unique™（Laryngeal Mask社，インターメドジャパン），ポーテックス ソフトシール・ラリンゲルマスク™（スミスメディカル・ジャパン），TOKIBO-Ambuラリンゲルマスク™ ストレートタイプとアングルタイプ（Ambu社，東機貿）などがあります（図8-6）。気道確保困難症例における，シングルユースLMAを用いた気管挿管法には，十分なエビデンスはありませんが，LMA-Classicと同様な使い方が可能と考えられます。表8-3に，シングルユースLMAを用いた気管挿管に使用可能な気管チューブの内径と長さをまとめました[4,16]。

◎ ②LMA-Classic（図8-1A）

▼図8-3 LMA-Classicを用いた気管挿管に必要な気管チューブの長さ
（竹中伊知郎．ラリンジアルマスクを用いた挿管．In：車 武丸編著．エキスパートの気管挿管．東京：中外医学社，2010：128-52. より，一部改変）
LMA-Classicを用いた気管挿管には，『①エアウェイチューブの全長（サイズ3，4＝20 cm，サイズ5＝22 cm）＋②マスク開口バーから声門までの距離（3〜4 cm）＋③気管チューブカフから先端までの距離（約5.5〜6 cm）』以上の長さの気管チューブ（サイズ3，4≧30 cm，サイズ5≧32 cm）が必要となる。

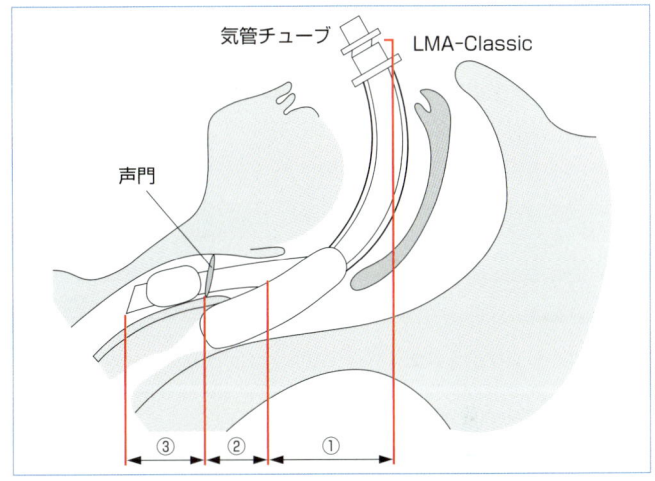

▼図8-4 LMA-Classicに通した6.0 mm標準型気管チューブ
チューブ先端はマスク開口部から8.5 cmしか突出せず，カフは声門に位置する可能性が高い。

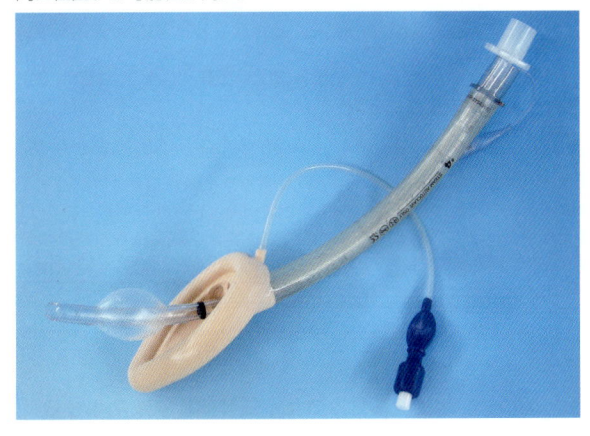

▼図8-5 LMA-Classicに通した経鼻用RAE気管チューブ
A：6.0 mmの経鼻用RAEチューブは全長35 cmと長く，独特の形状を持つが，その形状がファイバー挿管の障害となることはない。
B：チューブ先端はマスク開口部から14〜15 cm突出するため，カフが声門を通過するのに十分な長さである（図8-4と比較）。

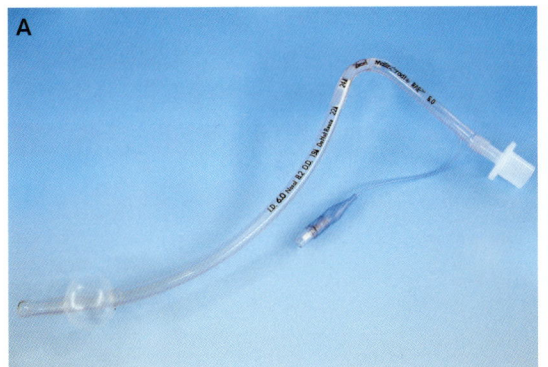

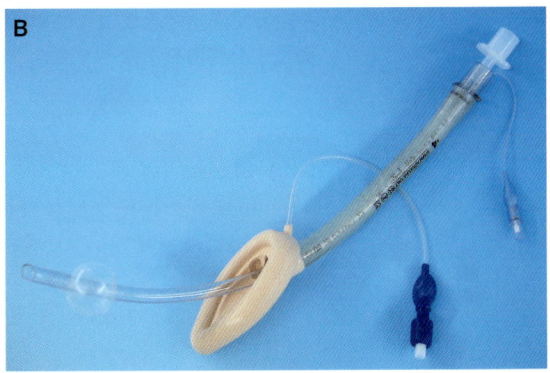

▶図8-6
さまざまなシングルユースのラリンジアルマスク
A：LMA-Unique
B：ポーテックス ソフトシール・ラリンゲルマスク．
C：TOKIBO-Ambu ラリンゲルマスク ストレートタイプ
D：TOKIBO-Ambu ラリンゲルマスク アングルタイプ

LMA-Unique（A）には，標準型ラリンジアルマスクと同様，マスク開口部バーがある。ラリンゲルマスク アングルタイプ（D）は挿管用ラリンジアルマスク（図8-1B）に似て，気道の形状に適合した形をしている。

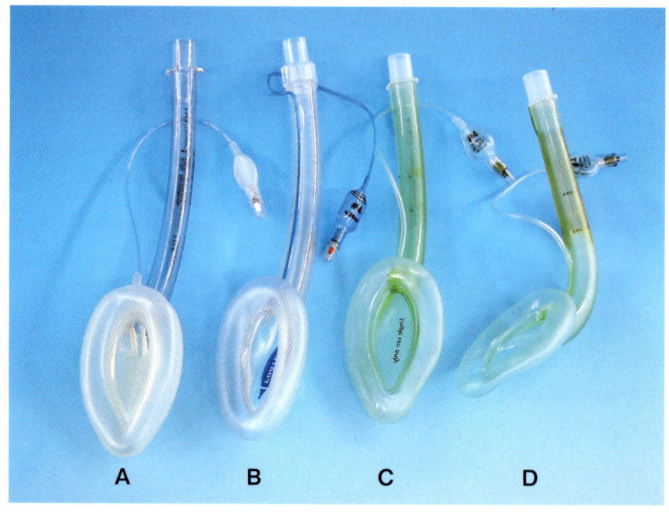

▼表8-3 シングルユース・ラリンジアルマスクを用いた気管挿管に使用できる気管チューブ内径と長さ
(Takenaka I, et al. Optimizing endotracheal tube size and length for tracheal intubation through single-use supraglottic airway devices. Can J Anesth 2010 ; 57 : 389-90. より)

種類	LMA-Unique			ポーテックス ソフトシール・ラリンゲルマスク			TOKIBO-Ambu ラリンゲルマスク ストレートタイプ			TOKIBO-Ambu ラリンゲルマスク アングルタイプ		
ラリンジアルマスクのサイズ	3	4	5	3	4	5	3	4	5	3	4	5
気管チューブ最大内径(mm)	6.0	6.0	7.0	6.5	7.0	7.5	6.0	6.0	7.0	5.5	6.0	7.0
ラリンジアルマスクのエアウェイチューブの長さ(cm)[注1,2]	20	20	22	19	20	22	18	18	20	17	19	22
気管チューブ必要最小長(cm)[注3]	30	30	33	29	30	33	28	28	31	27	29	33

注1 エアウェイチューブの長さ＝15 mmコネクタ上縁からマスク開口部までの実測距離。メーカー公表数値と若干の違いがある。
注2 マスクのエアウェイチューブの長さには，同一メーカー，同一製品，同一サイズでも若干誤差があることに注意。
注3 必要最小長＝エアウェイチューブの長さ＋マスク開口部から声門までの距離＋チューブ先端からチューブカフ上縁までの距離（図8-3参照）：目安はエアウェイチューブの長さ＋10 cm（6.0 mmチューブとサイズ3/4）または11 cm（7.0 mmチューブとサイズ5）。本データは欧米人対象で，サイズ5用気管チューブ長は，ほとんどの日本人では－1 cmで可。

換気だけでなく気管挿管を成功させるためには，正しいマスクのサイズ選択（成人男性はサイズ5，成人女性は4を基本に，小柄な場合は1サイズ小さいもの[2,3]）が重要です。マスクは完全に脱気し，背面に十分潤滑剤を塗布しておきます。

◎③ファイバースコープ
LMA-Classic サイズ3，4内を通過する6.0 mm気管チューブには外径4.0（～5.0）mmのファイバースコープ，サイズ5には外径4.0～5.5 mmファイバースコープが適合します[2〜4,11]。

◎④チューブ固定用ロッド
挿管完了後，LMA-Classicは必ずしも抜去する必要はありません。抜去する時には，挿管した気管チューブを保持しておくための別の気管チューブ（サイズ3，4では5.0 mm，5では6.0 mmのカフなし気管チューブ）を利用します[2〜5]。25 cmペアンなどを利用しても，マスクを抜去可能です[4,11]。

LMA-Classic を用いた経口ファイバー挿管の実際[2~4,11]

① LMA-Classic の挿入・換気の確認

▼図 8-7 ①

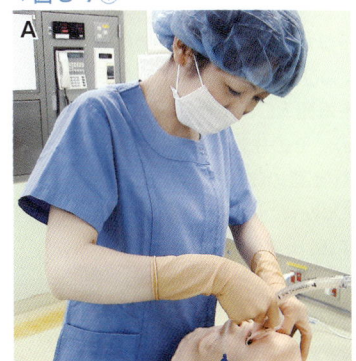

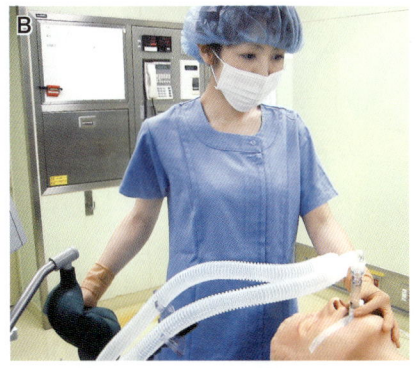

スニッフィングポジションで LMA-Classic を挿入した後(図 8-7 ①A)，カフを膨らませて(カフ注入量は最大空気注入量の約 1/2~2/3 程度で十分なことが多い[2~5])，抵抗なく換気できるのを確認します(図 8-7 ①B)。LMA をガーゼロール[2~5]，バイトブロックなどを使用して，テープで固定します。

②気管チューブ挿入

▶図 8-7 ②
ここでは内径 6.0 mm の経鼻用 RAE 気管チューブを使用

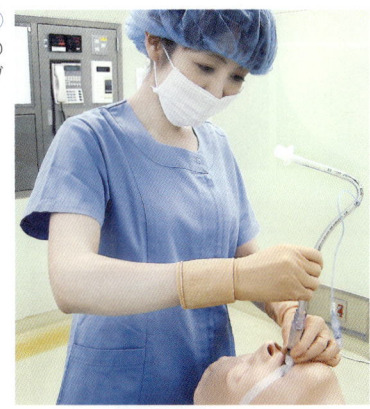

気管チューブを LMA のエアウェイチューブ開口部付近まで(サイズ 3, 4 で先端から 20 cm，サイズ 5 で 22 cm)挿入します(図 8-7 ②)。つまり，チューブ先行法に分類されます(第 2 章参照)。

③スコープを気管チューブ内へ挿入：喉頭の観察

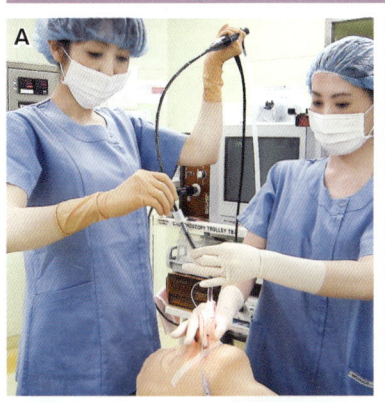

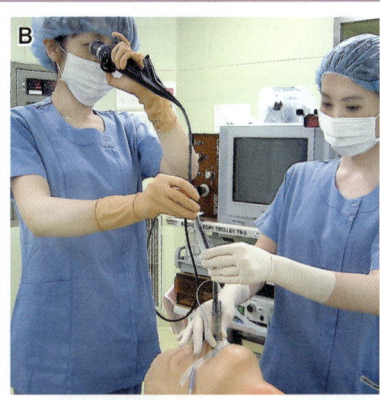

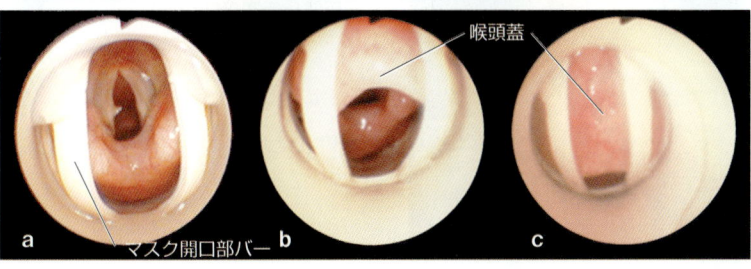

◀図 8-7 ③

ファイバースコープを気管チューブ内に挿入し(図 8-7 ③A)，さらに LMA-Classic のマスク開口部から，喉頭を観察します(図 8-7 ③B)。マスク開口部から見たスコープの視野はさまざまで，声門のみが見える場合(図 8-7 ③a)，喉頭蓋が押し倒された状態(喉頭蓋の downfolding)で，一部がマスク開口部にかかっている場合(図 8-7 ③b)，喉頭蓋の downfolding によりマスク開口部の大部分が閉塞している場合(図 8-7 ③c)，などがあります。c の場合でも，挿管および換気が問題となることは少なく，喉頭蓋の下側(背側)にスコープを進めれば，その先に声門を観察することができます。

a マスク開口部バー　b 喉頭蓋　c

④スコープを喉頭から気管内へ

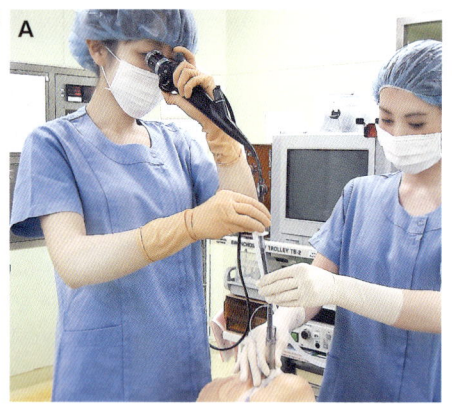

▶図8-7④

ファイバースコープをマスク開口部バーの中央の間隙から、喉頭・気管内へと進めます(図8-7④A)。

喉頭蓋の一部がマスク開口部を閉塞している場合も(図8-7③bc)、その下側(背側)からファイバースコープを喉頭入口部へと進めることができます(図8-7④a)。その先、スコープ先端を少しUpにして声門へと進め(図8-7④b)、少しずつスコープ先端をDownにしながら、声門から気管内へと進めます(図8-7④c)。

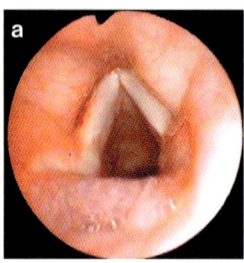

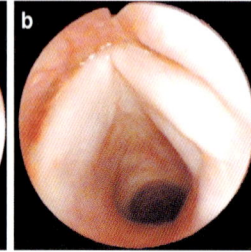

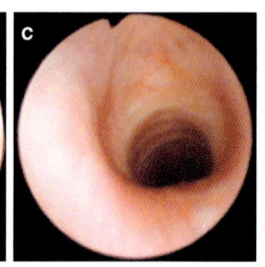

⑤気管チューブを気管内へ挿入、気管挿管の確認

▼図8-7⑤

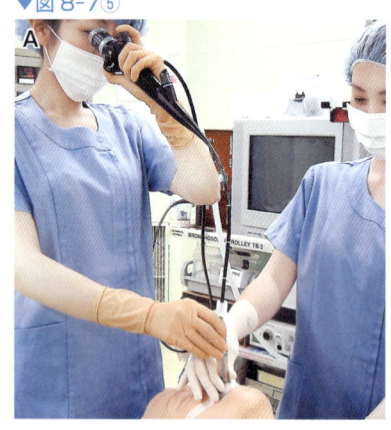

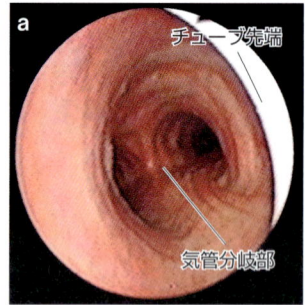

気管チューブを、スコープをガイドに、慎重に気管内へ挿入します(図8-7⑤A)。通常のファイバー挿管と同様に、チューブは盲目的に進められ、その進行はスコープで観察できません。粗暴な操作は禁物です。チューブが喉頭部分と衝突して、進行に抵抗がある場合は、一度数センチチューブを引き戻し、チューブを反時計回りに90°回転させながら再び進めます(後述)。気管チューブ先端が気管分岐部から4〜5 cm頭側にあることを確認し(図8-7⑤a)、ファイバースコープを抜去します。

⑥換気再開、気管挿管の再確認

▶図8-7⑥

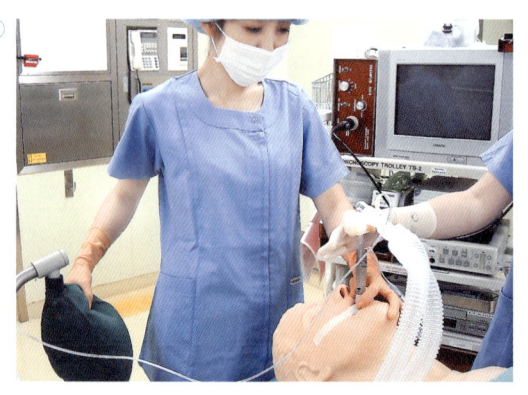

チューブのカフを膨らませて、気管チューブからの換気を開始して、聴診、カプノグラムなどでチューブが正しい位置にあることを確認します(図8-7⑥)。

⑦ LMA-Classic の抜去

▼図 8-7⑦

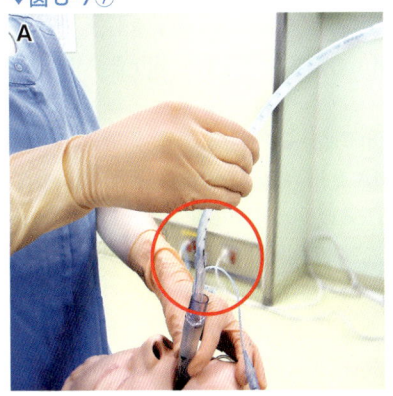

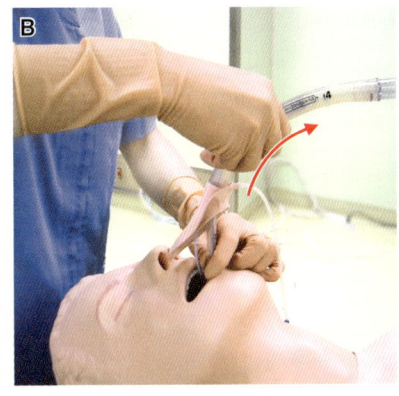

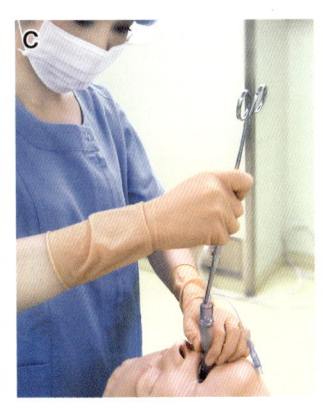

A **B** **C**

　LMA-Classic の抜去は必須ではなく，しかもやや困難です．LMA を抜去する際はまず気管チューブのスリップジョイントを外し，なくさないように保管しておきます．別のカフなし気管チューブ（サイズ 3，4 では 5.0 mm，サイズ 5 では 6.0 mm）で，挿管した気管チューブ近位部を保持し（図 8-7⑦A），気管チューブをいっしょに抜去しないように，慎重に少しずつ LMA を抜去していきます（図 8-7⑦B）．25 cm ペアンなどを利用しても，マスクを抜去可能です（図 8-7⑦C）．

⑧ 気管チューブによる換気

▼図 8-7⑧

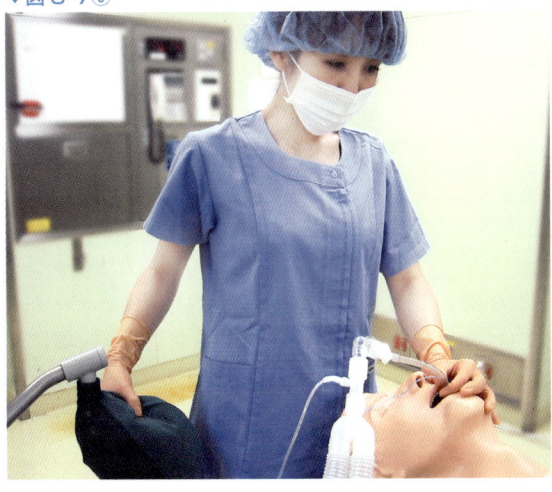

　内径 6 mm の気管チューブでも，通常の成人に関しての換気はまったく問題なく，十分行えます[5]（図 8-7⑧）．長期留置などのために，より太い気管チューブが必要な場合は，気管チューブ交換用カテーテルなどを用いてチューブを入れ替えることもできます．

⑨ 気管チューブの固定

▶図 8-7⑨

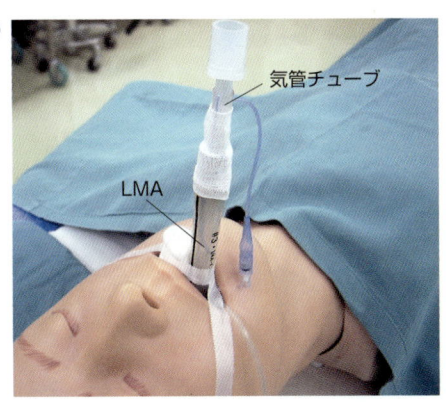

気管チューブ
LMA

　LMA-Classic を抜去した場合は，通常どおりテープ，バイトブロックを用いて気管チューブを固定します．
　LMA-Classic を抜去しない場合は，LMA のカフを脱気して，LMA-Classic と気管チューブをいっしょに固定します（図 8-7⑨）．

■問題点とその解決法

◎①喉頭蓋の downfolding

LMA-Classic が正しく挿入され換気が十分でも，マスク開口部に，喉頭蓋が押し曲げられた状態(喉頭蓋の downfolding)で，ファイバースコープの視野を閉塞する場合がしばしばあります[2〜4,11]（図 8-7③bc）。ほとんどの場合は，喉頭蓋の下側(背側)にスコープを挿入すれば，その先に声門を観察することができます。喉頭蓋が気管チューブの進行の障害になることは，あまりありません[2〜4,11]。LMA-Classic を，マスクカフの空気を抜かないで数センチ出し入れする(up-down 法)と喉頭蓋の downfolding を改善できる場合もあります[2,4]。

◎②マスク開口部バー

LMA-Classic には，喉頭蓋がエアウェイチューブ開口部を閉塞しないように開口部にバーが 2 本ついています。バーの中央の間隙にファイバースコープを進めることは容易です。しかし気管チューブ先端がバーに当たると LMA エアウェイチューブの長さ(サイズ 3，4 で 20 cm，サイズ 5 で 22 cm)で抵抗を感じ，チューブの進行が妨げられる場合があります(図 8-8A)。気管チューブ先端を反時計回りに 90°回転させながら，(ベベルは腹側)進めれば，バーが障害となることはほとんどありません(図 8-8B)。

LMA を留置する前に，気管チューブを開口部バーを超えた状態まで LMA のエアウェイチューブ内に通し，その後 LMA を挿入する方法もあります[2〜4]。

◎③喉頭入口部組織

LMA を用いたファイバー挿管においても，気管チューブを進める際に，チューブ先端が喉頭入口部の組織(主に披裂軟骨部)に衝突して進行を妨げられることがあります[2〜4,11]（第 7 章§3 参照）。サイズ 3，4 の LMA に，6.0 mm の気管チューブと，4.0 mm のファイバースコープを使用した場合は，チューブとスコープの間隙が小さいため，チューブの進行困難はあまり起こりません[2〜5]。サイズ 5 の LMA に，7.0 mm の気管チューブ，4.0 mm のファイバースコープを使用した場合は，両者の間の間隙が大きくなり，チューブ進行困難の頻度は高くなります[5]。その場合は，一度チューブを数センチ引き戻し，チューブを反時計回りに 90°回転させながら再び進めると，チューブはスムーズに進行します。

◎④気管チューブサイズ，長さの制限

この問題点に関しての解決方法の一つとして，Aintree 気管内挿管用カテーテルを用いて，LMA から気管チューブに入れ替える方法があります(コラム 5)。

▼図 8-8　マスク開口部バーに衝突した気管チューブ

気管チューブ先端がマスク開口部バーに当たると，チューブの進行が妨げられる場合がある(A)。気管チューブ先端を反時計回りに 90°回転させながら(ベベルは腹側)進めれば，バーが障害となることはほとんどない(B)。

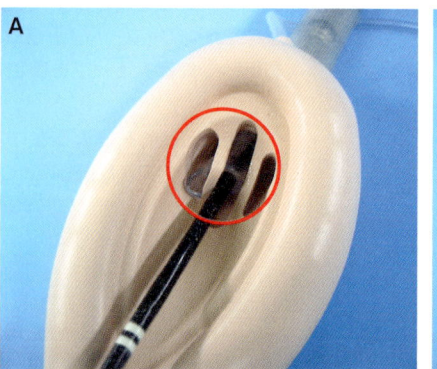

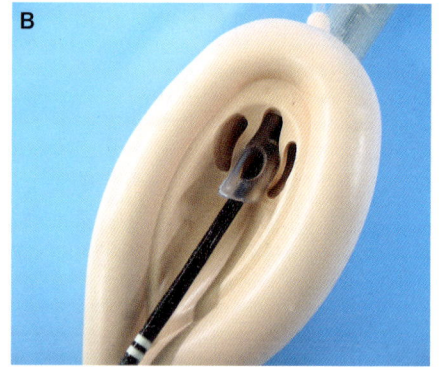

コラム 5　Aintree 気管内挿管用カテーテルを用いた，LMA から気管チューブへの交換

LMA-Classic を用いたファイバー挿管には，使用する気管チューブのサイズと長さに制約があるのが欠点です。そこで，Aintree（Cook Japan 社）というチューブ交換用カテーテル（図Aa，全長 56 cm，内径 4.7 mm，適合気管チューブ≧内径 7.0 mm）をファイバースコープ（長さ≧60 cm，外径 4.0 mm 前後）と組み合わせて用いると（図Ab），LMA-Classic や LMA-ProSeal™ から標準型の気管チューブ（内径 7.0〜9.0 mm）へ交換が可能になります（図B）。ただし，スコープガイド下に Aintree カテーテルを挿入するとき，カテーテルが LMA のマスク部分に衝突して挿入にかなりの抵抗があったり，挿入不能や食道挿入が起こることが，マネキンに対する研究で報告[A]されています。十分注意が必要と考えられます。

▼図A　Aintree カテーテル本体（a）とファイバースコープを通した Aintree（b）
Aintree とスコープはテープで固定しておく（矢印）。Aintree を装備後も，スコープ先端は彎曲可能（b の○）。

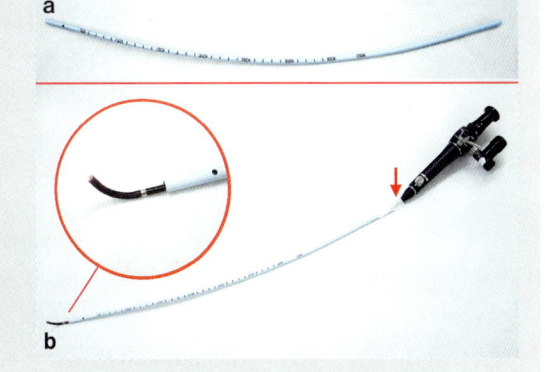

文献
A. Blair EJ, Mihai R, Cook TM. Tracheal intubation via the Classic and Proseal laryngeal mask airways: a manikin study using the Aintree Intubating Catheter. Anaesthesia 2007 ; 62 : 385-7.

▼図B　Aintree カテーテルを用いた LMA を通してのファイバー挿管手順
① Aintree 内腔に通したファイバースコープを，LMA から声門，気管内へ挿入し，スコープを抜去する。
② Aintree を留置したまま，LMA を抜去する。
③ Aintree を深さ 25 cm 前後に調節する。
④ Aintree をガイドに気管チューブを気管内に挿管後，Aintree を抜去する。

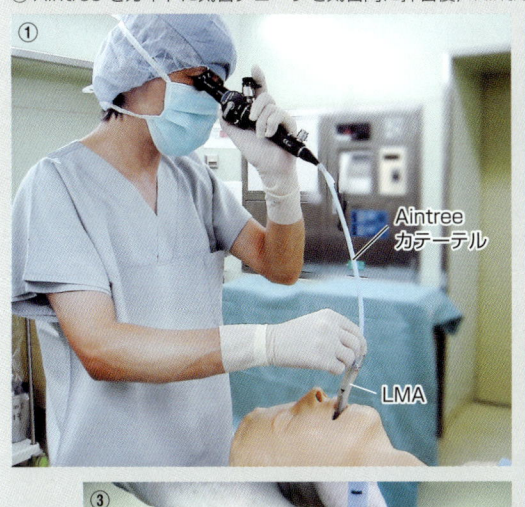

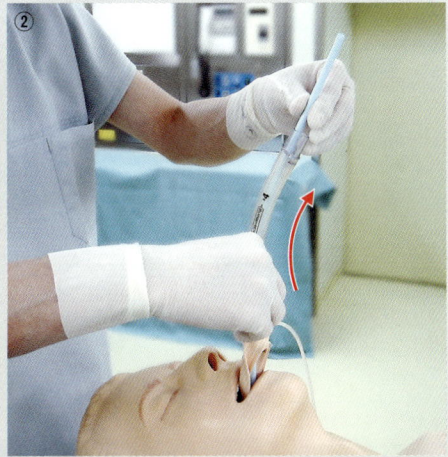

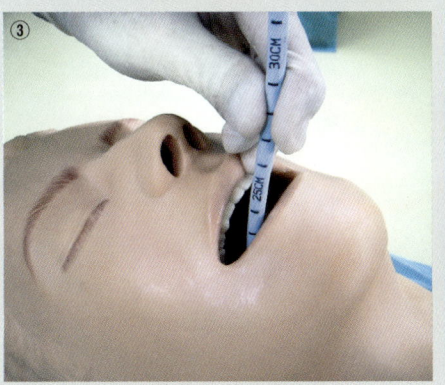

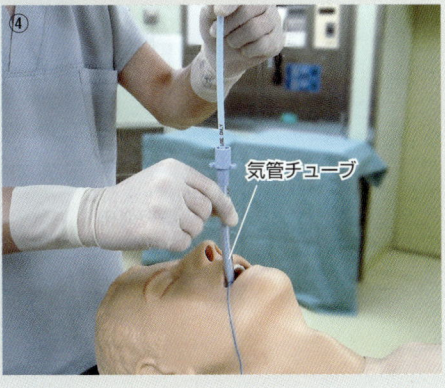

LMA-Fastrach を用いた経口ファイバー挿管

■使用器具と準備

◎①気管チューブ

ファイバー挿管に関して，気管チューブの種類による成功率の違いは明らかではありませんが，製造メーカーはLMA-Fastrach専用チューブの使用を推奨しています[2〜4,11]。ほかにも，標準型チューブ，リンフォース型チューブが使用されています[2〜4,11]。チューブは内径8.0 mmまでのサイズが使用可能です。専用チューブ(図8-9A)はシリコン性のリンフォース型チューブで，内径7.0・7.5・8.0 mmの3種類のサイズがあります。チューブ先端部分は喉頭を損傷しないように柔らかく，声門通過を容易にするためにカーブが付いています(図8-9Aの○)。またチューブ先端から15 cmの位置に横線のマーカーが付いており，チューブ先端がちょうどマスク開口部にあることを示します。チューブ背面には，背面を示す黒い線が入っています。気管チューブに潤滑剤を塗布し，使用直前に数回エアウェイチューブ内を上下させ，潤滑剤を行き渡らせておくことが重要です。喉頭蓋挙上バーが抵抗なく持ち上がることも確認しておきます。

◎②LMA-Fastrach(図8-1B)

LMA-Fastrachは現在サイズ3，4，5と3種類あり，マスク挿入および挿管に成功するためには，適切なサイズ選択(成人男性はサイズ5，成人女性は4を基本に，小柄な場合は1サイズ小さいもの[2,3])が必要です。マスクカフは完全に脱気し，使用直前に背面のみに潤滑剤を塗布して準備しておきます。

◎③ファイバースコープ

使用気管チューブにもよりますが，外径6.0 mm以下のスコープが利用可能です。

◎④チューブ固定用ロッド

LMA-Fastrachは長期間留置すると咽頭粘膜損傷の危険があるため，気管挿管後には抜去すべきです[2〜4]。LMA-Fastrachを抜去時に，同時に気管チューブが抜去されないように押さえておくための専用のロッド(長さ20 cm，図8-9B)が必要です。

▼図8-9
LMA-Fastrach専用チューブ(A)とチューブ固定用専用ロッド(B)
A：専用チューブはシリコン性のリンフォース型チューブで，内径7.0・7.5・8.0 mmの3種類のサイズがある。チューブ先端部分は柔らかく，カーブが付いている(○)。またチューブ先端から15 cmの位置に横線のマーカーが付いており，チューブ先端がちょうどマスク開口部に位置することがわかる。チューブ背面には，背面を示す黒い線が付いている。
B：LMA-Fastrachの抜去時に，気管チューブを保持するための専用の固定用ロッド。長さは20 cm。

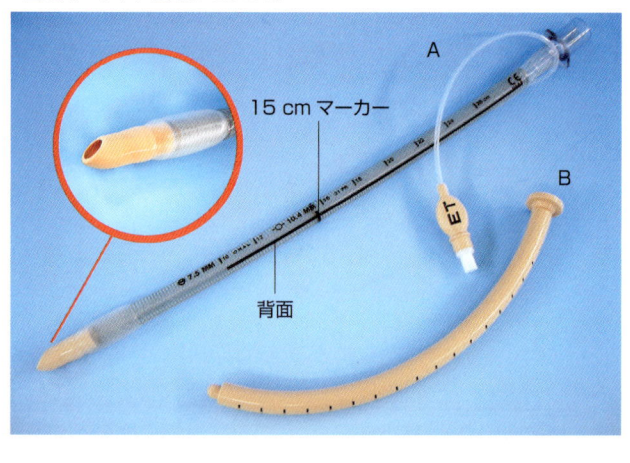

LMA-Fastrach を用いた経口ファイバー挿管の実際[2〜4, 11)]

① LMA-Fastrach 挿入

▼図 8-10 ①

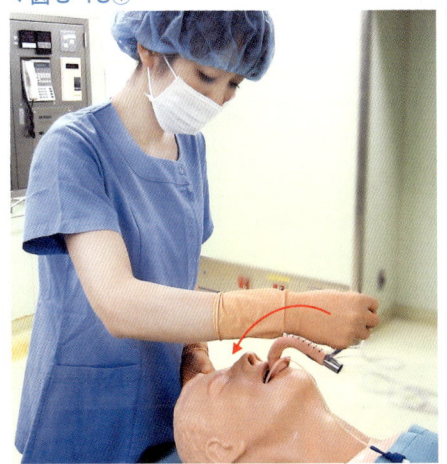

挿入には，患者の頭部を低めの枕に乗せて，頭頸部を自然位とします。右手でハンドルを保持し，マスク背側部分を硬口蓋へと押し当て 2〜3 回前後に滑らせ，硬口蓋に潤滑剤をなじませます。そのままマスク部分を硬口蓋に押し当てながら，ハンドルを弧を描くように頭側へと移動させ，硬口蓋・軟口蓋・咽頭後壁の彎曲に沿わせるようにマスクを咽頭喉頭部へと挿入します(図 8-10 ①)。最大注入量の約 1/2〜2/3 程度の空気でカフを膨らませ[2〜4)]，LMA-Fastrach を呼吸回路に接続して胸部視診，聴診，カプノグラフィにて換気の成功を確認します。

②最適位置の確認

▼図 8-10 ②

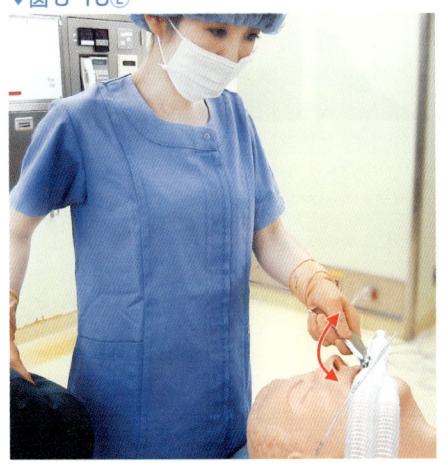

右手でバッグ換気を行う際に，左手でハンドルを保持し LMA-Fastrach を矢状面上で少し前後に回転させ，**換気が最も抵抗なく行える位置を探すことが重要です**(図 8-10 ②)。換気を最適に行える位置が，挿管にも最適な位置です。LMA-Fastrach は，まだ位置を調節する可能性があるため，固定せずにおきます。

③気管チューブの挿入

▼図 8-10 ③

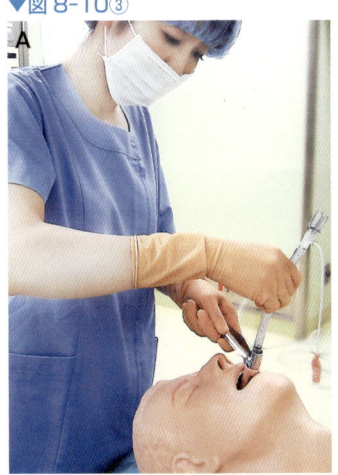

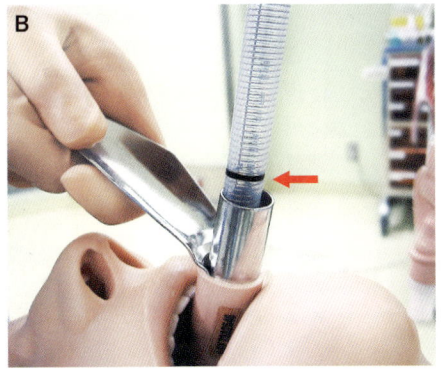

上述の最適位置にて左手でハンドルを保持し，LMA-Fastrach のエアウェイチューブ内に気管チューブを背側の黒い線が頭側を向くように，深さ15 cm まで(専用チューブで 15 cm マーカーの位置まで)チューブを進めます(図 8-10 ③ AB)。つまり，基本的にはチューブ先行法です。この位置ではまだチューブ先端は，マスク開口部から出ていないはずです。

④ファイバースコープの挿入・チューブ先端部の観察

▼図8-10④

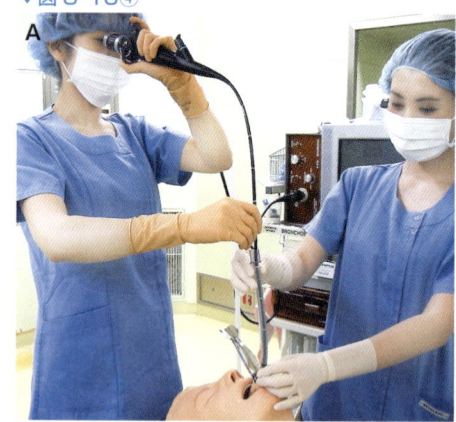

ファイバースコープを気管チューブ内に進め(図8-10④A), 喉頭蓋挙上バーを確認します(図8-10④a〜c)。ファイバースコープにより喉頭蓋挙上バーを押し上げるのは困難で, スコープの損傷の可能性もあるため, 行わないようにします。

LMA-Fastrach専用チューブの先端はマスク部分と同じベージュ色で, マーフィーアイも独特の形状です(図8-10④a)。チューブ先端が右から左へカーブしているため, 右側の視野は狭いことに注意してください(図8-10④b)。リンフォースチューブ使用時は, 先端が透明で視野が広く, 観察がより容易です(図8-10④c)。

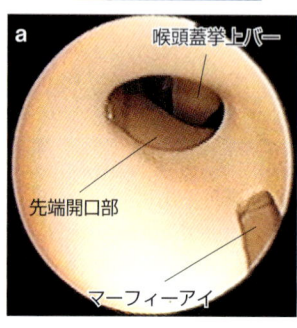

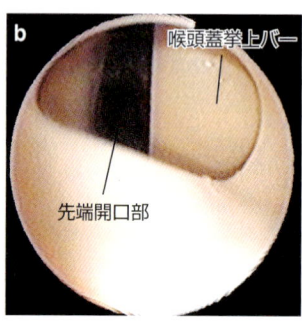

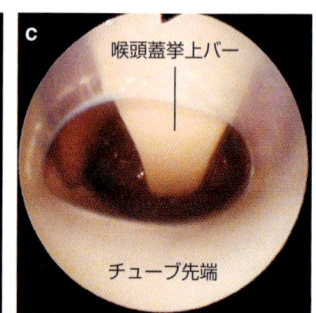

⑤チューブとファイバースコープの進行

▼図8-10⑤

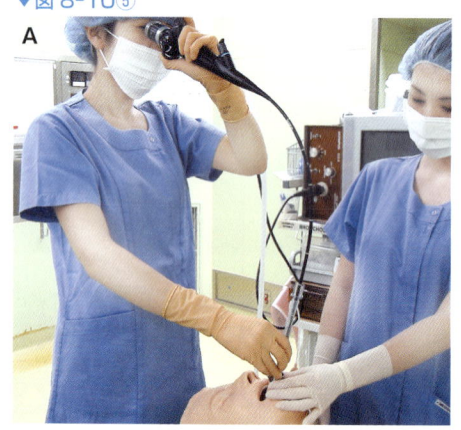

気管チューブとファイバースコープを同時に進め(図8-10⑤A), チューブの先端部分で喉頭蓋挙上バーを押し上げます(図8-10⑤ab)。

⑤-1)気管チューブ先行

声門を直下に確認できれば, そのまま**気管チューブとファイバースコープを同時に気管内へと進めます**(図8-10⑤bc)。

⑤-2)ファイバースコープ先行

またチューブ先端が喉頭蓋挙上バーを押し上げた後, 気管チューブの進行方向と声門とが一直線上にないときには, **ファイバースコープをチューブ先端より先に進めて**, 声門から気管内へと挿入します。そしてスコープをガイドに気管チューブを声門・気管内へと進めます。

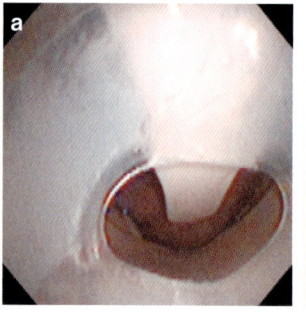

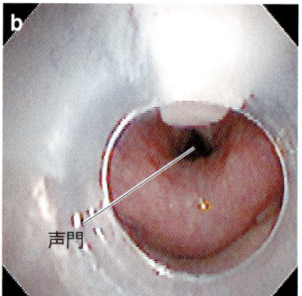

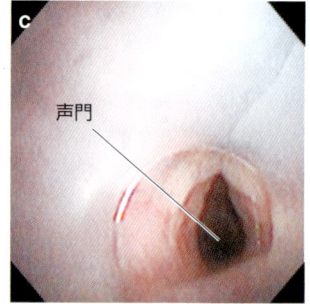

第 8 章 ● ラリンジアルマスクを用いたファイバー挿管　173

⑥気管挿管完了・換気再開
▼図 8-10⑥

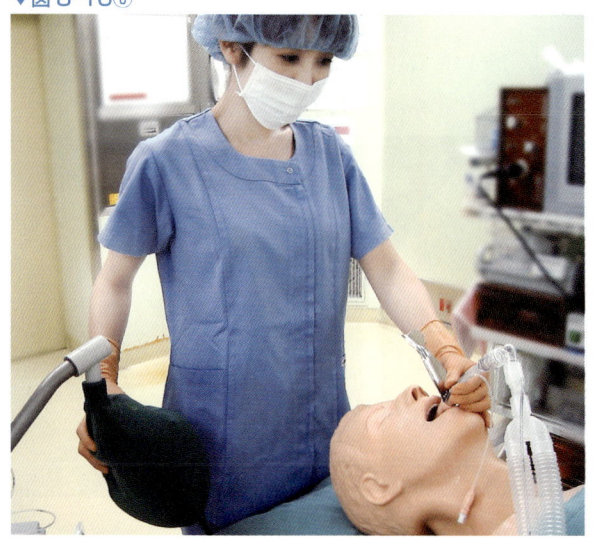

スコープ観察下に，チューブ先端を気管分岐部より 4〜5 cm 近位に位置させ，気管挿管完了です。チューブのカフを膨らませて，気管チューブからの換気を再開し（図 8-10⑥），胸部視診，聴診，カプノグラフィにて気管挿管を再確認します。

⑦LMA-Fastrach の抜去
▼図 8-10⑦

A　B　C

チューブ固定用ロッド

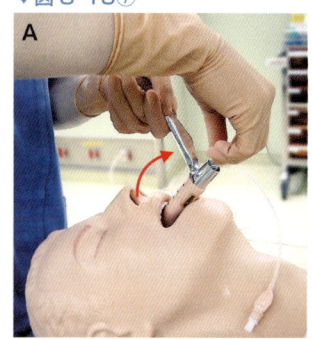

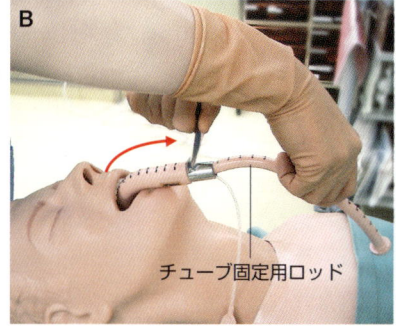

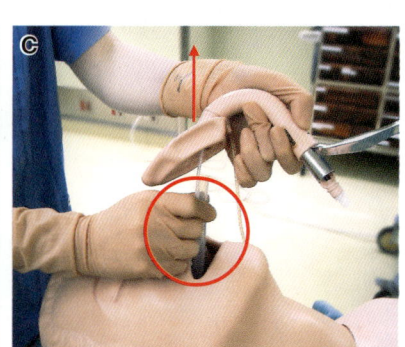

LMA-Fastrach の場合，マスクの抜去は必須です。
　LMA-Fastrach を抜去する時は，気管チューブのスリップジョイントを外し，なくさないように保管しておきます。最初は手で（図 8-10⑦A），その後は専用の固定用ロッドで（図 8-9B），挿管した気管チューブを保持します（図 8-10⑦B）。気管チューブをいっしょに抜去しないように慎重に行います（図 8-10⑦C）。LMA-Classic 同様，長いペアンなどを利用してもマスクを抜去可能です。

■問題点とその解決法
◎①LMA-Fastrach を適切に挿入できない場合
気道確保困難症例に対して，LMA-Fastrach による換気および気管挿管の成功率は高い（最終的には 98〜99%）ことが示されていますが[2〜4, 9〜11]，初回試行でのマスク挿入・換気成功率は平均で 84〜91%です。つまり，再挿入試行，マスクサイズ変更後再挿入など，複数回の試行が必要な場合もあり，要注意です。

◎②ファイバースコープ視野が悪い場合
チューブ先端で喉頭蓋挙上バーを押し上げ，ファイバースコープで喉頭を観察した時，LMA-Classic と比較して，LMA-

▼図8-11　ファイバースコープ視野が悪い例
LMA-FastrachではLMA-Classicと比較して，声門を観察するのが困難なことある。
a：LMA-Fastrachのカフにより，左右の披裂軟骨部分が押し上げられ，喉頭入口部(矢印)を閉塞している。声帯，声門は観察困難である。換気は困難だが，このままチューブを進めると挿管は可能であった症例
b：喉頭蓋挙上バーが持ち上がった後も，不明瞭な組織が見えるのみで，声門は見えない。マスクを少し引き抜き，声門を観察可能になった。
c：不明瞭な組織は判別ができず，さまざまな操作後も声門を観察ができずに，別の方法に変更した症例

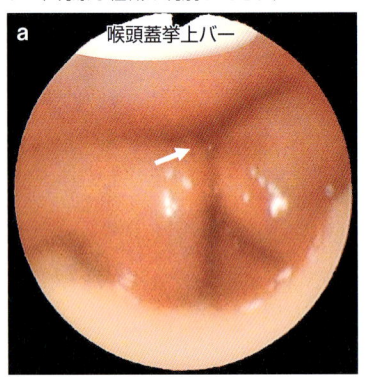

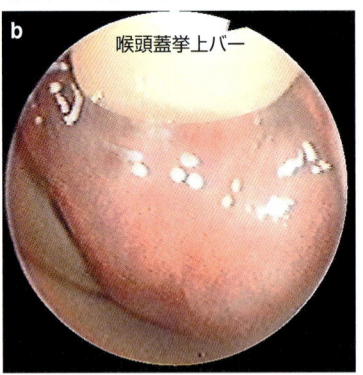

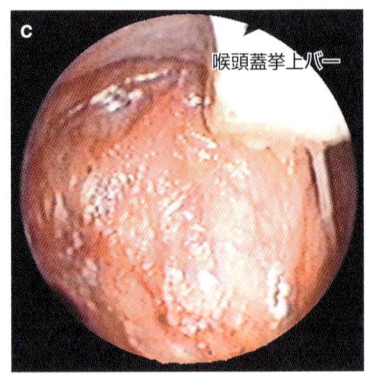

Fastrachでは声門を観察するのに困難なことがあります(図8-11a～c)。形と長さが決まった金属製のチューブが原因で，マスク位置が適合しないためです。スコープ観察下に，ハンドルを持ち，マスクカフを抜かずに，愛護的にマスクを矢状面で回転させ，上下・前後に少し動かすと声門が見えるようになることがしばしばあります。チューブやスコープを挿入する前にこの操作を行い，換気が最も容易な場所を探しておくことも重要です(図8-10②)。また，マスクの再挿入，サイズの変更が必要な場合もあります。

◎③喉頭蓋挙上バー持ち上げ困難時
チューブで喉頭蓋挙上バーを持ち上げるのが困難な場合は，喉頭蓋挙上バーが披裂軟骨部背面にひっかかっています。
　LMA-Fastrachを少し引き抜き，再びチューブ・スコープを進めて喉頭蓋挙上バーを持ち上げます。時に，より小さいサイズに入れ換える必要があります[2〜4,11]。

LMA-Classic, LMA-Fastrachを用いた挿管中の換気

■概説
LMA-Classic, LMA-Fastrachを用いた気管挿管は比較的短時間に行えますが，操作に時間がかかると，低酸素血症の危険性があります。低酸素血症を防止するために，LMA-Classic, LMA-Fastrachを用いて陽圧換気/自発呼吸を維持したまま，ファイバースコープガイド下気管挿管操作(または盲目的挿管)を行うことが可能です[5]。そのためには，さまざまな器具の準備と取り扱いに慣れ，各方法の換気能力への影響を知っておかなければなりません。

■準備
ファイバー挿管中の陽圧換気は，気管チューブとファイバースコープの間隙を通して行われます(図8-12)。換気スペースをできるだけ大きくするために，気管チューブは利用可能なもののうち最大サイズを，ファイバースコープは細いサイズのものを用います[4,5,11]。しかしあまり細いファイバースコープでは換気量は増加しますが，チューブとスコープの間隙が大きくなるためチューブ進行困難の可能性が大きくなります(第7章参照)。したがって，以下のような組み合わせが良いと考えられます[4,5,11]。

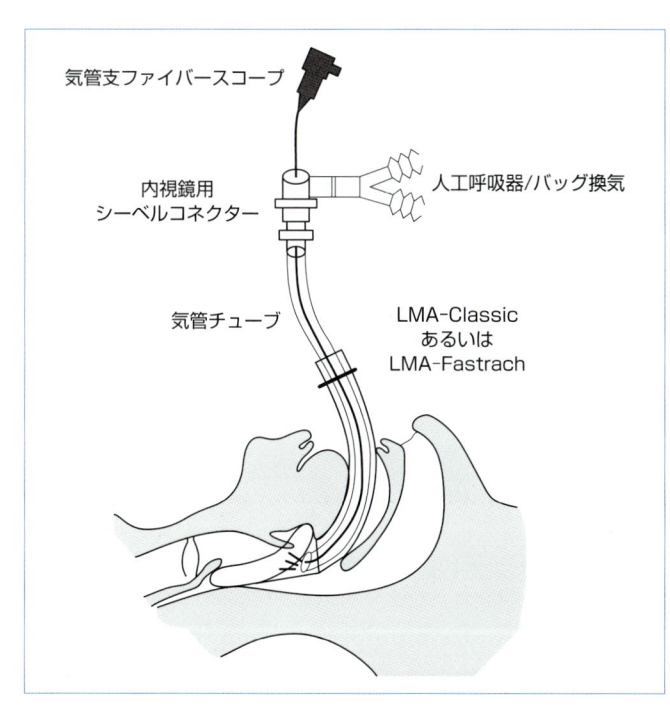

◀図8-12
LMA-Classic/LMA-Fastrach を用いた陽圧換気を行いながらのファイバー挿管
(Aoyama K, et al. Positive pressure ventilation during fibreoptic intubation: comparison of the laryngeal mask airway, intubating laryngeal mask, and endoscopy mask techniques. Br J Anaesth 2002 ; 88 : 246-54. より, 一部改変)
LMA-Classic/LMA-Fastrach 挿入後, エアウェイチューブ内に気管チューブを挿入する。気管チューブに内視鏡用コネクターを装着して麻酔回路に接続後, 陽圧換気を開始する。ファイバースコープを内視鏡用コネクターより進め, それをガイドに気管挿管を行えば, 陽圧換気を維持したまま気管挿管が可能である。

◎①サイズ3または4の LMA-Classic の場合

- 6.0 mm 気管チューブ〔経鼻用 RAE チューブ(**図8-5**)〕などの十分な長さのあるものが望ましい(**本章161 ページ参照**)。
- 外径 4.0 mm ファイバースコープ
- 5.0 mm 小児用カフなし気管チューブ(マスク抜去時のチューブ固定用)

◎②サイズ5の LMA-Classic の場合

- 7.0 mm 気管チューブ(経鼻用 RAE チューブなど)
- 外径 4.0 mm ファイバースコープ
- 6.0 mm 小児用カフなし気管チューブチューブ(マスク抜去時の固定用)

◎③LMA-Fastrach の場合

- サイズ3〜5の LMA-Fastrach
- 8.0 mmLMA-Fastrach 専用チューブ(**図8-9A**)
- 外径 4.0 mm ファイバースコープ
- マスク抜去時の固定用専用ロッド(**図8-9B**)

また, すべての場合に内視鏡用コネクターが必要となります。

■ファイバー挿管中の陽圧換気の方法[4,5,11] (図8-12)

①LMA-Classic/LMA-Fastrach 挿入し, バッグ換気により換気の適切性を確認します。
②LMA-Classic/LMA-Fastrach チューブ内に気管チューブを挿入します。
③気管チューブに内視鏡用コネクターを装着して陽圧換気を開始します。人工呼吸器でも用手的バッグ換気でも可能です。
④ファイバースコープを, 内視鏡用コネクターより気管チューブ内, 声門, 気管へと進め(**図8-13**), それをガイドに気管チューブを気管内へと挿入します。
⑤前述した方法で, LMA-Classic, LMA-Fastrach を抜去します。気管チューブがいっしょに抜けないように, チューブを固定器(小児用チューブ, 専用ロッド)で押さえておくのも同様です。

■ファイバー挿管中の陽圧換気能力の定量[4,5,11]

平均的成人に対してサイズ3または4の LMA-Classic, サイズ5の LMA-Classic および LMA-Fastrach を用いた

▶図8-13
内視鏡用コネクターを用いた，ファイバー挿管中の陽圧換気の実際

気管チューブに装着した内視鏡用コネクターよりファイバースコープを進め，陽圧換気を維持したままファイバー挿管を行うことができる。

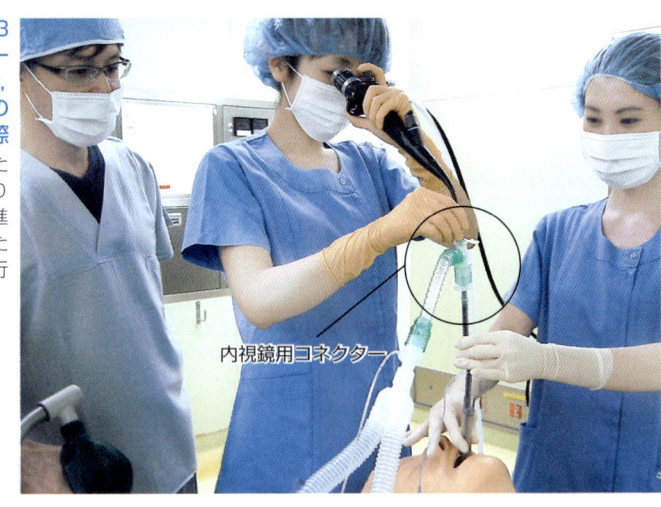

▼表8-4 ラリンジアルマスクを用いたファイバー挿管操作中の平均呼気一回換気量
(Aoyama K, et al. Positive pressure ventilation during fibreoptic intubation : comparison of the laryngeal mask airway, intubating laryngeal mask, and endoscopy mask techniques. Br J Anaesth 2002 ; 88 : 246-54. より，一部改変)

使用器具			平均呼気一回換気量[注1] (mL/kg)
ラリンジアルマスク	ファイバースコープ外径(mm)	気管チューブ内径(mm)	
LMA-Classic #3,4	4.0	6.0	2.6 ± 1.0
LMA-Classic #5	4.0	7.0	5.3 ± 1.5
LMA-Fastrach #3,4,5	4.0	8.0	7.1 ± 2.3

注1 一回換気量：平均値± SD。 換気条件：従圧式で換気圧 20 cmH$_2$O × 12 回/min により，正常肺コンプライアンス患者での測定

ファイバー挿管中に，換気圧＝20 cmH$_2$O，換気回数＝12回/minで従圧式人工呼吸を行った場合の平均呼気一回換気量は表8-4に示したとおりです[5]。

サイズ3または4のLMA-Classicでは，6.0 mm気管チューブと4.0 mmファイバースコープの間隙が狭いため，平均呼気一回換気量は，2.6±1.0 mL/kg程度と不十分ですが，これでも短時間の酸素化を保つことは可能と考えられます。より大きな分時換気量を得るには，換気回数を増加させる必要があります。

サイズ5のLMA-Classicでは，7.0 mmの気管チューブを用いることができるので，平均呼気一回換気量は，5.3±1.5 mL/kg得られ，十分な換気が行えると考えられます。

LMA-Fastrachを用いた挿管操作中の平均呼気一回換気量は，7.1±2.3 mL/kgで，十分な換気量が得られます。LMA-Fastrachの場合，気管チューブとエアウェイチューブの間隙からかなりのリークが起こります。8.0 mmよりも細いチューブでは，リーク量がより多くなり，十分な換気量は得られません。

これらの方法の注意点として，気管チューブのカフがLMA-Classicの開口部バーまたはLMA-Fastrachの喉頭蓋挙上バーを通過した後は，気管チューブとエアウェイチューブの間の気密性が失われ，リークが起こります。もし，喉頭部分(披裂軟骨や喉頭蓋)でチューブ進行困難が起こった場合には，このリークのため換気を行うことはできません。その場合，気管チューブをもう一度エアウェイチューブの中に引き戻せば換気を維持することが可能となります。また，これらの換気量は通常の成人で測定したもので

あり，高度肥満，低肺コンプライアンスや気道抵抗の高い患者では，換気量は減少すると考えられ，注意が必要です．

文 献

1. Brain AI. The laryngeal mask-a new concept in airway management. Br J Anaesth 1983 ; 55 : 801-5.
2. Brimacombe JR. Laryngeal mask anesthesia. Principles and practice. 2nd ed. London : Saunders, 2005.
3. 浅井 隆著，安本和正監修．これでわかった！図解ラリンジアルマスク．東京：克誠堂出版，2009.
4. 竹中伊知郎．ラリンジアルマスクを用いた挿管．In：車 武丸編著．エキスパートの気管挿管．東京：中外医学社，2010 : 128-52.
5. Aoyama K, Yasunaga E, Takenaka I, et al. Positive pressure ventilation during fibreoptic intubation : comparison of the laryngeal mask airway, intubating laryngeal mask, and endoscopy mask techniques. Br J Anaesth 2002 ; 88 : 246-54.
6. The American Society of Anesthesiologists Task Force on management of the difficult airway. Practice guidelines for management of the difficult airway : An update report. Anesthesiology 2003 ; 98 : 1269-77.
7. Henderson JJ, Popat MT, Latto IP, et al. Difficult Airway Society guidelines for management of the unanticipated difficult intubation. Anaesthesia 2004 ; 59 : 675-94.
8. Brain AIJ. Three cases of difficult intubation overcome by the laryngeal mask airway. Anaesthesia 1985 ; 40 : 353-5.
9. Langeron O, Semjen F, Bourgain JL, et al. Comparison of the intubating laryngeal mask airway with the fiberoptic intubation in anticipated difficult airway management. Anesthesiology 2001 ; 94 : 968-72.
10. Ferson DZ, Rosenblatt WH, Johansen MJ, et al. Use of the intubating LMA-Fastrach™ in 254 patients with difficult-to-manage airways. Anesthesiology 2001 ; 95 : 1175-81.
11. 竹中伊知郎，青山和義．気道確保における多彩な機能．In：安本和正，浅井 隆編集．どこまでできるかラリンジアルマスク．エビデンスに基づく有用性と限界．東京：克誠堂出版，2007 : 43-66.
12. Ovassapian A. Fiberoptic endoscopy and the difficult airway. 2nd ed. Philadelphia : Lippincott-Raven, 1996.
13. Seto A, Aoyama K, Takenaka I, et al. Ventilation difficulties through the intubating laryngeal mask. Anesth Analg 1999 ; 88 : 1181-2.
14. Parmet JL, Colonna-Romano P, Horrow JC, et al. The laryngeal mask airway reliably provides rescue ventilation in cases of unanticipated difficult tracheal intubation along with difficult mask ventilation. Anesth Analg 1998 ; 87 : 661-5.
15. Asai T, Latto IP, Vaughan RS. The distance between the grille of the laryngeal mask airway and the vocal cords. Is conventional intubation through the laryngeal mask safe? Anaesthesia 1993 ; 48 : 667-9.
16. Takenaka I, Aoyama K. Optimizing endotracheal tube size and length for tracheal intubation through single-use supraglottic airway devices. Can J Anesth 2010 ; 57 : 389-90.

第9章
内視鏡用マスクを用いた全身麻酔下ファイバー挿管

ファイバースコープガイド下気管挿管法は，挿管困難症に有用で[1~3]，挿管困難が強く予測される場合は，意識下ファイバー挿管が選択されます（第6章参照）。しかし，麻酔導入，筋弛緩薬投与後に挿管困難が判明することもしばしばあり，全身麻酔下ファイバー挿管（第5章参照）の機会も少なくありません。全身麻酔下でのファイバー挿管は，意識下に比較してやや難しく[1~3]，時間がかかると低酸素血症を起こす可能性があります[3,4]。そこで麻酔導入，筋弛緩薬投与後に挿管困難が判明した場合には，マスク換気が容易であれば，ファイバースコープ用ホール付きマスク（内視鏡用マスク）で換気を行いながら，ファイバー挿管を行う方法が推奨されています（図9-1）[2,5~7]。

本法は，特別なマスクが必要であること，また手技的に少し複雑であるため，日本では広く普及しているとはいえません。しかし本法では，たとえ時間がかかっても低酸素血症，高二酸化炭素血症の危険は少なくなります。換気を維持したまま，じっくりとファイバー挿管操作を行えるこの方法は，われわれ麻酔科医にとって理想的な方法で，身につけておく価値があると思います。そこで本章では，全身麻酔下において，内視鏡用マスクを用いて換気しながら行うファイバー挿管の方法＝内視鏡用マスク法について紹介します。

本法は内視鏡用マスクのホール（孔）から，ファイバー挿管を行うだけですから，手技は通常とあまり変わらないように思われます。しかしその操作には，実際に行ってみないとわからない小さな問題点がいくつかあります。本章を参考に挿管用人形で練習し，いざという時にとまどわずに施行できるようにしておきましょう。

内視鏡用マスクを用いたファイバー挿管の適応

内視鏡用マスクを用いたファイバー挿管の適応[2,5,6]（表9-1）は，通常の全身麻酔下でのファイバー挿管の適応に準じています。つまり，全身麻酔下ファイバー挿管を行うときには，内視鏡用マスク法を行うことができます（相対的適応）。なかでも，全身麻酔下ファイバー挿管中に低酸素血症の危険が予測される症例（高度肥満，低肺機能症例，小児[8,9]），またはファイバー挿管操作が困難で時間がかかり，低酸素血症のため操作を中断してマスク換気が必要な症例などは，よい適応と考えられます（絶対的適応）。

ただし，**本法ではマスク換気が可能（容易）であることが必要条件**です。本法に習熟していてもマスク換気困難時には無効です。気道確保困難が強く予測される場合には，本法に頼るのではなく，やはり意識下挿管（第6章参照）の適応となります。

▼図9-1　内視鏡用マスク法によるファイバー挿管

ファイバースコープ用ホール付きマスク(内視鏡用マスク)を使用すれば，換気を行いながら，ファイバー挿管を行うことができる。スコープ先行法である原法(A)は，マスクのホールに気管チューブを装備したスコープを進めていく。チューブ先行法である変法(B)は，チューブをあらかじめ通しておいたマスクを装着し，チューブ内にスコープを進めていく。スコープ先行法(原法)は困難な点が多く，その欠点を改良したのがチューブ先行法(変法)である。チューブ先行法(B)の内視鏡用膜付きコネクターの一端はテープで塞いでおく。

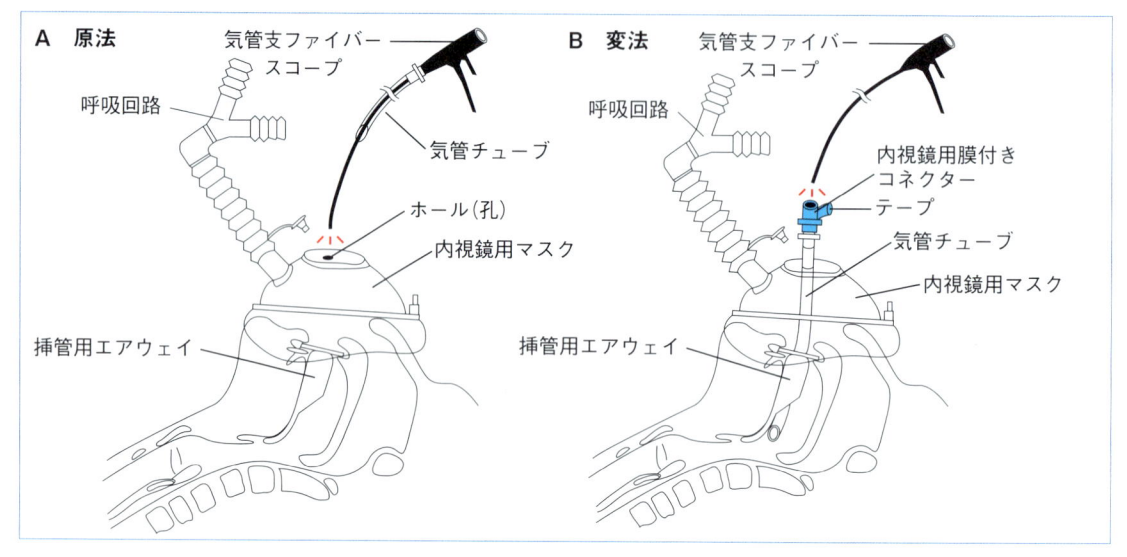

▼表9-1　内視鏡用マスク法の適応

1. 相対的適応
1) 全身麻酔下の挿管困難症例
   ・全身麻酔導入後・筋弛緩薬投与後に判明した，予期せぬ挿管困難症例
   ・挿管困難の予測・既往症例のうち意識下挿管拒否・非適応症例(小児)
2) 全身麻酔下ファイバー挿管のトレーニング目的
3) 意識下ファイバー挿管時の酸素投与方法として

2. 絶対的適応
1) 全身麻酔下ファイバー挿管中に低酸素血症の危険が高い場合
   ・高度肥満
   ・低肺機能症例
   ・小児
2) 全身麻酔下ファイバー挿管操作の時間がかかる症例
   ・ファイバー挿管困難症例

▶図9-2　Patil-Syracuse マスク

内視鏡用マスクとして，海外ではよく使用されている。膜付きポートからスコープと気管チューブを挿入できる。ポートに付属のキャップをかぶせれば，通常のマスクと同様にマスク換気が可能である。日本でも一時期輸入されていたが，現在では販売中止である。

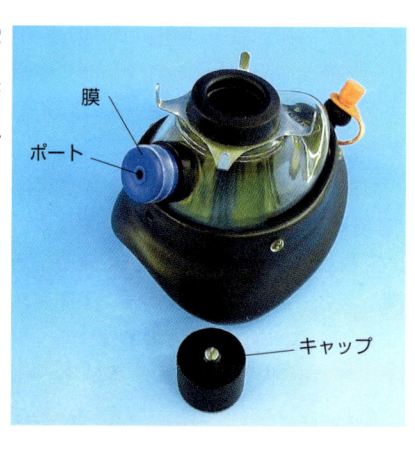

内視鏡用マスクの特徴・構造

内視鏡用マスクとしては，海外では Patil-Syracuse マスク[1,2,5,6,10] (図9-2)が有名で，日本でも一時期輸入されていましたが，現在では販売中止となっています。現在日本で商業的に入手可能な内視鏡用マスクとしては，VBM エンドスコピーマスク[8,9,11]〔VBM社，スミスメディカルジャパン(図9-3AB)〕のみで，以後はこ

▼図9-3　VBMエンドスコピーマスク
A：構造：脱着可能なシリコン性の膜にあるホール(孔)から，漏れ(リーク)を起こさずにファイバースコープと気管チューブを挿入できる。コネクティングチューブに呼吸回路を接続し，換気を維持したまま気管挿管を行える。ホールに付属のふた(プラグ)をかぶせれば，通常のマスクと同様にマスク換気が可能である。
B：マスクの三つのサイズ：サイズ5は成人用，3は小児用，1は乳児用である。各サイズのホールの内径はそれぞれ5，3，1.9 mmで，各マスクには，穴のサイズの違う別の膜が付属している。

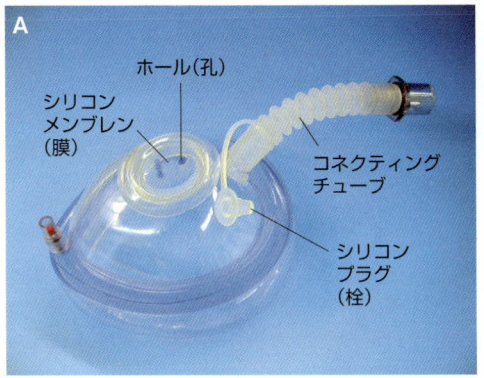

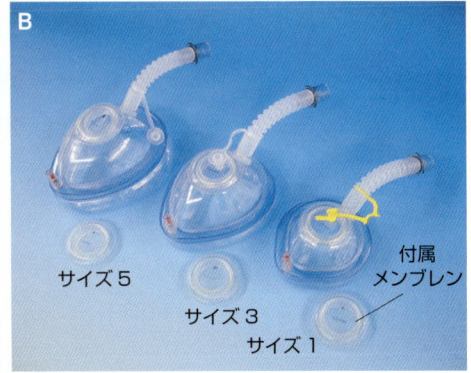

▼表9-2　VBMエンドスコピーマスクのサイズと適合器具

マスクサイズ	5	3	1
	成人用	小児用	乳幼児用
ホール径(mm)	5.0	3.0	1.9
適合ファイバースコープサイズ(外径：mm)	5.0	3.5〜4.0	2.0
適合気管チューブサイズ(内径：mm)	6.0〜7.5	4.5〜5.5	2.5〜4.0
もう一つ別の付属メンブレンのホール径(mm)	3.0	5.0	3.0

のマスクを中心に解説します。VBMエンドスコピーマスクは，通常のフェイスマスクに，ホール(孔)がある脱着可能なシリコン性のメンブレン(膜)がついています(図9-3A)。このホールから，漏れ(リーク)を起こさずにスコープと気管チューブを挿入でき，換気を維持したまま気管挿管を行えます。ホールに付属のふた(プラグ)をかぶせれば，通常のマスクと同様にマスク換気が可能です。

このマスクは現在，サイズ5(成人用)，3(小児用)，1(乳児用)と3サイズがあります(図9-3B)。各サイズのホールの内径はそれぞれ5，3，1.9 mmで，それに適合するファイバースコープ，気管チューブは表9-2に示したとおりです。各マスクには，穴のサイズの違う別の膜が付属してあるため，多くのサイズのスコープが使用可能です。

内視鏡マスク法の種類

本マスクを用いて，経口ファイバー挿管，経鼻ファイバー挿管をともに行うことができ，それぞれに適したようにホールの位置を変えることができます(図9-4AB)。また，それぞれの経路において，スコープ先行法(第5章§1，§5参照)およびチューブ先行法(第5章§2，§4参照)を行うことができます(図9-1AB)。

スコープ先行法は，内視鏡用マスク法の**原法**[1,6]であり(図9-1A)，その手順はマスク換気を行っているマスクのホールからファイバースコープを進め，その後気管チューブを進めるという，いたって自然なものです。しかし，実際に行ってみると，後から気管チューブを，マスク内を通して口腔内へと進めていくのは，かなり困難です。

一方チューブ先行法は，内視鏡用マス

▼図9-4
経口(A)・経鼻(B)ファイバー挿管時のマスクホールの位置
マスクのホールの位置を変えることにより、経口ファイバー挿管、経鼻ファイバー挿管ともに行うことができる。

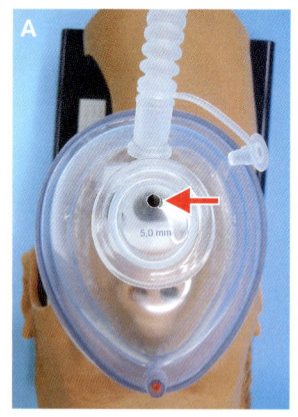

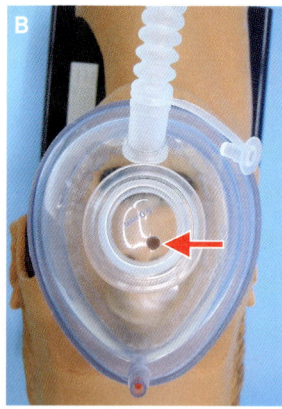

▼図9-5 チューブ先行法(変法)の準備
チューブ先行法では、マスクのホールに、潤滑剤を塗った気管チューブをあらかじめ通しておく。チューブのスリップジョイントに内視鏡用膜付きコネクターを付け、その一端(通常呼吸回路に接続するほう)はテープなどで塞いでおく。

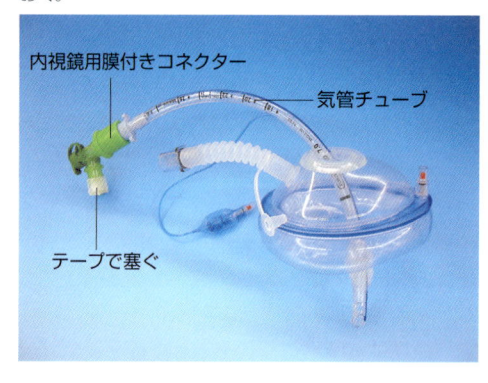

ク法**変法**[1,6]といわれ(図9-1B)、スコープ先行法(原法)の欠点を改良したもので、われわれはこちらを主に行っています。以後はこのチューブ先行法(変法)を中心に解説します。

使用器具とその準備

■使用器具
通常のファイバー挿管で使用する器具(第3章参照)以外に、本法に特別な使用器具は、内視鏡用マスク(VBMエンドスコピーマスク)と、内視鏡用膜付きコネクター〔チューブ先行法の場合のみ。

一端はテープなどで塞いでおく(図9-5)〕です。

気管チューブはやや細目のものがよいと思います。われわれは通常経口挿管の場合、男性では内径7.5 mm、女性では7.0 mmのチューブを使用しています。マスクのホールを通過するチューブサイズには限りがある(表9-2)ので注意が必要です。ダブル・ルーメンチューブは使用できません。

経口挿管を行う際には、前述したとおりファイバー挿管用エアウェイ(第4章参照)が必要です。ビデオカメラモニターは必要ではありませんが、使用すればマスク換気者である助手も喉頭の観察ができ、有効な介助ができます。マスク換気を維持するため、呼気によるスコープの対物レンズの曇りが顕著です。曇り止め液の使用、およびスコープ先端を温水に浸けるなどの方法により、曇り止めは十分行っておきます。

■準備
◎チューブ先行法(変法)準備
VBMエンドスコピーマスクのホールに、潤滑剤を塗った気管チューブをあらかじめ通して準備しておきます(図9-5)。チューブのスリップジョイントは一度外し、きつくないように再装着しておきます。ただし、スリップジョイントの外れないチューブも使用可能です。スリップジョイントに内視鏡用膜付きコネクターを付け、その一端(通常呼吸回路に接続するほう)はテープなどで塞いでおきます[1,6]。

◎スコープ先行法(原法)準備
通常のスコープ先行法の場合と同様に、チューブをファイバースコープの挿入部に通して、オレドメ部に固定して準備しておきます(第3章参照)。

◎助手
内視鏡用マスク法には熟練した助手が必要で、助手には、①頭部後屈、下顎挙上

によりファイバースコープによる喉頭部の観察をしやすくする，②気道確保およびマスク換気の実施，③酸素飽和度，呼気二酸化炭素濃度，血行動態の監視，といった重要な役割があります[6,7]。

◎その他
患者側の準備としては，禁忌症例以外では，分泌物抑制のためアトロピンを投与しておきます。

VBM エンドスコピーマスクを用いた経口ファイバー挿管：チューブ先行法（内視鏡用マスク法変法）の実際

この手技は，基本的にはチューブ先行法による全身麻酔下ファイバー挿管（第5章§2）と同様です．術者，助手ともに患者の頭側，助手は術者の右側に立ちます．

①別のマスクでマスク換気

▶図 9-6①

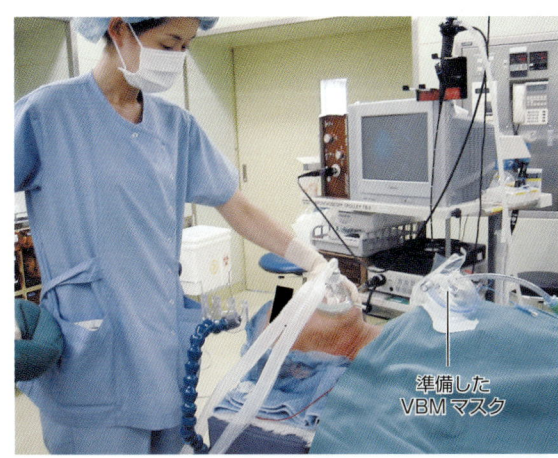

麻酔導入，筋弛緩薬投与後，通常のマスク（準備した VBM マスクとは別のもの）で換気が可能なことを確認します（図 9-6①）．

②挿管用エアウェイ挿入

挿管用エアウェイを口腔内に挿入し，口腔内吸引をしておきます．

③ VBM エンドスコピーマスク装着

▼図 9-6②　チューブを口腔内へ
まず先にチューブをエアウェイ内の適切な位置に通す．

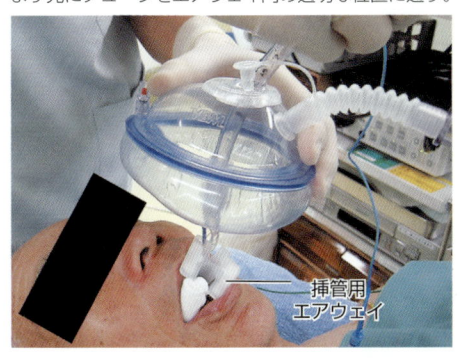

▼図 9-6③　VBM エンドスコピーマスクを装着
チューブを挿入後に，マスクをフィットさせる．

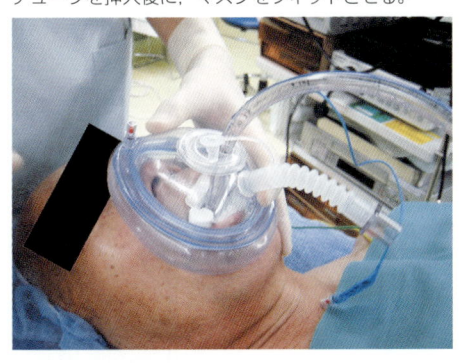

気管チューブを装着して準備した VBM マスクを，チューブがエアウェイ内に 3～4 cm 入るように患者に装着します．この際，まず先にチューブをエアウェイ内の適切な位置に通した後で（図 9-6②），マスクをフィットさせるのがポイントです（図 9-6③）．

184　第3部 ● ファイバースコープ《応用編》

④エンドスコピーマスクでマスク換気

▶図9-6④

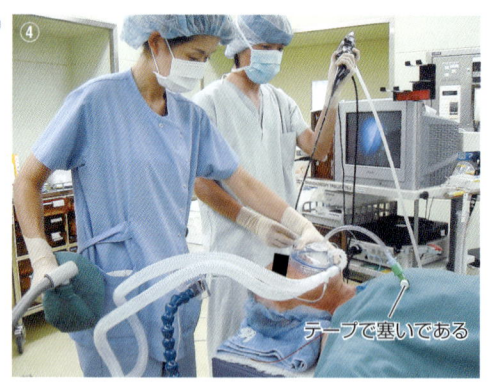

テープで塞いである

助手は頸椎病変がなければ頭部後屈，下顎挙上をしっかり行い，VBMマスクを通して用手換気を始め，換気が十分に行えることを再確認します(図9-6④)。

⑤スコープ挿入開始

▶図9-6⑤ A

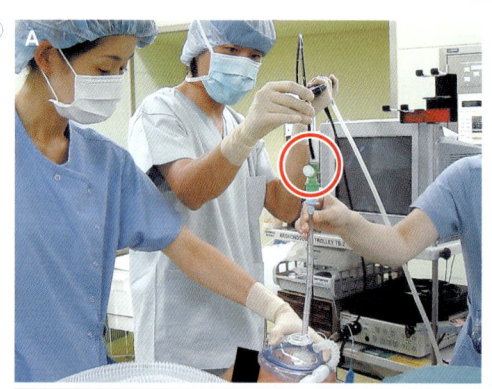

B　チューブ先端

C　↑

術者はファイバースコープを，気管チューブに装着してある内視鏡用コネクターのポートから，チューブ内，エアウェイ内，咽頭へと進めます(図9-6⑤A)。最初に挿入したチューブが深いと，チューブ先端が軟口蓋か咽頭後壁に当たっており，スコープの視野がしばしば閉塞しています(図9-6⑤B)。この場合，チューブを少し引き戻すと視野が開けます(図9-6⑤C)。開いたスペース(図9-6⑤C矢印)からスコープを口腔，咽頭内へと進めています。通常のチューブ先行法(第5章§2)と同様，チューブを最初から喉頭の近くまで入れようとするのはよくありません。

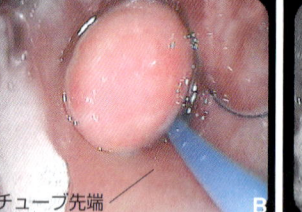

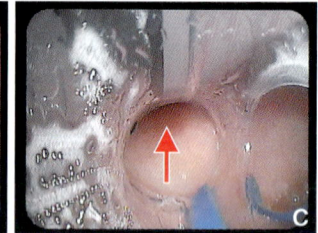

⑥スコープによる咽頭・喉頭の観察

▶図9-6⑥

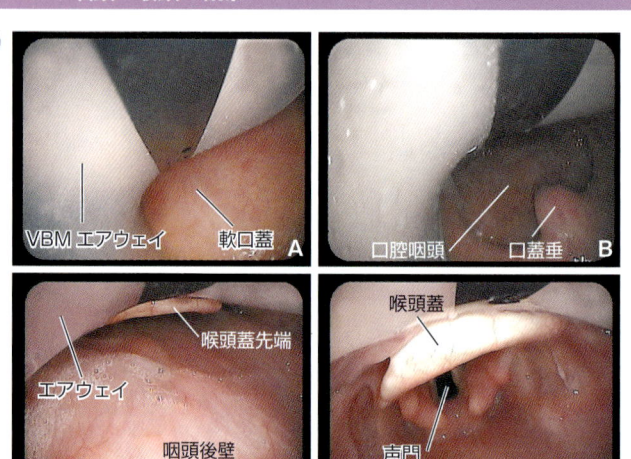

A　VBMエアウェイ　軟口蓋
B　口腔咽頭　口蓋垂
C　エアウェイ　喉頭蓋先端　咽頭後壁
D　喉頭蓋　声門

スコープを咽頭へと進める際，エアウェイと軟口蓋の間が狭かったり(図9-6⑥A)，喉頭蓋が咽頭後壁に密着しており(図9-6⑥C)，視野の妨げとなる時があるのは，通常のファイバー挿管と同様です。この場合，助手に**頭部後屈，下顎挙上**を強めてもらうと，ほとんどの症例で上気道組織が持ち上がり(図9-6⑥B)，喉頭の観察が容易となります(図9-6⑥D)。

⑦スコープの喉頭・気管内挿入

▼図9-6⑦

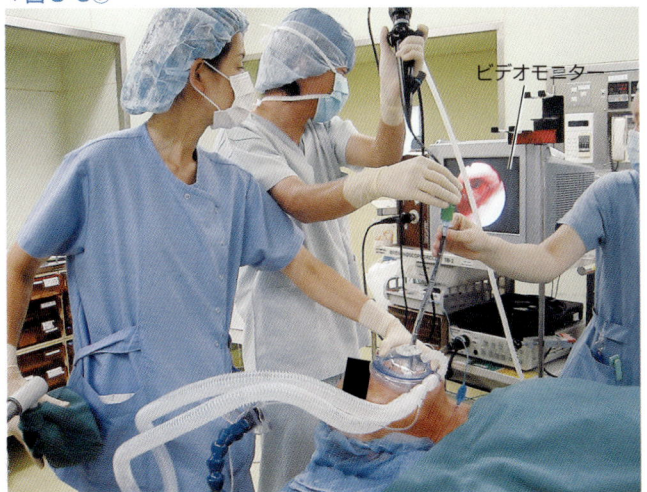

スコープを口腔，咽頭内へと進める際に，ビデオモニターがあると助手も気道の様子が観察でき，下顎挙上による手助けがしやすくなります（図9-6⑦）。挿管者はスコープを，喉頭，声門から気管内へと進めます（図9-6⑦）。

⑧気管チューブの気管内挿入

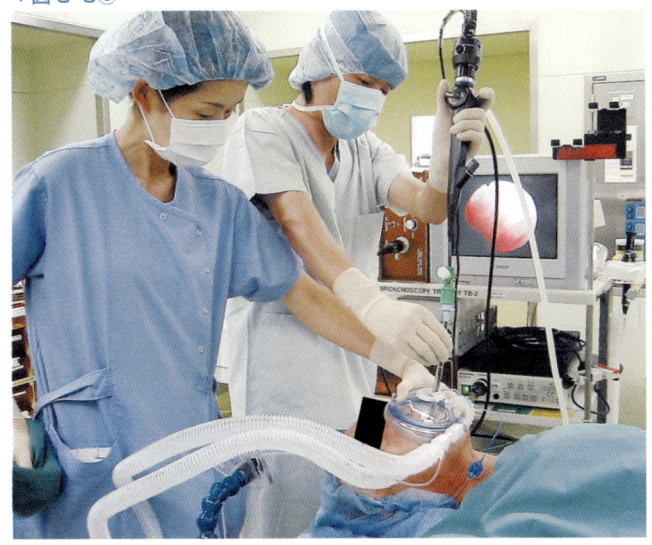

▼図9-6⑧

スコープを気管内留置後，マスクに装備してある気管チューブを，気管内へと進めていきます（図9-6⑧）。この場合も，第7章§3で解説したように，喉頭部分でのチューブの進行困難がしばしば起こります。その場合は，少しチューブを引き抜き，チューブを反時計回りに90°回転させて気管内へと進めます。マスクがあるため，気管チューブの回転操作は少しやりにくい感じがします。スコープの緊張を保つ（たるませない）こと，スコープ先端を気管分岐部近くまで進めておくことも重要です。どうしてもチューブが進まない場合は，チューブを細いものか，らせん入りチューブに変更するのがよいのですが，チューブを変更する際にはもう一度マスクの準備からやり直す必要があります[6,7]。

⑨挿管後処置

▼図9-6⑨

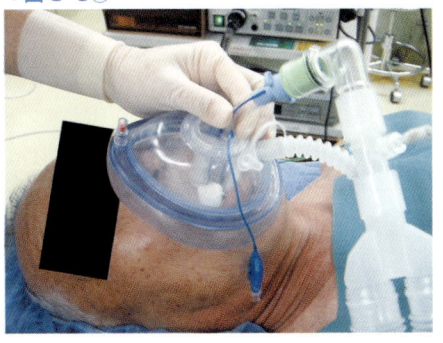

チューブが気管内に入ると，マスク換気は困難になり，ガスを胃内へ送ることになるため，**助手はマスク換気を中止**します（カフ注入まではマスク換気が可能なこともあります）。チューブ先端と気管分岐部の距離を確認後，スコープを抜去します。内視鏡用コネクターをチューブから外し，カフの注入，チューブと呼吸回路の接続，気管チューブより換気の再開をし，カプノグラフで気管挿管を再確認します（図9-6⑨）。

⑩マスクの取り外し

▼図9-6⑩

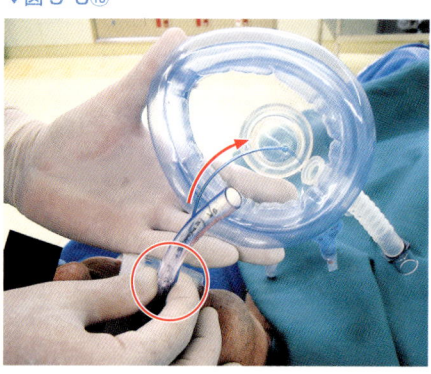

気管挿管完了後，マスクを貫通しているチューブから，マスクを取り外します。スリップジョイントが外れる気管チューブの場合は，チューブからスリップジョイントを外せば，そのままマスクを気管チューブから引き抜くことができます（図9-6⑩）。この時，気管チューブの位置が移動しないようにチューブの深さを確認し，チューブはしっかりと保持しておきます（○）。

⑪スリップジョイントが外れないチューブ

▼図9-6⑪A　　▼図9-6⑪B 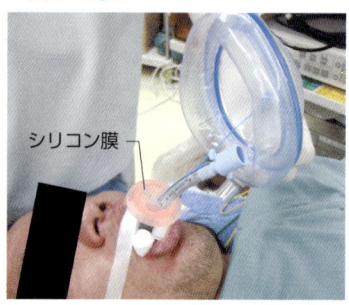　　▼図9-6⑪C

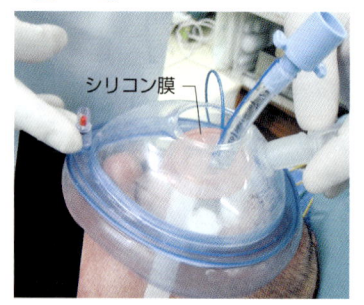

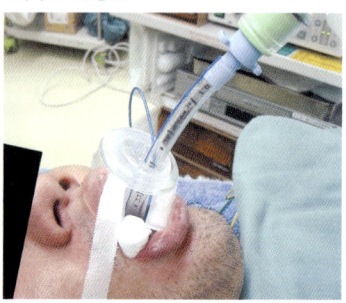

シリコン膜　　シリコン膜

この場合，シリコン膜（図ではわかりやすいように着色してある）はチューブの周囲に残し，マスクのみを取り外します。まず，シリコン膜を指でめくってマスクから外して，マスク内に落とし込みます（図9-6⑪A）。その後マスクをチューブから取り外します（図9-6⑪B）。シリコン膜をチューブの途中に残したまま（図9-6⑪C），気管チューブを固定します。

内視鏡用マスクを用いたスコープ先行法（原法）とその欠点

■スコープ先行法（原法）の手順

手順は，通常のスコープ先行法による全身麻酔下ファイバー挿管とほぼ同様です（第5章§1参照）。気管チューブはスコープの近位部にしっかりと装着して準備しておきます。術者，助手の位置は前述したチューブ先行法と同じです。麻酔導入，筋弛緩薬投与後，通常のマスク換気を確認しておきます。挿管用エアウェイを口腔内に挿入後，口腔内吸引をしておきます。

◎マスク換気

助手はVBMエンドスコピーマスクを使用してマスク換気を開始します。この時，マスクホールにはプラグ（栓）をかぶせておきます。

◎スコープの気管内挿入

マスクホールのプラグ（栓）を外し，挿管者はスコープをマスクホールからマスク

▼図9-7　スコープ先行法(原法)の実際

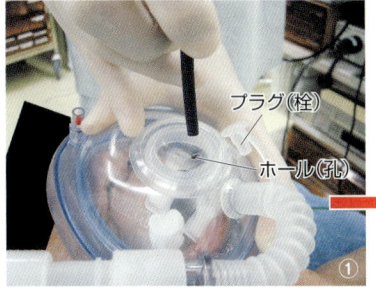

プラグ(栓)
ホール(孔)

①スコープをマスク内へ挿入
②スコープの進行：スコープをマスク内から，エアウェイ内，声門，気管内へと進める。
③スコープの気管内留置時のチューブ先端：スコープを気管内へ留置した時，チューブ先端はマスクホールの直上にある。スコープやチューブの長さ，患者の気道の長さによっては，チューブ先端をマスク内に少し入れる必要がある。
④気管チューブの進行：チューブを進める間に，チューブとファイバースコープの間隙(矢印)からリークを生じる。

間隙

内(図9-7①)，エアウェイ内，声門，気管内へと進めていきます(図9-7②)。スコープが声門を越える時には，チューブ先端をマスク内へ少し入れる必要がある場合もあります(図9-7③)(スコープやチューブの長さ，患者の気道の長さによる)。この時，気管チューブの近位部がしっかりとスコープオレドメ部に装着してあれば，まだ大きなリークを起こすことはありません。

◎気管チューブの気管内挿入

その後，気管チューブをスコープの上を滑らせ，マスク内，エアウェイ内から咽頭へと進め，さらにチューブを気管内へと進めていきます(図9-7④)。スコープ先行法では，チューブ進行時にチューブがマスクの膜を通過した時点から，チューブとファイバースコープの間隙(図9-7④)から漏れ(リーク)が生じます(後述)。チューブを気管内に正しく挿入できたら，チューブ先行法の場合と同様にマスクをチューブから取り外し，呼吸回路に接続します。

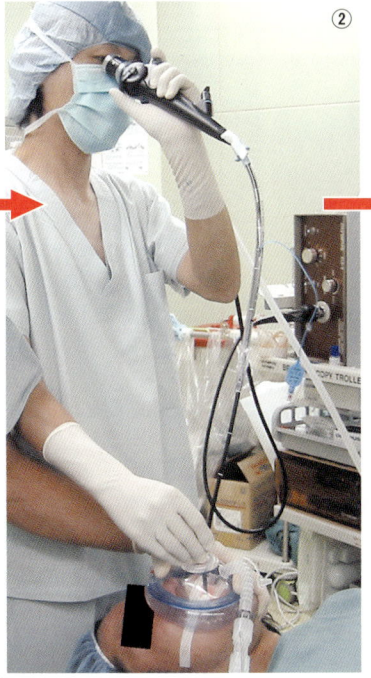

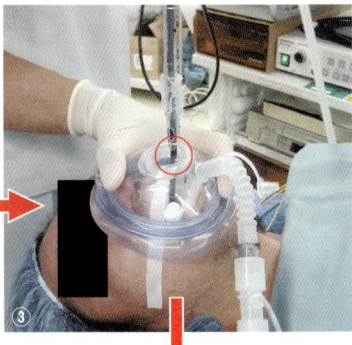

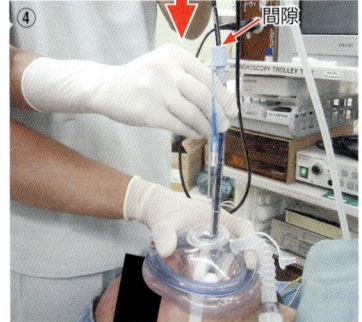

▼図9-8
スコープのエアウェイ入口での衝突
スコープ先行法では，スコープをマスクホール，エアウェイ内(矢印)へと進める際にひっかかり，進めにくいことがある。

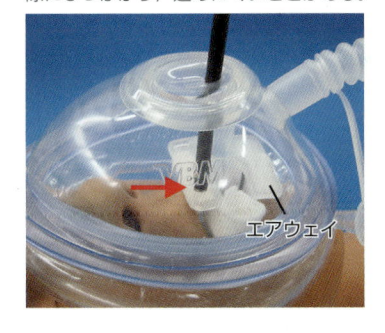

エアウェイ

■スコープ先行法の問題点

スコープ先行法は，実際行ってみると，以下のような問題点があります。

1) マスクホールとエアウェイ開口部が一直線上にないと，スコープをマスクホール，エアウェイ内へと進める際にひっかかり，進めにくい場合がある(図9-8)。
2) スコープを気管内に留置したのち，チューブを進める際に，チューブ先端がマスクホール入口(図9-9A)やエアウェイ入口(図9-9B)でひっかかり，

▼図 9-9 チューブ先端のマスク入口(A),エアウェイ入口(B)での衝突
スコープ先行法では気管チューブを進める際に,チューブ先端がマスクホール入口(A)やエアウェイ入口(B)でひっかかり,進行が困難なことがある。

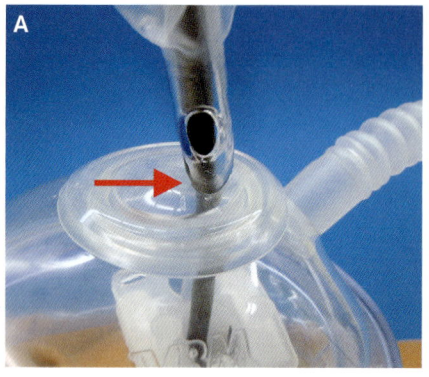

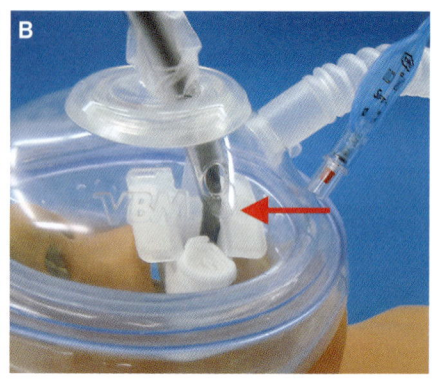

進行が困難なことがある。

3) チューブを進め始め,チューブ先端がマスク内に入ると,チューブとスコープの間隙から漏れ(リーク)起こる(図9-7 ④:リークの量は使用するチューブサイズ,スコープサイズに関係する)。すぐに挿管可能なら短時間のリークは臨床上問題にならないが,チューブを進めるのが困難な場合は換気が不十分になる可能性もある。なかでも特に,**マスク内から口腔内へと気管チューブを進めていくのが,かなり困難な場合があります**。これらのスコープ先行法の問題点を解決したものが前述したチューブ先行法です。

ファイバー挿管中の換気量

それでは,この内視鏡用マスク法によるファイバー挿管中に,実際はどれくらいの換気が可能なのでしょうか。

平均的成人に対してファイバー挿管施行中に,内視鏡用マスク(Patil マスク,図9-2)を用いたチューブ先行法を行い,その時の実際の換気量を**表9-3**に示します[12,13]。ファイバー挿管操作中,従量式換気の場合[12]も従圧式換気の場合[13]もともに,測定された平均呼気一回換気量は十分なものであり,適切な換気が行われていました。スコープの気管留置後,気管チューブの進行が困難で操作に1分以上要した症例が数例ありましたが,その間もマスクを通して十分な換気が行えているので,慌てることなく試行ができました。

20 cmH$_2$Oの圧で従圧式換気を行った場合,挿管操作施行中,ガスの胃への送付が30%の症例にみられました。換気はもっと低い圧で十分であり,ガスの胃への送付には注意すべきです。VBM エンドスコピーマスクを用いて換気量を定量した報告はありませんが,これらのPatil マスクの結果と同様の換気が可能と考えられます。

▼表 9-3 内視鏡マスク法によるファイバー挿管中の換気量

人工呼吸器設定条件					測定平均呼気一回換気量 (mL/kg)	最高気道内圧(cmH$_2$O)	胃内のガス流入頻度	文献
換気モード	一回換気量	換気圧	呼吸数	I/E 比				
従量式	10 mL/kg		12 回	1/2	10.7 ± 0.9	14.2 ± 3.2	0%	12
従圧式		20 cmH$_2$O	12 回	1/2	20.6 ± 4.9	20(従圧式)	30%	13

注)内視鏡用マスクとして Patil マスク(図9-2)を使用し測定。

▼図9-10　内視鏡用マスク法による経鼻挿管時の問題点

A：経鼻ファイバー挿管時に，顔面にマスクがかぶっているため，チューブの種類によってはチューブの長さが足りないことがある。チューブの声門マーカー（青矢印）はまだ喉頭まで到達していない（ファイバースコープは省略してある）。

B：チューブ進行の最後にはシリコン膜をめくってマスク内に落とし込み（赤矢印），膜と一緒にチューブを進める場合がある。チューブの声門マーカー（青矢印）は喉頭に到達している。

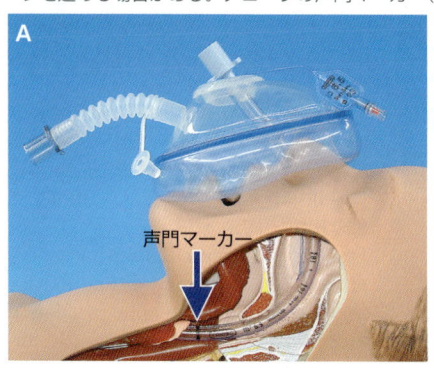

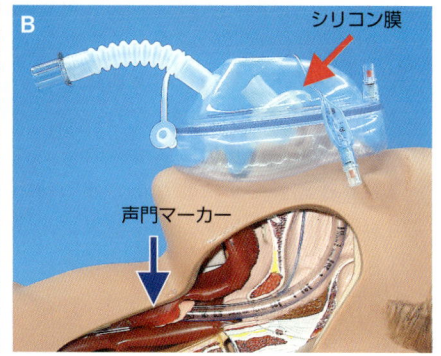

その他の挿管方法

■経鼻挿管

内視鏡マスク法を用いて，換気を維持しながら経鼻ファイバー挿管も可能です（図9-4B）。スコープ先行法，チューブ先行法，ともに行えますが，経口の場合と同様にチューブ先行法のほうが容易と思います。挿管者が左に，助手が右に立つ関係上，左の鼻腔からのファイバー挿管のほうが容易と思います。

　本法では，顔面にマスクがかぶっている高さ分だけ，気管までの距離が長くなります。それで，経鼻ファイバー挿管の場合，通常の7.0 mm以下のチューブでは長さが短いことがしばしばあります（図9-10A）。経鼻挿管用の長いチューブを用いるか，チューブ進行の最後にはシリコン膜をめくってマスク内に落とし込み，膜といっしょにチューブを進める（図9-10B）必要があります。

■自発呼吸下挿管

本マスクを用いて，筋弛緩薬を投与せずに自発呼吸を残して，自発・補助呼吸下でもファイバー挿管は可能と考えられます。ただし，スコープおよび気管チューブを気管内へと挿入する際に，喉頭痙攣を生じないように，十分な麻酔深度の維持と喉頭，声帯への十分な局所麻酔が必要です。

注意点と限界

■注意点

本法を施行するうえでの注意点として，以下のようなものがあります。

1) VBMマスクではありませんが，マスクのホールの部分が破れて，これをファイバースコープやチューブといっしょに気管内へ押し込み，気道異物となった報告があります[14,15]。VBMマスクでもホール部分の膜が破れることがあり（図9-11），注意が必要です。使用前後に十分な**目視点検**が必要です。

2) 本法の施行中，マスク換気によりガスの胃への送付の可能性があります[13]。マスク換気を行う助手は換気圧に注意

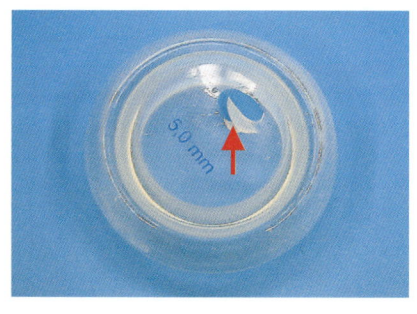

◀図9-11
**シリコン膜の
ホール部分の破損**
破損部分（矢印）をファイバースコープやチューブと一緒に気管内へ押し込み，気道異物となる可能性があり，注意が必要である。

し，上腹部の視診・聴診を行い，ガスの胃への送付には十分注意します．
3) 気管チューブが気管に入ったら，マスク換気が困難(時に不能)になります．そのまま換気を続けると，胃にガスを送り込むことになります．気管チューブが気管内に入る直前に，マスク換気を中止します．
4) マスク換気中，呼気によるスコープの曇りは顕著です．曇り止め液の使用および，スコープ先端を温水に浸けるなどの方法により，曇り止めは十分行っておく必要があります．

■ 限界・欠点

本法の限界・欠点としては
1) マスク換気が容易なことが必要条件である
2) マスク保持，換気ができる助手が必要である
3) マスクにストラップホックがないため，通常のマスクストラップは使用できない

などが挙げられます．

本法は，マスク換気により酸素化および換気を維持したまま行える，麻酔科医にとっては理想的な，しかし数少ない挿管方法の一つです．ぜひ身につけて，臨床に役立ててほしいと思います．

文　献

1. Ovassapian A. Fiberoptic endoscopy and the difficult airway. 2nd ed. Philadelphia: Lippincott-Raven, 1996.
2. Benumof JL. Management of the difficult adult airway. With special emphasis on awake tracheal intubation. Anesthesiology 1991 ; 75 : 1087-110.
3. Morris IR. Fibreoptic intubation. Can J Anaesth 1994 ; 41 : 996-1007.
4. Smith M, Calder I, Crockard A, et al. Oxygen saturation and cardiovascular changes during fibreoptic intubation under general anaesthesia. Anaesthesia 1992 ; 47 : 158-61.
5. Rogers SN, Benumof JL. New and easy techniques for fiberoptic endoscopy-aided tracheal intubation. Anesthesiology 1983 ; 59 : 569-72.
6. 青山和義, 竹中伊知郎. Patil-Syracuseマスクを用いた全身麻酔下のファイバースコープガイド下気管挿管. 麻酔 1999 ; 48 : 1262-6.
7. 青山和義. 麻酔導入後，挿管困難が判明—ファイバースコープ用マスクで換気しながらファイバー挿管—. In：花岡一雄編集. 麻酔緊急 Vol.2. 東京：克誠堂出版，1998：38.
8. Frei FJ, àWengen DF, Rutishauser M, et al. The airway endoscopy mask : useful device for fibreoptic evaluation and intubation of the paediatric airway. Paediatr Anaesth 1995 ; 5 : 319-24.
9. Erb T, Hammer J, Rutishauser M, et al. Fibreoptic bronchoscopy in sedated infants facilitated by an airway endoscopy mask. Paediatr Anaesth 1999 ; 9 : 47-52.
10. Patil V, Stehling LC, Zauder HL, et al. Mechanical aids for fiberoptic endoscopy. Anesthesiology 1982 ; 57 : 69-70.
11. 渋谷伸子. マスク，バッグ，ヘッドストラップ. In：岩崎 寛編集. 気道確保のすべて. 麻酔科診療プラクティス 11. 東京：文光堂，2003：18-22.
12. Aoyama K, Yamamoto T, Takenaka I, et al. The jaw support device facilitates laryngeal exposure and ventilation during fiberoptic intubation. Anesth Analg 1998 ; 86 : 432-4.
13. Aoyama K, Yasunaga E, Takenaka I, et al. Positive pressure ventilation during fibreoptic intubation : A comparison of the laryngeal mask airway, intubating laryngeal mask and endoscopy mask techniques. Br J Anaesth 2002 ; 88 : 246-54.
14. Zornow MH, Mitchell MM. Foreign body aspiration during fiberoptic-assisted intubation. Anesthesiology 1986 ; 64 : 303.
15. Williams L, Teague PD, Nagia AH. Foreign body from a Patil Syracuse mask. Anesth Analg 1991 ; 73 : 359-60.

付録　主な気管支ファイバースコープの仕様

		視野角	先端部外径(mm)	挿入部外径(mm)	チャンネル部内径(mm)	挿入部有効長(mm)
オリンパス						
気管支ファイバースコープ						
	BF-P60	120°	4.9	5.0	2.2	600
	BF-1T60	120°	5.9	6.0	3.0	600
	BF-MP60	120°	4.0	4.4	2.0	600
	BF-XP60	90°	2.8	2.8	1.2	600
	BF-40	120°	5.8	5.9	2.2	550
	BF-LT30	120°	5.9	6.0	2.8	550
	BF-3C40	120°	3.3	3.6	1.2	550
	BF-N20	75°	1.8	2.2	—	550
携帯型喉頭ファイバースコープ PortaView						
	LF-GP	90°	3.8	4.1	1.5	600
	LF-TP	90°	5.1	5.2	2.6	600
	LF-DP	90°	3.1	3.1	1.2	600
携帯型ビデオスコープ						
	MAF-GM	90°	3.9	4.1	1.5	600
	MAF-TM	90°	5.1	5.2	2.6	600
ペンタックス（HOYA）						
気管支ファイバースコープ						
	FB-8V	100°	2.7	2.8	1.15	600
	FB-10V	120°	3.4	3.5	1.15	600
	FB-15V	120°	4.9	4.9	2.1	600
	FB-18V	120°	5.9	6.0	2.7	600
	FB-19TV	120°	6.2	6.2	3.0	600
携帯型喉頭ファイバースコープ						
	FI-7BS/7RBS	95°	2.4	2.4	—	600
	FI-9BS/9RBS	90°	3.0	3.1	1.15	600
	FI-10BS/10RBS	90°	3.4	3.5	1.31	600
	FI-16BS/16RBS	95°	5.1	5.2	2.55	600
携帯型気管支ファイバースコープ						
	FB-15BS/15RBS	100°	4.8	4.9	1.95	600
	FB-18BS/18RBS	100°	5.9	6.0	2.55	600
カールストルツ・エンドスコピー・ジャパン						
挿管用ファイバースコープ						
	11301AA1/AAD1	88°	2.8		1.2	650
	11301AB1/ABD1	88°	2.8		1.2	500
	11302BD1/BDD1	110°	4.5		1.2	650
	11302BN1/BND1	110°	5.2		2.3	650
	11302BD2/BDD2	90°	3.7		1.5	650
町田製作所						
携帯型ファイバースコープ						
	BP1-5155	67°	5.1	5.2	2.5	550
	BP1-4055	67°	4.0	4.1	2.0	550
	BP1-3155	67°	3.1	3.3	1.5	550
	BP1-2555	67°	2.5	2.6	1.2	550

第 4 部

エアウェイスコープ

第 10 章 ● エアウェイスコープとは ……………………………… 195
第 11 章 ● エアウェイスコープを用いた気管挿管の実際 ……………… 203
第 12 章 ● 初心者のよくあるトラブル：挿管困難と合併症 ……………… 213
第 13 章 ● エアウェイスコープの一歩進んだ使用方法 ………………… 227

エアウェイスコープ…麻酔科要らず(?)のスゴイやつ
～Medical Science General Hospital(MGH)のICU にて～

MGH の ICU で，一人の慢性閉塞性肺疾患（COPD）患者が非侵襲的陽圧換気法（NPPV）で呼吸管理を受けていた。経鼻マスク越しに見える顔は，下顎が小さく，いかにも挿管困難症の顔貌だった。麻酔科医はいつもの癖で患者に近づいた。
「口を開けて」（2 横指ぎりぎりだ。小さい。Mallampati クラスは III か IV か？）
「頭を後ろにそらせて？」（ほとんど伸展できない。関節リウマチか？？）
下顎-甲状軟骨間距離は 3 横指未満。ダメだ。これは喉頭鏡での挿管はとても無理だ。もし呼吸状態が悪くなって，気管挿管による呼吸管理のために呼ばれたら大変だぞ。手術室のファイバースコープも，挿管困難対策用カートも，持ち込まなければダメだな。これ以上，悪くならなければいいが…。
　　　　　　　　　　　　　　　　　…
翌日 ICU に行って驚いた。その患者はなんとすでに気管挿管され，人工呼吸管理を受けていたのだ。
「この人，誰が挿管したの？」驚いて ICU の看護師に尋ねる。
「研修医 1 年目のリサ先生ですよ。もちろん ICU の Dr.Marino も一緒でしたけど」
「え〜，すごいね。でも，どうやって？」
「エアウェイスコープですよ」

（青山和義，竹中伊知郎．エアウェイスコープが喉頭鏡として普及する日．
IMI ホームページ．http://imimed.jp/uservoice/page_14.html より，一部改変）

第10章

エアウェイスコープとは

エアウェイスコープ™（図10-1A）は、2006年7月にペンタックス社（現HOYA社、取り扱いはアイ・エム・アイ社）から発売された新しい気管挿管用の喉頭鏡[1]で、一般名称はビデオ硬性挿管用喉頭鏡と言います。喉頭の観察と気管チューブの挿入が容易に行えるため、通常の、また困難症例の気道管理に、今後重要な役割を持つと期待されています[2〜4]。

エアウェイスコープの利点と欠点（表10-1）

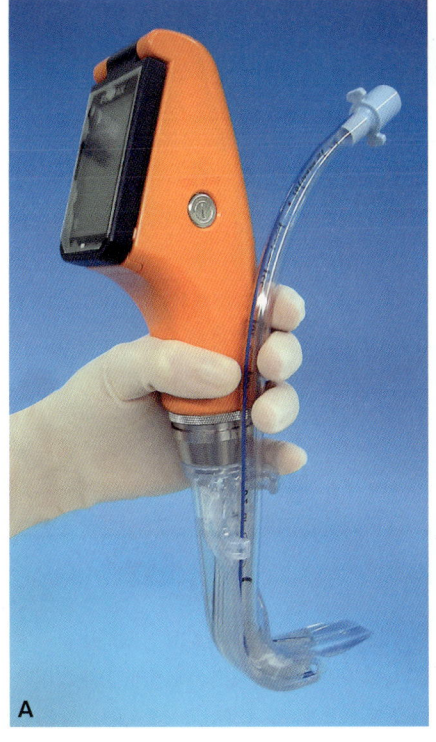

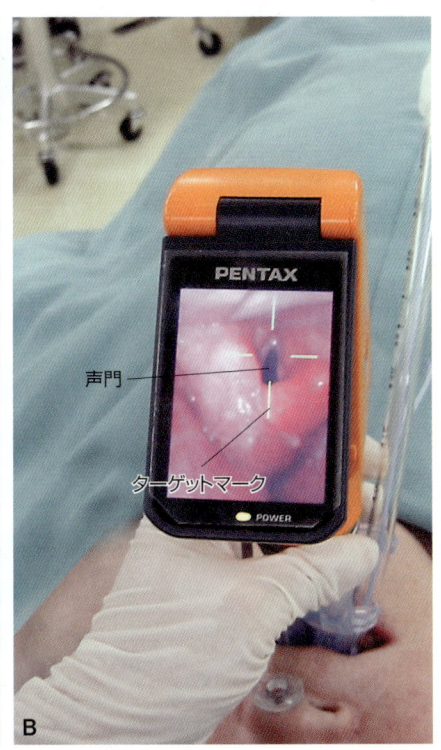

エアウェイスコープの利点の第一は、喉頭の観察が容易なことです[2]。イントロック™と呼ばれるブレードは挿入が容易で、その先端に位置するCCDカメラと本体部のカラー液晶モニターにより、鮮明な声門の画像を観察できます（図10-1B）。このため気管挿管初心者で

▼図10-1 エアウェイスコープ（A）とエアウェイスコープを用いた気管挿管（B）
エアウェイスコープでは、喉頭の観察が容易で、カラー液晶モニターにより、鮮明な声門の視認が可能である。

A　B

▼表10-1　エアウェイスコープの利点と欠点

利点	麻酔・救急領域における挿管時
	●通常の喉頭鏡よりも，喉頭の視野が良好（挿管困難はきわめて少ない[4]） 　・初心者も容易に挿管可能 　・挿管困難症例に有用〔第13章（232ページ）参照〕 　・気管挿管の確認が容易 ●優れた気管チューブ誘導機能がある（スタイレット不要） ●頭頸部の位置を動かす必要がなく，自然位で挿管可能（頸椎病変患者に有用）〔第13章（235ページ）参照〕 ●イントロックに吸引カテーテルを装着できるので，挿管操作中の吸引操作が容易 ●喉頭展開時に舌根部を強く圧迫しないので，従来の喉頭鏡より刺激が少ない 　・意識下挿管に有利〔第13章（233ページ）参照〕 ●通常の喉頭鏡による挿管困難時に，迅速に準備・移行が可能
	挿管の確認・教育
	●液晶モニター・外部モニターにより，より多くの人に挿管状況の観察が可能 　・挿管の確認に有用 　・教育に有用 ●外部映像出力により，挿管時の記録が可能
	通常以外の使用
	●液晶モニターの角度が変更可能なため，挿管者は多様な位置から挿管可能 　→頭側，側方，腹側，対面側，腹臥位患者などの挿管が可能 ●電源は電池で，屋外でも使用可能 ●防水機能があるので，雨天時の野外でも使用可能（救急現場）
	保守・その他
	●イントロック部分は滅菌済みディスポーザブル製品なので，感染の心配がない ●本体はアルコールを用いて清拭消毒が可能
欠点	●高価 ●現在はブレードサイズが1種類（開発中） ●開口制限時は使用困難（開口18mm以下では使用不能[6]） ●歯の脆弱性がある場合，挿入・操作が困難 ●曇り止めが必要 ●高度分泌物，出血による視野閉塞の可能性あり

も，喉頭・声門の観察を容易に行えます[5]。また，挿管困難症例においても，喉頭全体の良好な視野が容易に得られ，挿管困難対策器具としても有用と考えられています[2~4]。

第二の利点は，チューブ誘導機能に優れることです[6]。従来からエアウェイスコープと似た構造の硬性挿管用喉頭鏡はありましたが，気管チューブの声門への誘導に難点がありました。声門はよく見えているのにチューブを誘導できず，大変歯がゆい思いをしたものです。しかし，エアウェイスコープのチューブ誘導機能は秀逸で，スタイレットなどは必要とせずに，非常にスムーズにチューブを声門へと誘導できます。

イントロックは，口腔・咽頭の気道の解剖学的彎曲に合わせて設計されており[7]，挿入が容易なだけではなく，頭頸部の位置を変えずに挿入できるのも大きな利点です。これは，頸椎病変がある患者に有用です[8]。

欠点としては，現在のところブレードサイズが一つで患者によっては適合しない可能性があること，高価なことなどが挙げられますが，ブレードサイズ・種類は今後開発，販売される予定のようです。歯の脆弱性がある場合は，ブレードの挿入および挿入後の操作が困難な場合があります[3]。しかし，成人の気管挿管

▼図10-2　エアウェイスコープの構造
A：本体
B：イントロック：イントロックはエアウェイスコープ専用のブレードで，本体に装着・固定して使用する。
C：イントロック内に装着したスコープ先端部

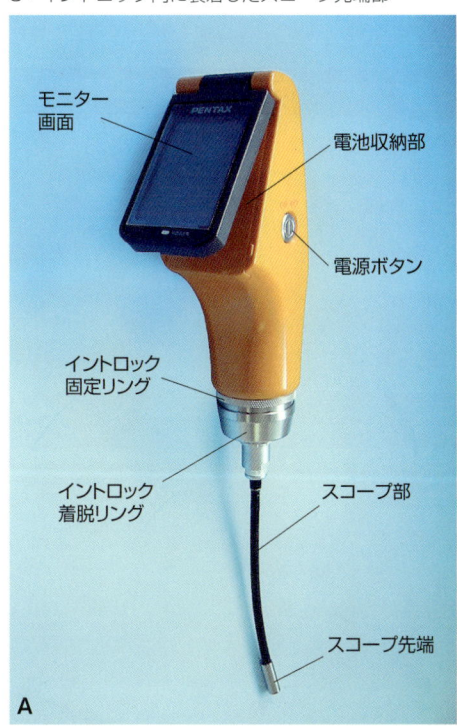

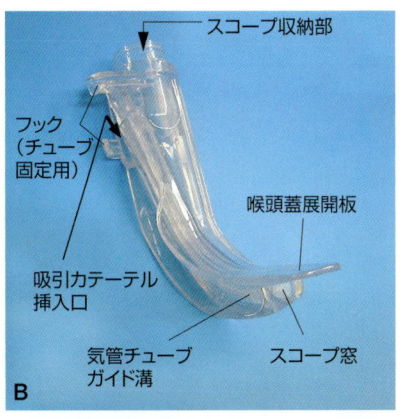

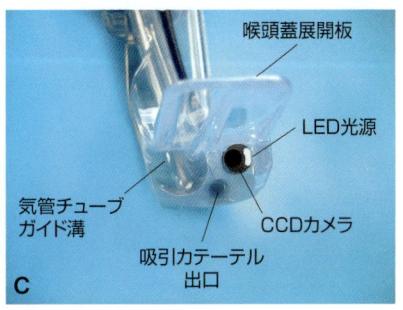

への通常の使用では，大きな欠点を探すことが困難なほどです。

エアウェイスコープの構造

エアウェイスコープは本体と専用ブレードであるイントロックから構成されています。

■本体（図10-2A）
本体にはスコープ部，モニター画面，電池収納部（単三乾電池2本使用），イントロック固定リング，イントロック着脱リング，外部モニター出力端子があります[9]。

スコープ先端部にはCCDカメラ，LED光源があり（図10-2C），その映像はモニター画面に映し出されます。

モニター画面は2.4型カラー液晶モニターで，喉頭の鮮明な画像を見ることができます。モニターには気管チューブ誘導の目安となるターゲットマークが表示され，声門をターゲットマークに合わせることにより（図10-1B），気管チューブを容易に気管内へと挿入できます。また，モニター画面は角度を変えられるので，見やすい位置に調節可能です。

電源は単三乾電池2本で，使用可能時間は約60分[9]ですが，室温などの使用環境やON・OFF操作回数により変わります。モニター画面に電池消耗時の警告表示が出たら交換が必要です。

■イントロック（図10-2B）
イントロックはエアウェイスコープ専用のブレードで，本体に装着・固定して使用します。透明のポリカーボネート樹脂製で，ディスポーザブル製品です。スコープ挿入部，喉頭蓋展開板，気管チューブガイド溝，吸引カテーテル挿入口を持ち[9]（図10-2BC），スコープ部収

▼図 10-3　エアウェイスコープの準備
①イントロックを取り出す。
②スコープ部をイントロック内へ挿入する。
③本体とイントロックの装着：本体着脱リングを黒矢印の方向に押し下げた状態で，エアウェイスコープ本体の▲指標とイントロックの▲指標（図中は強調してある）が一致するように，イントロックコネクター部分を奥まで差し込む（赤矢印）。その後固定リングを左に回してロックする。
④スコープ窓に曇り止め液を一滴塗布する。

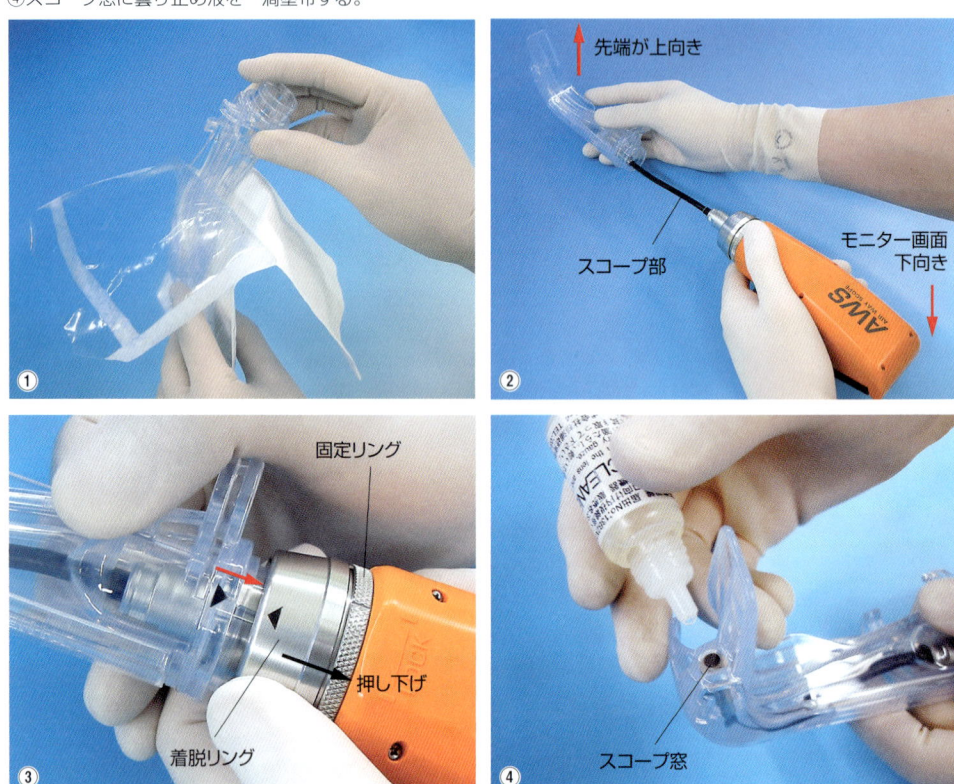

納機能，喉頭展開（喉頭の露出）機能と，気管チューブ誘導機能を有します。

　喉頭展開は，イントロック先端の喉頭蓋展開板で，**喉頭蓋を直接持ち上げて行**います。気管チューブガイド溝にセットした気管チューブは，押し出すだけで声門へと簡単に誘導できます。吸引カテーテルを挿入すれば，操作中に口腔・咽頭の分泌物・血液を吸引することが可能です。

エアウェイスコープの準備[9,10]

■エアウェイスコープ本体とイントロックの取り付け

①イントロックは滅菌後包装されています。滅菌包装を1/2程度開封して，先端部分には触れないようにイントロックを取り出します（図10-3①）。

②エアウェイスコープ本体をモニター画面が下になるように，またイントロックを先端が上を向くように保持し，スコープ部をイントロック内に挿入します（図10-3②）。

③本体着脱リングを押し下げた状態で，エアウェイスコープ本体の▲指標とイントロックの▲指標が一致するように，イントロックコネクター部分を奥まで差し込みます（図10-3③）。着脱リングから手を離すとイントロックが装着されます。

④スコープ先端がスコープ窓に密着しているのを確認し，本体のイントロック

▼表 10-2　エアウェイスコープ適合気管チューブ

	標準型気管チューブ	リンフォース型気管チューブ	
		彎曲型	ストレート型[注2]
内径[注1]	6.5〜8.0 mm	6.5〜8.0 mm	6.0〜7.5(8.0) mm
外径	8.5〜11.0 mm		

注1）チューブの種類・メーカーなどによりサイズは若干違うので注意が必要
注2）ストレート型のチューブは進行方向が違うため，メーカーは彎曲型を推奨[11]

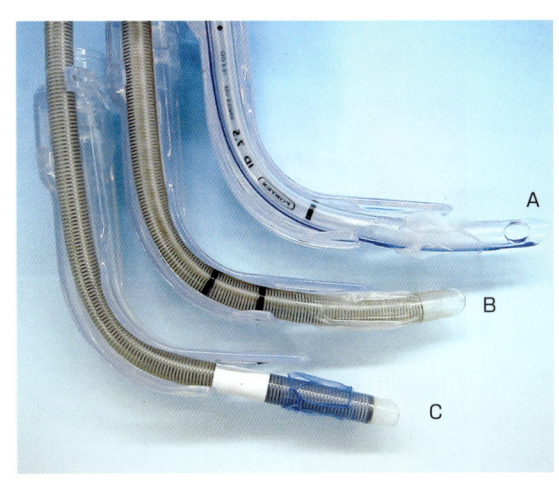

◀図 10-4
**気管チューブの種類による
チューブの進行方向の違い**
イントロックに装着した気管チューブをチューブガイド溝に沿って，先端から 3 cm（推定声門部）押し出したところ。既存の彎曲を持った標準型チューブ(A)，彎曲型リンフォースチューブ(B)と違い，ストレート型のリンフォースチューブ(C)は下向きに進行して，披裂軟骨に衝突したり，食道側へと進行したりする場合があり，注意が必要である。

固定リングを左に回してロックします（図 10-3③）。
⑤目視と手で，イントロックとエアウェイスコープ本体が固定されているのを確認します。

■曇り止め
エアウェイスコープを使用するには**曇り止めが必要**です。イントロックのスコープ窓に曇り止め液を一滴塗布します(図 10-3④)。
　液が過量な場合や，気泡ができた場合は，必要なら清潔なガーゼで拭いておきます。

■気管チューブの準備
①チューブの選択：エアウェイスコープに適合する気管チューブサイズは，外径(OD) 8.5〜11.0 mm とされていますが[8,9]，その内径はチューブの種類・メーカーなどにより若干違うので注意が必要です(**表 10-2**)。

　エアウェイスコープは，気管チューブをその既存の彎曲により声門へと進めるように設計されています。そのため，リンフォース（スパイラル）型気管チューブではストレート型よりも，彎曲型が推奨されています[11]。ストレート型のチューブでは進行が下側（背側）になるため（図 10-4），挿管時に声門へと正しく誘導できず，チューブは披裂軟骨に衝突したり，食道側へと進行したりする場合があります。
②通常の挿管時[12]と同様に，気管チューブのカフチェック，カフの脱気を行い，気管チューブに潤滑剤を塗布して準備します。

■気管チューブを
　イントロックに装着
①チューブ先端をイントロックの気管チューブガイド溝に押しつけながら滑らせます(図 10-5①)。
②チューブ中枢側をイントロックのフッ

▼図10-5　気管チューブのイントロックへの装着
①チューブ先端をチューブガイド溝に押しつけながら(○)滑らせる。
②チューブ中枢側をフックに固定する。
③チューブ先端位置を調節する。
　a：適切なチューブ先端位置，b：チューブ先端が引っ込みすぎ，c：チューブ先端が出すぎ
④イントロックとチューブ先端を清潔に保持する。

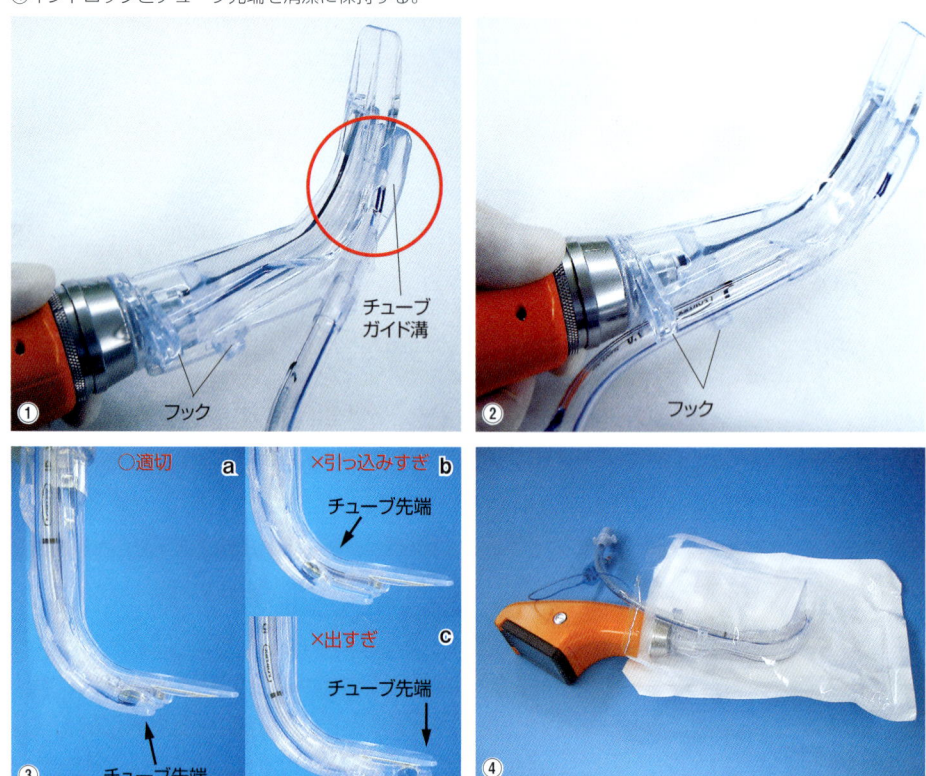

クに固定します(図10-5②)。
③そのままチューブを少し上下させて，潤滑剤を塗り広げます。
④気管チューブ先端を最適位置に調節します(図10-5③a)。気管チューブは引っ込みすぎると(図10-5③b)チューブガイド溝から外れやすくなり，出すぎる(図10-5③c)とチューブを声門へ誘導しにくくなります。
⑤一度電源をONにして，スコープ映像をモニター画面で確認します(曇り止めのつけすぎ，チューブの出すぎに注意)。
⑥気管チューブを装着したエアウェイスコープを清潔に保持します(図10-5④)。
⑦必要に応じて，吸引カテーテル(12 Fr以下)を，吸引カテーテル挿入口(図10-2B)に挿入して吸引の準備をします(図12-12参照)。

文　献
1. Koyama J, Aoyama T, Kusano Y, et al. Description and first clinical application of AirWay Scope for tracheal intubation. J Neurosurg Anesthesiol 2006 ; 18 : 247-50.
2. 鈴木昭広，遠山裕樹，勝見紀文ほか．新しい気道確保道具エアウェイスコープ® の有用性．麻酔 2007 ; 56 : 464-8.
3. Asai T, Enomoto Y, Shimizu K, et al. The Pentax-AWS video-laryngoscope: the first experience in one hundred patients. Anesth Analg 2008; 106 : 257-9.
4. Asai T, Liu EH, Matsumoto S, et al. Use of the Pentax-AWS in 293 patients with difficult airways. Anesthesiology 2009 ; 110 : 898-904.

5. Hirabayashi Y. Airway Scope : Initial clinical experience with novice personnel. Can J Anaesth 2007 ; 54 : 160-1.
6. 鈴木昭広. 困難気道対策の現状と今後の展望：チューブ誘導機能を有する間接声門視認型硬性喉頭鏡. Anesthesia 21 Century 2007 ; 9 : 35-42.
7. 小山淳一. 新しい気管挿管装置の開発：エアウェイスコープ®(PENTAX-AWS®)：頭に描いてから手にするまで. LiSA 2008 ; 15 : 514-7.
8. Enomoto Y, Asai T, Arai T, et al. Pentax-AWS, a new videolaryngoscope, is more effective than the Macintosh laryngoscope for tracheal intubation in patients with restricted neck movements : a randomized comparative study. Br J Anaesth 2008 ; 100 : 544-8.
9. Pentax 株式会社. エアウェイスコープ取り扱い説明書. 2006.
10. Pentax 株式会社. エアウェイスコープ・テクニカルビデオ. Ver 1.00. 2007.
11. Pentax 株式会社. エアウェイスコープ・プロモーションビデオ. Ver 1.00. 2006.
12. 青山和義. 必ずうまくいく！気管挿管. 改訂版. 東京：羊土社, 2009 : 29-54.

第11章 エアウェイスコープを用いた気管挿管の実際

挿管直前準備

■頭頸部位

エアウェイスコープ™による挿管に、どのような頭頸部位が最もよいのかについては、明確ではありません。スニッフィングポジション(頸部屈曲・頭部伸展)、頭頸部伸展位、頭頸部自然位のいずれの頭位でも、挿管可能です。頸部不安定性がなければ、やや低めの枕を用いて頭頸部軽度伸展位にすると、ブレードの挿入・喉頭展開操作は容易になります(図11-1)。

肩・背面に枕を入れると頸部伸展位を保持しやすくなります。しかし、この頭位では、喉頭展開後、チューブが前交連に衝突する場合があり、チューブ挿入時には自然位が好ましいとも考えられています[1]。

■電源

本体の電源ボタンを押して電源をONにし、モニター画面と照明点灯を確認し、本体を左手で保持します。

■開口

十分な開口は、通常のMacintosh型喉頭鏡による挿管時と同様に、挿管成功のための重要な操作です。右手によるクロスフィンガー法で十分に開口し、挿入目標である口腔内の舌、軟口蓋、口峡部分を観察します[2](図11-2)。

▼図11-1 頭頸部軽度伸展位
低めの枕を用い、背部にもタオルを入れて、頭頸部伸展位を保持している。

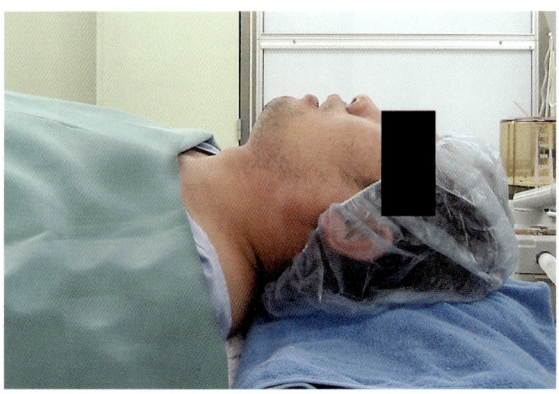

▼図11-2 クロスフィンガー法による開口
挿入目標は通常の喉頭鏡よりも気道の後面寄り(口蓋側)である。

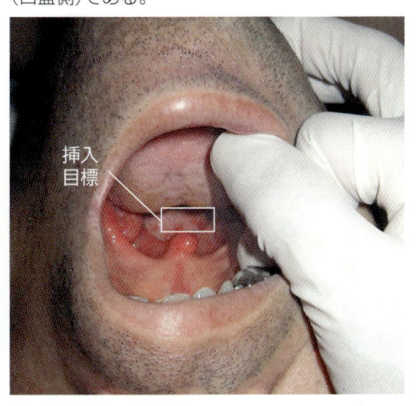

▼図11-3　イントロックの口腔内挿入（①→②）

A：正面図（① Aa：正中挿入法，① Ab：斜め挿入法），B：側面図，C：人形断面図，D：モニター画面
スコープを患者の正中（正中挿入法）または斜め（斜め挿入法）に，ほぼ水平に保持して挿入を開始し（①），ブレードの彎曲部分まで（○）挿入する（②）。イントロックは歯牙・口唇の損傷がないように直視下に確認しながら挿入するため，実際はこの段階でモニター画面を見ることはない。

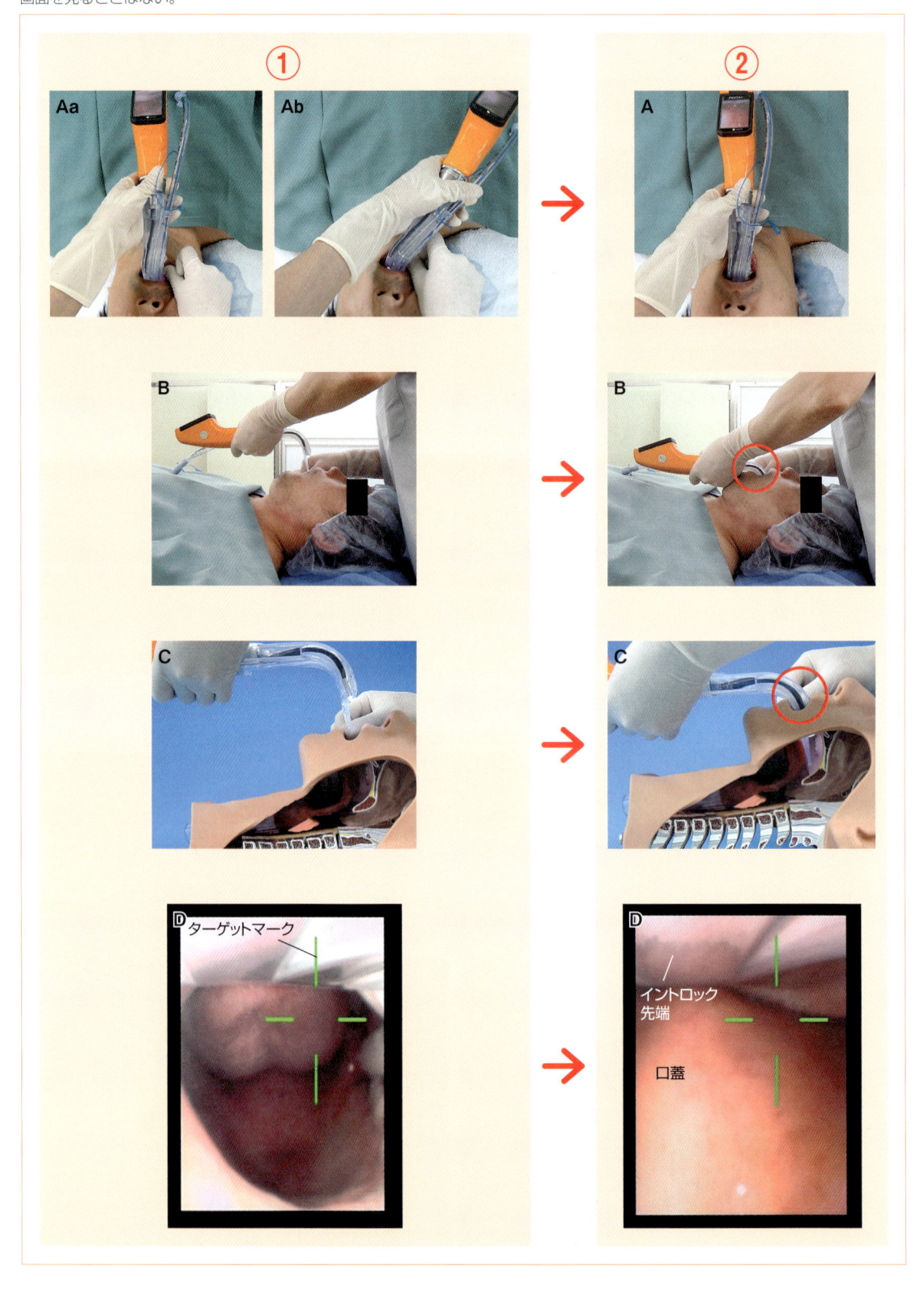

エアウェイスコープによる気管挿管手順

エアウェイスコープによる気管挿管は，

1. Insertion：イントロック（ブレード）の口腔内挿入
2. Rotation：エアウェイスコープの回転操作によるブレードの進行
3. Elevation & Exposure：喉頭蓋の挙上と喉頭展開
4. Intubation：気管チューブの声門・気管への挿入（気管挿管）
5. Confirmation：気管チューブの正しい位置の確認（気管挿管の確認）
6. Removal：イントロック（ブレード）の抜去

の手順で行います[1,3〜5]。

1 Insertion：イントロック（ブレード）の口腔内挿入

イントロックの口腔内挿入方法は，Macintosh型喉頭鏡と同様に，正中挿入法と斜め挿入法の2種類があります[2,5]。

■正中挿入法

① 正中挿入法は，エアウェイスコープを患者正中位置に，ほぼ水平に保持して，挿入を開始します（図11-3①Aa〜D）。

② その後，スコープ本体はほぼ水平の状態のまま，ブレードの彎曲部分までを，舌と口蓋の間に挿入していきます（図11-3②A〜D）。

■斜め挿入法

① 正中挿入法では本体ハンドルが患者の胸壁と衝突してイントロックの挿入が困難な場合（図11-4），胸壁との衝突を避けるため，本体を斜めにしてイントロックを口腔内へと挿入します（図11-3①Ab）。

② 斜め挿入法の場合，ブレードの彎曲部分までがほぼ口腔内に入る間に，本体を正中挿入法と同じ正中位置に戻していきます（図11-3②A）。

★注意！

いずれの挿入法でも，この段階ではモニター画面を見るのではなく，イントロックの喉頭蓋展開板（ブレード先端）を**直視下に観察**して，歯牙に衝突したり，**口唇を巻き込まない**ように挿入します。モニター画面のみを見ながら口腔内に挿入すると，歯牙損傷，口唇の巻き込みによる損傷につながるので注意が必要です[5]（図11-5）。

▼図11-4 本体ハンドルと患者の胸壁との衝突

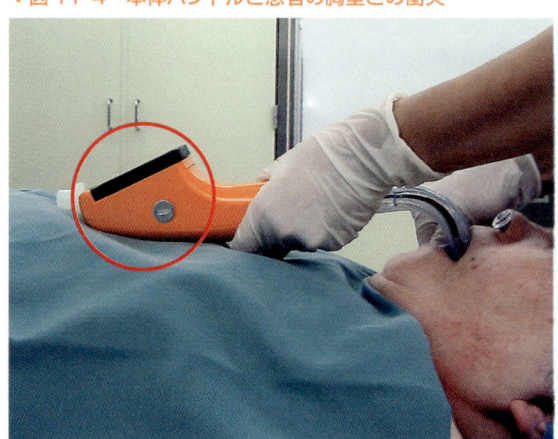

▼図11-5 イントロック挿入時の下口唇の巻き込み

イントロックの口腔内挿入時，しばしば上口唇，下口唇を巻き込む（矢印）。直視下に確認せず，モニター画面のみを見ながら操作を続けると，巻き込んだ部分は歯牙により損傷される。

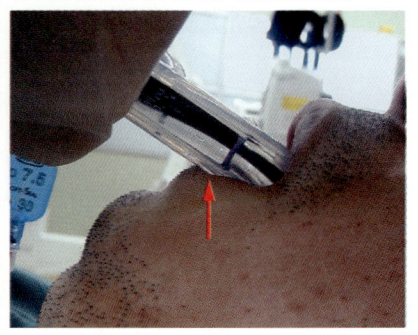

▼図11-6　エアウェイスコープの回転によるイントロックの口腔・咽頭内進行（①→②→③→④）
A：正面図，B：側面図，C：人形断面図，D：モニター画面
①ブレードの進行開始：ブレード彎曲部分までがほぼ口腔内に入った後（図11-3②），本体を水平状態からゆっくりと起こしていくと，スコープ全体は回転しながら，ブレード部分は口腔・咽頭内を進行していく。
②ブレードの口腔・咽頭への進行：ブレードを，硬口蓋から軟口蓋，そして咽頭後壁へと気道の後面（○）に沿うように少し押し込むように進めると，ブレードは舌を避けて，咽頭の奥まで挿入される（①Cと②Cを比較）。
③本体はほぼ垂直：ブレード先端は舌根部まで挿入され，モニター画面には喉頭蓋が見える。
④右手による頭部伸展操作：右手で頭部を持ち，頭部伸展を強めると喉頭蓋は咽頭後壁から持ち上がり，イントロックで喉頭蓋をすくい上げやすくなる場合がある（③Dと④Dを比較）。

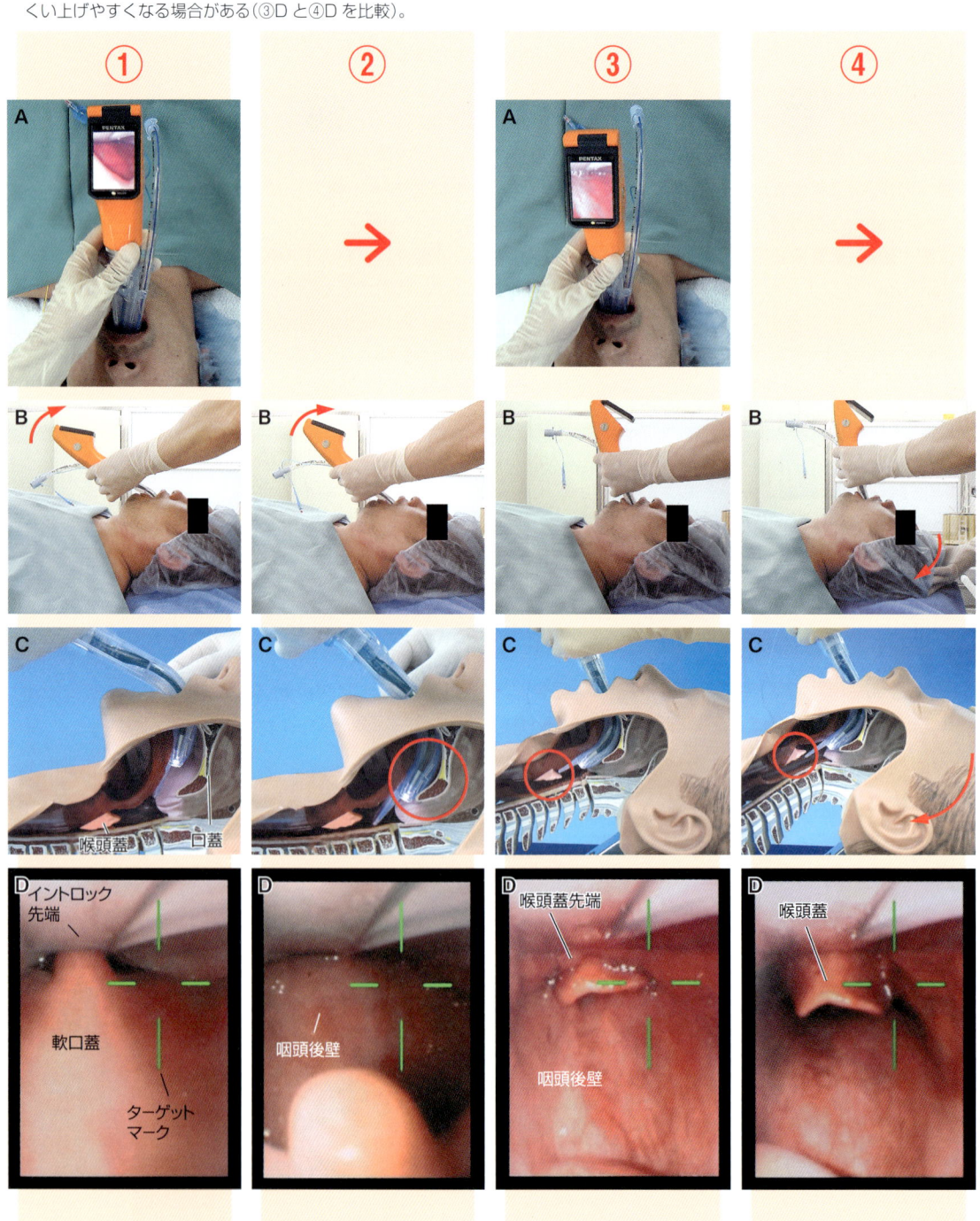

2 Rotation：エアウェイスコープの口腔・咽頭内進行（エアウェイスコープの回転）

① イントロックの先端部分が十分に口腔内に入った後(図11-3②BC)，スコープ本体を水平状態からゆっくりと起こしていくと，スコープ全体が回転して，ブレード先端部分は口腔から咽頭内へと進行していきます(図11-6①A〜D)。

② 以後，ブレードを**硬口蓋から軟口蓋，そして咽頭後壁へと気道の後面に沿わせるように進めることが重要です**[1,3,6]。それによりブレードは舌を避け，気道の後面を咽頭の奥まで挿入されていきます(図11-6②B〜D)。これはラリンジアルマスクの挿入時の軌道と似ていますが[1,3,6]，ブレードを咽頭後面に強く押しつけずに，**スコープの重みを感じる程度で十分**と思います。イントロック先端で咽頭後壁の粘膜を剥離した症例もあるようです。十分注意してください。

③ 本体をほぼ垂直まで起こしていくと，ブレード先端は舌根部から下咽頭(時に食道入口部)まで挿入されます(図11-6③A〜D)。この前後からモニター画面を観察し始め，画面上には喉頭蓋が見えてきます(図11-6③D)。

④ 喉頭蓋が咽頭後壁に密着している場合は，頸椎病変がなければ，右手で頭部を持ち上げ頭部伸展位を強めると，喉頭蓋が咽頭後壁から持ち上がり(図11-6④B〜D)，後のすくい挙げ操作が容易になります。

★注意！
ブレードの彎曲部分まで口腔内に十分入る前に，エアウェイスコープ本体を回転させると，イントロック先端の挿入が浅く，舌表面を押すだけで，先端をうまく挿入できません(図11-7AB)。エアウェイスコープの回転はブレードの彎曲部分までがほぼ口腔内に入ってから始めます(図11-3②A〜C)。

3 Elevation & Exposure：エアウェイスコープによる喉頭蓋挙上と喉頭展開

エアウェイスコープは，イントロック先端の喉頭蓋展開板で，**喉頭蓋を直接持ち上げることにより**，声門を観察します。そのためには，喉頭蓋を観察しながら挙上する直接挙上法と，引き戻し挙上法があります[5]。

■ 喉頭蓋の直接挙上法

① 喉頭蓋を観察下に，イントロック先端を喉頭蓋下面に進め，喉頭蓋をすくうように持ち上げます(図11-8①②A〜C)。イントロックは透明なので，喉頭蓋展開板の向こう側に喉頭蓋を観察できる場合があります(図11-8①C)。喉頭蓋が咽頭後壁に密着している時，

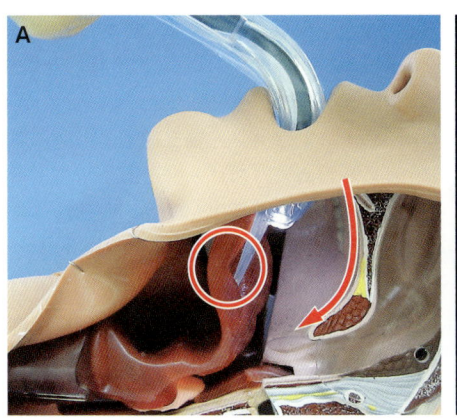

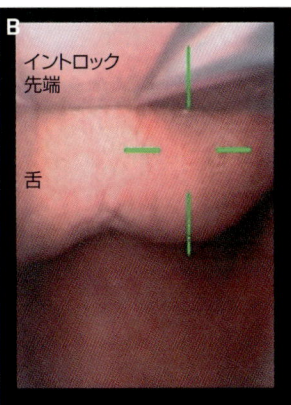

◀図11-7 エアウェイスコープ回転時の注意
A：人形断面図，B：モニター画面
イントロック先端の挿入が浅いままエアウェイスコープ本体を回転させると，先端は舌を押し込み，うまく挿入できない(○)。気道の後面に沿わせるイメージ(Aの矢印)で挿入することが重要である。

▼図11-8 喉頭蓋の挙上(喉頭蓋直接挙上法：①→②→③)
A：側面図，B：人形断面図，C：モニター画面

喉頭蓋を観察しながら，イントロック先端を喉頭蓋の下面(背面)に挿入する(①)。①Cでは透明なイントロックの向こう側に，すくい上げられる喉頭蓋が見える。その後本体を少し挙上して喉頭蓋を持ち上げる(②)。本体をさらに垂直方向へ持ち上げ(矢印)，声門をターゲットマークの中央に位置させる(③：喉頭展開完了)。

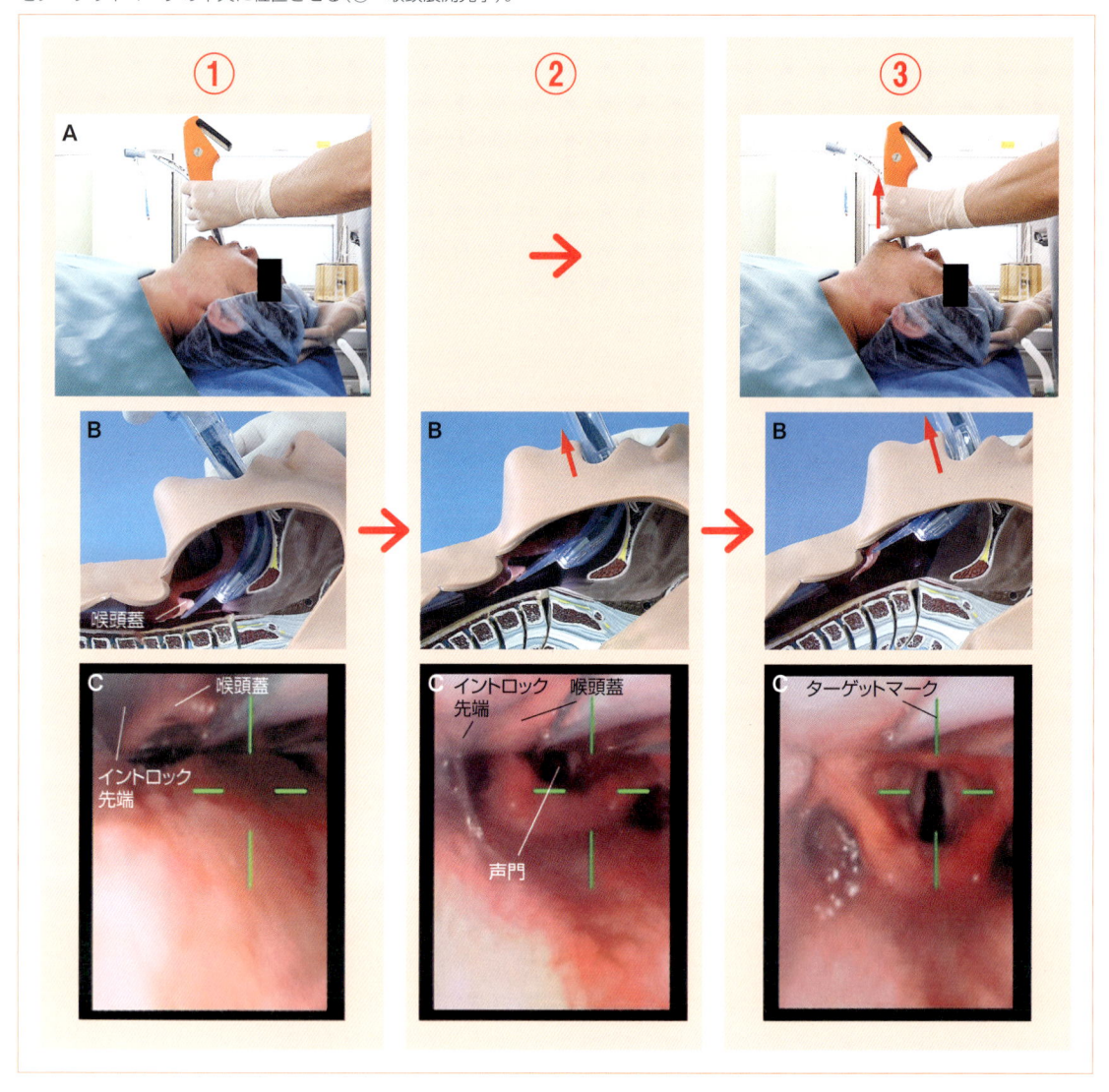

▶図11-9 スコープの前後操作
スコープを振り子のように前後させて，イントロック先端を喉頭蓋下面に進める。

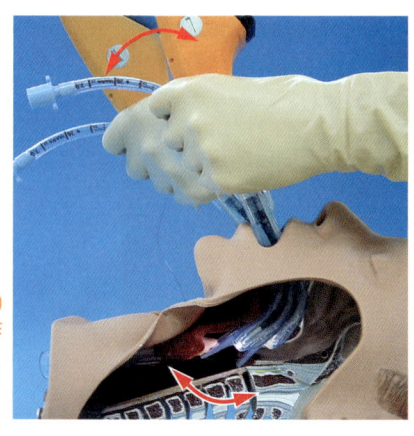

前述した右手による頭部伸展操作が有用なことが多くあります(**図11-6**④B〜D)。

イントロック先端を喉頭蓋下面に進めるために，スコープを振り子のように前後させる操作が時に必要となります(**図11-9**)。この間，喉頭蓋をすくい上げることに夢中になり，**イントロック先端で喉頭組織や咽頭後壁を損傷しないように注意**します。

また，意識的に喉頭蓋を挙上しなく

▼図 11-10　引き戻し挙上法による喉頭蓋の挙上(①→②→③)
A：人形断面図，B：モニター画面
イントロック先端をいったん深く(披裂軟骨下面(背側)・食道入口部方向へ)挿入した後(①)，少し頭側に引き戻すと声門がわずかに観察でき(②)，喉頭蓋をすくった状態になる。本体をもう少し引き戻し，声門をターゲットマークの中央に位置させる(③：喉頭展開完了)。

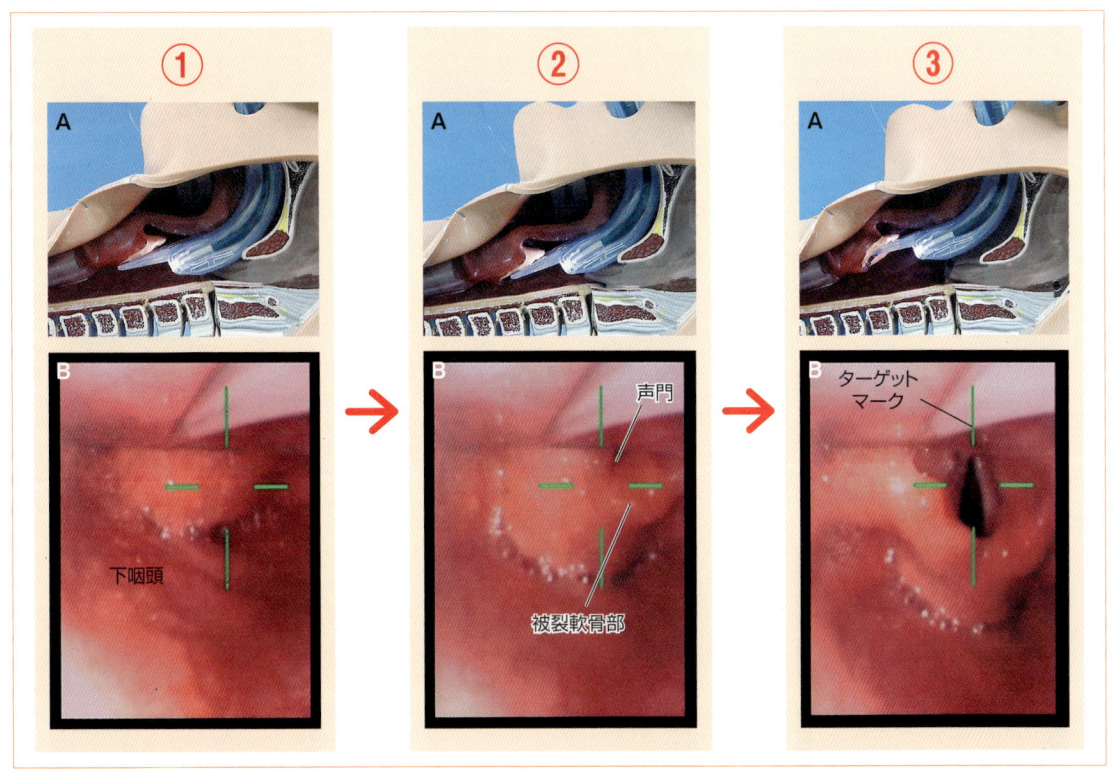

ても，咽頭後壁に沿わせてイントロックを進める間に，先端が喉頭蓋下面へと自然に入っている場合も多くあります。

②そのまま本体を垂直方向に持ち上げていくと，イントロックが喉頭蓋を挙上し，声門を観察できます(図 11-8②BC)。

③ターゲットマーク中央に声門が見えるように，先端部分の位置を調節して，喉頭展開の完了です(図 11-8③A〜C)。照準(ターゲットマーク)が声門に一致し，まさにロックオンの状態です(図 11-8③C)。

■喉頭蓋の引き戻し挙上法
①喉頭蓋が咽頭後壁に密着して，うまくすくい上げることができない場合，イントロックを咽頭後壁に沿わせて，先端を喉頭蓋下面(背側)から披裂軟骨下面(背側)の下咽頭・食道方向へと進めます(図 11-10①AB)。喉頭および咽頭後壁の損傷には十分注意し，愛護的に操作します。また，イントロックがある程度挿入された段階で，先端部はすでに下咽頭まで挿入されている場合もあります。

②その後，ブレードを頭側に少し引き戻しながらゆっくり挙上すると，イントロック先端は喉頭蓋背側基部に位置し，披裂軟骨部分が見え，喉頭蓋をすくい上げた状態になります。そのまま本体をもう少し持ち上げると，イントロックが喉頭蓋を挙上し，声門が観察できます(図 11-10②AB)。

③イントロック先端部分の位置を調節し，声門をターゲットマーク中央に位置させます(ロックオン!)(図 11-10③B)。

▼図11-11　気管チューブの声門への誘導・挿入（①→②→③）
A：全体図，B：人形断面図，C：モニター画面
気管チューブを挿入開始し（①），声門内へと進め（②），声門マーカーが声門の直前に位置するまで気管チューブを進める（③）。

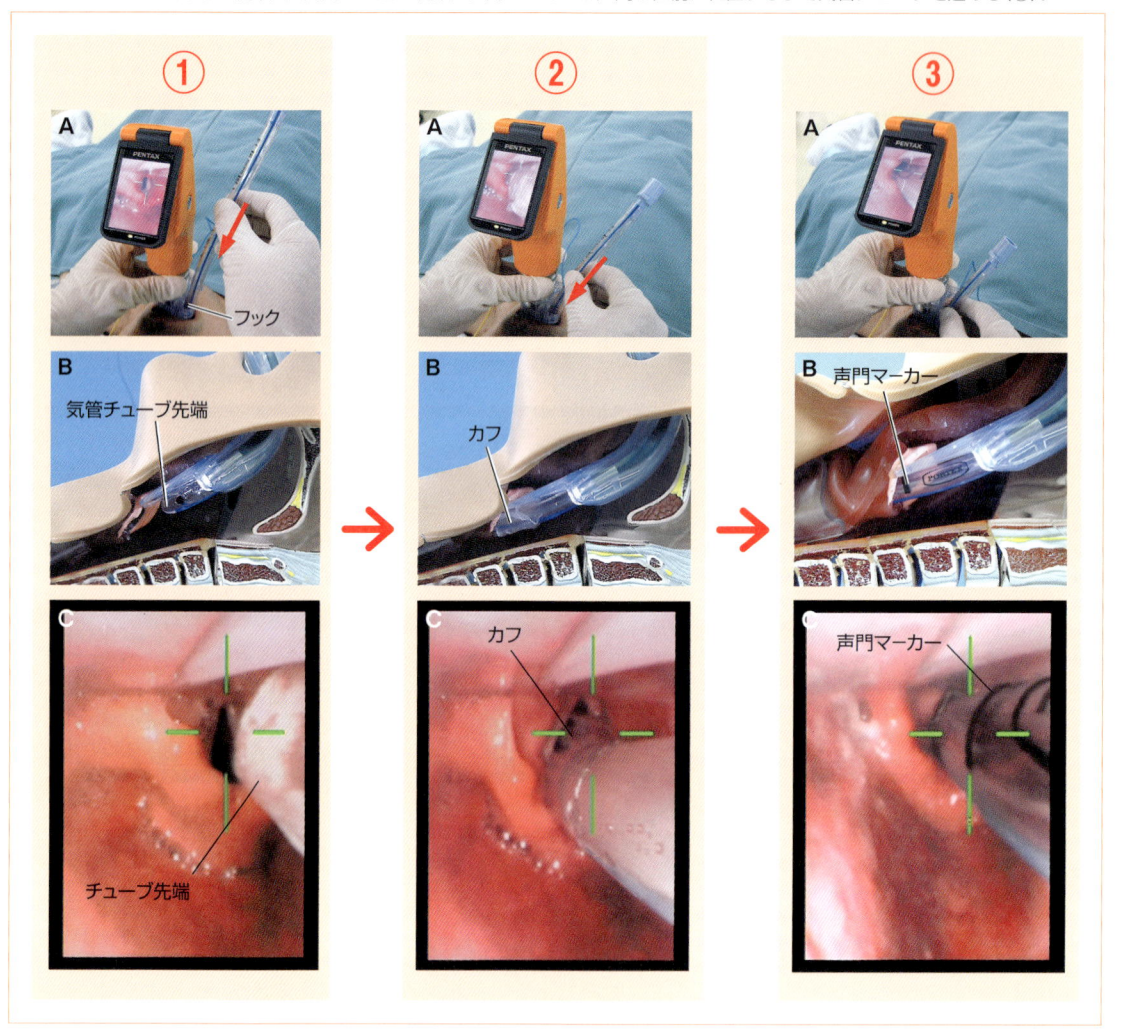

④Intubation：気管チューブの声門への誘導・挿入

①ターゲットマーク中央に声門を一致させた後（図11-8③C，図11-10③B），右手で気管チューブ近位部を少しずつ押し進めると，モニター画面上にチューブ先端が観察できます（図11-11①A～C）。ここではまだ，チューブはイントロックのフックにかかったままの状態で進めます。

②さらに気管チューブを進めると，先端はターゲットマークへと向かい，声門内へと進行していきます（図11-11②A～C）。エアウェイスコープはこのチューブ誘導機能が素晴らしく，ターゲットマークに声門を合わせることができれば，チューブの誘導に困ることはほとんどありません。また，声門への気管チューブの通過がモニター画面で鮮明に確認でき，感動ものです。

③チューブ先端からカフ近位部が完全に声門内へと入り，チューブをさらに1～2 cm進めて気管挿管の完了です（図11-11③A～C）。声門マーカーがある気管チューブでは，声門マーカーが声門の直前に位置するまで気管チューブを進めます（図11-11③BC）。

5 Confirmation：気管挿管の確認

①気管チューブが声門を（食道ではなく）確実に通過しているのをモニター画面で確認して（図11-11③C），気管挿管の確認を行います（身体診察による確認方法[2]）。

②モニター画面のみでは気管挿管を確認できない場合は，イントロックを抜去する前に，カフへの空気注入，呼吸回路の接続，換気の再開を行い，胸部の視診，聴診，カプノグラフを使用して，気管挿管の確認を行います（図11-12）。チューブの声門への通過確認とカプノグラフによる確認が同時に行えるのもエアウェイスコープの利点の一つです。挿管操作に時間を要した場合も，このようにして換気の再開を素早く行うことができます。

6 Removal：イントロックの口腔外抜去

①気管チューブをイントロックのフックから外し，（図11-13①），チューブの深度表示で気管チューブの深さを観察します。

②スコープ本体を，挿入時と逆に胸部方向へと向けて，イントロックを口腔内

▼図11-12　気管挿管完了直後，エアウェイスコープ抜去前のカプノグラフによる気管挿管の確認

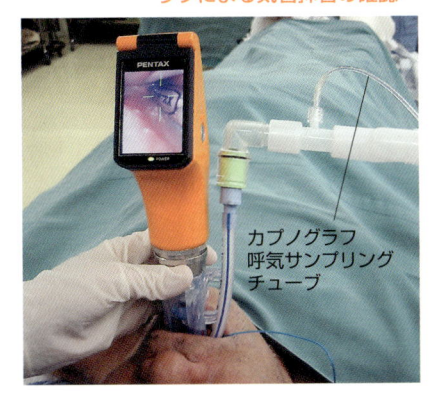

▼図11-13　イントロックの口腔外抜去（①→②→③→④）
③④ではイントロック抜去中チューブの位置が変わらないように，右手示指により気管チューブを口腔内奥で保持している。

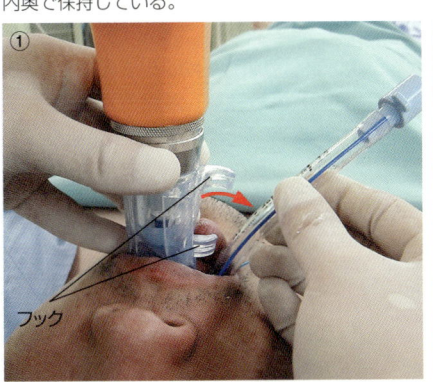

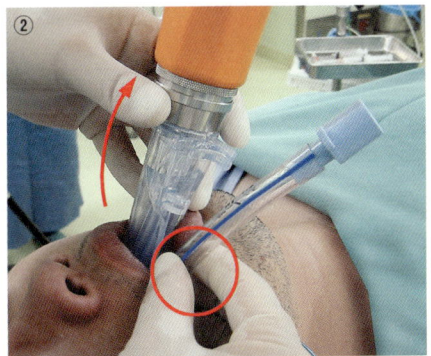

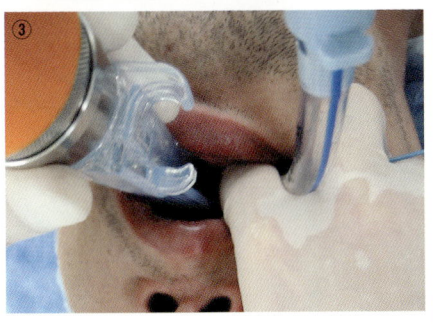

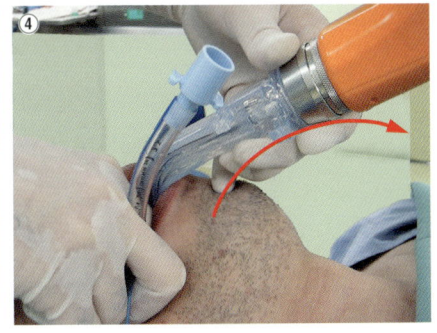

▼図11-14 エアウェイスコープ本体からイントロックの取り外し(①→②)

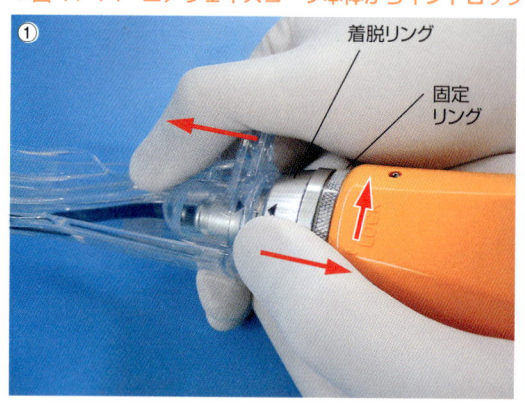

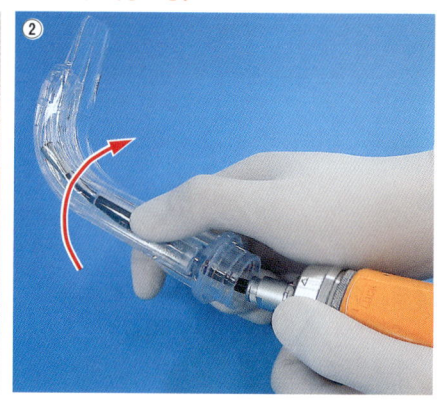

からゆっくりと抜去します(図11-13②)。このとき，気管チューブが一緒に抜けてしまわないように，チューブを持った右手を顔面に密着させてしっかりと保持しておきます。

③また，右手示指を，チューブとイントロックの間に挿入して(図11-13③)，示指先端でチューブをイントロックのガイド溝から外し，チューブの奥をしっかりと押さえてイントロックを抜去すると(図11-13④)，チューブが一緒に抜けるのを防止できます。

挿管後：エアウェイスコープ本体からのイントロックの取り外し

①エアウェイスコープ使用後，固定リングを右に回してロックを解除し(図11-14①)，イントロック着脱リングを押し下げた状態でイントロックを本体から少し外します(図11-14①)，

②その後，イントロックを少し右へ回転させながら，ゆっくり引き抜きます(図11-14②)。引き抜くときにスコープ先端部分がひっかかりやすいので，十分注意してください。

文　献

1. 鈴木昭広．新しい気道確保器具エアウェイスコープ®とエアトラック®．日臨麻会誌 2008；28：310-8.
2. 青山和義．必ずうまくいく！気管挿管 改訂版．東京：羊土社，2009.
3. 鈴木昭広．困難気道対策の現状と今後の展望：チューブ誘導機能を有する間接声門視認型硬性喉頭鏡．Anesthesia 21 Century 2007；9：35-42.
4. Pentax株式会社．エアウェイスコープ取り扱い説明書．2006.
5. Pentax株式会社．エアウェイスコープ・テクニカルビデオ．Ver 1.00. 2007.
6. 浅井 隆，榎本善朗，新宮 興ほか．エアウェイスコープ喉頭鏡の紹介．麻酔 2007；56：862-5.

第12章

初心者のよくあるトラブル：
挿管困難と合併症

エアウェイスコープ™は初心者にも比較的容易に使用でき，短期間のうちに習熟できますが，その使用には注意も必要です。本章では初心者がよく遭遇する困難(表12-1)について，第11章で示した使用手順に沿って，
1 イントロックの口腔内挿入困難
2 イントロックを咽頭内へ進行困難：スコープの回転操作困難
3 喉頭蓋の挙上と喉頭展開の困難
4 気管チューブの挿入困難
の解説をします。また，エアウェイスコープ使用時の合併症についてもまとめておきます。

1 イントロック（ブレード）の口腔内挿入困難

1-1) 本体ハンドルが胸壁と衝突し，イントロックをうまく挿入できない

エアウェイスコープ本体のハンドルは比較的大きいため，本体が患者の胸壁と衝突してイントロック™の挿入が困難な場合があります[1] (図12-1)。

◎対策1：**頭頸部伸展位をとる**
頸部不安定性がなければ，頭頸部を軽度伸展位にすると，スコープと患者の胸壁との距離が大きくなり衝突を避けることができるため(図12-2)，イントロックの

▼図12-1　本体ハンドルと患者の胸壁との衝突

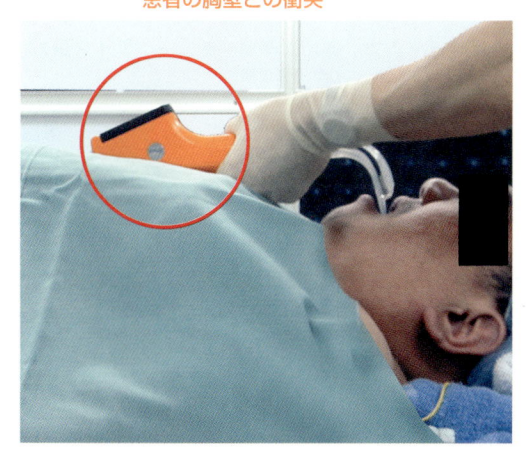

▼図12-2　頭頸部軽度伸展位
低めの枕を用い，肩から背部に枕を入れて，頭頸部伸展位を保持すると，エアウェイスコープの挿入は容易になる(図12-1と比較)。

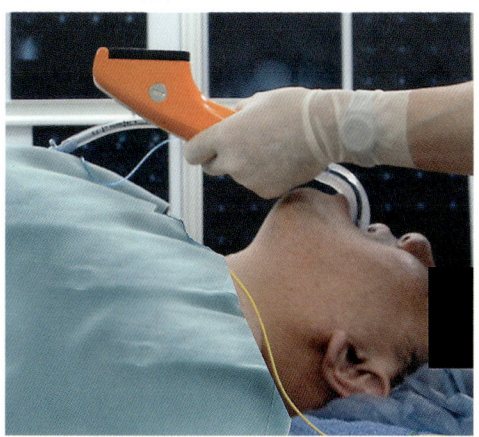

▼表 12-1　エアウェイスコープによる挿管時の困難

	原因	要因	対策
①イントロック(ブレード)の口腔内挿入困難	1) 本体と胸壁との衝突(図12-1)	相対的にハンドルが大きい，胸壁が厚い，肥満，短頚，開口制限	頭頚部伸展位(図12-2)，斜め挿入法(図12-3)，パイルダーオン法(図12-4)
	2) 舌と衝突，舌の押し込み(図12-5)	舌側からの挿入	口蓋側に沿って挿入(図12-6)
	3) 上顎の歯列間に入らない(図12-7)	上口蓋が小さい，歯列異常	やや舌側から挿入開始
	4) 開口制限	相対的にイントロックが大きい	開口 18 mm 未満は挿入不能，他の方法を考慮
②イントロックを咽頭内へ進行困難：スコープの回転操作困難	1) 舌と衝突，舌の押し込み(図12-5)	舌側から挿入，不十分な挿入状態での回転	口蓋側に沿って挿入(図12-6A)，十分挿入した後に回転(図12-6B)
③喉頭蓋の挙上と喉頭展開困難	1) 喉頭蓋挙上困難	喉頭蓋が咽頭後壁に密着	頭頚部伸展または屈曲(図12-8)，イントロックの前後操作(図12-9)，引き戻し挙上法(図12-10)
	2) 披裂軟骨と喉頭蓋の誤認識(図12-11)	自然に下咽頭まで進行した時に，誤認しやすい	ブレードを少し引き戻す
	3) イントロックの前後操作困難	開口制限，頸部運動制限，相対的にイントロックサイズが大きい	別の方法を考慮
	4) 分泌物・出血による視野の不良	分泌物増加，出血	アトロピン投与，吸引操作(図12-12)
	5) 曇りによる視野の不良	曇り止め不足	曇り止め処置(第10章参照)
④気管チューブの声門，気管への挿入困難	1) チューブと喉頭組織(喉頭蓋，披裂喉頭蓋ヒダ，披裂軟骨，前交連)との衝突	①声門とターゲットマークの不一致(図12-13A)	声門とターゲットマークを一致させる(図12-13B)
		②イントロックが深すぎる(図12-14A，コラム6)	イントロックをわずかに抜去後，再試行
		③チューブと喉頭軸の不一致(図12-15)	頭頚部を自然位にする，挙上を弱める，外部喉頭圧迫操作
		④イントロックが喉頭蓋谷に位置(図12-16)	喉頭蓋を直接挙上
	2) スパイラルチューブがうまく進まない	ストレート型チューブの使用(図12-17)	声門の位置の調節，チューブの回転(図12-18A)，外部喉頭圧迫操作，ブジー使用(図12-18B)，チューブタイプの変更(図12-17B)
	3) 気管チューブの外れ	準備不十分，チューブサイズ不適合	適切な準備，チューブサイズ選択(第10章参照)

挿入は容易になります[1]。しかし，この頭位のままでは，喉頭展開後にチューブが前交連に衝突する場合があり，チューブ挿入時には自然位が好ましいとも考えられています[1,2]。

◎対策2：**斜め挿入法**
本体を正中ではなく斜めにして，イントロックを口腔内へと挿入すると，胸壁を避けることができます[3] (斜め挿入法) (図12-3)。ただし，斜め挿入法で挿入した場合も，ブレードの彎曲部分までがほ

ぼ口腔内に入る間に(スコープを回転させる前に)、本体を正中挿入法と同じ正中の位置に戻しておきます。

◎対策3：**パイルダーオン法**
高度肥満，短頸，開口制限，頸部可動域制限などのため，上記対策でも本体が胸壁に衝突して挿入が困難な場合，パイルダーオン法が有用です[1,2,4]。これにはイントロックはスコープ本体に装着せずに，気管チューブのみを装着して準備しておきます。

まず，チューブを装着したイントロックのみを口腔内に挿入し，イントロックを回転させながら(図12-4①)，先端を咽頭へと進めておきます(図12-4②)。

次に，本体スコープ部分を，上からイントロック内に挿入し(図12-4③)，着脱リングを操作して装着します。

その後，モニター画面を見ながら喉頭蓋を挙上して挿管する過程は，通常どおりです。

イントロックのみなら全長が短いため，胸壁を避けながら比較的容易に口腔・咽頭内に挿入可能です。ちなみにパイルダーオン法とは，鈴木昭広先生が昔のアニメから命名された方法です[4]。

1-2) 舌をうまく避けられず，イントロックの挿入が困難

イントロック挿入時に舌をかき分けながら挿入すると，舌をうまく避けられずに押し込んでしまい，挿入がうまくいかない場合があります(図12-5)。イントロックは舌側に挿入するのではなく，**口蓋側に沿って挿入**すると，自然に舌を避けながら口腔・咽頭へと挿入することができます[1,2](図12-6)。

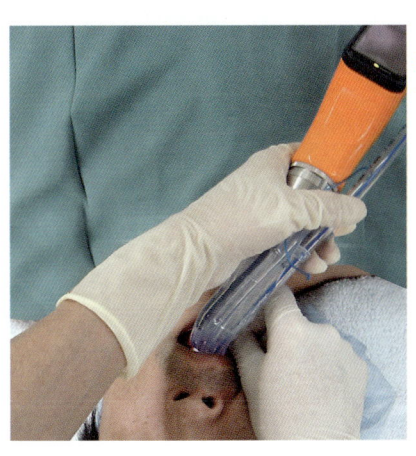

◀図12-3
斜め挿入法による
イントロックの口腔内挿入

▼図12-4　パイルダーオン法によるイントロックの口腔内挿入(①→②→③)
イントロックのみを口腔・咽頭内へ挿入し(①→②)，その後本体スコープ部分を上からイントロック内に挿入する(③)。
イントロックのみの場合(①)は，胸壁はあまり障害とならない。

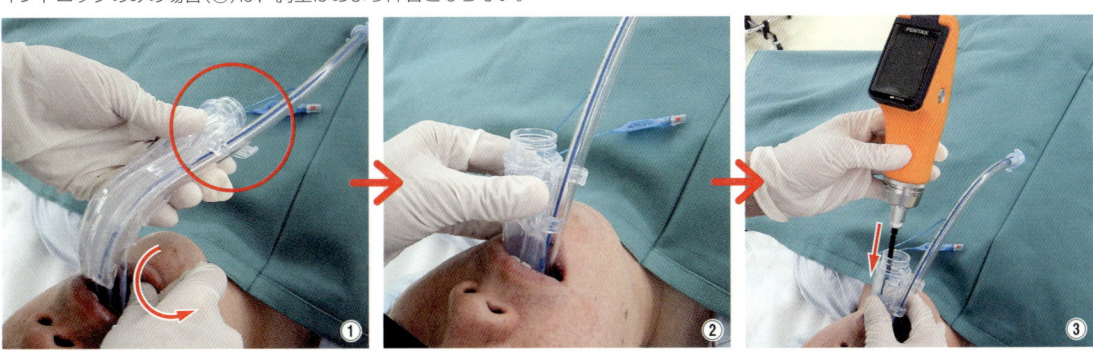

▶図12-5
イントロック挿入時の
舌との衝突(A)と
その時のモニター画面(B)

挿入時に舌をかき分けようとしたり，イントロック先端の挿入が浅いままエアウェイスコープ本体を回転させると，舌を押し込み，うまく挿入できない。

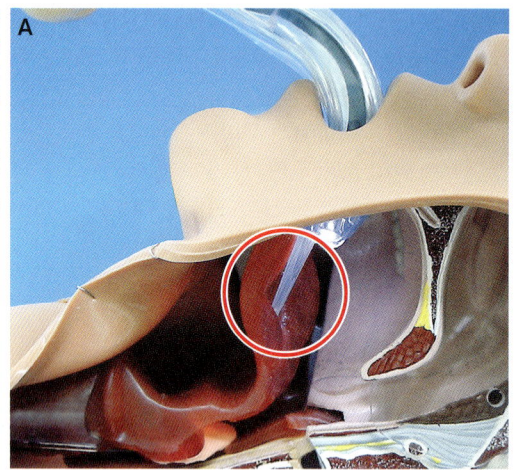

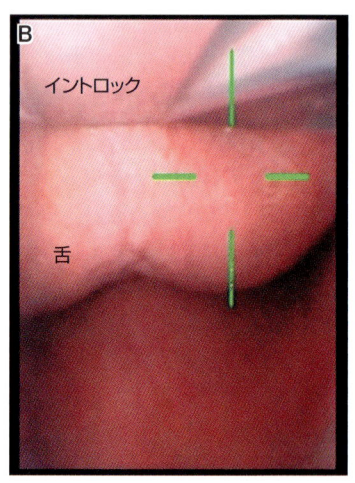

▼図12-6
気道の後面に沿った
イントロックの挿入

口蓋側から気道の後面に沿って(Aの矢印)イントロックを挿入すると，舌を避けて咽頭まで挿入することができる(B)。

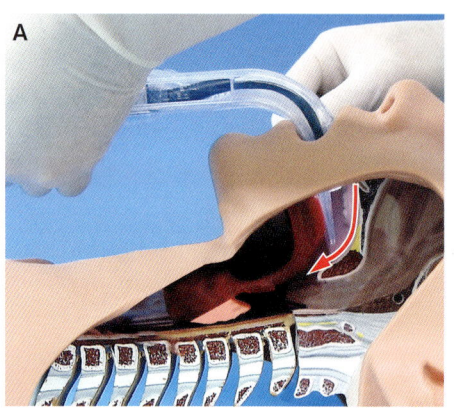

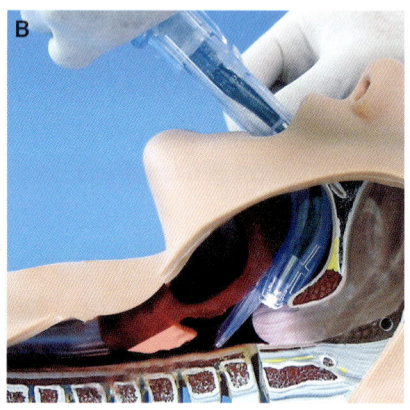

▼図12-7　歯列間の狭小による
イントロック挿入の困難

歯列異常のある上口蓋の左右の歯(○)がじゃまになり，イントロックを口蓋側へ挿入するのが困難なときがある。

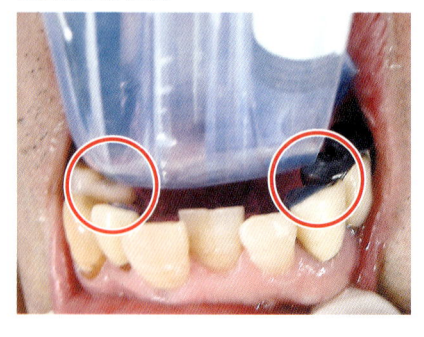

1-3) イントロックが歯列間に
入らず，挿入困難

上口蓋が小さいか，上顎に歯列異常(左右歯列間が狭い)がある場合，イントロックの幅が歯列間に入らずに(図12-7)，口蓋側へ挿入するのにとまどう場合があります。この場合の挿入はやや困難ですが，口蓋側よりも少し舌側にイントロックを挿入せざるを得ません。

1-4) 開口制限があり，
イントロック挿入困難

イントロックは，厚さ(18 mm)も幅(27 mm)も広いため，開口制限がある場合には口腔内挿入が困難となります[1,2,5]。現在，ブレードのサイズは一種類で，開口が18 mm以下ではイントロックの挿入が不能[1,2]です。現在メーカーは数種類のブレードサイズを開発中とのことで，改善が期待されます。

②イントロックを咽頭内へ進行困難：スコープ回転操作困難

②-1）イントロックが舌と衝突して，咽頭へと進めるのが困難

イントロック先端を咽頭の奥へと進める時，本体を水平位置から回転させていきますが[1〜3]，イントロックの挿入が不十分なまま本体を起こすと，先端の挿入が浅くて舌と衝突し，イントロックの挿入および進行が困難になります[2,3]（図12-5A,B）。

イントロックの彎曲部分までが口腔内の口蓋側に十分入ってから（図12-6A），口蓋から咽頭後壁へと気道の後面に沿わせるように（図12-6B），スコープの回転を開始します。

その後，咽頭後壁へと気道の後面に沿わせる進め方は，ラリンジアルマスクの挿入時の軌道と似ています[1,2,5]。

③喉頭蓋挙上と喉頭展開の困難

③-1）喉頭蓋をうまくすくい上げることができない

◎対策1：**頭頸部伸展または屈曲**

喉頭蓋が咽頭後壁に密着している時，イントロック先端で喉頭蓋をすくい上げるのが困難な場合があります。頸椎病変がなければ，右手で頭頸部を持ち頭頸部伸展位を強めると（図12-8A），喉頭蓋が咽頭後壁から持ち上がり（図12-8B），すくい上げ操作が容易になることがあります。

また，逆に**頭頸部の屈曲も，喉頭蓋を挙上するのに非常に有効**です。イント

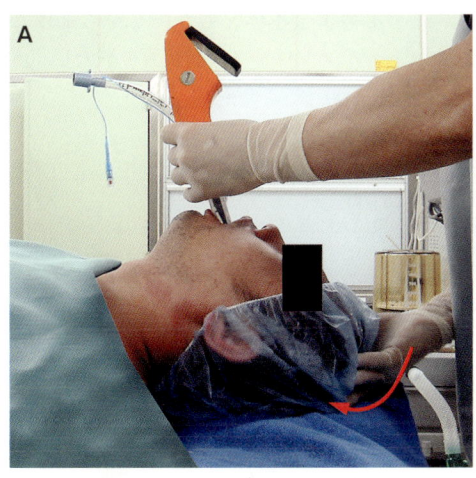

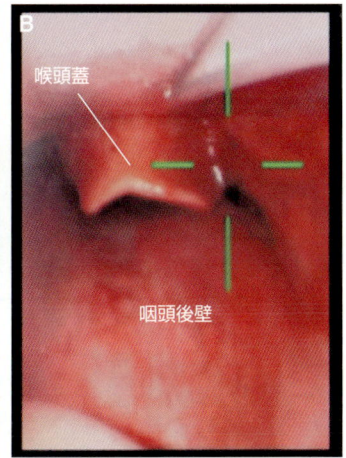

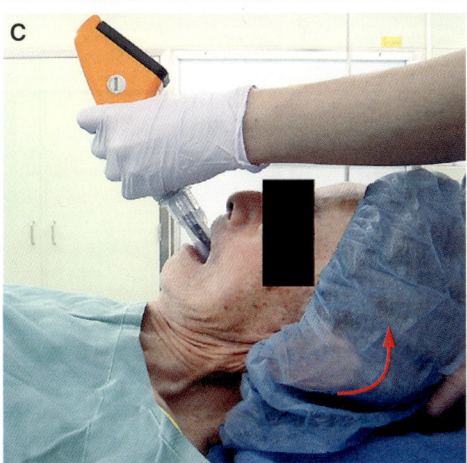

▶図12-8
喉頭展開時の頭部伸展（A，B）と屈曲操作（C）
右手で頭部を持ち，頭部伸展を強める（A）と喉頭蓋は咽頭後壁から持ち上がり（B），イントロックで喉頭蓋をすくい上げやすくなる。また，頭頸部を屈曲させてイントロックを進めた後（C），頭頸部をゆっくり戻すことにより，喉頭蓋を挙上できることもしばしばあり，とても有効である。

ロックを咽頭内から奥に進める際に，頭頸部を持ち上げて屈曲（前屈）させた状態で進めて（図12-8C），ゆっくり頭頸部を戻すと，喉頭蓋はイントロック先端で持ち上げられ，声門を観察できるようになります。少し不思議な感じがしますが，自然位や伸展位ではどうしても喉頭蓋を直接挙上できない場合にも，屈曲位ではしばしば簡単に挙上できます。

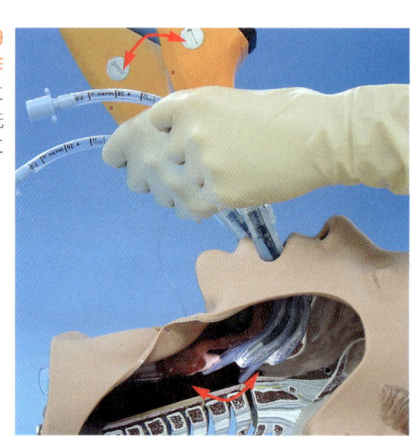

◎対策2：前後操作の繰り返し

イントロック先端を喉頭蓋下面に進めるために，スコープを振り子のように前後させる操作が時に必要となります（図12-9）。この間，喉頭蓋をすくい上げることに夢中になり，**イントロック先端で喉頭組織や咽頭後壁，口唇を損傷しないように注意します**。

◎対策3：喉頭蓋の引き戻し挙上法

喉頭蓋をうまくすくい上げることができない場合，イントロックを咽頭後壁に沿わせて，先端を喉頭蓋下面（背側）から披裂軟骨下面（背側）の下咽頭・食道方向へと進めます（図12-10①AB）。

その後，頭側に少し引き戻しながらゆっくり挙上すると，イントロック先端は喉頭蓋背側基部に位置し，披裂軟骨部分が見え，喉頭蓋をすくい上げた状態になります[3,4]（図12-10②AB）。

そのまま本体をもう少し持ち上げると，イントロックが喉頭蓋を挙上し，声

▶図12-9
スコープの前後操作
スコープを振り子のように前後させ，イントロック先端を調節して喉頭蓋下面に進める。

▼図12-10　引き戻し挙上法による喉頭蓋の挙上（①→②→③）
A：人形断面図，B：モニター画面
イントロック先端をいったん深く〔披裂軟骨下面（背側）・食道入口部方向へ〕挿入した後（①），少し頭側に引き戻すと声門がわずかに観察でき（②），喉頭蓋をすくった状態になる。本体をもう少し引き戻し，声門をターゲットマークの中央に位置させる（③）。

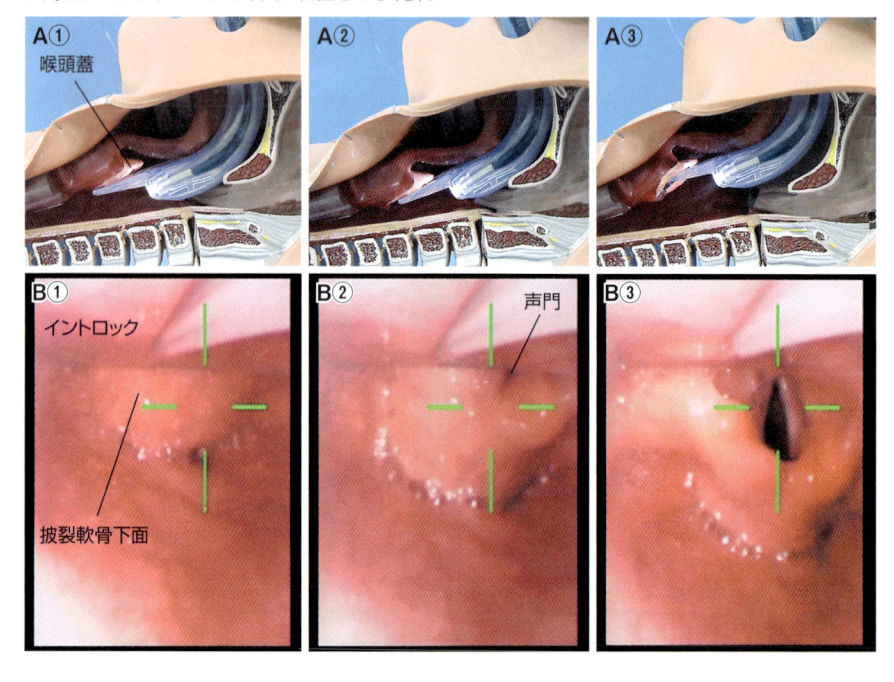

門が観察できます(図12-10③AB)。
　喉頭を損傷しないように，十分愛護的な操作が必要です。

③-2) 披裂軟骨と喉頭蓋を誤認している

ブレード先端が自然に下咽頭へと進入した場合，披裂軟骨部分が喉頭蓋先端にそっくりに見えることがあります(図12-11)。それに気づかないと，披裂軟骨をすくって挙上しようと一生懸命になります。粗暴な操作により喉頭の損傷につながるかもしれません。

　イントロックをある程度深く挿入した場合，披裂軟骨部分が喉頭蓋そっくりに見えることを認識しておき，誤認しないようにしましょう。この場合ブレードを少し引き戻せば，すぐに声門が確認できます(喉頭蓋の引き戻し挙上法と同じ)。

③-3) イントロックの前後操作が困難で，微調整ができない

小柄な成人や，開口制限・頸部可動域制限がある症例では，イントロックをなんとか咽頭まで挿入できても，上下や前後に動かすスペースがなく，微調整の操作が困難なことがあります。そのために声門を観察できない症例もあります。

　個人差が大きくスペースの限られた気道に，決まった形状の比較的大きなブレードを挿入し操作するにはどうしても限界があるものです。イントロックのサイズは現在1種類のみで相対的に大きすぎる場合もあります。今後サイズが増えれば改善される症例もあると思われます。

③-4) 分泌物・出血による視野不良

イントロック先端が分泌物，出血により塞がれると，視野が不良となり，喉頭展開操作に難渋するばかりか，いったん抜去せざるを得ない場合があります。

　エアウェイスコープによる挿管が予定されている場合は，禁忌でなければアトロピンを筋注，または少量静注し，分泌物を抑制しておきます。

　また，イントロックに12 Fr以下の吸引カテーテルを装着して(図12-12A)，ブレードの先端から吸引が可能です。分泌物や出血が多い場合は，視野が完全に閉塞する前にしっかり吸引をしましょう(図12-12B)。

▼図12-11 披裂軟骨と喉頭蓋の誤認識
喉頭蓋先端によく似ている披裂軟骨部分が見える。

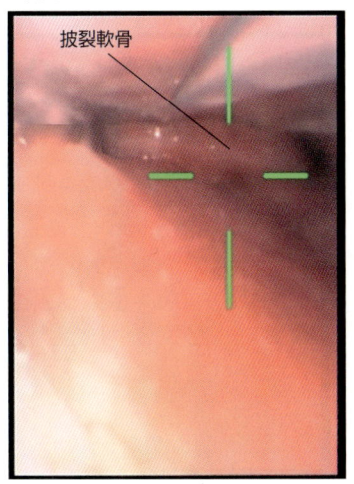

▼図12-12　イントロックへの吸引カテーテルの準備(A)と吸引時のモニター画面(B)
吸引カテーテルとイントロックの吸引カテーテル挿入口に潤滑剤をつけて，カテーテルを挿入する(A)。実際の準備時には，カテーテルはイントロック先端から出さない。

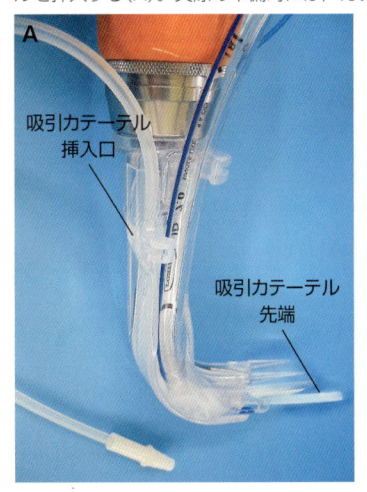

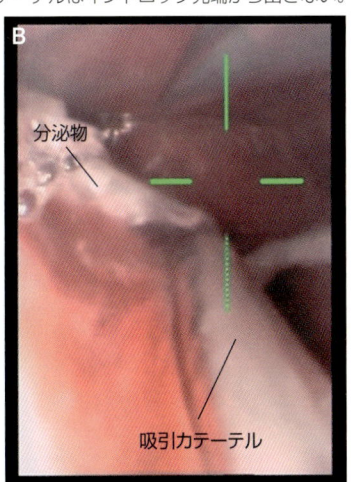

③-5) 曇りによる視野不良

イントロックは曇り止め操作が必要不可欠です[3)](第10章参照)。ある程度の曇りならそのまま操作可能な場合もありますが，ひどい場合は一度抜去して，曇り止めの再処置をしてから，手技の再試行に移ります。

④ 気管チューブを声門へ誘導・挿入するのが困難

④-1) チューブが喉頭組織と衝突して，声門へと進まない

◎④-1)-① 声門がターゲットマークに一致していない

声門がターゲットマークと一致していない場合(図12-13A)は，チューブを進めても披裂軟骨や披裂喉頭蓋ヒダに衝突して，声門へと正しく誘導することができません[3,6)]。エアウェイスコープを前後，左右に操作して，必ず声門をターゲットマークと一致させるようにします(図12-13B)。

◎④-1)-② イントロックが深すぎる

声門がターゲットマークと正しく一致していても，気管チューブを進めると披裂軟骨や披裂喉頭蓋ヒダに衝突して(図12-14A)，声門へとうまく誘導できないことがあります[3,4,7)]。これはイントロック先端がやや深く，気管チューブが声門と接近しすぎているためです(コラム6)。

ターゲットマークは，チューブがイントロック先端部に到達した時の予想点なので，チューブ出口と組織の間隔が近いと，チューブはターゲットマークに到達

▶図12-13
声門とターゲットマークの不一致(A)と一致(B)
声門がターゲットマークに一致していない状態で気管チューブを進めると，チューブは喉頭組織と衝突して声門へは誘導できない(A)。

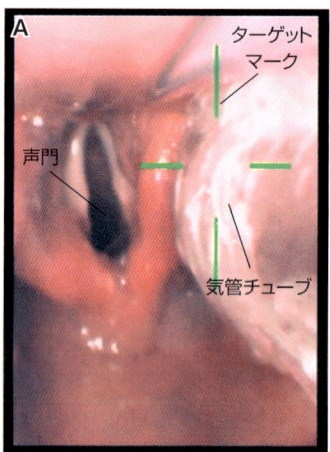

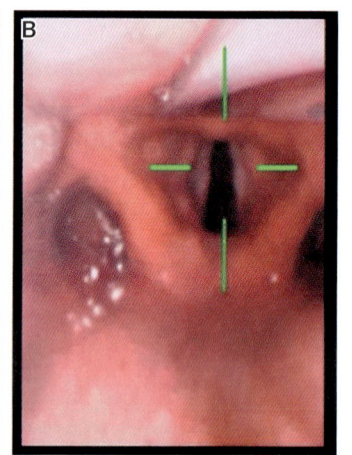

▶図12-14
チューブと披裂軟骨部分の衝突(A)と正しいチューブの進行(B)
イントロック先端が深すぎるため，喉頭組織と気管チューブの距離が近く，チューブは披裂軟骨に衝突して声門へと進められない(A)。

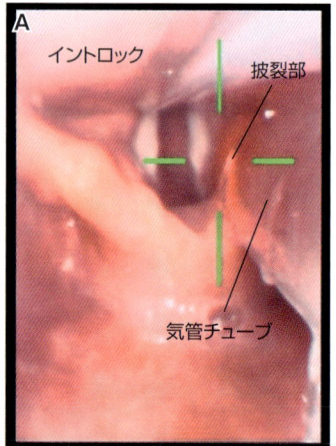

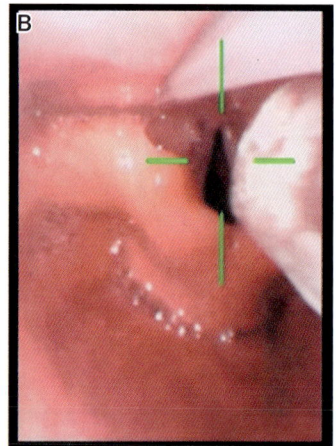

する前に組織と衝突することになります。この場合，もう少しブレードを引き戻し，距離をとってからチューブを進めると，正しく声門へとチューブを誘導できます(図12-14B)。

◎④-1)-③チューブ進行方向と喉頭軸の不一致

チューブが喉頭入口部へと進んでも，前交連や，気管前壁に衝突して進まない場合があります(図12-15)。チューブの進行方向と，喉頭入口部から気管への軸が一致していないためだと考えられます[2]。

この場合は，①頭頸部を伸展していたら自然位に戻す[2]，②イントロックによる喉頭蓋の挙上の程度を少し弱める[7]，

▼図12-15
チューブと前交連部分の衝突
チューブの進行方向と喉頭入口部の軸が一致していないため，チューブが前交連に衝突して進まない。

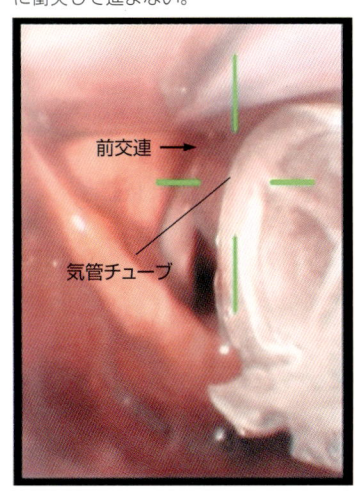

コラム6　ターゲットマークの秘密

あまり知られていませんが，エアウェイスコープのターゲットマークは，チューブの進行方向を示すだけでなく，声門との相対的大きさにより，声門との三次元的な距離も把握できるように設計されています。声門裂の大きさが，ターゲットマークの内側にちょうど収まる程度に見える場合(図A①，図12-13B)，声門との距離は適正で，チューブを声門へと誘導可能です(図12-14B)。しかし，ターゲットマークと比較して，声門裂が大きく見える場合(図A②)は，声門との距離が近すぎることを示し，チューブを進めると喉頭組織にしばしば衝突します(図12-14A，図12-15)。この場合はイントロックを少し引き戻して，声門の大きさをターゲットマークに合わせてから，すなわち声門との距離を適正にしてから，チューブを進めるようにします。

▼図A　エアウェイスコープのターゲットマーク
(小山淳一．エアウェイスコープ® の一般的使用法とその他の活用法．Anet 2009；13：23-6. より，一部改変)

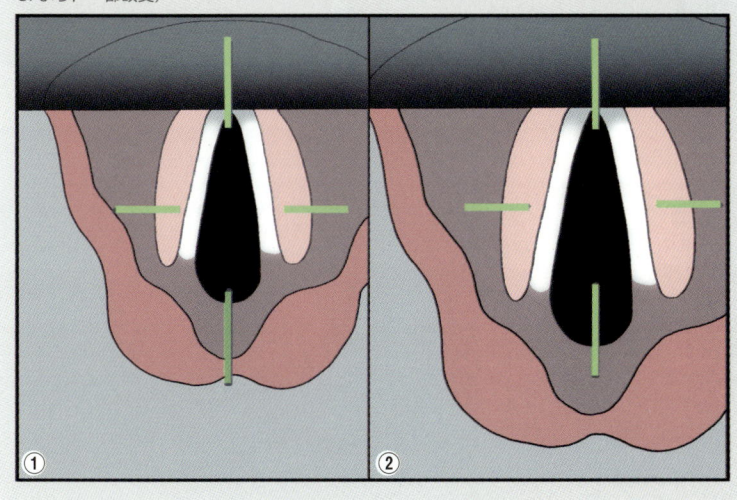

③外部から頸部を圧迫し喉頭部分の傾きを変化させる[7]，などの手技で喉頭の軸を変化させると，チューブを声門へと誘導できます。

◎ 4-1)-④ イントロック先端が喉頭蓋谷にあり，間接的に喉頭蓋を挙上している

Macintosh型ブレードのように，イントロック先端を喉頭蓋谷に位置させ，舌根を挙上して間接的に喉頭蓋を挙上しても，声門はきれいに観察できます(図12-16A)。時にターゲットマークと声門が一致することもあります。

しかし，このまま気管チューブを進めると，チューブ先端は喉頭蓋と衝突して声門へとうまく誘導できません[3](図12-16B)。エアウェイスコープのチューブ誘導機能は，喉頭蓋を喉頭面から直接挙上した時に気管挿管できるように設計されているためです。必ず，喉頭蓋を直接挙上するようにします。

4-2) リンフォース（スパイラル）チューブがうまく進まない

エアウェイスコープは，気管チューブの既存の彎曲により，チューブを声門へと進めるように設計されています。そのため標準型チューブか，または彎曲型のリンフォースチューブが推奨されています[3]。ストレート型のリンフォースチューブでは進行が下側になるため[8](図12-17)，挿管時に声門へと正しく誘導できずに，チューブは披裂軟骨に衝突したり，食道側へと進行したりする場合があります。

ストレート型チューブをどうしても使用したい場合は，①声門をターゲットマークよりも下側に位置させる，②気管

▶図12-16
喉頭蓋谷からの間接的な喉頭蓋の挙上(A)と，チューブと喉頭蓋の衝突(B)
イントロック先端を喉頭蓋谷に位置させ，間接的に喉頭蓋を挙上しても，声門はきれいに観察できる(A)が，チューブ先端はしばしば喉頭蓋と衝突する(B)。

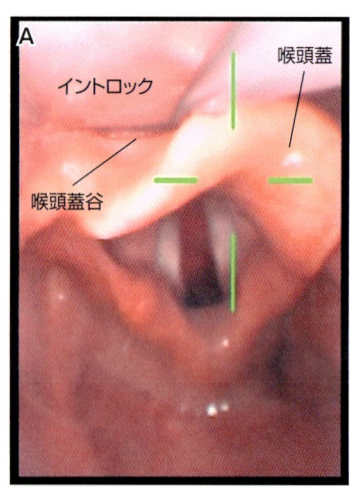

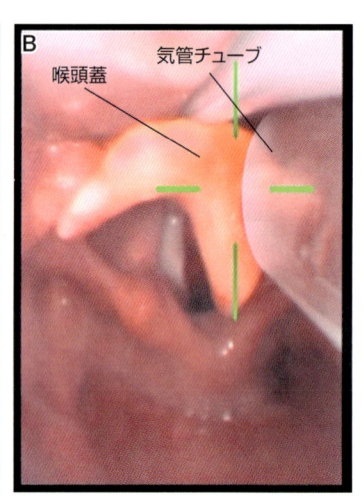

▶図12-17
気管チューブの種類によるチューブの進行方向の違い
イントロックに装着した気管チューブをチューブガイド溝に沿って，先端から3 cm(推定声門部)押し出したところ。既存の彎曲を持った標準型チューブ(A)，彎曲型のリンフォースチューブ(B)と違い，ストレート型のリンフォースチューブ(C)は下向き進行している。

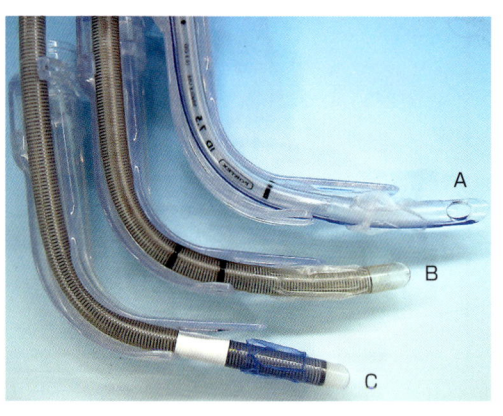

チューブを回転させて，ベベルの向きを変えながら進める(図12-18A)，③外部から頸部の圧迫操作を行い，チューブの通り道に声門を動かす[7]，または④ブジー(気管チューブイントロデューサ)を併用する[2,8](図12-18B)といった方法が考えられます。

エアウェイスコープとブジーの併用については，第13章で詳しく述べます。標準型チューブの場合は，回転させるとチューブがガイド溝から外れることがあるので注意してください。

4-3) 操作中イントロックから気管チューブが外れる

気管チューブを声門へと誘導中に，チューブガイド溝からチューブが外れることがごくまれにあります。気管チューブを正しくガイド溝に装着していなかったり(準備不十分)，チューブを回転させて進めたり，やや細めのチューブを使用しているときに起こります。チューブが外れるとイントロックを抜去して，最初から準備をし直さなければなりません。

エアウェイスコープ使用時の合併症(表12-2)

■口唇の巻き込み，損傷

イントロックは厚いので，挿入・回転・操作中に，上口唇，下口唇をしばしば巻き込み(図12-19A)，損傷する危険があ

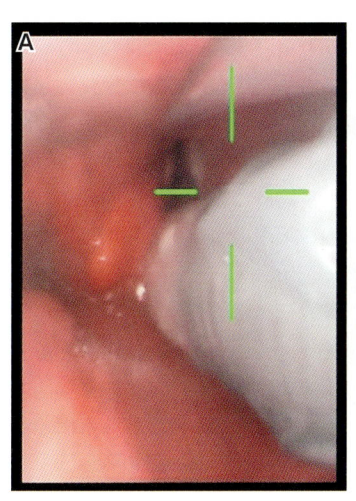

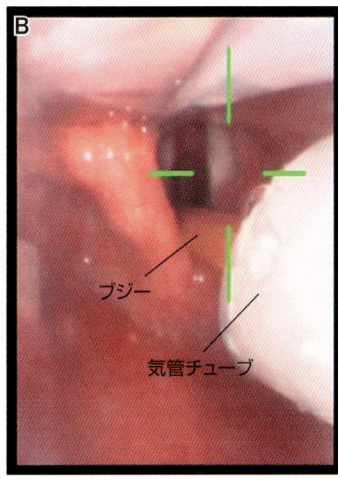

▶図12-18
ストレート型リンフォース(スパイラル)気管チューブの声門への誘導
A：声門をターゲットマークよりもやや下側に位置させ，気管チューブを回転させて進めている。
B：ブジー(気管チューブイントロデューサ)の使用：先端に角度のついたブジーを，気管チューブ内から声門へ挿入し，その後ストレート型スパイラルチューブを声門へと誘導している。

▼表12-2 エアウェイスコープによる挿管時の合併症

合併症	時期	原因	対処
口唇の巻き込み，損傷(図12-19A)	挿入・回転・展開時	モニター観察下に挿入・回転・前後操作，不注意	注意して直視下に挿入。指による巻き込み解除(図12-19B)
歯牙損傷	挿入・回転・展開時	粗暴な操作，歯牙の脆弱性	愛護的操作，時に非適応
咽頭粘膜損傷	回転・展開時	粗暴な操作，不注意	愛護的操作
喉頭組織損傷	展開・チューブ挿入時	粗暴な操作，不注意，不適切な展開	愛護的操作
喉頭蓋の押し込み，巻き込み(図12-20AB)	展開・チューブ挿入時	イントロックによる喉頭蓋の押し込み	喉頭蓋挙上時確認，ブレード抜去時確認，イントロック先端で巻き込み解除，一度抜管・再挿管
食道挿管	チューブ挿入時	食道と声門の誤認(図12-21)，チューブが組織と衝突後食道へと進行	誤認の可能性を認識，喉頭蓋との位置関係を確認，カプノグラフによる気管挿管の確認(図12-22)

ります。モニター画面を見ながら操作すると，それに気づかずに特に危険です[3,7]。イントロックの喉頭蓋展開板(ブレード先端)を**直視下に観察**しながら，口唇には特に注意して挿入しましょう。

　もし口唇を巻き込んだなら，直ちに右手で解除する必要があります(図12-19B)。一度解除した後も，スコープの操作中(図12-9)のモニター観察時に，再び巻き込みを起こすことがあり，注意が必要です。

■歯牙の損傷

イントロックは厚み，幅ともに従来の喉頭鏡ブレードよりも大きいので，挿入・回転といった操作により，歯牙損傷が起こり得ます。もともと脆弱な歯牙がある時は要注意です。そのためにエアウェイスコープによる気管挿管を断念せざるを得ない症例もあります[9]。脆弱な歯牙のある症例は，エアウェイスコープの数少ない弱点の一つかもしれません。

■咽頭粘膜の損傷

イントロックを気道の後面に沿わせるように進めることは重要ですが，強く押しつけすぎたり，喉頭蓋を無理に挙上しようとすると，咽頭後壁の粘膜を損傷する危険があるので注意しましょう[7]。先端を咽頭の奥へと進める時は，スコープの重みを感じる程度で十分と思います。

■喉頭組織の損傷

イントロックは，直接喉頭蓋を挙上するため，喉頭組織との接触は避けられません。粗暴な操作は禁物です。喉頭蓋挙上時や，引き戻し挙上法で一度食道側へブレードを進めるときは，特に注意が必要です。常に愛護的操作を心がけましょう。また気管チューブ進行時にも，チューブにより喉頭組織損傷の可能性はあります。チューブを進めるときにも，十分な注意が必要です。

■喉頭蓋の巻き込み

イントロックで喉頭蓋を持ち上げる過程で，喉頭蓋を喉頭内へと折り曲げて押し込んでいる場合があります[2~4](図12-20A)。この際，声門の観察は良好な場合もあり，気管挿管を完了し，喉頭蓋の折れ曲がりや巻き込みには気づかないまま…(図12-20B)，ということもあります。通常はこのままでもあまり大きな問題となることはないようですが，巻き込みの程度，時間によっては，喉頭蓋の浮腫・虚血・損傷につながる可能性もあります[10,11]。

　イントロックは透明なので，喉頭蓋挙上時に注意深く観察すると，気づくこともあります[2]。挿管前に気がつけば，ブレードを少し引き戻し，正しく喉頭蓋を挙上してからチューブを進めるようにします。また，挿管完了後，イントロックを引き抜く際に，喉頭蓋を巻き込んでい

▼図12-19　イントロック挿入時の下口唇の巻き込み(A)と巻き込みの解除(B)
イントロックの口腔内挿入時，しばしば下口唇(A)，上口唇を巻き込む．直視下に確認せず，モニター画面のみを見ながら操作を続けると，巻き込んだ部分は歯牙により損傷されるので注意が必要である．右手で口唇を避けておく(Bの矢印)．

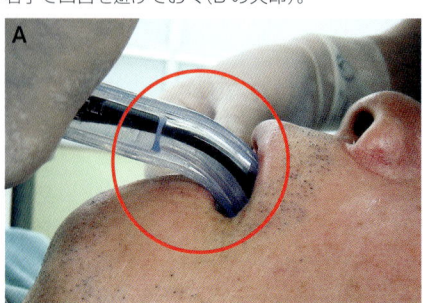

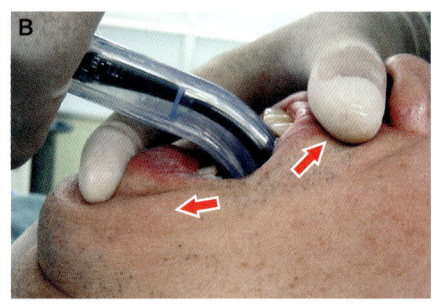

ないか確認する必要があります。挿管後に喉頭蓋の巻き込みを修復するのは、かなり困難を伴います。時に抜管・再挿管が必要なことがあります[10, 11]。

■食道挿管

エアウェイスコープで喉頭展開を施行中に、食道入口部が声門とそっくりに見える場合があります（図12-21）。誤認したままチューブを進めれば、チューブは食道へと進行し、見事に食道挿管となります。誤認の可能性を認識し、疑わしい場合は挿管前にイントロックを少し引き戻して、喉頭蓋との位置関係を確認します。挿管後は第11章で述べたように、気管チューブが（食道ではなく）声門を確実に通過しているのをモニター画面で確認し、またイントロックを抜去する前にカフ注入、呼吸回路の接続を行い、カプノグラフを使用して、気管挿管の確認を行います（図12-22）。

▼図12-20　イントロックによる喉頭蓋の押し込み（A）と挿管による喉頭蓋の巻き込み（B）

A：イントロックで喉頭蓋を持ち上げる過程で、喉頭蓋を喉頭内へと折り曲げて押し込んでいる。モニター画面には喉頭蓋の腹側が見える。

B：エアウェイスコープによる挿管後、気管チューブにより、喉頭蓋から披裂喉頭蓋ヒダが喉頭入口部に巻き込まれたままになっている。観察は気管支ファイバースコープで行っている。

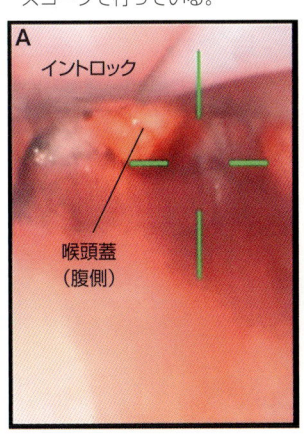

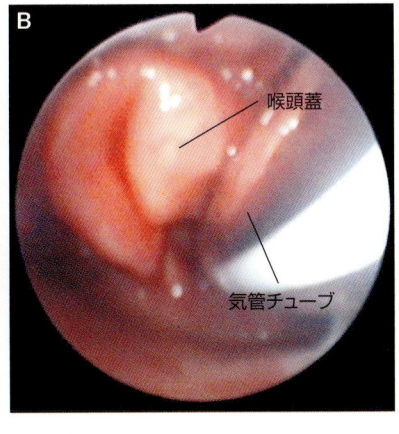

▼図12-21　声門と似て見える食道入口部

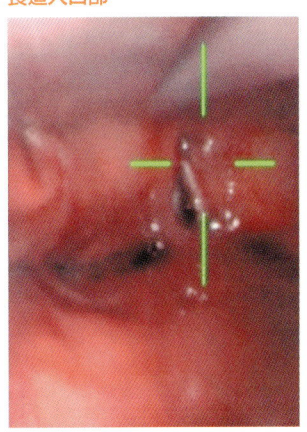

▼図12-22　エアウェイスコープ抜去前のカプノグラフによる気管挿管の確認

モニター画面のみでは気管挿管が疑わしい場合には、イントロックを抜去する前に、カフへの空気注入、呼吸回路の接続、換気の再開を行い、カプノグラフを使用して、気管挿管の確認を行う。

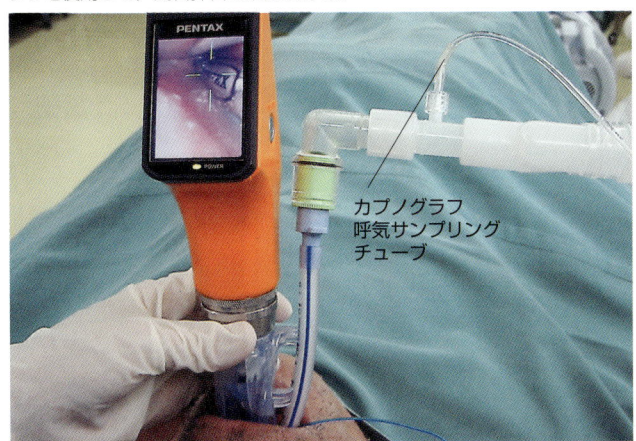

文 献

1. 鈴木昭広. 困難気道対策の現状と今後の展望：チューブ誘導機能を有する間接声門視認型硬性喉頭鏡. Anesthesia 21 Century 2007 ; 9 : 35-42.
2. 鈴木昭広. 新しい気道確保器具エアウェイスコープ®とエアトラック®. 日臨麻会誌 2008 ; 28 : 310-8.
3. Pentax株式会社. エアウェイスコープ・テクニカルビデオ. Ver 1.00. 2007.
4. 鈴木昭広, 寺尾 基. エアウェイスコープ®. 日臨麻会誌 2007 ; 27 : 151-8.
5. 浅井 隆, 榎本善朗, 新宮 興ほか. エアウェイスコープ喉頭鏡の紹介. 麻酔 2007 ; 56 : 862-5.
6. 鈴木昭広, 遠山裕樹, 勝見紀文ほか. 新しい気道確保道具エアウェイスコープ®の有用性. 麻酔 2007 ; 56 : 464-8.
7. Hirabayashi Y, Seo N. Airway Scope : early clinical experience in 405 patients. J Anesth 2008 ; 22 : 81-5.
8. Suzuki A, Kunisawa T, Iwasaki H, et al. Pentax-AWS and tube selection. Can J Anesth 2007 ; 54 : 773-4.
9. Asai T, Enomoto Y, Shimizu K, et al. The Pentax-AWS video-laryngoscope : the first experience in one hundred patients. Anesth Analg 2008 ; 106 : 257-9.
10. Takenaka I, Aoyama K, Nagaoka E, et al. Malposition of the epiglottis after tracheal intubaion via the intubating laryngeal mask. Br J Anaesth 1999 ; 83 : 962-3.
11. Aoyama K, Takenaka I, Nagaoka E, et al. Potential damage to the larynx associated with light-guided intubation : a case and series of fiberoptic examinations. Anesthesiology 2001 ; 94 : 165-7.

第13章

エアウェイスコープの一歩進んだ使用方法

エアウェイスコープ困難症例に「＋ブジー」は鬼に金棒

■エアウェイスコープ困難症例：ブジー併用の適応

エアウェイスコープ™による気管挿管時，ほとんどの症例で声門を鮮明に観察でき，気管チューブを声門，気管へと容易に挿入できます[1,2]。しかし表13-1に示した状況では，以下の理由により，エアウェイスコープによる挿管が困難になり得ます[3,4]。

1) 声門が十分見えない
   ①声門がごくわずかしか見えない（図13-1A）
   ②喉頭蓋を直接的にも間接的にも挙上することができない（図13-2A）
2) 声門は見えているのにチューブの誘導が困難である
   ①喉頭蓋を喉頭蓋谷で間接的に挙上している（せざるを得ない）（図13-3A）
   ②声門をターゲットマークに合わせることができない（図13-4A）
   ③チューブ先端が披裂軟骨，前交連などに衝突する（図13-5A）
   ④ストレート型リンフォースチューブ使用時（図13-6A）
   ⑤経鼻挿管時（後述）

これらの問題は，通常の症例では，イントロック™の前後，左右への微調整，または外部からの頸部圧迫操作[5]などにより容易に解決できますが，困難な時もあります。特に表13-1に示したような状況では，口腔・咽頭内でイントロックを前後左右へと操作するスペースが狭く，微調整の操作が困難で，時に操作がまったくできずに，気管挿管が不能になります。**エアウェイスコープ困難症例**です。

こんな場合ガムエラスティックブジー（気管チューブイントロデューサ）をエアウェイスコープと併用することで，気管

▼表13-1　エアウェイスコープによる気管挿管が困難な可能性のある臨床状況

- 病的な気道確保困難症例：気道や喉頭の病変（腫瘍・浮腫・血腫），頸部放射線療法後，頸部熱傷後瘢痕，頸部外傷など
- 開口制限
- 口腔・咽頭のスペースの減少：Mallampati分類クラスⅢ・Ⅳ
- 頸椎可動域制限：頸椎病変，頭頸部用手的固定時，ハローベスト装着時，頸椎固定術後など
- 小顎
- 意識下挿管時
- 輪状軟骨圧迫時
- 問題のある歯：歯牙脆弱，突出した前歯
- イントロックのサイズ不適合

▼図 13-1　声門がごくわずかしか見えない場合のブジーによる気管チューブの誘導

エアウェイスコープを操作するスペースがないためイントロックの微調整が困難で，モニター視野では声門がごくわずかに見えるのみである（A）。気管チューブの直接の挿入は困難だが，ブジーは容易に声門へ誘導でき（B①），ブジーをガイドに気管挿管が可能である（B②）。

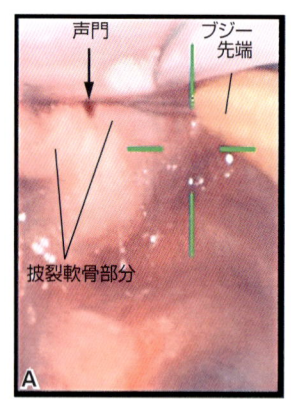

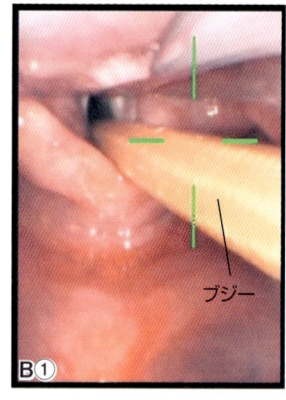

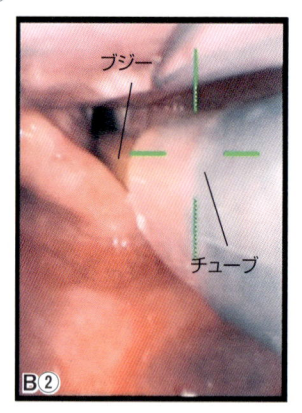

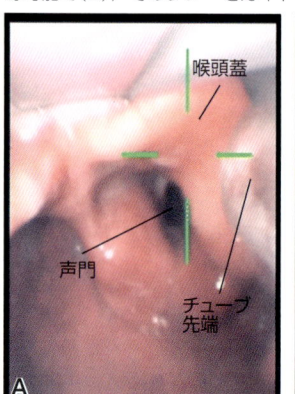

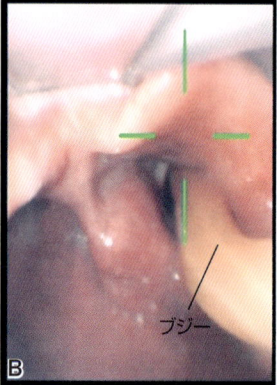

▼図 13-2　喉頭蓋を直接的にも間接的にも挙上できない場合の声門へのブジーの挿入

長く柔軟な喉頭蓋を直接的にも間接的にも挙上できず，声門の観察および気管チューブの直接の挿入は困難である（A）。ブジー先端を一度背側へ向けて喉頭蓋を避けながら進め（B①），その後ブジーを回転させて先端を腹側に向け，声門へと誘導している（B②）。そのブジーをガイドにして気管挿管が可能である。

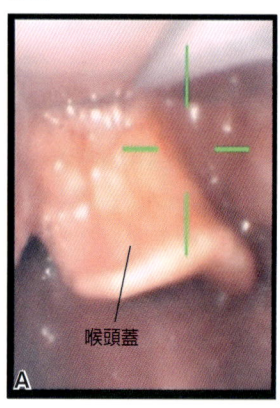

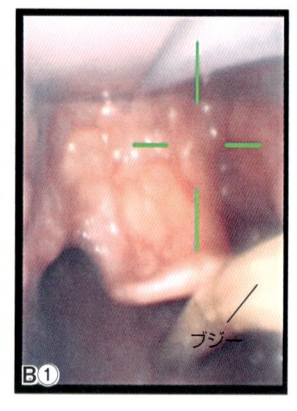

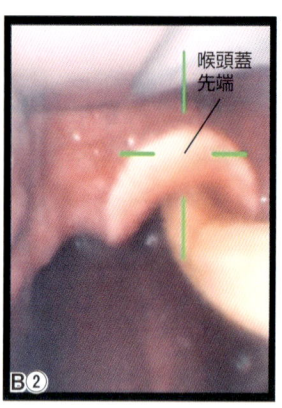

▼図 13-3　喉頭蓋を間接的に挙上している場合の声門へのブジーの挿入

喉頭蓋を直接挙上できず，Macintosh型喉頭鏡と同様に間接的に挙上して声門を観察した場合，気管チューブは喉頭蓋と衝突して声門へと誘導できない（A）。しかしブジーは，喉頭蓋を避けて声門へと誘導可能で（B），そのブジーをガイドに気管挿管が可能である。

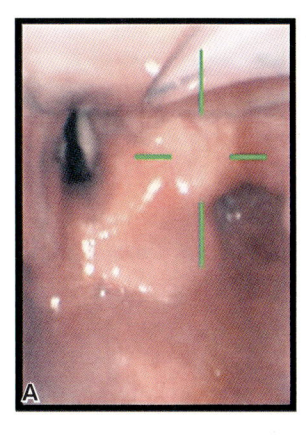

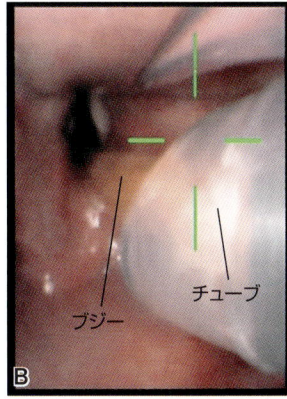

◀図 13-4
声門をターゲットマークに合わせることができない場合の声門へのブジーの挿入
エアウェイスコープおよびイントロックの微調整が困難で，声門は見えるが，ターゲットマークに合わせることができない場合がある(A)．気管チューブの直接の挿入は困難だが，ブジーは容易に声門へと誘導でき，そのブジーをガイドにして気管挿管が可能である(B)．

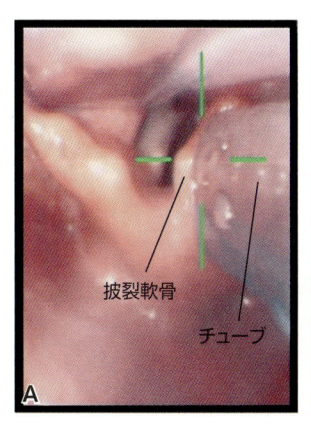

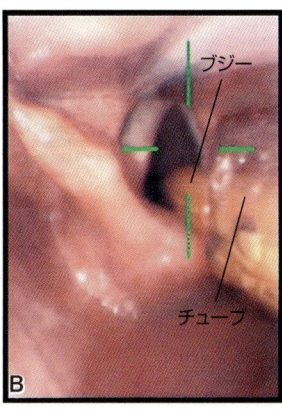

◀図 13-5
チューブと披裂軟骨部分の衝突(A)と声門へのブジーおよび気管チューブの挿入(B)
イントロック先端の位置によっては，喉頭組織と気管チューブの距離が近く，チューブは披裂軟骨(A)や前交連に衝突して進まないことがある．イントロックの位置を微調整可能なら声門へと誘導可能になるが，困難な場合にはブジーを用いれば，気管チューブを声門へと誘導できる(B)．

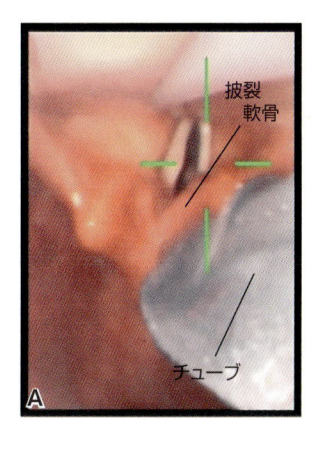

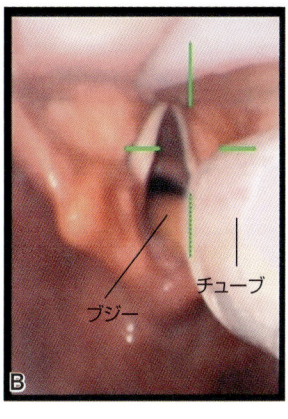

◀図 13-6
ストレート型リンフォース(スパイラル)チューブの声門への誘導
ストレート型のリンフォースチューブは，イントロックから出ると下向き(背側)に進行するため(**図 10-4, 図 12-17 参照**)，披裂軟骨部分から食道側へと進むことが多い(A)が，ブジーを使用すれば，容易に声門へと誘導できる(B)．

チューブを声門へと誘導できる場合があります[4] (**表 13-2**)．

また，意識下挿管時(後述)や頸椎の不安定性がある場合(後述)，歯牙の脆弱性がある場合は，十分な喉頭展開で最良の視野を得なくても，ガムエラスティックブジーを使用することにより，最小の喉頭展開(少し喉頭蓋を持ち上げた時点)

で，より侵襲の少ない気管挿管が可能になると考えられます(**表 13-2**)．

■**ガムエラスティックブジーとは**
ガムエラスティックブジーとは，全長 60 cm，外径 15 Fr (5 mm) の細長い棒で，その先端部 2.5 cm は約 35° 曲がっており，内径 6.0 mm 以上の気管チュー

▼表13-2 エアウェイスコープにブジーの併用が有用であると考えられる状況

1) 声門が十分見えない場合
① 声門がごくわずかしか見えない場合(図13-1)
② 喉頭蓋を直接挙上できない場合(図13-2)

2) 声門は見えているが,気管チューブの誘導が困難な場合
① 喉頭蓋谷で舌根を挙上している場合(図13-3)
② 声門をターゲットマークに合わせることができない場合(図13-4)
③ チューブ先端が披裂軟骨,前交連などに衝突する場合(図13-5)
④ ストレート型リンフォースチューブ使用時(図13-6)
⑤ 経鼻挿管時

3) ブジーの併用により,最小の喉頭展開でチューブを誘導する利点がある場合
① 意識下挿管時
② 頸椎の不安定性がある場合
③ 歯が脆弱な時

▼図13-7 ガムエラスティックブジー（気管チューブイントロデューサ）
A：ポリエステルを樹脂でコーティングしてある再使用可能なブジー
B：塩化ビニル製の単回使用ブジー
再使用可能なタイプ(A)は,イントロックのチューブガイド溝に装着した気管チューブ内での回転操作がスムーズである。

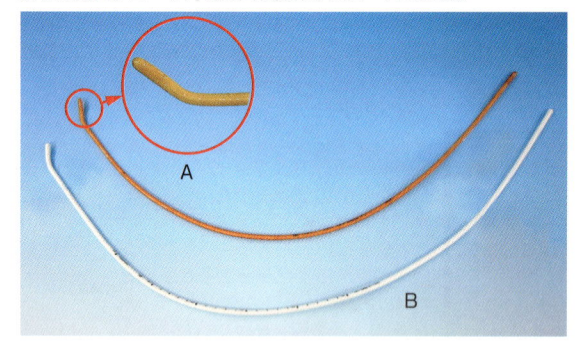

ブの内腔に通すことができます(図13-7)。以前は赤ゴム製であったことから,ガムエラスティックブジーの名前が残っているようです。気管チューブイントロデューサとも言われますが,一般的には"ブジー"の愛称で呼ばれています。

柔らかすぎず硬すぎず,適度な柔軟性を持っています。Macintosh型喉頭鏡と組み合わせて,気管チューブイントロデューサとして古くから使用されてきました。英国では挿管困難時の第一選択器具として,日常よく使用されています[6]。

■エアウェイスコープにおけるブジーの使用方法

前述したようなエアウェイスコープによる気管チューブの誘導が困難な場合,ブジーに潤滑剤を塗布した後(または,チューブ内に潤滑剤をスプレー後),先端の屈曲部が腹側を向くように,エアウェイスコープに装着した気管チューブ内に通します(図13-8A)。ブジーは喉頭展開後でも迅速に挿入できますが(図13-8A),準備段階で気管チューブ内に通しておけば(図13-8B),いざと言うときにすぐに使用できます。ブジーの先端を気管チューブの先端から少し突出させ,ブジー近位部(手元部)をチューブ内で左右に回すことにより,自分の思った方向に進めることができます(図13-9)。ブジーを声門から気管内へと進めて留置

▶図13-8 気管チューブ内へのブジーの挿入
ブジーは,喉頭展開後にチューブ進行困難が判明した時にチューブ内へと通す(A)ことも,最初から気管チューブ内に通して準備しておく(B)こともできる。最初にブジーを挿入しておいてもブジーは柔らかいため,エアウェイスコープの口腔内挿入時にじゃまにはならない。

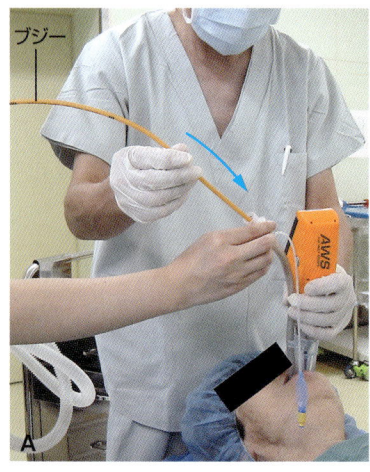

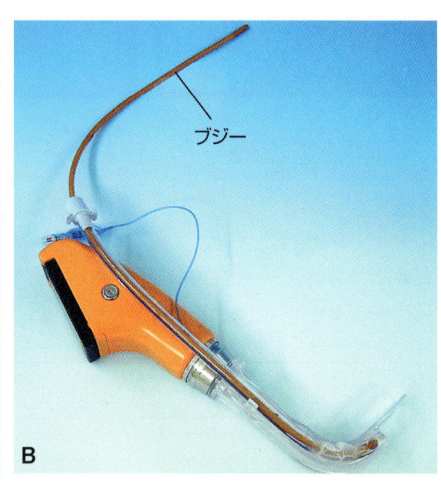

した後，それをガイドに気管チューブを声門・気管へと進めることが可能になります(図13-1～図13-6)。気管挿管が完了したら，チューブ近位部からブジーを引き抜きます。

イントロックで喉頭蓋をどうしても挙上できず喉頭蓋しか見えない場合(図13-2A)は，まずブジーを回転させ先端を背側に向けて喉頭蓋を回避しながら進め(図13-2B①)，その後またブジーを回転させ先端を腹側に向けて，声門へと誘導します(図13-2B②)。その後気管チューブを進めれば，喉頭蓋との衝突を避けてチューブを声門へと誘導できる可能性があります。

また，舌根部挙上による喉頭展開で声門が観察できる場合も，気管チューブは喉頭蓋に衝突してその先へと進めることは困難です(図13-3A)。しかし，ブジーを併用すれば，喉頭蓋を避けてチューブの誘導が可能となる場合も多くあります(図13-3B)。

イントロック内の気管チューブの進行方向は常に一定ですが，ブジーはチューブの中を回転させることにより，上記のように，その先端をさまざまな方向に向けることができます。つまり，ブジーを介して気管チューブの進行を大きく操作することが可能となります(図13-9)。チューブを進めても声門へうまく誘導できずに歯がゆい思いをしたときでも，ブジーは吸い込まれるように声門・気管へと入っていき(図13-1～図13-6)，まさに「鬼に金棒」です。

■ ブジー使用上の注意
現在ブジー(気管チューブイントロデューサ)は数種類あり，材質が若干違います(図13-7AB)。エアウェイスコープと合わせて用いるにはポリエステルを樹脂でコーティングしてある再使用可能のものが一番いいと思われます(図13-7A)。

ほかにも単回使用の塩化ビニル製(図13-7B)のものがありますが，イントロックのチューブガイド溝に装着した気管チューブ内に通した時，ブジーを思うように回転操作することができません。無理に回転させるとチューブがガイド溝から外れます。臨床使用前に，エアウェイスコープに装備した気管チューブ内でのブジーの動きを，一度確認してみる必要があります。

また，ブジーを声門から気管内へと留置した後，気管チューブを進める時に，チューブ先端が披裂軟骨や声帯に衝突して，進行が困難になるときもあります[6]。従来の喉頭鏡使用時は，チューブを反時計回りに90°回転させながら進めると声門内へと誘導可能になります[6]。

しかし，エアウェイスコープではチューブをイントロックのガイド溝の中で回転させるのは，チューブの既存の形状のために困難で，チューブがガイド溝から外れることがあり注意が必要です。エアウェイスコープに装備した気管チューブの回転操作も，使用前に実際に確認してみる必要があります。ストレート型リンフォースチューブは，チューブガイド溝の中で回転させることができ，進行は比較的スムーズです。

▼図13-9　ブジー先端の進行可能範囲
イントロック内の気管チューブは常にターゲットマークの方向へと進行するが，ブジーはチューブの中を回転させることにより，先端をより広範囲に進めることができる。

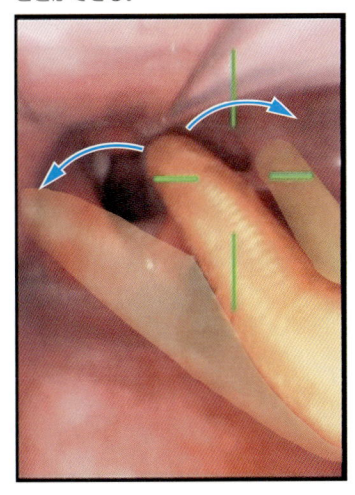

エアウェイスコープで挿管困難症は解決！？

■Macintosh型喉頭鏡での挿管困難症例

エアウェイスコープは通常の気管挿管のみならず，挿管困難症例にも有用です[7,8]。Macintosh型喉頭鏡では，喉頭の観察および気管挿管のために，口腔から，咽頭，喉頭までをほぼ一直線にする必要があります。そのために，声門を観察できない(Cormack分類グレードⅢまたはⅣ)症例(図13-10A)が1～4％程度あり，気管挿管が困難となります。

しかしこのような症例でも，エアウェイスコープのブレード(＝イントロック)は，気道の解剖学的形状に適合しており，先端部分で喉頭蓋を直接挙上する構造になっているため，多くの場合に声門が明瞭に観察できます[7](Cormack分類グレードⅠ相当)(図13-10B)。

また，チューブガイドによる気管チューブの声門への誘導はとても優れているため，挿管困難症例でも，多くの場合チューブの誘導も容易です[7]。従来の喉頭鏡では挿管困難または不能であるCormack分類グレードⅢまたはⅣ症例のうち，ほとんどの症例でエアウェイスコープでは容易に挿管可能であるという事実[7]は驚くべきものです。

ただし，やはり開口制限がある場合，口腔・咽頭が狭い場合(Mallampati分類クラスⅢまたはⅣ)，頸椎可動域制限がある場合(表13-1)は，イントロック挿入，喉頭蓋挙上は，やや困難となる傾向にあり注意が必要です[7]。高度の挿管困難が予測される場合は，意識下挿管(後述)を考慮する必要があります。

■病的な挿管困難症例

驚くべきことに，エアウェイスコープを使用すれば，病変による挿管困難症例(表13-1)も，比較的容易に挿管できます[7,9]。また，前述したように，声門の視野が多少悪くても，ブジーを使用することにより，気管チューブの誘導が可能です[4]。

しかし，気道の病変による挿管困難症例は，やはり注意が必要です。病的に変異した気道では，形とサイズの決まったイントロックは適合できない場合があり，イントロック挿入困難，イントロック操作困難，喉頭蓋挙上困難，気管チューブ誘導困難・不能の可能性が十分に考えられます[7](表12-1)。実際に，エアウェイスコープによる気管挿管が不成功だった症例が報告されています[7,10,11]。

われわれも，イントロックを咽頭へと挿入できても，その後，前後左右に操作することがまったくできず，喉頭展開ができなかった関節リウマチの症例や，エアウェイスコープにより喉頭蓋を挙上できずに挿管に難渋した舌扁桃肥大の症例を経験しています。病的な気道確保困難

▶図13-10
Macintosh型喉頭鏡での挿管困難症例の視野(A)とエアウェイスコープの視野(B)
Macintosh型喉頭鏡では，声門も喉頭蓋も観察できないCormack分類グレードⅣ(A)症例だが，エアウェイスコープでは容易に声門全体が観察可能(グレードⅠ)である(B)。

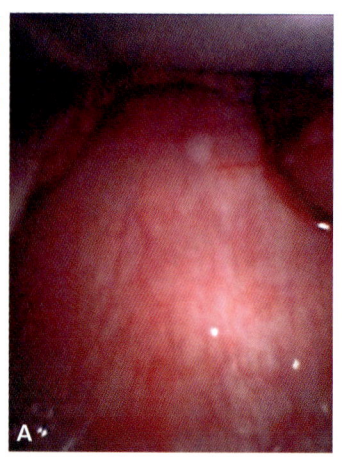

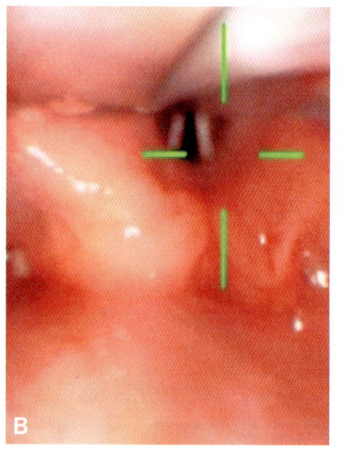

症例では，エアウェイスコープを用いる場合でも，意識下挿管(後述)を考慮すべきと思われます。

エアウェイスコープで意識下挿管

■エアウェイスコープによる意識下挿管の適応

気道確保困難が予測される，または既往がある症例，誤嚥の危険が高い場合，そして循環動態が不安定な場合では，意識下挿管(鎮静，気道の局所麻酔併用も含む)が原則です(第6章§1参照)。エアウェイスコープは，これらの場合の意識下挿管に利用可能です[12]。

■意識下挿管時にエアウェイスコープを使用する利点(喉頭鏡と比較して)(第6章参照)

エアウェイスコープでは，意識下挿管の場合も全身麻酔時と同様に，挿管困難症例(予測症例・既往例)を含めて，喉頭鏡よりもよい視野が得られると考えられます[12,13](表6-1)。操作中に，イントロックに装備した吸引カテーテルにより，吸引も容易に行えます。また気管チューブの声門への挿入も，よりよい視野の下で行えるエアウェイスコープのほうが，喉頭鏡よりも容易と思われます。声門を十分観察できるので，吸気時の喉頭入口部の拡大に合わせてチューブを進めるのも容易に行うことができます。

エアウェイスコープでは，喉頭展開時に舌根部を強く持ち上げる必要がないため，喉頭鏡よりも刺激が少ないと考えられています[12,13]。

■エアウェイスコープによる意識下挿管の利点と問題点(全身麻酔時と比較して)

エアウェイスコープを使用すれば挿管困難の可能性は低いので，麻酔導入可能と判断するのは早急です。現在のところ，エアウェイスコープ独自の挿管困難予測方法はありませんが，やはり通常の喉頭鏡による挿管がかなり困難と予測される場合〔開口制限，咽頭のスペースが狭い場合，頸椎の可動域制限がある場合など(表13-1)〕はエアウェイスコープの操作(イントロック挿入，イントロックの前後の操作，喉頭蓋の挙上)も困難な可能性があり，意識下挿管が安全と考えられます。

全身麻酔下ではイントロックの咽頭への挿入が困難な場合も，意識下なら開口を促し，挿入が容易になり得ます。また，イントロック先端を喉頭蓋の下面(背側)へと挿入して，喉頭蓋を挙上するのが困難・不能な場合でも，意識下であれば，深呼吸を促すことで喉頭蓋が挙上し，イントロックにより喉頭蓋を直接挙上するのが容易になると考えられます。

全身麻酔・筋弛緩により気道組織が完全に沈下した状況よりも，気道組織の筋緊張が保たれているほうが安全な状況であることは，エアウェイスコープでも喉頭鏡でも同じと考えられます。

意識下挿管時特有の問題点もあります。喉頭展開時に咳反射により飛ばされた分泌物がイントロックのスコープ窓に付着すると，視野が閉塞する場合があることです。この場合は，イントロックを口腔内からいったん抜去して，スコープ窓を清掃してから，再試行をする必要があります。

■エアウェイスコープによる意識下挿管時の鎮静(第6章参照)

エアウェイスコープを用いての意識下挿管時も，患者の苦痛や過度の嚥下反射，咳，声門閉鎖，喉頭痙攣を軽減するために，鎮静・鎮痛薬の投与と局所麻酔が必要になります。

通常鎮静・健忘目的でのミダゾラム1〜2 mg静注，鎮痛目的でのフェンタニル50〜100 μgの静注，リドカインスプレーによる舌，口腔，咽頭の表面麻酔(喉頭鏡で舌を避けながら)で必要十分な麻酔が得られます。

上喉頭神経ブロック，経喉頭局所麻酔が容易であれば，それらの併用により，よりよい挿管環境が得られます。舌根部を強く持ち上げる必要がないため，舌咽神経ブロックの必要はないと考えられます。

■意識下挿管時の工夫
◎酸素投与
意識下挿管操作中に，イントロックに装備した気管チューブを通して酸素を投与でき[12,13]（図13-11A），低酸素血症を予防できるので，時間的に余裕ができます。

◎局所麻酔薬（局麻薬）追加投与
喉頭展開操作中に，イントロックの吸引カテーテル挿入口に通した吸引カテーテル[12,13]（図13-11A），またはファイバースコープ用薬剤散布カテーテル（図13-11B）を通して，咽頭から喉頭へ局麻薬を適宜追加投与できます。声門内，気管内への局麻薬の散布には，カテーテルを気管チューブから通して行うと，より声門内へと向かいやすいと思います。

◎ブジー挿入
ポート付きシーベルコネクターを用いれば，気管チューブ内を通して酸素を投与しながら，同時にポートからブジーを挿入できます（図13-11B）。前述したように，意識下挿管にブジーを併用すれば，十分な声門の視野が得られない場合や，声門とターゲットマークを一致させるのが困難な場合も気管チューブの誘導が可能となります。

◎吸引
エアウェイスコープではイントロックに装着した吸引カテーテル（12 Fr 以下）を通して吸引を行えます。ポート付きシーベルコネクターを用いて，より太い吸引カテーテルを気管チューブ内から挿入すれば，より大量の吸引を行うことができます[13]。

つまり，エアウェイスコープの三つのチャンネル（吸引カテーテル挿入口，気管チューブ，ポート付きコネクター）を通して，上記四種類の作業を同時に，または交互に行え，必要に応じて各チャンネルを使い分けることができます（表13-3）。

▼図13-11 エアウェイスコープによる意識下挿管時の工夫
A：酸素投与：イントロックに装備した気管チューブに呼吸回路を接続すれば，意識下挿管操作中に持続的に酸素を投与できる。イントロックに装着した吸引カテーテルを通しても，酸素投与が可能である。
B：局所麻酔薬（局麻薬）追加投与およびブジーの挿入：イントロックの吸引カテーテル挿入口に通したファイバースコープ用薬剤散布カテーテルを通して，咽頭から喉頭へ局麻薬を追加投与している。通常の吸引カテーテルを通しても同様に局麻薬を投与可能である（A）。また内視鏡用ポート付きシーベルコネクターを用いて，気管チューブから酸素を投与しながら，同時にブジーを挿入している。

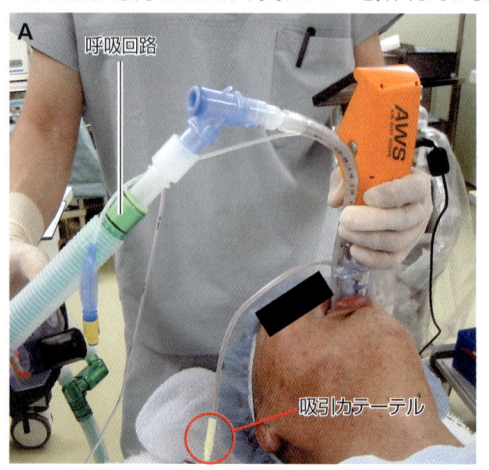

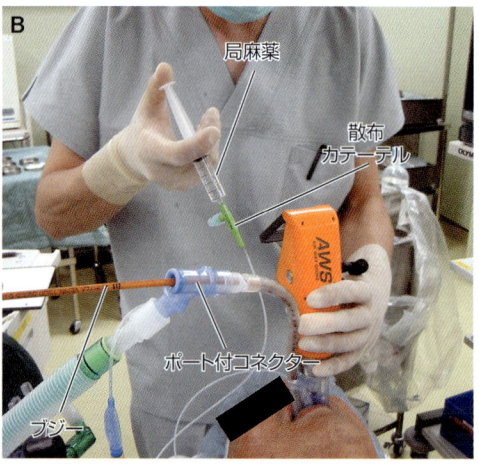

▼表 13-3　意識下挿管時の操作チャンネルの使用

操作	チャンネル		
	気管チューブ内腔①	気管チューブ内腔②（ポート付きシーベルコネクター使用時）	吸引チャンネル（12Fr 以下の吸引カテーテル使用）
酸素投与	○		○†
局所麻酔薬散布		○*（薬物散布用カテーテル挿入可能）	○†
吸引操作		○*（12 Fr より太い吸引カテーテル使用可能）	○†
ブジー挿入		○*	

*，†：交換しながら使用可能

頸椎不安定症例はエアウェイスコープが有効！

■頸椎の動きを最小に

頸椎不安定症例，または頸椎損傷の疑いがある症例では，脊髄の障害を予防するために，気管挿管時の頸椎の動きはできるかぎり少なくしたほうがよい，と考えられています。エアウェイスコープでは，Macintosh 型喉頭鏡使用時と比較して，気管挿管時の頸椎の動きをより少なくすることができます[14, 15]。しかし，喉頭蓋挙上時・喉頭展開時には，頸椎はやはり少しは動きます。

そこでブジーを併用すれば，完全な喉頭展開の必要はなく，最小限の展開で気管挿管が可能となります。つまり，披裂軟骨および声門が少し見えた段階で，ブジーを挿入することで気管チューブの誘導が可能になります[16]（図 13-12）。この方法により喉頭展開を最小限にすることで，頸椎の動きも最小限に抑えることが可能となります[16, 17]。

■頭頸部の固定時（用手的頸部正中位固定，ハローベスト装着患者）

頸椎不安定症例における気管挿管時に，用手的頭頸部正中位固定（マニュアルインライン手技）で頭頸部の動きを押さえると（図 13-13），従来の喉頭鏡では声門の視野は悪く，挿管にかなりの困難を有

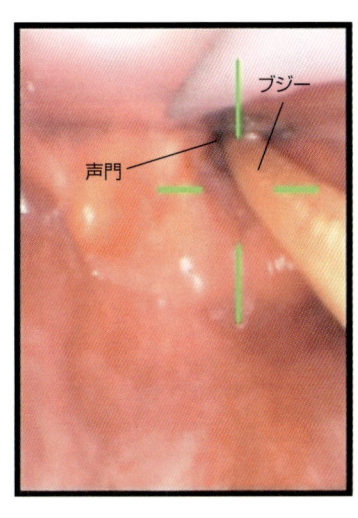

◀図 13-12
完全に喉頭展開をしない視野でのブジーの挿入

披裂軟骨および声門が少し見えた段階で，ブジーを声門へと誘導し挿管すれば，頸椎の動きを最小限に抑えることが可能である。歯牙の脆弱性がある時にも同様に挿管可能である。

▼図 13-13　用手的頸部正中位固定操作下でのエアウェイスコープによる気管挿管

用手的頸部正中位固定操作下では，従来の喉頭鏡では声門の視野は悪く挿管はかなり困難だが，エアウェイスコープでは比較的容易に挿管可能である。

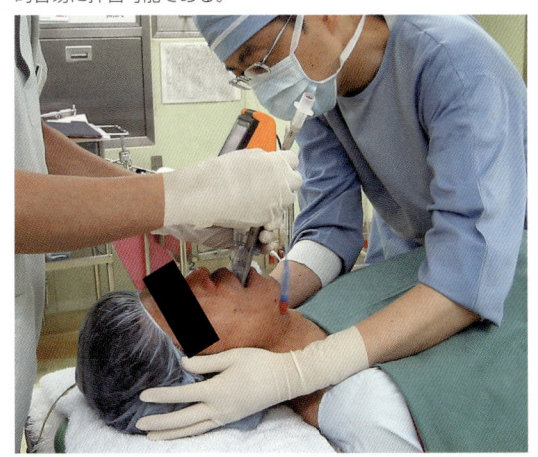

します。エアウェイスコープではイントロックが気道の元来の解剖学的形状と一致しているため、頸椎を固定したときにも声門の視野はよく、チューブの挿入も容易です[18]。

しかし、頭頸部を完全に動かないように固定した時のイントロックの挿入、喉頭蓋の挙上操作は、動かせる場合と比較すれば、簡単ではありません。もちろん、ハローベストで頭頸部を固定された患者では、イントロックの挿入も、喉頭蓋の挙上も困難であり、注意が必要です。

エアウェイスコープと迅速導入・輪状軟骨圧迫操作

フルストマックの緊急手術時、消化管通過障害がある場合、妊婦など、誤嚥の危険が高い場合で、麻酔の導入が必要な時、迅速導入(RSI)および輪状軟骨圧迫操作(cricoid pressure)を施行して気管挿管が行われます。エアウェイスコープは迅速導入時の気管挿管にも有用です[19]。

輪状軟骨圧迫操作により通常のMacintosh型喉頭鏡の場合は視野が悪くなり、気管挿管が困難になる場合がよくありますが、エアウェイスコープでは、ほとんどの場合良好の視野が得られ、気管挿管も容易に行えます[19](図13-14)。素早い確実な挿管操作が必要とされる状況において、エアウェイスコープはまさに救世主的な存在です。

しかし、輪状軟骨圧迫操作により喉頭入口部が狭くなり、エアウェイスコープ

▶図 13-14
輪状軟骨圧迫操作下でのエアウェイスコープによる気管挿管
エアウェイスコープは輪状軟骨圧迫操作を加えた迅速導入(RSI)時の気管挿管にも有用である。

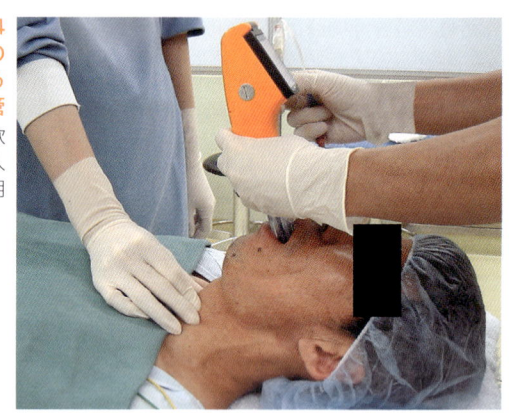

▶図 13-15
輪状軟骨圧迫操作により狭くなった喉頭入口部とブジーの使用
輪状軟骨圧迫操作によりごくまれに喉頭入口部が狭くなり、エアウェイスコープの視野が悪くなることがある(A)。その場合も、ブジーにより気管チューブの誘導が可能となる(B)。

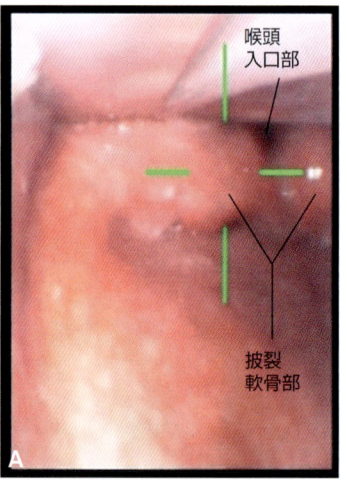

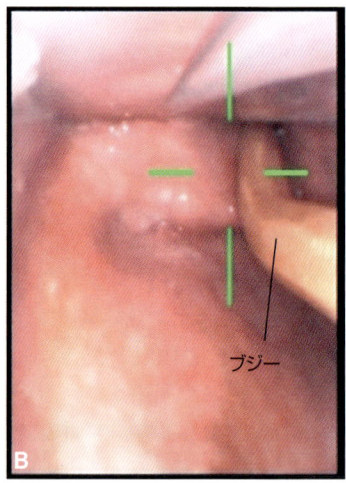

の視野が悪くなった症例もあります(図13-15A)。そのような症例にもブジーの使用は有効だと思います[20] (図13-15B)。

ただし，輪状軟骨圧迫により喉頭の傾きや構造に偏位があれば，イントロック先端部分から喉頭組織までの距離が変化し，気管チューブが喉頭組織に衝突して誘導困難となる可能性もあり，注意が必要です。エアウェイスコープで声門がきれいに観察できているのに，チューブ誘導が困難な場合は，ごく短時間，輪状軟骨圧迫操作を解除したほうがいい場合があるかもしれません。

また，頸部正中で輪状軟骨を圧迫している助手の手は，イントロックの挿入時に少しじゃまになります。助手も挿管者もそれを理解し，息を合わせた操作が必要になります。

エアウェイスコープで経鼻挿管

エアウェイスコープおよびイントロックは，経口気管挿管用に開発されていますが，経鼻挿管時にも使用可能です[21,22]。

通常の経鼻挿管時と同様に，鼻腔内処置(血管収縮薬塗布と消毒)および鼻腔内へのチューブ挿入後，イントロックを口腔から挿入して喉頭展開を行います。通常どおり喉頭蓋を持ち上げモニター画面で声門を観察した後，鼻腔内のチューブを声門へと進めていきます。この場合，ターゲットマークはまったく関係ありません。

鼻腔・鼻咽頭から喉頭まではおよそ一直線上にあるため，チューブを声門へと容易に挿入できることもありますが，チューブが下咽頭へと進み，声門へと誘導できない場合もあります(図13-16A)。

その場合のチューブ先端の誘導には，①既存の彎曲を利用[21] (図13-16B)，②チューブの回転[3] (図13-16B)，③カフ・インフレーション・デフレーション法[3] 〔声門手前でカフを一度膨らませて先端を持ち上げ声門へと誘導し(図13-16C①)，声門通過時は，カフを脱気して気管内へと挿入する(図13-16C②)〕，④ブジーによる誘導方法[22] (図13-16D)など

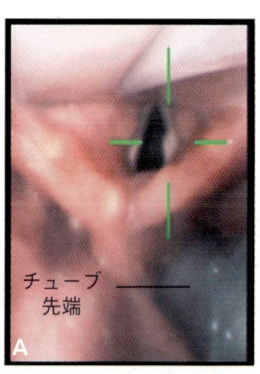

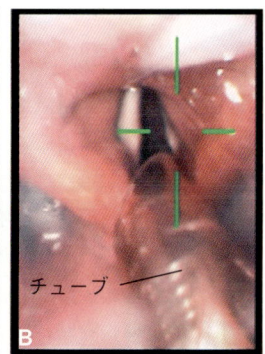

◀図13-16
エアウェイスコープを用いた経鼻挿管時のチューブのさまざまな誘導方法
A：経鼻挿管時，チューブは下咽頭へと進み，声門へと誘導できない場合がある。
B：チューブの既存の彎曲および回転を利用してチューブを声門へと誘導している。
C：カフ・インフレーション・デフレーション法：声門手前でカフを一度膨らませて先端を持ち上げ声門へと誘導し(①)，声門通過時はカフを脱気して気管内へと挿入する(②)。
D：経鼻挿管にもブジーを用いると容易に声門へと誘導できる。

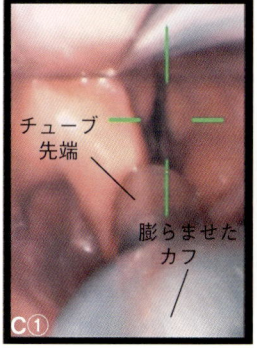

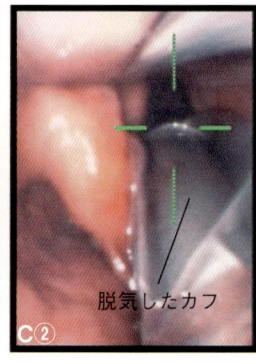

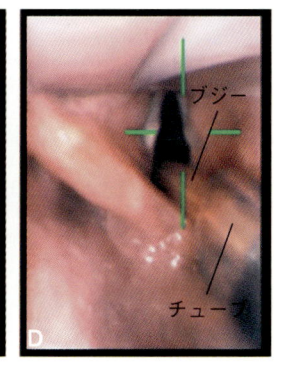

があります。イントロックは口腔内いっぱいに入っているため，Magill鉗子を口腔内へと挿入して気管チューブを誘導することはできません。

ダブルルーメンチューブ（DLT）の挿管

イントロックのチューブガイド溝に適合する気管チューブサイズは，外径（OD）8.5～11.0 mmとされているため，33 Fr（外径11.0 mm）までのチューブが使用可能です。肺外科で使用されるダブルルーメンチューブのサイズは，通常成人で35 Fr以上であり，チューブの形状・堅さも独特であるため，現在のイントロックには使用できません。

そこで，イントロックのチューブガイド溝を取り除いて改造し（図13-17B），ダブルルーメンチューブ付属のスタイレットを使用して，チューブを声門へと誘導する方法が報告されています[23,24]。気管支ルーメンが声門を越える時には，少しずつスタイレットを抜きながらチューブのみを進めていきます[24]。準備時に，気管支ルーメンの先端が少し下向きになるようにスタイレットを曲げておくとよい，という報告[24]もあります。ただし，イントロックによる展開時は口腔・咽頭のスペースは広くないため，チューブをスタイレットのみで声門へと誘導するにはかなりの技術が必要です。

ダブルルーメンチューブ用のチューブガイドが付いたイントロックは現在開発中とのことですが，発売は未定のようです。ダブルルーメンチューブは，外径が太く，形状も独特なため，従来の喉頭鏡やファイバースコープでは，挿管に難渋する場合があり，ダブルルーメンチューブ用イントロックに期待が集まっています。

その他の使用方法について

そのほかにも，エアウェイスコープの以下のような使用方法が報告されています。

- 甲状腺手術後の声帯の動きの観察[25]：喉頭鏡よりも観察が容易で，モニターにより複数人で確認が可能です。
- 気管チューブの交換[3]：エアウェイスコープで喉頭を観察下に挿管中の気管チューブを抜管し，イントロックに装備した新しいチューブを素早く再挿管できます。胸部大動脈瘤手術後のダブルルーメンチューブから標準チューブへの交換も同様に行えます。抜管前に，留置中の気管チューブにチューブ交換器を通しておけば，さらに安全でしょう。
- 頸部手術後喉頭浮腫の評価：頸部や口腔の癌の手術や，頸椎前方固定術など術後の喉頭浮腫が予測される症例での抜管時に，エアウェイスコープで喉頭を観察すれば，喉頭部の浮腫をある程度評価でき，抜管可能かどうかの指標になります。

エアウェイスコープの限界は？

これまで述べてきたように，エアウェイスコープの喉頭観察機能，チューブ誘導機能はとても優れており，挿管困難症例

▼図13-17 既存のイントロック（A）と，ダブルルーメンチューブ用に改造したイントロック（B）
B：チューブガイド溝を外して（矢印）改造してある。

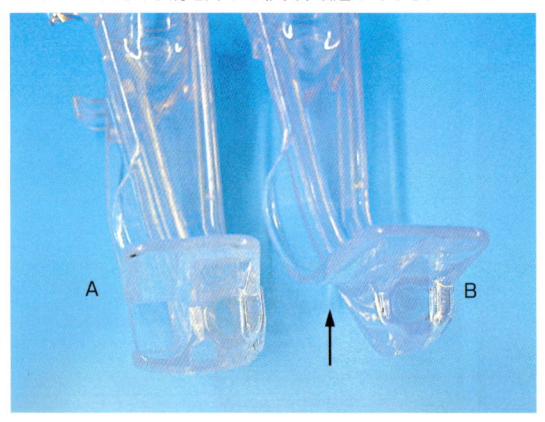

の多くはエアウェイスコープにより解決可能と考えられます[7]。しかし，エアウェイスコープを用いても，挿管成功率は100％ではありません。硬性の器具は，取り扱いが容易な利点がありますが，形とサイズが決まっているため，非常に多様な気道にいつも確実に適合するとはかぎりません。エアウェイスコープ困難症例，失敗症例も少しずつ報告されてきています。エアウェイスコープで挿管できなかった場合も，気道確保困難症例に対するアルゴリズムはしっかり守るべきです。

エアウェイスコープによる挿管が容易な場合と困難な場合，そしてその限界を見きわめながら使用すれば，本器具はとても心強い気道管理器具になってくれます。

文 献

1. Asai T, Enomoto Y, Shimizu K, et al. The Pentax-AWS video-laryngoscope : the first experience in one hundred patients. Anesth Analg 2008 ; 106 : 257-9.
2. Suzuki A, Toyama Y, Katsumi N, et al. The Pentax-AWS rigid indirect video laryngoscope : clinical assessment of performance in 320 cases. Anaesthesia 2008 ; 63 : 641-7.
3. 鈴木昭広，寺尾 基．エアウェイスコープ®．日臨麻会誌 2007 ; 27 : 151-8.
4. 上嶋浩順，浅井 隆，新宮 興ほか．エアウェイスコープにブジーを併用し気管挿管が可能であった症例．麻酔 2008 ; 57 : 82-4.
5. Hirabayashi Y, Seo N. Airway Scope : early clinical experience in 405 patients. J Anesth 2008 ; 22 : 81-5.
6. 五十嵐 寛．困難気道対策の現状と今後の展望．気管チューブイントロデューサ（ガムエラスティックブジ），チューブエクスチェンジャ．Anesthesia 21 Century 2007 ; 9 : 17-22.
7. Asai T, Liu EH, Matsumoto S, et al. Use of the Pentax-AWS in 293 patients with difficult airways. Anesthesiology 2009 ; 110 : 898-904.
8. Hirabayashi Y, Seo N. Use of a new videolaryngoscope (Airway Scope) in the management of difficult airway. J Anesth 2007 ; 21 : 445-6.
9. Kurihara R, Inagawa G, Kikuchi T, et al. The Airway Scope for difficult intubation. J Clin Anesth 2007 ; 19 : 240-1.
10. 北井由美子，雫石正明，福田 功ほか．Airway Scope® で声門を確認できず，fiber 挿管を行った頭蓋底陥入症の1症例．J Anesth 2008 ; 22 (suppl): 116.
11. 鈴木昭広．麻酔科医が変える明日の気道管理：エアウェイスコープ，エアトラックに学ぶ気管挿管の可能性と限界．J Anesth 2008 ; 22 (suppl): 66.
12. Hirabayashi Y, Seo N. Awake intubation using the Airway Scope. J Anesth 2007 ; 21 : 529-30.
13. Suzuki A, Kunisawa T, Takahata O, et al. Pentax-AWS (Airway Scope®) for awake tracheal intubation. J Clin Anesth 2007 ; 19 : 642-3.
14. Hirabayashi Y, Fujita A, Seo N, et al. Cervical spine movement during laryngoscopy using the Airway Scope compared with the Macintosh laryngoscope. Anaesthesia 2007 ; 62 : 1050-5.
15. Maruyama K, Yamada T, Kawakami R, et al. Upper cervical spine movement during intubation : fluoroscopic comparison of the AirWay Scope, McCoy laryngoscope, and Macintosh laryngoscope. Br J Anaesth 2008 ; 100 : 120-4.
16. Takenaka I, Aoyama K, Iwagaki T, et al. Approach combining the Airway Scope and the bougie for minimizing movement of the cervical spine during endotracheal intubation. Anesthesiology 2009; 110: 1335-40.
17. Takenaka I, Aoyama K, Iwagaki T, et al. Fluoroscopic observation of the occipitoatlantoaxial complex during intubation attempt in a rheumatoid patient with severe atlantoaxial subluxation. Anesthesiology 2009 ; 111 : 917-9.
18. Enomoto Y, Asai T, Arai T, et al. Pentax-AWS, a new videolaryngoscope, is more effective than the Macintosh laryngoscope for tracheal intubation in patients with restricted neck movements : a randomized comparative study. Br J Anaesth 2008 ; 100 : 544-8.
19. Suzuki A, Toyama Y, Minami S, et al. Efeict of cricoid pressure on tracheal intubation using Pentax-AWS. Anesthesiology 2007 ; 107 : A577.
20. Takenaka I, Aoyama K, Kinoshita Y, et al. Combination of Airway Scope and bougie for a full-stomach patient

with difficult intubation caused by unanticipated anatomical factors and cricoid pressure. J Clin Anesth 2009 ; 21 : 64-6.
21. Hirabayashi Y. Nasotracheal intubation with the aid of the Airway Scope. J Clin Anesth 2007 ; 19 : 563.
22. 井上 久, 斉藤朋之, 神島啓一郎ほか. エアウェイスコープとガムエラスティックブジーを併用して経鼻挿管しえた挿管困難の1症例. 麻酔 2008 ; 57 : 457-9.
23. Suzuki A, Kunisawa T, Iwasaki H. Double lumen tube placement with the Pentax-Airway Scope. Can J Anaesth 2007 ; 54 : 853-4.
24. 中村隆治, 楠 真二, 河本昌志. エアウェイスコープでダブルルーメン気管支チューブを挿入するための特殊イントロックの開発と有用性の検討. 麻酔 2007 ; 56 : 817-9.
25. Kikuchi C, Suzuki A, Iwasaki H. Verification of vocal cord function using the Pentax-Airway Scope. Can J Anaesth 2007 ; 54 : 1031-2.

第5部

トラキライト

第14章 ● トラキライトとは………243
第15章 ● トラキライトを用いた気管挿管の実際………255
第16章 ● トラキライト挿管の困難，合併症，その他の方法………267

トラキライトとは…
暗闇に光る一条の光
～Medical Science General Hospital(MGH)のERにて～

MGHのERには，緊迫した空気が漂っていた．
「ダメだ！ファイバー持ってきて！」（誰かが叫ぶ！）
外傷による心肺停止状態で運ばれてきた患者の心肺蘇生中だが，肥満患者で挿管困難の様子だ．
「ファイバースコープはさっき使ったので使用できません」（誰かが答える）
来院後すでに15分程度経過しているが，喉頭鏡で挿管不能．エアウェイスコープでも喉頭蓋をうまく挙上できずに挿管困難である．マスク換気もだんだん怪しくなってきている．そんな時，一人の麻酔科医が駆けつけてきて言った．
「部屋の電気消して！」
部屋が一瞬真っ暗になる．
「なに？」
（誰もがそう思った）その時，患者の頸部に一条の光が走った．わずか数秒後，部屋が明るくなると，患者の口元の気管チューブからバッグ換気が行われている．なんとすでに気管挿管は成功していたのだ．しばらくすると，心電図モニターからも規則正しい同期音が聞こえ始めた．
「心拍，戻りました」（蘇生に成功だ！）
「先生，どうやって挿管したんですか？」（誰かが麻酔科医に尋ねた）
「トラキライトですよ」

第14章

トラキライトとは

トラキライトによる光ガイド下気管挿管とは

喉頭鏡，ファイバースコープ，エアウェイスコープ™などを利用した気管挿管法は，喉頭・声門を観察しながら気管挿管を行う方法です。それに対して光ガイド下気管挿管とは，喉頭や声門を見ることなしに，光源付きのスタイレット（ライトワンド：光の杖）から頸部の皮膚に透過される光をガイドとして，気管挿管を行う方法です。これは，光源付きスタイレットの先端からの光が喉頭入口部から声門へと入ると，頸部前面中央の皮膚に，明瞭な光が透過される原理（図14-1）を利用しています[1]。

この方法は1959年に報告され[2]，その後数種類の光源付きスタイレットが開発されてきました。それらは有用ではありましたが，光の強さ，スタイレットの長さや硬さなどに問題点もありました。

トラキライト®（図14-2）は，これらの欠点を改善した光源付きスタイレットで[1]，1995年から臨床導入されました。トラキライトの成功率（全体で99％，一度目の試行では92％成功）[3]は，喉頭鏡の成功率（それぞれ97％，89％）とほぼ同等で広く普及するようになりました。

▼図14-1 光スタイレットの頸部透過光の原理（A）とトラキライトによる気管挿管中の頸部透過光（B）
光源付きスタイレット（トラキライト）の光が声門を通して気管内へと入ると，頸部前面中央の皮膚に明瞭な光が透過される。

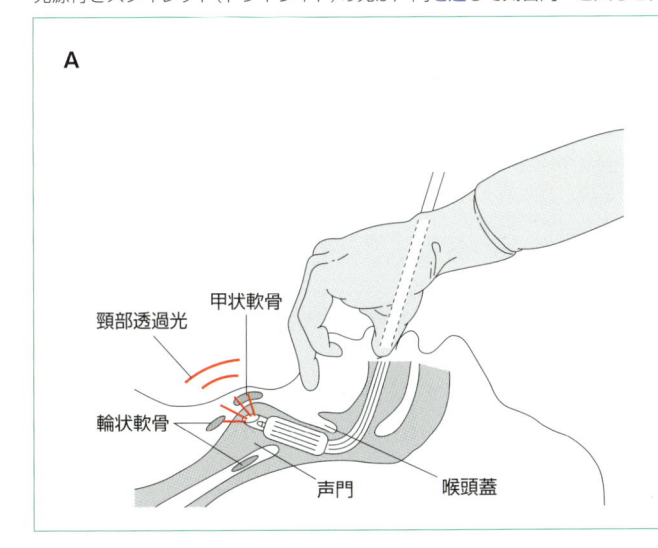

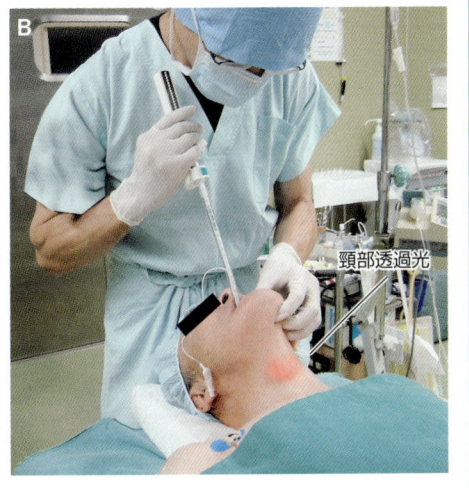

■光ガイド下気管挿管の利点(表14-1)

喉頭や声門を観察しないで挿管する光ガイド下気管挿管は，見えなくても(喉頭展開困難時も)挿管できるという利点があります。

つまり，トラキライトによる挿管は，通常の挿管症例のみならず，挿管困難症例にも有用です[1,3]。必死に喉頭展開しても声門が見えずに挿管に難渋する症例でも，トラキライトを使用すれば，わずか数秒で挿管可能な場合もしばしばみられます。挿管困難症例対策として，技を磨く価値は十分あると思います。光ガイド下という方法は，他の挿管用具と比較して，分泌物や血液の影響をあまり受けないのも大きな利点でしょう[4]。

器具も軽量で携帯性に優れ，比較的安価なため(ハンドル：31,290円，成人用再使用可能ワンド：10本42,000円)，コストパフォーマンスは高いと思われます。また，トラキライトによる気管挿管の技術は，初心者にも比較的容易に習得が可能です[5]。トラキライト使用の挿管時は，喉頭鏡使用時と比較して血行動態の変化が少ないとも報告されていますが，差はないとも考えられています[1]。

■光ガイド下気管挿管の欠点と禁忌 (表14-1)

喉頭を観察しないで挿管することは，欠点にもなります。上気道・喉頭に既知の腫瘍，炎症病変がある場合は，緊急の挿管が必要な時以外は，禁忌と考えられています[1]。

喉頭を観察しないので，挿管中に喉頭の組織と衝突がみられ，喉頭の外傷の危険性はあります[6]。トラキライト以外の光スタイレットでは，披裂軟骨脱臼の報

▼表14-1 トラキライトによる気管挿管の利点・欠点と禁忌症例

利点	●通常の喉頭鏡による喉頭展開困難，挿管困難症例に有用 　・開口制限時 　・頸部可動域制限時 　・下顎-甲状軟骨間(舌骨間)距離が短い場合 　・Mallampatiクラスが高い(III, IV)場合 ●分泌物や血液の影響を受けにくい ●歯牙の損傷が少ない ●口腔・咽頭粘膜の損傷が少ない ●通常の喉頭鏡による挿管困難時に，迅速に準備・移行が可能 ●他の用具と組み合わせて使用可能 　・挿管用ラリンジアルマスク 　・通常喉頭鏡 ●他の挿管困難用具と比較して，価格が安い ●他の挿管困難用具と比較して，持ち運びが容易 ●技術習得は比較的容易
欠点	●特別な頸部透過光の理解および技術の取得が必要 ●喉頭を見ないため，損傷の可能性あり ●高度肥満や頸部皮膚が厚い場合に，頸部透過光の確認が困難 ●ダブルルーメンチューブに非適応 ●喉頭を見ないため，禁忌症例(下記)あり
禁忌	●気道や喉頭の腫瘍・ポリープがある場合 ●気道や喉頭の炎症・感染がある場合(喉頭蓋炎，咽後膿瘍) ●気管狭窄がある場合 ●上気道外傷 ●上気道異物がある場合 ●意識下挿管に非協力的な場合
使用注意	●高度肥満症例 ●頸部伸展高度制限症例

告があります。しかしトラキライトでは，挿管直前に硬いスタイレットを引き抜くことができるため，このような損傷は起こりにくいとも考えられます[1]。実際これまでに，トラキライトの使用により臨床的に意味のある喉頭の損傷は報告されていません[1]。逆に，咽頭痛は喉頭鏡と比較して少ないという報告[1]もあります。

トラキライトの構造

トラキライトは，ハンドル，ワンド，スタイレットの三つの部分で構成されています(図14-2A)。操作時に必要になるトラキライトの各部名称を覚えておきましょう。

■ハンドル部分(図14-3)

ハンドル部分はプラスチック製で再使用可能です[1,7]。内部に電気回路と，電源として単四アルカリ乾電池3本を収納しています。チューブ固定クランプにより，気管チューブのスリップジョイント（15 mmコネクター）を固定できます。ワンドはハンドルレールに固定します。

　ハンドル遠位部の蓋(リッド)の掛けがね(ラッチ)を，コインを使い反時計回りに回して蓋を開け，内部の表示に従って単四アルカリ乾電池3本を入れます[7]（図14-4）。電池収納後はまた掛けがねをコインで回して蓋をロックします。

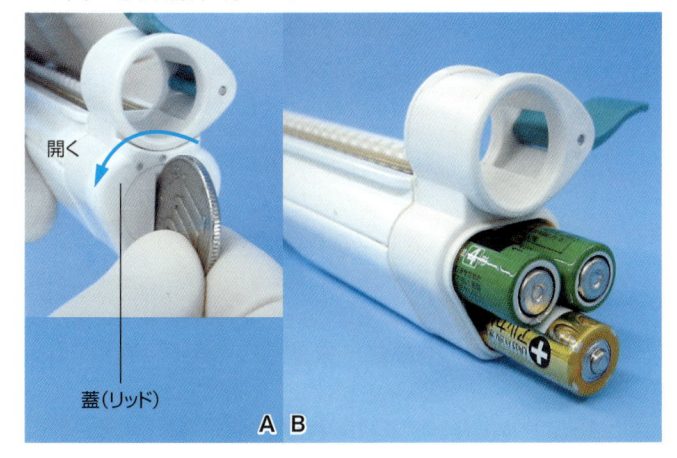

　ハンドル背面には電源スイッチおよび電池残量表示ランプがあります（図14-5A）。ワンドを装着した状態で電源スイッチを入れると，ワンド先端の電球が点灯します（図14-5B）。そして緑色の電池残量指示が点灯すればOKです。赤色のランプが点灯したら電池交換が必要です。

■ワンド(図14-2, 図14-5, 図14-6)

スタイレットを引き抜いたワンド自体は，細くて柔らかい棒状のもので，先端

▼図14-2　トラキライトの構造
ハンドル，ワンド，スタイレットの三つの部分(A)と，各部分を組み立てたトラキライト(B)

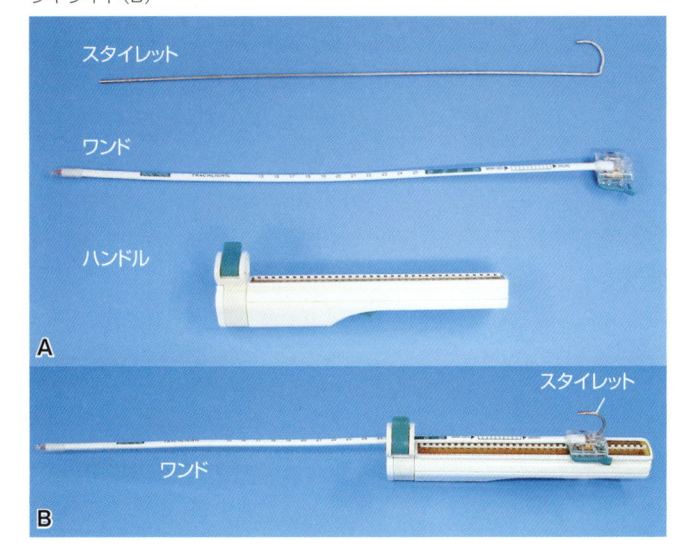

▼図14-3　ハンドル部分の各部名称
ワンドをハンドルレールに固定した状態である。

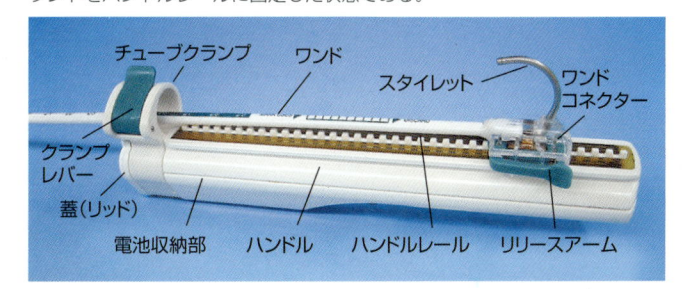

▼図14-4　電池の収納
ハンドル遠位部の蓋(リッド)の掛けがね(ラッチ)を，コインを使い反時計回りに回して蓋を開け(A)，単四アルカリ乾電池3本を内部の表示どおりに入れる(B)。電池収納後は再び蓋をロックしておく。

▼図 14-5　電源スイッチおよび電池残量表示ランプ（A）とワンド先端の電球の点灯（B）

A：ワンドを装着した状態で電源スイッチを入れて，先端部分の電球およびハンドル後面の緑色の電池残量表示が点灯すればOKである。
B：トラキライトの電球の光は明るく，頸部への光の透過をよくするために，前方だけでなく側方も照らすように改良されている。

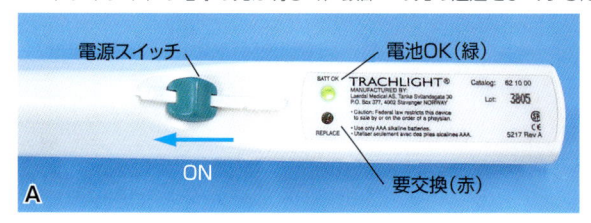

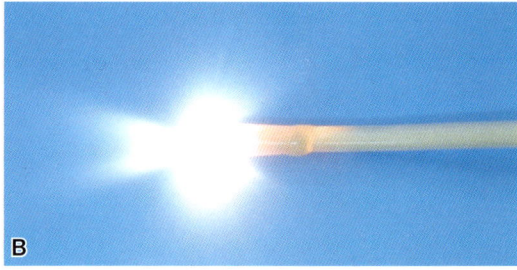

▼図 14-6　小児用・成人用のワンド

図示した小児用・成人用（A）のほかに乳児用のワンドがある。先端部分には電球と，曲げる時の目安となる「BEND HERE」と書かれた緑色の印がある（B）。再使用可能なワンドには，使用回数をチェック記入するボックスが表示してある（C）。

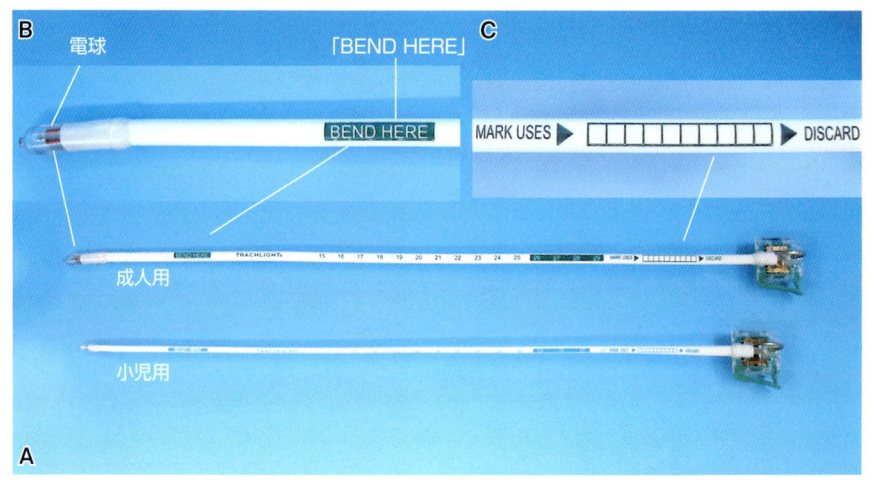

▶表 14-2　使用チューブサイズとワンドサイズ

ワンド	チューブサイズ（内径）(mm)
乳児用	2.5〜4.0
小児用	4.0〜6.0
成人用	6.0〜10.0

に電球が付いています（図 14-5B，図 14-6B）。トラキライトの電球の光は明るく，また前方だけでなく側方も照らすように改良され[1]（図 14-5B），頸部への光の透過がよくなっています。そのため室内照明下でも，ほとんどの症例で頸部の透過光が確認でき，挿管時に部屋を暗くする必要はあまりありません[1]。

この電球は熱産生が少ないため，最高でも約60℃にしかなりません[1]。さらに電球は約30秒で点灯から点滅に変わり，熱産生を最小にして，熱による気道粘膜の損傷を防止しています。また，点滅により時間経過を知らせ，換気を促す役目もします。

ワンドはワンドコネクターでハンドルレールへ固定し（図 14-3），また長さの調節もできます。

ワンドのサイズは乳児用，小児用，成人用の3種類があり（図 14-6A），使用気管チューブに適合するワンドは表 14-2に示したとおりです[7]。

ワンドは，非滅菌・再使用可能（10回まで使用可能）で，最初の使用時および

▼図14-7 ワンドの消毒
非滅菌再使用可能なワンドは，最初の使用時および再使用直前に，70％イソプロピルアルコールで消毒後使用する。

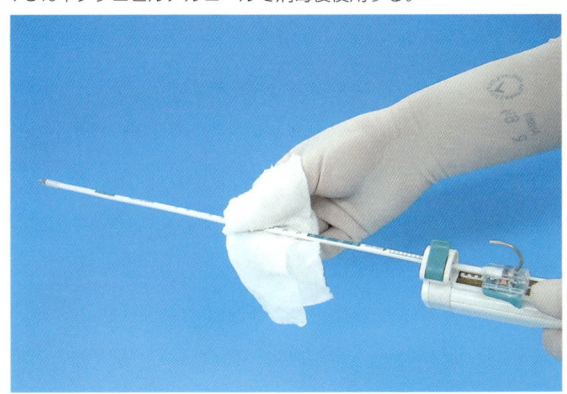

▼図14-8 スタイレットの潤滑（準備①）
内部スタイレットをワンドから引き抜き，水溶性潤滑剤を塗布して，ワンドの引き抜き操作を容易にしておく。

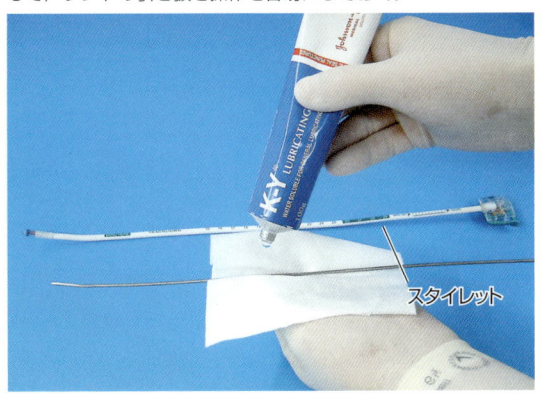

再使用直前に，使用説明書に従って，70％イソプロピルアルコールで消毒後使用します[7]（図14-7）。また再使用可能ワンドは，使用後には使用説明書に従って，洗浄および薬液消毒する必要があります[7]。ワンドには使用回数をチェック記入するボックスが表示してあります（図14-6C）。海外には，滅菌済みディスポーザブルのものもあるようですが，日本では販売されていません。

■スタイレット（図14-2）
スタイレットは金属製の細長い棒で，ワンド内に挿入して（図14-2B）ワンドの硬さを保持します。そのため気管チューブを約90°曲げた状態（ホッケースティック型）に保つことができ，これにより喉頭の前壁に明るい光を向けることが可能になります。

トラキライトのスタイレットは，ワンドから引き抜き可能である点が特徴です。スタイレットを引き抜くとワンドは柔らかくなるため，チューブを声門から気管内へと容易に挿入できるようになります。

トラキライトの準備

■気管チューブの準備
トラキライトによる成人の気管挿管には，内径6.0～10.0 mmの気管チューブを使用可能ですが[7]，初心者ではやや細めのもの（成人男性7.5 mm，女性7.0 mm程度）が使用しやすいと思います。

気管チューブは，標準型，リンフォース型ともに使用可能ですが，どちらが使いやすいかは好みが分かれます。標準型はやや硬いため安定感があり，チューブ操作を患者の中心線上で行いやすい感じがあります。リンフォース型は，チューブを声門から気管内へと進めるとき，チューブと気管前壁との衝突が少なく，進行が容易な感じがします[8]。

使用する気管チューブは通常の気管挿管時と同様に，カフチェック，カフの脱気を行い，チューブ先端部分に潤滑剤を塗布して準備します[9]。

■トラキライトの準備[1,7]
①スタイレットの潤滑（図14-8）：内部スタイレットをワンドから引き抜き，シリコン液または水溶性潤滑剤を塗布して行き渡らせておくと，使用時にワンドからの引き抜き操作が容易になります[1,4]。

注意：トラキライトの取り扱い説明書[7]には，局所麻酔薬を含んだ潤滑剤は「使用不可」と明記してあり，リドカイン入りのゼリー（キシロカイン®ゼリー）やスプレー（キシロカインポンプスプレー）は使用できません。

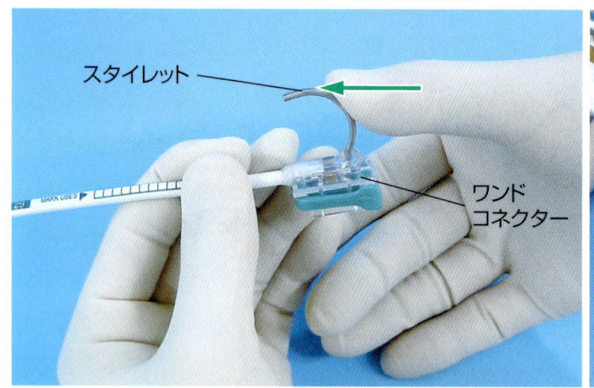

▼図 14-9 スタイレットをワンドへ装着(準備②)

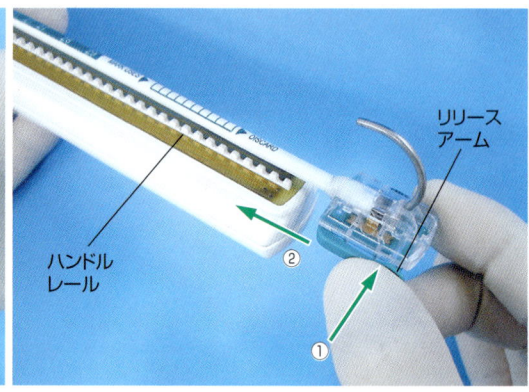

▼図 14-10 ワンドのハンドルへの装着(準備③)
①ワンドコネクターのリリースアームを押した状態で，②ハンドルの手前からハンドルレールへと滑り込ませる。

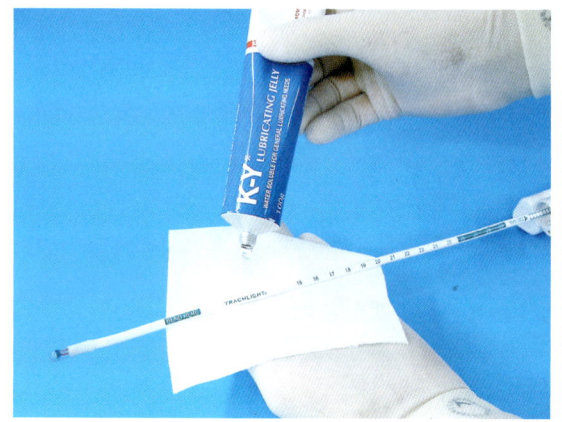

▼図 14-11 ワンドの潤滑(準備④)
ワンドの潤滑には，局所麻酔薬を含まない水溶性潤滑剤を使用する。

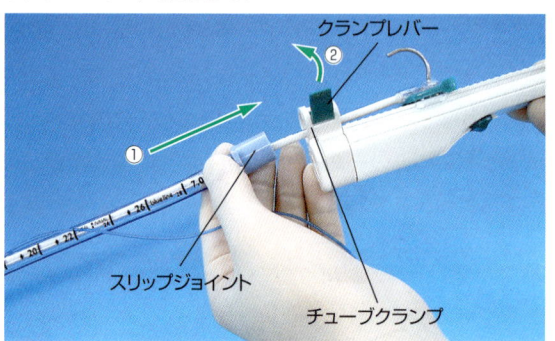

▼図 14-12
ワンドのチューブ内への挿入とチューブ固定(準備⑤)
①潤滑したワンドを準備した気管チューブ内へと挿入し，チューブのスリップジョイント(15 mm コネクター)を，ハンドルのチューブクランプ内に装着する。②クランプレバーを閉じて，スリップジョイントを固定する。

②**スタイレットをワンドへ装着**(図 14-9)：潤滑したスタイレットをワンド内に挿入し，ワンドコネクターにしっかりとはめ込みます。

③**ワンドのハンドルへの装着**(図 14-10)：ワンドコネクターのリリースアームを押した状態で，ハンドルの手前から，ワンドコネクターの両側の溝がハンドルレール近位部にはまるように滑り込ませます。

④**ワンドの潤滑**(図 14-11)：ワンドに水溶性潤滑剤(局所麻酔薬を含まないもの)を塗布します。局所麻酔薬を含んだ潤滑剤(特に8％リドカインスプレー)を塗布するとハンドルの一部を劣化させたり，ワンドの印刷が溶解して消えてしまうため[10]，使用は控えましょう。

⑤**ワンドのチューブ内への挿入とチューブ固定**(図 14-12)：潤滑したワンドを，準備した気管チューブ内へと挿入し，上下させて，チューブ内とワンド全体に潤滑剤を行き渡らせます。その後，チューブのスリップジョイント(15 mm コネクター)をハンドルのチューブクランプに装着し，クランプレバーでしっかりと固定します。

⑥**ワンドの長さ調節**(図 14-13)：ワンドのリリースアームを押した状態で，ワンドをハンドルのレール上を滑らせて，ワンド先端の電球がチューブ先端近くに位置するように(図 14-13B)，

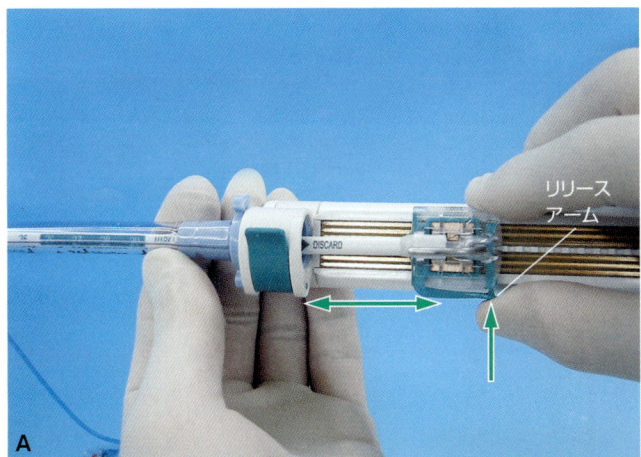

◀図 14-13　ワンドの長さ調節（準備⑥）
A：ワンドコネクターのリリースアームを押した状態で，ワンドをハンドルのレール上を滑らせて，長さを調節する。
B：ワンド先端の電球部分（矢印）は，チューブ近位端に位置させるが，チューブ先端から突出しないようにする。

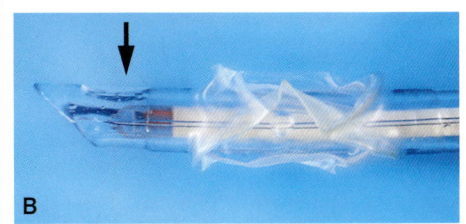

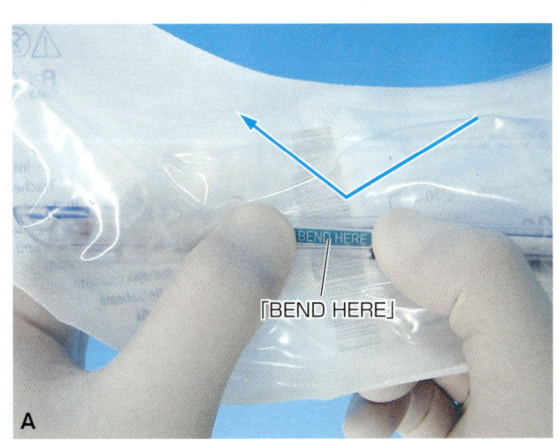

◀図 14-14　ワンドを直角に（90°）曲げる（準備⑦）
ワンドの「BEND HERE」と書かれた緑色の印の部分で90°に曲げて（A），ワンドおよびチューブをホッケースティック型にしておく（B）。

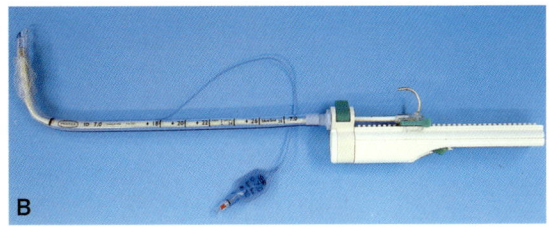

長さを調節します。この時，電球はチューブ先端から突出しないようにします。

⑦**ワンドを直角（90°）に曲げる**（図 14-14）：ワンドの「BEND HERE」と表示された緑色の印の部分（図 14-6B，図 14-14A：先端から約 6.5～8.5 cm，気管チューブではカフの近位部）で，ワンドおよびチューブをホッケースティック型に 90°曲げます[1,7]。

- **曲げる角度**：ワンドを曲げる角度は，一般的には 90°（図 14-14B）が最もよいとされています[1,7]。90°に曲げると，前頸部の透過光が最もよく観察できるからです。肥満患者や短頸患者では，90°以上曲げるとよい場合があります[1]。また挿管者によっては，90°以下を好む人もいますが，原則的には 90°でよいと考

えられます。

- **曲げる長さ**：曲げる長さとしては，ワンドの「BEND HERE」と書かれた緑色の印の部分の間（図 14-6B，図 14-14A：先端から約 6.5～8.5 cm）で曲げるのが標準的です[1,7]。これで，ほとんどの患者に適合します。日本人の場合，欧米人よりもやや小柄なため，先端に近い部分（6.5 cm 付近）で曲げるのがよいと考えられます[11]。症例により曲げる長さを変える工夫をした報告[12]もあります。

⑧**チューブの軸の一致を確認**（図 14-15，図 14-16）：チューブとスタイレットを曲げた後，チューブ先端とハンドルの軸が一致して，一直線上にあることを確認します（図 14-15A）。特にワンドを何度か再使用した後では，スタイ

▼図 14-15 正しいチューブの向き(A)と，曲がったチューブ先端(B)

チューブ先端が曲がって横を向いていると(B)，ハンドル操作が正しくチューブ先端に伝わらずに，チューブを正しく正中線上に進めることが困難になる。

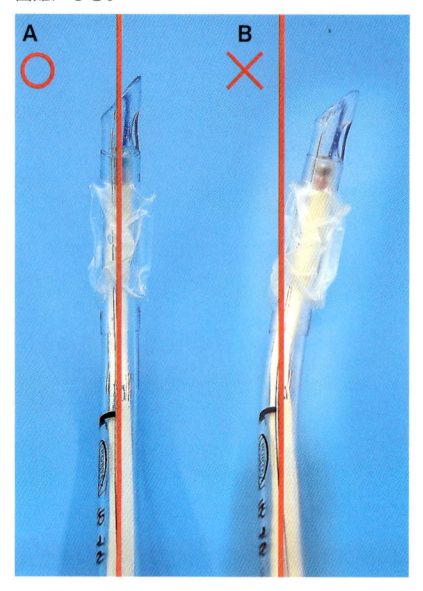

▼図 14-16 チューブの軸の一致の確認(準備⑧)

上から見て，ハンドル，スタイレット，およびチューブ先端の方向の軸が一致して，一直線上にある(▲)ことを確認しておく。

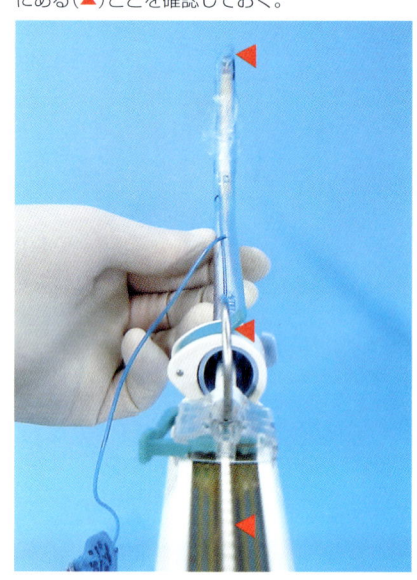

レットにくせがついて，チューブ先端が横を向くことがあります(図14-15B)。これではハンドル操作が正しくチューブ先端に伝わらずに，チューブを正中線上に進めることが困難になります。上から見て**ハンドルとチューブ先端の方向の軸が一致していること**を確認し(図14-16)，先端が曲がっていたら修正しておきましょう。

⑨**電球の確認**：ハンドルのスイッチを入れ，ワンド先端の電球の点灯，およびハンドル背面の緑色の電池残量 OK ランプ点灯を確認します(図14-5)。

トラキライトの持ち方

トラキライトはハンドルを右手で軽く持ち，スタイレットを引き抜きやすいように，右手薬指(または中指)を，スタイレットの彎曲部分にかけておきます(図14-17)。

右手母指は，最初はハンドル背面に軽くそえておき(図14-17A)，スタイレットを引き抜く時にはハンドル上部にかけます(図14-17B)。

ハンドルを力強く握りしめると繊細な操作が困難になるので，指側で軽く持つように心がけましょう。

患者体位と頭頸部位

患者の頭頸部位は，頸椎の不安定性がある場合を除き，軽度伸展位がよいと考えられています[1](図14-18A)。喉頭蓋が咽頭後壁から持ち上がりやすく(図14-18B)，チューブを喉頭蓋下面(背側)から喉頭入口部へと挿入しやすくなるからです。また，頸部が伸展すると，**前頸部の皮膚が伸びて頸部透過光が見やすくなります**。

喉頭鏡による挿管時のスニッフィングポジションでは，喉頭蓋が咽頭後壁により近く，チューブを喉頭蓋下面(背側)から喉頭入口部へと誘導するのがやや難しいと考えられています[1]。肥満や短頸患者では，背部から肩の下に枕を入れ頸部

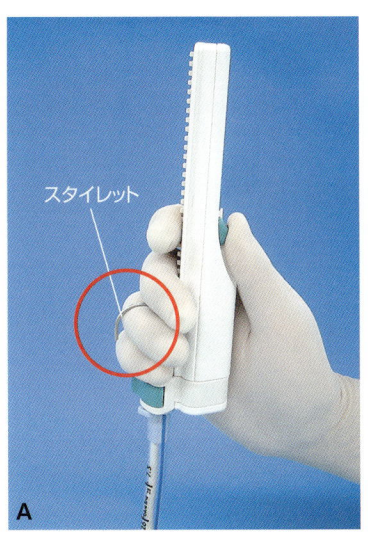

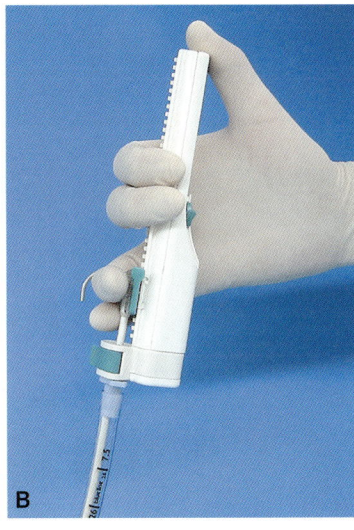

◀図 14-17
トラキライトの正しい持ち方
トラキライトは右手で軽く持ち，右手中指または薬指を，スタイレットを引き抜きやすいように彎曲部分にかけておく．右手母指は，ハンドル背面に軽くそえておき(A)，スタイレットを引き抜く時にはハンドル上部にかける(B)．

▼図 14-18　頭頸部軽度伸展位(A)とその時の咽頭・喉頭のファイバースコープ視野(B)
A：トラキライトによる気管挿管時の頭頸部位は，頸椎の不安定性がある場合を除き軽度伸展位がよい．
B：頭頸部伸展により喉頭蓋は咽頭後壁から持ち上がっている．

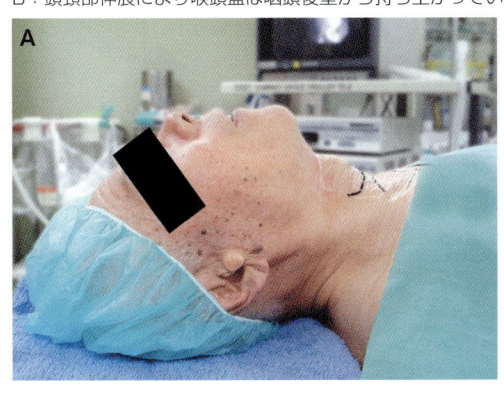

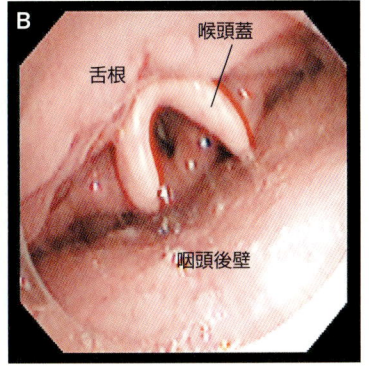

をより強く伸展させると，頸部の透過光の確認が容易になります．

　患者のベッドを低くするか，挿管者は足台を使用すると，前頸部および頸部透過光を観察しやすくなります．

　初心者では，患者前頸部の**甲状軟骨喉頭隆起**，**輪状甲状膜**および**胸骨頸切痕**の位置に，ぜひ印をつけておいてください(図 14-19)．頸部透過光の位置確認が容易になります．

挿管成功時には，通常の室内照明下で，頸部透過光を十分確認できます(図 14-19A)．85％の症例は，室内照明下で挿管可能と報告[1]されています．

　室内照明では，ワンドの先端が喉頭入口部以外にあるときは光を確認できずに，**挿管成功時のみ頸部透過光を確認できます**．そのため，トラキライト挿管に慣れてくると，室内照明のほうが挿管の成功を確認しやすくなります．

　ただし，高度肥満患者や頸部皮膚が著明に厚い患者では，照明を暗くする必要があります．一方，痩身の患者では，食道にチューブが進行した場合にも，皮下組織が薄いため鮮明な頸部透過光が見え

室内照明の調節

トラキライトの電球の光は明るいため，

▼図14-19 前頸部中央の解剖のマーキングと前頸部における透過光：
室内照明時(A)と暗室時(B)

患者前頸部中央の甲状軟骨喉頭隆起，輪状甲状膜および胸骨頸切痕に印をつけておくと，頸部透過光の位置を確認する目安になる。トラキライトの電球の光は明るいため，挿管成功時には，通常の室内照明で頸部透過光を十分確認できる(A)。ただし初心者は，慣れるまで部屋を暗くしたほうが，頸部透過光を確認しやすい(B)。

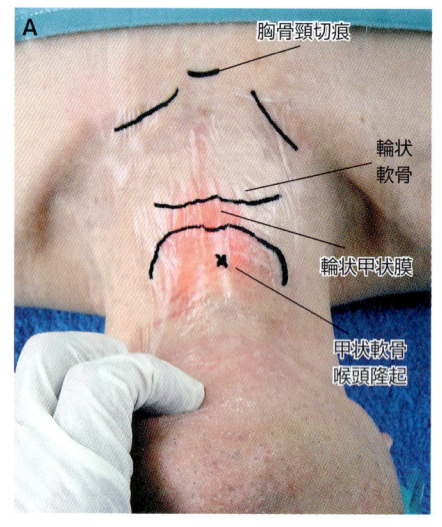

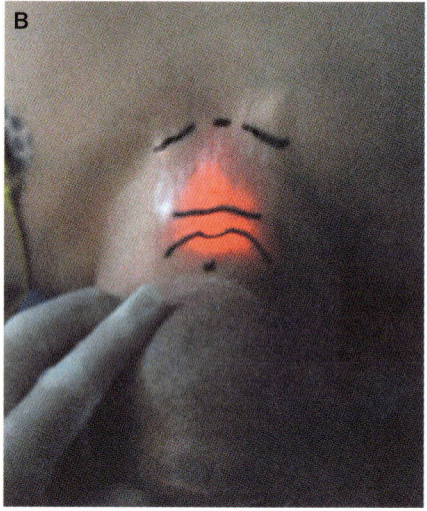

て，気管内に挿入成功と誤判断することがあり，注意が必要です[1,5]（特に照明を暗くした場合）。

　初心者では頸部透過光のさまざまな位置を確認して，それをガイドにチューブの進行方向を調節する必要があるため，慣れるまで部屋を暗く（完全にまたは少しだけ明かりを付けた状態に）するのをお薦めします(図14-19B)。トラキライト挿管に慣れてきたら，明るい室内光で行えばよいでしょう。

　手術室以外の場所で室内光の調節が困難な場合には，頸部を手やタオルで覆って，影をつくると頸部透過光を確認しやすくなります。

　　　　　　　…

LiSA連載時には，トラキライトの販売が一時停止して入手不能の状態でしたが，現在ではハンドル，ワンドともに供給が再開されて入手可能です。

文献

1. Hung OR, Stewart RD. Intubating stylets. In : Hagberg CA. Benumof's airway management : principles and practice. 2nd ed. St. Louis : Mosby, 2007 : 463-75.
2. Yamamura H, Yamamoto T, Kamiyama M. Device for blind nasal intubation. Anesthesiology 1959 ; 20 : 221.
3. Hung OR, Pytka S, Morris I, et al. Clinical trial of a new lightwand device (Trachlight) to intubate the trachea. Anesthesiology 1995 ; 83 : 509-14.
4. Agro F, Hung OR, Cataldo R, et al. Lightwand intubation using the Trachlight™ : a brief review of current knowledge. Can J Anaesth 2001 ; 48 : 592-9.
5. 山本智徳，青山和義，竹中伊知郎ほか．ライト付きスタイレット（トラキライト™）による気管内挿管―困難となる原因と初心者の上達度―．麻酔 1999 ; 48 : 672-7.
6. Aoyama K, Takenaka I, Nagaoka E, et al. Potential damage to the larynx associated with light-guided intubation : a case and series of fiberoptic examinations. Anesthesiology 2001 ; 94 : 165-7.
7. Trachlight® スタイレット・気管用ライトワンド使用説明書．Laerdal Medical 社．
8. 平井裕康．トラキライト™に王道あり―経口・経鼻挿管のコツと目印の効果的な使用方法について―．日臨麻会誌 2007 ; 27 : 501-7.
9. 青山和義．必ずうまくいく！気管挿管．

改訂版．東京：羊土社，2009：29-54.
10. 野口貴志，古賀和徳，志賀洋介ほか．リドカインポンプスプレーのトラキライト™ワンドへの影響．麻酔2002；51：503-4.
11. 中條浩介，前川信博．光源付きスタイレットを用いた気管挿管．In：岩崎 寛ほか編集．気道確保のすべて．麻酔科診療プラクティス11．東京：文光堂，2003：105-7.
12. Chen TH, Tsai SK, Lin CJ, et al. Dose the suggested lightwand bent length fit every patient? The relation between bent length and patient's thyroid prominence-to-mandibular angle distance. Anesthesiology 2003；98：1070-6.

第15章
トラキライトを用いた気管挿管の実際

トラキライト® による気管挿管は，
1 挿管直前準備
2 ワンドおよび気管チューブの口腔・咽頭内挿入
3 頸部透過光をガイドに，チューブを喉頭入口部～気管内へと誘導
4 スタイレットの引き抜き
5 気管チューブの気管内挿入（気管挿管）
6 トラキライトの抜去と挿管直後の処置
の手順で行います[1~3]。

1 挿管直前準備

■前頸部に目印をつける

トラキライトによる気管挿管では，「光ガイド下気管挿管」の名が示すように，前頸部における透過光の見える位置の判断がとても重要です[4]。トラキライトの初心者では，患者前頸部の**甲状軟骨の喉頭隆起，輪状軟骨，輪状甲状膜**および**胸骨頸切痕**の位置に，ぜひ目印をつけておいてください（図15-1②B）。前頸部のマーキングにより，頸部透過光の位置の判断が容易になります。

そして，透過光の正しい判断を身につけることが上達への近道です。目印は，挿管時の操作（頸部伸展・下顎挙上）でずれたりしないように，**実際の挿管時と同様に頭頸部を伸展させた状態でつけます**。目印は挿管後には消してください。

挿管者は足台を使用するか，患者ベッドを低くすると，前頸部の解剖学的目印および頸部透過光を観察しやすくなります。

全身麻酔下では，適切な前酸素化，適切な麻酔深度が重要であることは，トラキライト挿管においても変わりありません。

■頭頸部軽度伸展位

前章で述べたように，トラキライトによる気管挿管では，患者の頭頸部位は，頸椎の不安定性がある場合を除き，軽度伸展位がよいと考えられています[1~3]。喉頭鏡挿管時のスニッフィングポジションや，頭頸部自然位（図15-1①A）では，全身麻酔，筋弛緩により，舌根および喉頭蓋は沈下して咽頭後壁に密着しており（図15-1①C），チューブを喉頭蓋下面（背側）から喉頭入口部へと誘導するのがやや難しいと考えられます[1,2]。また，前頸部の解剖学的位置関係も観察がやや困難です（図15-1①B）。

一方，頭頸部伸展位（図15-1②A）では，舌根・喉頭蓋は咽頭後壁から持ち上がり（図15-1②C），トラキライトによる気管挿管では有利になります。前頸部が伸展するため，頸部透過光を観察しやすくもなります（図15-1②B）。肥満や短頸患者では，背部から肩の下に枕を入れ頸部をより強く伸展させると，頸部の透過光の確認が容易になります[1~3]。

▼図 15-1　トラキライトによる気管挿管のための頭頸部位

①：自然位，②：軽度伸展位，③：下顎挙上
A：側面図，B：正面図，C：ファイバースコープ画像

頭頸部自然位(①A)では，前頸部の観察がやや困難で，解剖学的目印の一部(ここでは甲状軟骨の喉頭隆起)は見えない(①B)。また，全身麻酔，筋弛緩により，舌根および喉頭蓋は沈下して咽頭後壁に密着している(①C)。頭頸部伸展位(②A)では，前頸部を観察しやすく(②B)，舌根・喉頭蓋は咽頭後壁からやや持ち上がり(②C)，トラキライトによる気管挿管では有利である。下顎挙上により，舌根・喉頭蓋はさらに持ち上がり(③C)，トラキライトによる気管挿管はより容易となる。下顎挙上時は，トラキライトの正中線上の操作をしやすくするため，左口角側を把持するのがよい(③B)。

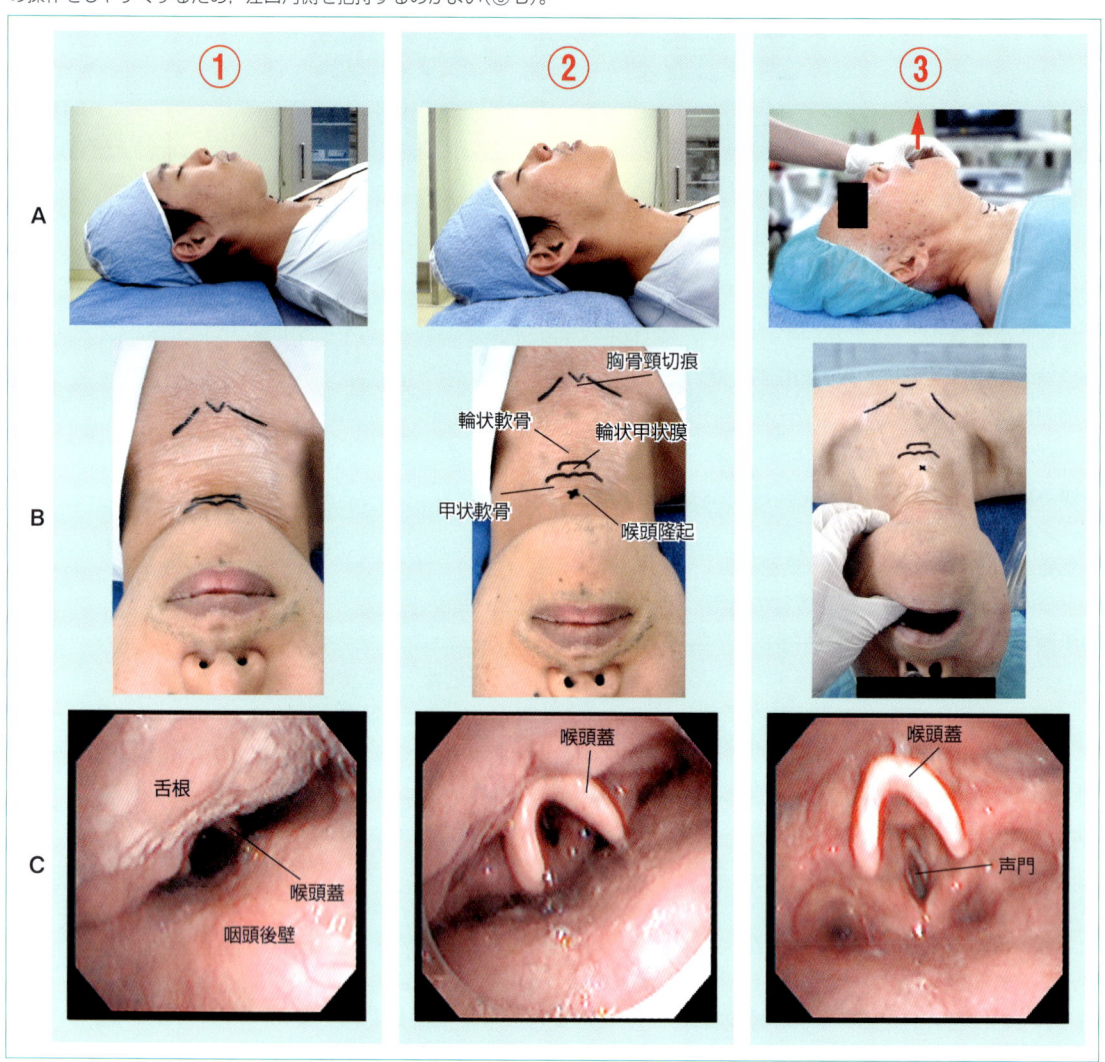

■下顎挙上

トラキライトによる気管挿管において，下顎挙上は重要な操作です。左手で，患者の左口角側の下顎を把持して，挙上します(図 15-1③AB)。下顎挙上により，舌根・喉頭蓋はさらに持ち上がり(図 15-1③C)，トラキライトによる気管挿管が容易になります。また，頸部はさらに伸展し，前頸部の皮膚が伸びて頸部透過光が見やすくなります。下顎挙上により気管チューブを挿入するための開口も得られます(図 15-1③B)。

下顎の正中を持つと，下顎を持った左手がじゃまになり，トラキライトの正中線上の操作が困難になります〔**よくない下顎挙上**①(図 15-2A)〕。また，下顎を斜めに挙上すると，正中線上の操作が困難になり，しかも咽頭から喉頭に解剖学的なずれが生じて，透過光によるチューブ先端の位置判断が困難になります〔よ

▼図 15-2　トラキライト挿管時のよくない下顎挙上

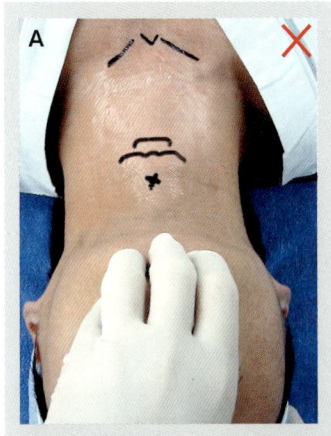

その①：下顎の正中を持っているため，トラキライトの正中線上の操作が困難になる。

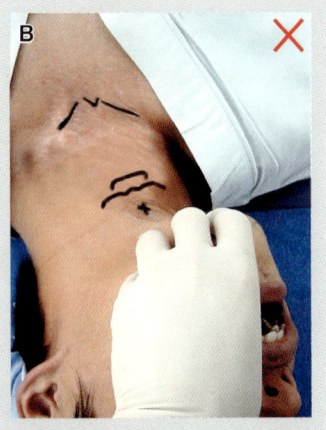

その②：下顎を斜めに挙上しているため，トラキライトの正中線上の操作が困難になり，咽喉頭に解剖学的なずれを生じている。

くない下顎挙上②(図15-2B)]。そのため，下顎は左口角側を持ち，真っ直ぐ垂直に持ち上げるようにします(図15-1③B)。

■電源ON

トラキライトのハンドルを右手で保持し，ハンドル背面のスイッチを入れて電源をONにし，先端の電球の点灯を確認します。

2 ワンドおよび気管チューブの口腔・咽頭内挿入

①90°に屈曲させて準備したトラキライト(図14-14参照)のワンドおよび気管チューブ先端を患者の口腔内へと挿入します。この時，長いトラキライトのハンドル部分が患者の胸部と衝突しないように，トラキライトを患者の矢状面に対して垂直に寝かせて，チューブを90°に曲げた部分まで口腔内に挿入します(図15-3①ABC)。
②チューブ・ワンド先端の屈曲部分までを口腔内に挿入後(図15-3①ABC)，先端を口腔から咽頭奥へと少し押し進めながら，右手に持ったトラキライトを

ベッドに垂直に起こして，患者の正中に位置させます(図15-3②AB)。この操作によりチューブ先端部分は，舌を避けて咽頭へと進みます。また，この操作のみで，チューブ先端は喉頭入口部へと進むこともしばしばあります(図15-3②C)。以後の操作では，**トラキライトを患者の正中線上で操作する**ことが，トラキライト挿管成功のための鍵になります。

3 頸部透過光をガイドに，チューブを喉頭入口部〜気管内へと誘導

①トラキライトに慣れるまでは，この時点で助手に室内の電気を消してもらい，頸部透過光を確認しやすくします。トラキライトによる挿管に慣れれば，ほとんどの症例(85%[1])で，通常の室内光で気管挿管が可能ですが，慣れるまでは思い切って部屋を真っ暗にしましょう。ただし，暗闇の中での薬物投与は困難なため，バイタルサインが安定していることは確認しておきます。また周囲のスタッフにも，わずかの間，部屋が真っ暗になることを知らせておきましょう。嘔吐の危険がある

▼図 15-3　ワンド・気管チューブの口腔・咽頭内挿入（①→②）
A：全体図，B：正面図，C：人形断面図
①長いトラキライトのハンドル部分が患者の胸部と衝突しないように，トラキライトを患者の矢状面に対して垂直に寝かせて（A, B），チューブを 90°に曲げた部分まで口腔内に挿入する（C）。
②先端を口腔から咽頭奥へと少し押し進めながら，右手に持ったトラキライトをベッドに垂直に起こして，患者の正中に位置させる（A, B）。この操作によりチューブ先端部分は舌を避けて咽頭へと進む。そのまま喉頭入口部へと進むこともしばしばある（C）。

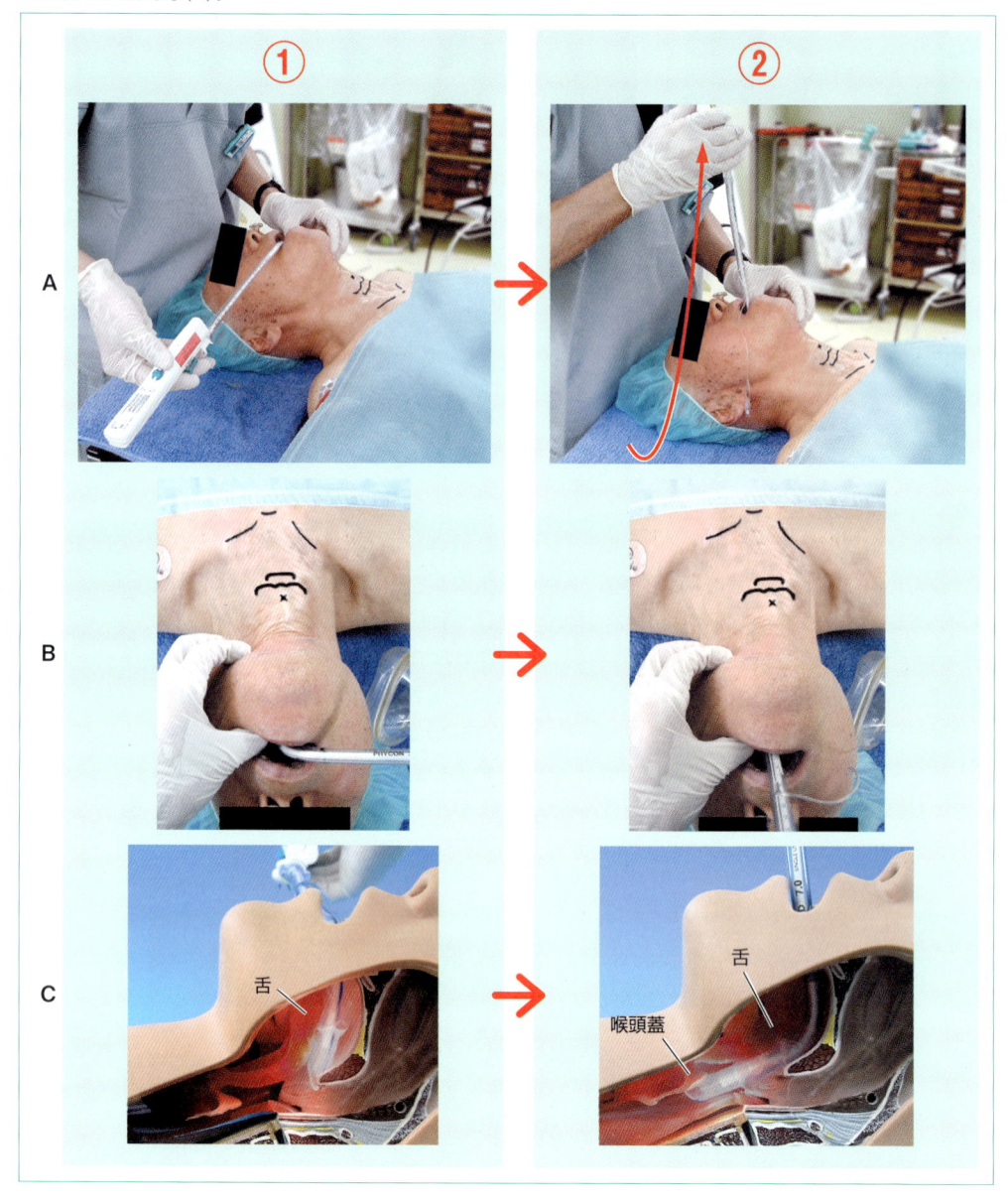

場合は，部屋を暗くするのは危険です。

②トラキライトのハンドル部分を前後にそっと揺らすように動かし（図 15-4），先端部を咽頭の舌根部から喉頭部へと進めます（図 15-5①A）。この時，トラキライト本体，ワンド，気管チューブを患者の**正中線上で操作すること**が重要です。また喉頭の損傷を避けるため，粗暴な操作は禁物です。チューブの進行に抵抗がある場合は，無理に押し進めることは絶対にやめましょう。

③チューブ先端が喉頭入口部に進行すると（図 15-5①C），頸部の透過光が甲状

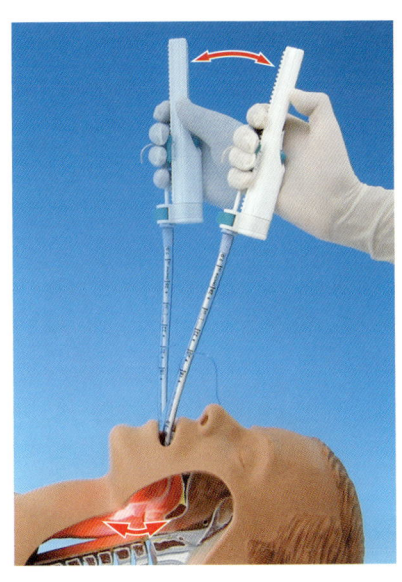

◀図15-4
トラキライトハンドルの振り子様操作による，チューブ先端の進行と引き戻し
トラキライトのハンドル部分を前後にそっと揺らすように動かして，先端部を進めたり，引き戻したりする。トラキライト本体，ワンド，気管チューブを患者の正中線上に合わせて操作することと，組織損傷を起こさないように愛護的に操作をすることが重要である。

軟骨の喉頭隆起のやや尾側，正中にはっきりと確認できます(図15-5①Ba, Bb)。

④チューブをそのまま1cm程度進めると(図15-5②A)，頸部透過光はより明瞭に，強く収束します(図15-5②Ba, Bb)。これは，チューブ先端が喉頭入口部から，声門内へと入ったことを示します(図15-5②C)。

頸部透過光の性状によるチューブの位置の判断

上記のように，トラキライトによる気管挿管時は，喉頭を直接見ることなしに，前頸部の透過光により，チューブを声門へと誘導し(光ガイド下)，気管挿管の成功を判断します。その時は，甲状軟骨喉頭隆起より少し尾側の正中部分に，辺縁の明瞭な透過光が観察できます(図15-5①②B)。

しかし，いつも簡単にチューブを声門へ誘導できるとはかぎりません。チューブを正しく誘導するためには，チューブ・ワンド先端の位置により，頸部透過光がどのように見えるのか(図15-6)を知っておくことが必要です[4]。これについては，次章で詳しく説明しますが，特に重要なのはチューブ先端が**喉頭蓋谷に**ある場合と，**梨状陥凹から食道にある場合**の頸部透過光の判断です。

■チューブ先端が喉頭蓋谷に迷入した場合(第16章参照)

頸部透過光が正中に見えても，喉頭隆起よりやや頭側で，辺縁も不明瞭な場合(図15-6③，図15-7A，図15-7B①)は，チューブ先端は喉頭蓋谷に迷入しています(図15-7C)。その位置からチューブを進めようとすると，少し抵抗を感じる場合もあります。

チューブ先端が喉頭蓋谷に迷入した場合は，トラキライトの振り子様操作(図15-4)により，一度透過光が見えなくなるまでチューブを引き戻してから再び正中にチューブを進めていきます。その時，下顎をさらに持ち上げて喉頭蓋を咽頭後壁からしっかり持ち上げておき，チューブが喉頭蓋の下側(背側)を通過しやすくします。これには枕を低くし頭頸部の伸展を強めるのも有効です。

● ■ ▼

▼図 15-5　頸部透過光をガイドに，チューブを喉頭入口部〜気管内へと誘導（①→②）
A：全体図，B：正面図（Ba：通常の室内光，Bb：暗室），C：ファイバースコープ画像
①ワンドおよびチューブの先端部を喉頭入口部へと進めると（C），甲状軟骨の喉頭隆起のやや尾側，正中にはっきりとした透過光が観察できる（Ba, Bb）。
②チューブをそのまま1cm程度（または抵抗を感じるまで）進めると，先端は喉頭入口部から，声門内へと入る（C）。この時，頸部透過光はより明瞭に，強く，小さく収束するのが見られる（Ba, Bb）。

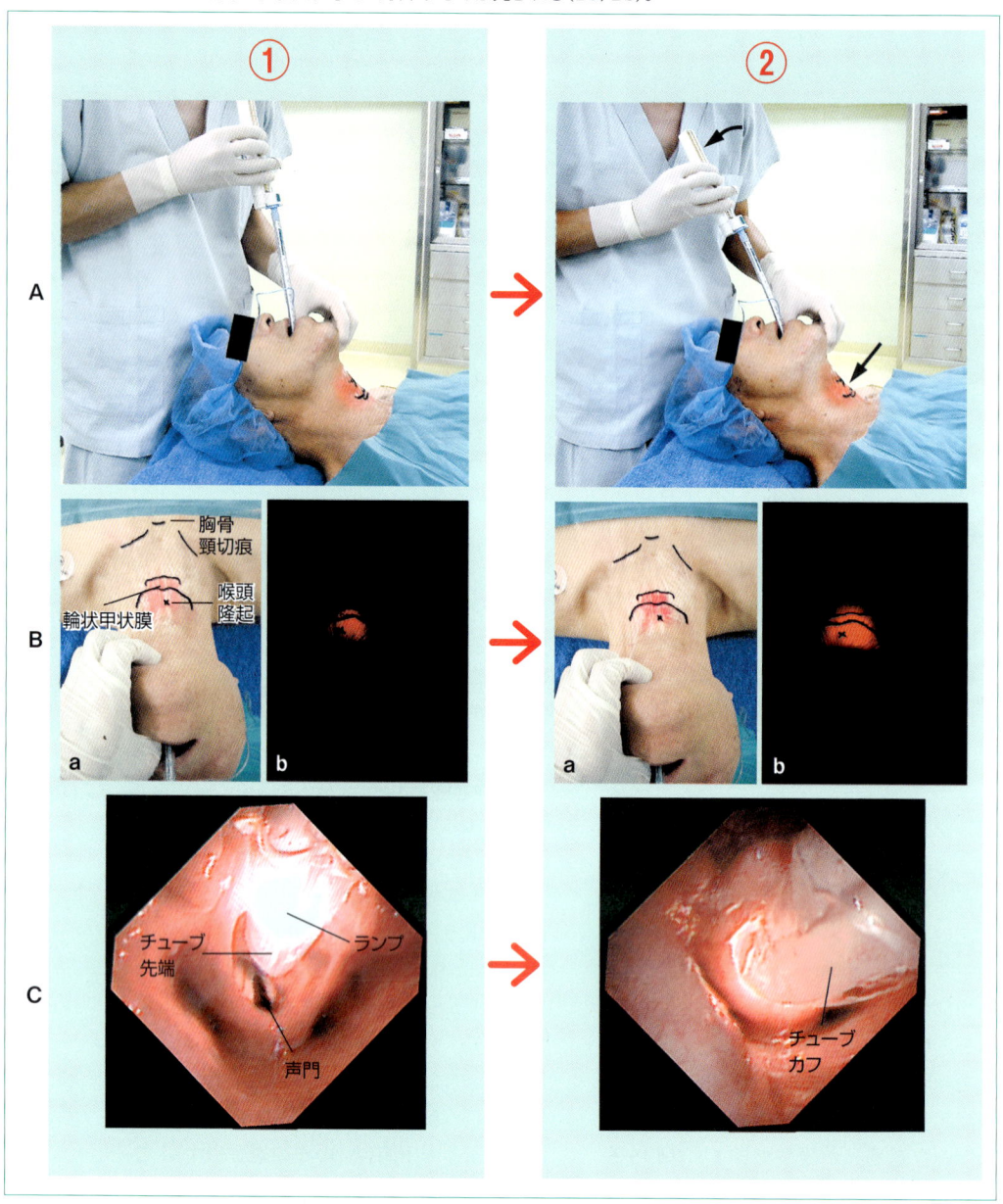

■チューブ先端が梨状陥凹・食道へと迷入した場合（第16章参照）

透過光が喉頭隆起より尾側に，甲状軟骨の左右にずれて見える場合がしばしばあります（図15-6④，図15-8A①②，図15-8B①②）。この時，そのままトラキライトを右から正中に戻そうとすると，光はいったん見えなくなり，その後左側へ移動します。また左から正中に戻そうとすると，光が一度消えた後に右へ移動するだけで，どうしても正中にできないことがよくあります。この場合，チューブの

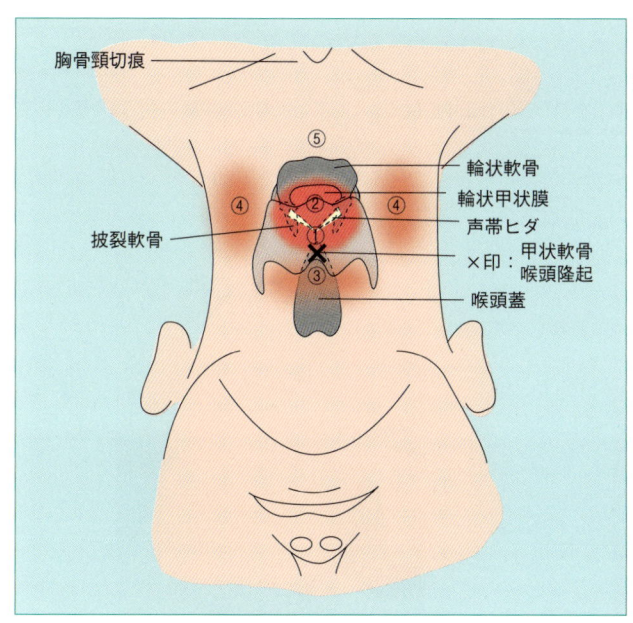

◀図 15-6
トラキライトの頸部透過光による気管チューブ先端位置の判断

正中の甲状軟骨喉頭隆起（✖）より少し尾側部分に明瞭な頸部透過光が観察できるとき，気管チューブ先端は喉頭入口部に位置し（①），声門内へ入ると透過光はより強くなる（②）。頸部透過光は正中にあるが，喉頭隆起より頭側で，辺縁が不明瞭なとき，チューブは喉頭蓋谷にある（③）。透過光が喉頭隆起より尾側にあり，甲状軟骨の左右にずれていて，正中に戻そうとしても正中にこないときは，チューブの先端は梨状陥凹（④）へと進行している。チューブ先端が食道（⑤）へと進んだときは，痩身の場合を除き，透過光は通常見えない。

胸骨頸切痕
輪状軟骨
輪状甲状膜
披裂軟骨
声帯ヒダ
✖印：甲状軟骨喉頭隆起
喉頭蓋

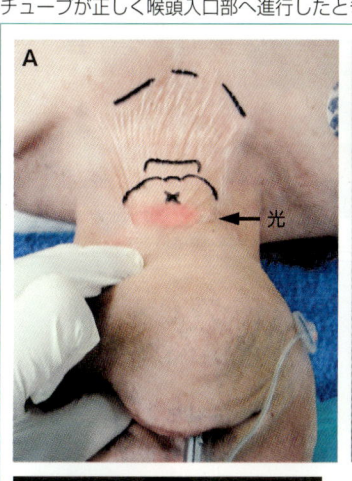

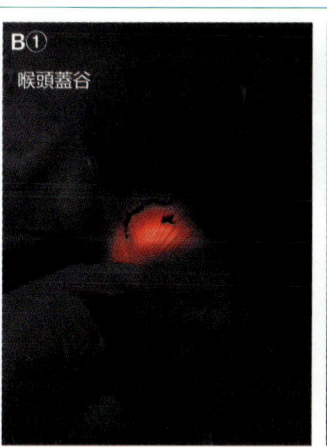

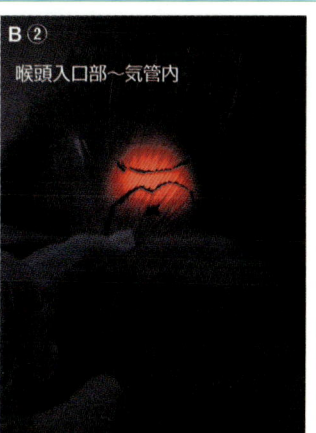

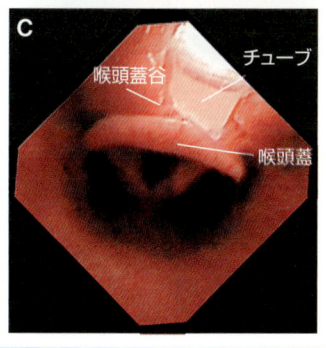

▼図 15-7　気管チューブ先端が喉頭蓋谷に迷入したときの頸部透過光
A：頸部正面図（通常の室内光），
B：頸部正面図（暗室，①：喉頭蓋谷，②：喉頭入口部），
C：ファイバースコープ画像
頸部透過光は正中にあるが，喉頭隆起よりやや頭側で，辺縁が不明瞭なとき（A，B①）チューブは喉頭蓋谷にある（C）。チューブが正しく喉頭入口部へ進行したときの頸部透過光（B②）と比較のこと。

A　光
B①　喉頭蓋谷
B②　喉頭入口部〜気管内
C　喉頭蓋谷　チューブ　喉頭蓋

▼図 15-8　チューブ先端が梨状陥凹へと迷入したとき
①：左側，②：右側
A：頸部正面図（通常の室内光），B：頸部正面図（暗室），C：ファイバースコープ画像
透過光が喉頭隆起より尾側で，甲状軟骨の左右にずれており（矢印），正中に戻そうとしても反対側へ移動するだけで正中にできない場合，チューブの先端は梨状陥凹（から食道）へと進行している。

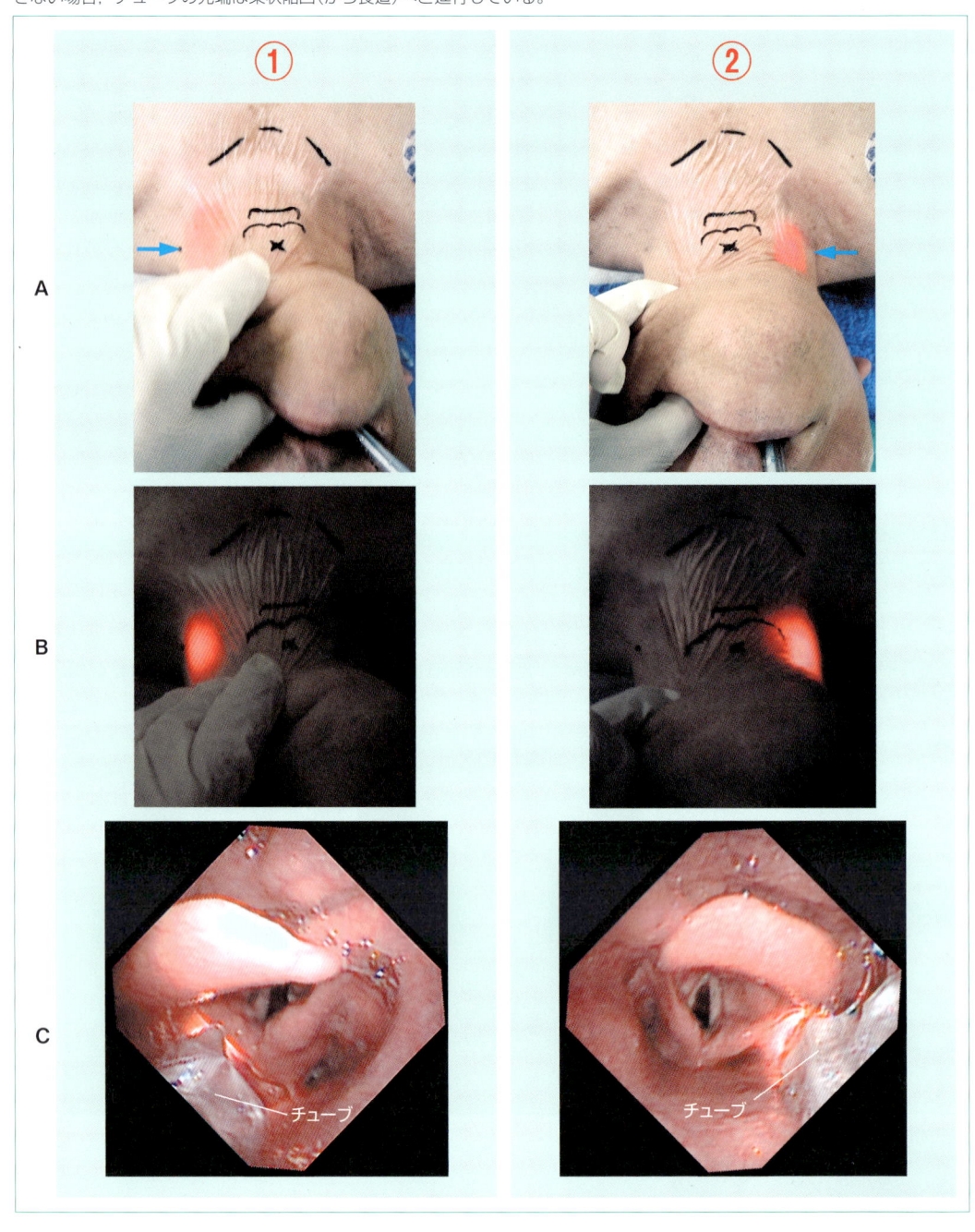

先端は梨状陥凹から食道へと進行しており、披裂軟骨下面を左から右へ、右から左へと行ったりきたりするために、透過光を正中にすることができないのです(図15-8C①②)。

この場合には、チューブを十分に引き戻し(下咽頭・食道から引き抜いて)、トラキライトと気管チューブを正中に位置させてから進めることが重要です。

④ スタイレットの引き抜き

ワンドとチューブ先端が喉頭入口部から気管内へと入っても、それらの先端部分は90°曲げてあるため、チューブをそのまま気管内へと進めることは困難です。そこでトラキライトのスタイレットを、右手薬指(または中指)でおよそ10 cmほど引き上げると(図15-9)、ワンドの先端部分は軟らかくなり、チューブを気管内へと進めることが可能となります。このとき、ハンドル上部を右手母指で押さえると(図15-9)、スタイレットを抜きやすくなります。

⑤ 気管チューブの気管内挿入（気管挿管）

スタイレットを10 cm程度引き抜いた後、軟らかくなったワンドと気管チューブを一緒に気管内へと進めていきます(図15-10①A〜C)。この時、頸部透過光が甲状軟骨尾側(図15-5①②Ba, Bb)から輪状軟骨部分(図15-10①Ba, Bb)、そして胸骨頸切痕に消える直前(図15-10② Ba, Bb)まで、気管チューブを進めます。この位置でチューブ先端は気管のほぼ中央に位置することになります[1〜3]。

これで気管挿管は完了です。部屋を暗くした場合は、ここで、部屋を明るくしてもらいます。

■ 気管チューブの進行困難
（第16章参照）

正しい頸部透過光が観察でき、スタイレットを引き抜いた後、気管チューブを進める時に、チューブ進行に抵抗があり、チューブを気管内へと進めることができない場合があります。これは、気管チューブが前交連[1,5]、声帯ヒダ[1]、喉頭室[1]、気管前壁[1]に衝突しているためです。

この場合は、気管チューブを(トラキライトと一緒に)左右に回転させるか、前頸部の甲状軟骨部分を左手で持ち上げるとよい[1]ともいわれていますが、どちらもあまりうまくはいきません。極度に頸部を伸展(後屈)している場合は、それを戻すとチューブが進みやすくなりま

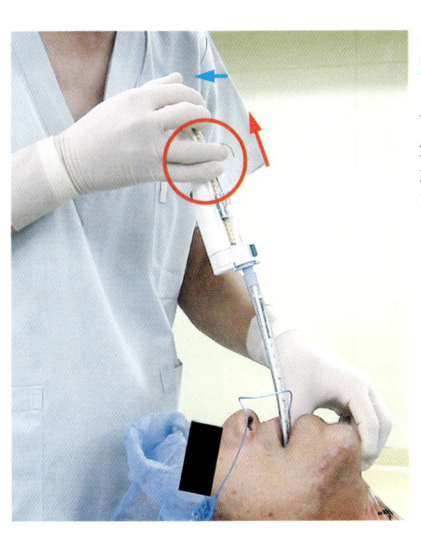

◀ 図 15-9
スタイレットの引き抜き
トラキライトのスタイレットを右手薬指(または中指)で10 cm程度引き抜くと(赤矢印)、ワンドの先端部分は軟らかくなり、チューブを気管内へと進めることが可能となる。スタイレットを抜きやすいように、ハンドル上部を右手母指で押さえている(青矢印)。

▼図 15-10　気管チューブを気管内へ進める(①→②)
A：全体図，B：正面図(Ba：通常の室内光，Bb：暗室)，C：ファイバースコープ画像
ワンドと気管チューブを一緒に気管内へと進めていくと，頸部透過光が甲状軟骨尾側(図 15-5②B)から輪状軟骨部尾側へと移動していく(①Ba, Bb)。透過光が胸骨頸切痕に消える直前(②Ba, Bb)まで気管チューブを進め，気管挿管完了である。

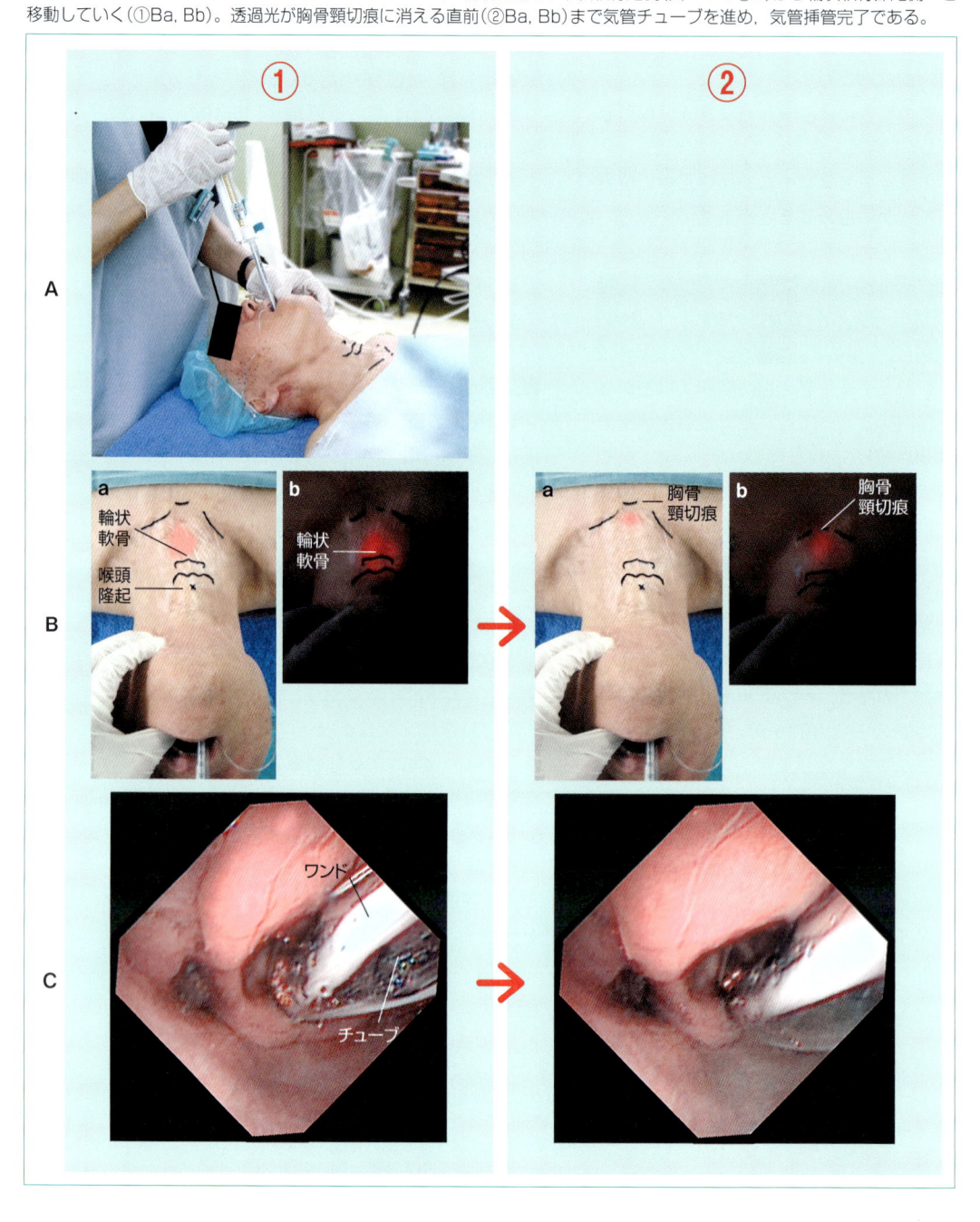

す。

　明確なデータはありませんが，リンフォース型気管チューブは，チューブ進行困難が少ないとも考えられています。ただし，チューブを暴力的に進めることは絶対にやめましょう。どうしてもチューブの進行が困難な場合は，無理せずに一度チューブを引き抜き，マスク換気後，最初からやり直します。

⑥トラキライトの抜去と挿管直後の処置

気管挿管完了後は，左手で気管チューブを保持し，チューブクランプ（ハンドルとチューブのスリップジョイントを固定してある）を右手で解除します（図15-11）。その後，チューブを左手でしっかりと保持したまま，トラキライトのワンドを気管チューブから抜去してきます（図15-12①A，②A）。抜去は患者胸部方向（前方）へ自然なカーブを描くように行

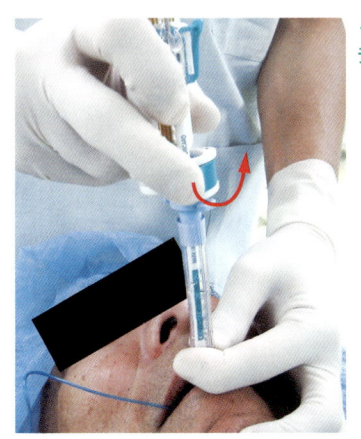

◀図15-11
チューブクランプの解除

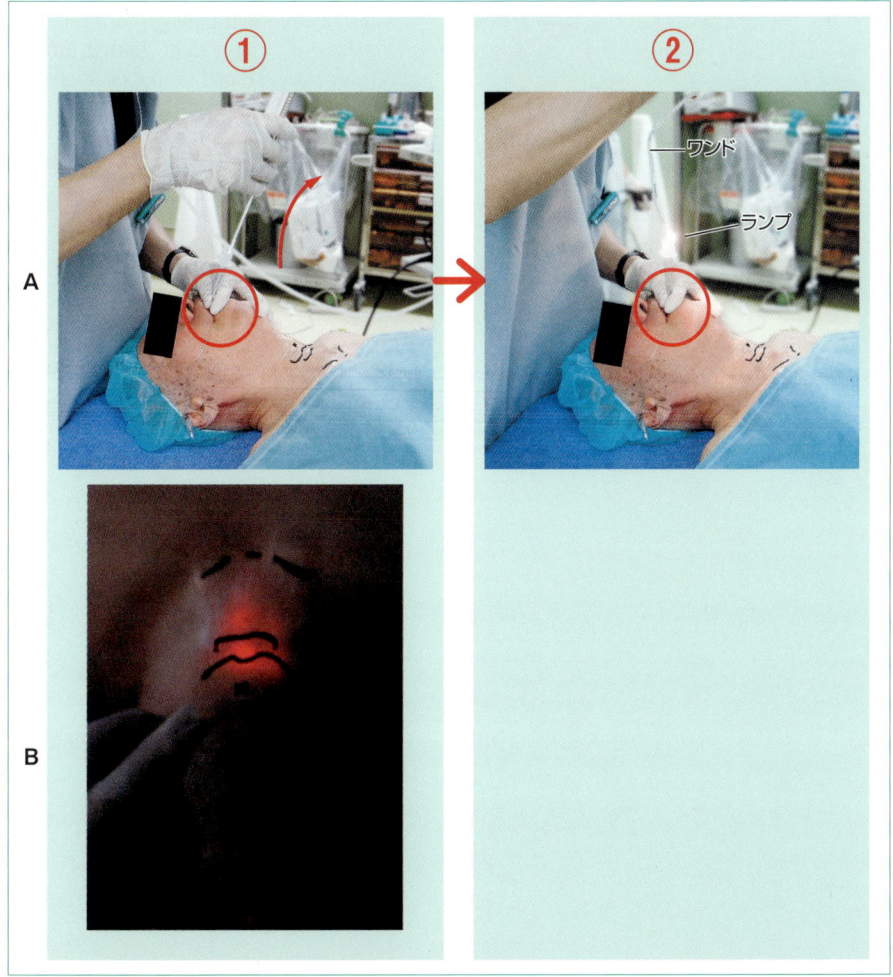

◀図15-12
トラキライトの抜去
（①→②）
A：全体図，B：正面図（暗室）
チューブを左手でしっかりと保持したまま（○），トラキライトのワンドを気管チューブから抜去する。ワンドの光源が再び甲状軟骨付近を通過するとき，頸部透過光が見える（①B）。

います．ワンドの光源が再び甲状軟骨付近を通過するとき，頸部透過光が見えます(図15-12①B)．

ワンドの抜去時に，スタイレット先端(90°屈曲部分)がチューブのスリップジョイント内を通過する時に，やや抵抗があります．多くの場合，十分な潤滑がしてあればそのまま抜去可能ですが，気管チューブのサイズ，種類によっては，抜去困難な場合があり，事前に使用チューブで確認しておく必要があります．どうしても抜去できなければ，助手にチューブ内でスタイレットを伸ばしてもらう必要があるかもしれません．いずれにせよ，ワンド抜去時はチューブが気管から抜けないように，左手でしっかりと保持しておきます(図15-12①A, ②A)．

トラキライト抜去後は，通常の挿管時と同様に，チューブの深さの確認，カフ注入，呼吸回路の接続，気管挿管の確認，チューブの固定といった一連の気管挿管直後処置を行います[6]．トラキライトによる気管挿管では，チューブの声門の通過を直視せずに挿管を行うため，気管挿管の確認は特に重要です．視診，聴診など，身体診察による確認方法，カプノグラフなどによる器具を使用した確認方法により[6]，必ず気管挿管の確認を行ってください．

文 献

1. Hung OR, Stewart RD. Intubating stylets. In : Hagberg CA. Benumof's airway management : principles and practice. 2nd ed. St. Louis : Mosby, 2007 : 463-75.
2. Agro F, Hung OR, Cataldo R, et al. Lightwand intubation using the Trachlight™ : a brief review of current knowledge. Can J Anaesth 2001 ; 48 : 592-9.
3. Trachlight® スタイレット・気管用ライトワンド使用説明書．Laerdal Medical 社．
4. 山本智徳，青山和義，竹中伊知郎ほか．ライト付きスタイレット(トラキライト™)による気管内挿管—困難となる原因と初心者の上達度—．麻酔1999 ; 48 : 672-7.
5. Aoyama K, Takenaka I, Nagaoka E, et al. Potential damage to the larynx associated with light-guided intubation : a case and series of fiberoptic examinations. Anesthesiology 2001 ; 94 : 165-7.
6. 青山和義．必ずうまくいく！気管挿管．改訂版．東京：羊土社，2009 : 90-143.

第 16 章

トラキライト挿管の困難, 合併症, その他の使用方法

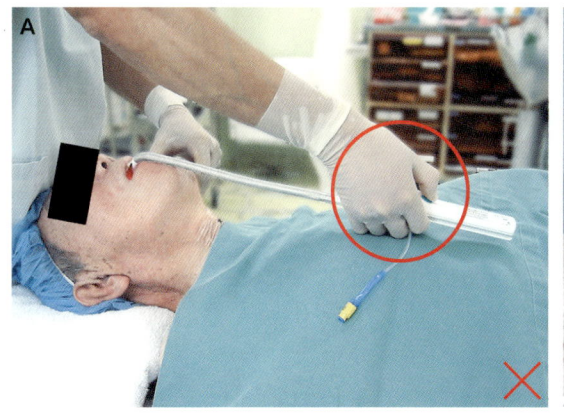

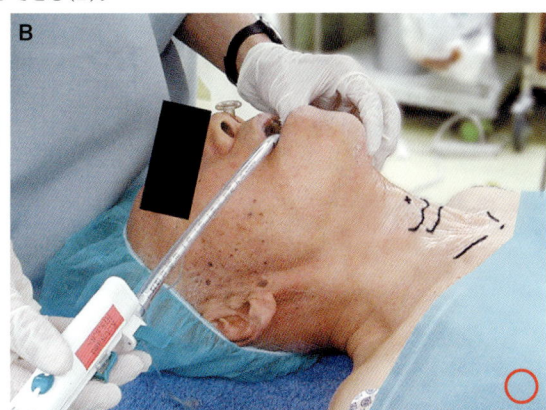

トラキライト®による気管挿管は, 喉頭や声門を観察せずに, 光ガイド下に挿管を行う方法です。声門を見なくても(また見えなくても)挿管を行えるのは, この方法独自の大きな利点です。反面, 目標である声門や, チューブの進行を見ていないため, うまく誘導できないときの原因がわかりにくく, 「なぜ挿管できないのかがわからない」という欠点があります。本章では, このような初心者がよく遭遇する困難について, 挿管手順に沿って解説します(表 16-1)。また, トラキライト使用時の合併症について, そして経口気管挿管以外の使用方法についてもまとめます。

1 ワンド・気管チューブを口腔, 咽頭内へと挿入できない

1-1) トラキライトハンドルと胸壁との衝突

トラキライトのワンド, ハンドルはかなり長いので, 矢状面の正中から口腔内へと挿入しようとすると, ハンドル部分が胸壁と衝突してうまく挿入できません[1](図 16-1A)。トラキライトを患者の矢状面に対して垂直に寝かせて, チューブを 90°に曲げた部分まで口腔内に挿入すると, 胸部と衝突せずに挿入できます(図 16-1B)。

▼図 16-1 トラキライトハンドルと胸壁との衝突(A)および胸壁を避けた挿入(B)
トラキライトのワンド, ハンドルは長いので, ハンドル部分が胸壁と衝突すると, チューブ・ワンド先端部分を口腔内へとうまく挿入できない(A)。ハンドルを患者の矢状面に対して垂直に寝かせて, チューブ先端を口腔内に挿入すると, 胸部との衝突を避けることができる(B)。

▼表16-1　トラキライトによる挿管時の困難

困難	原因	要因	対処
①ワンド・チューブの口腔・咽頭内挿入困難	1) トラキライトハンドルと胸壁との衝突(図16-1A)	ハンドル・ワンド全体が長い	まず矢状面に対して垂直に挿入(図16-1B)
	2) チューブと舌・口蓋弓・口蓋扁桃との衝突(図16-2AB)	盲目的に挿入している	チューブを直視下に口腔・咽頭へと挿入
		チューブの挿入が右口角側に近すぎる	口角側ではなくほぼ正中に挿入(図16-2C)
		最初の口腔・咽頭への挿入が不十分	チューブを直視下に咽頭へ十分に挿入
②ワンド・チューブの喉頭入口部への誘導困難	1) 透過光の性状によりワンド・チューブの位置判断とその対処ができない	①挿管成功時の透過光の理解不十分	挿管成功時の透過光を十分理解する(表16-2, 図16-4, 図16-5)
		②喉頭蓋谷への迷入(図16-6)	①喉頭蓋を十分挙上(図16-7) ②引き戻し法(図16-8)
		③梨状陥凹への迷入(図16-9)	①十分に引き戻して, 再び正中へ ②引き戻し法(図16-8)
		④痩身症例	①食道挿管の可能性の認識 ②通常の室内灯で施行
	2) 光が見えない＝チューブがどこにあるかわからない	①咽頭への挿入が不十分	直視下に咽頭への挿入を確認
		②室内光が明るい	室内灯を消す(暗室にする)
		③チューブ先端が披裂軟骨下面にある	愛護的に少し左右に向ける
		④ワンド先端の電球が消えている	引き抜いて, 点灯を確認
		⑤どうしても透過光が見えない	引き戻し法(図16-8)
		⑥肥満症例	①室内灯を消す ②肩枕による頭頸部伸展 ③用手的胸部組織牽引
	3) ワンド先端の光(チューブの先端)を思った方向に誘導できない	①スタイレットがワンドコネクターに固定されていない(図16-10)	ワンドコネクターにしっかり固定
		②ワンドが準備時から正中を向いていない(図16-11)	準備時に確認して正中に合わせる
③気管チューブの声門・気管への挿入困難	チューブと喉頭組織との衝突	前交連, 声帯ヒダ, 喉頭室, 気管前壁などの組織と衝突(図16-12)	予防1：できるかぎり声門通過を心がける 予防2：リンフォースチューブを使用 予防3：チューブを温水に浸けておく 予防4：チューブの彎曲を逆に準備
④ワンドの抜去困難	スタイレットの90°屈曲部分が, スリップジョイント部分を通過しない(図16-13A)	・スタイレットの90°屈曲 ・スリップジョイント部分がチューブの最狭部で硬い ・細いチューブの使用	①抜去前にチューブの途中でスタイレットを伸ばす(図16-13B) ②スリップジョイントを一緒に抜去 ③最初からスリップジョイントを外して準備

1-2) チューブ先端の舌・口蓋弓・扁桃との衝突

トラキライトのワンドと気管チューブ先端部分は 90°に曲げてあるため，盲目的に挿入したり，挿入部位が右口角側に近すぎると，舌(図 16-2A)，口蓋弓(図 16-2B)，口蓋扁桃などの組織と衝突して，損傷する可能性があります。チューブの口腔内への挿入は直視下に，ほぼ口腔の正中へと(矢状面に対してはトラキライトは垂直に)行い，組織との衝突を避けるようにします(図 16-2C)。

チューブ・ワンド先端の屈曲部分までを口腔内に十分挿入後(図 16-3①ABC)は，先端を口腔から咽頭奥へと少し押し進めながら，右手に持ったトラキライトをベッドに垂直に起こして，患者の正中に位置させます(図 16-3②AB)。すると，この操作によりチューブ先端部分は，舌を避けて口腔から咽頭へと挿入することができます(図 16-3②C)。

2 チューブ先端を喉頭入口部へと誘導できない

2-1) 頸部透過光の性状によるワンド・チューブの位置判断ができない

トラキライトによる気管挿管がうまくいかない原因で最も多いのは，頸部透過光によるチューブの位置の判定がうまくできないことです[2]。光ガイド下挿管では，頸部透過光を観察してチューブ先端がどこに位置するのかがわからないと，次にチューブをどのように進めたらよいのかがわかりません。

チューブ先端の位置判定のためには，喉頭の解剖および**チューブ先端の位置による頸部透過光の特徴**(表 16-2，図 16-4AB)を十分に理解することが必要です。慣れるまでは部屋を暗くして，透過光の特徴をしっかり観察しましょう。

2-1)-① 挿管成功時の透過光を理解
(表 16-2，図 16-4①②，図 16-5)

まず第 15 章で解説した，気管挿管成功時の頸部透過光の特徴をしっかりと頭に入れておいてください。チューブ先端が喉頭入口部へと挿入されると，甲状軟骨喉頭隆起の少し尾側の正中部分に，明るく，辺縁が明瞭な透過光を見ることができます[1～3](図 16-4①，図 16-5①ABC)。そこからさらにチューブを進め，チューブ先端が声門を通過すれば，透過光はより**明瞭**となり，**収束**するのが観察できます(図 16-4②，図 16-5②ABC)。気管挿管の成功です。その後は第 15 章で説明した手順で，チューブを気管内へと進めていきます。

2-1)-② チューブが喉頭蓋谷付近へ迷入した場合
(表 16-2，図 16-4 ③，図 16-6ABC)

チューブが喉頭蓋谷付近に迷入したときの頸部透過光は，ほぼ正中ですが(時にやや左右にずれます)，喉頭隆起よりやや頭側にあり，辺縁が不明瞭でぼんやりとしています[1～3]。挿管成功時と透過光の位置の違いはわずかなため，区別が困

▼図 16-2　チューブ先端の舌(A)・口蓋弓(B)との衝突とその回避(C)
A, B：ワンド，気管チューブを盲目的に挿入すると，舌，口蓋弓，口蓋扁桃と衝突して組織を損傷する可能性がある。
C：チューブを直視下に口腔のほぼ正中へと挿入し，組織との衝突を避ける。

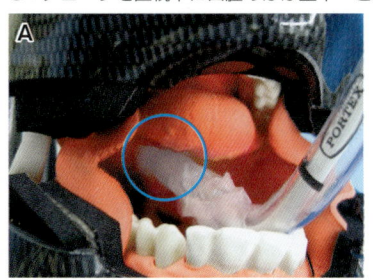

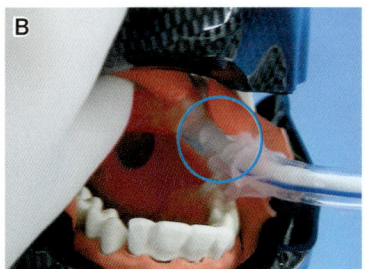

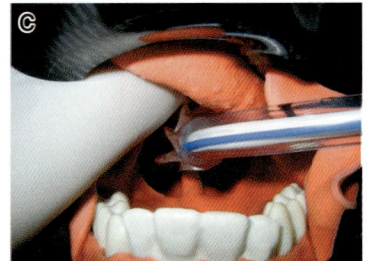

▼図 16-3　チューブの口腔・咽頭への挿入（①→②）
A：全体図，B：正面図，C：人形断面図
チューブ・ワンド先端の屈曲部分までを口腔内に十分挿入後（①），先端を口腔から咽頭奥へと少し押し進めながら，トラキライトをベッドに垂直に起こすと（②A），チューブ先端部分を，舌を避けて咽頭へと挿入することができる（②C）。

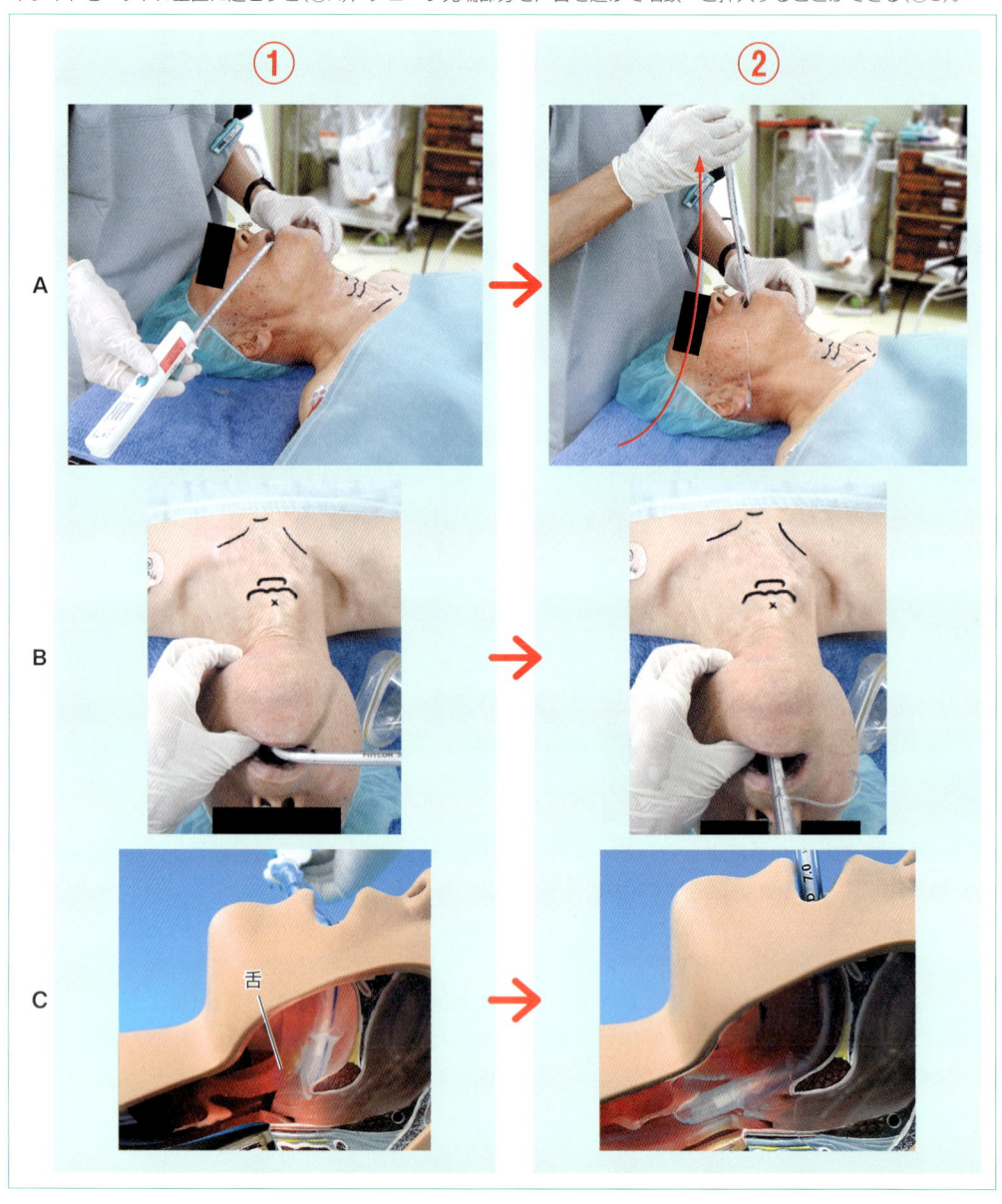

▶表 16-2 頸部透過光の特徴

気管チューブ先端の位置	頸部透過光の性状		
	透過光の位置	明るさ	透過光の境界
①喉頭入口部	正中・喉頭隆起尾側	明るい	明瞭
②声門内	正中・喉頭隆起尾側	より明るく・より収束	明瞭
③喉頭蓋谷	ほぼ正中（時にやや左右）・喉頭隆起頭側	ぼんやりしている	不明瞭
④梨状陥凹	左または右側・喉頭隆起より尾側	ぼんやり～明るい	不明瞭～比較的明瞭
⑤食道	見えない（時に正中喉頭隆起付近）	見えない（時にぼんやり，または明るい）	見えない（時に不明瞭まれに明瞭）

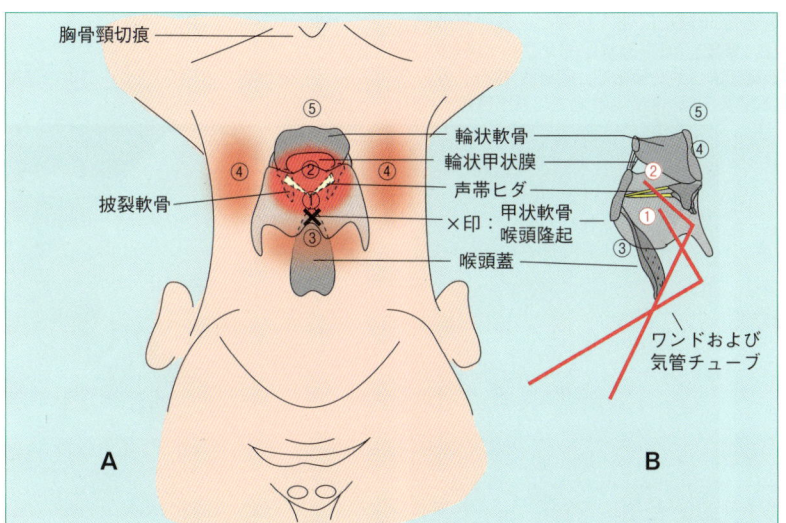

第 16 章 ● トラキライト挿管の困難，合併症，その他の使用方法

◀図 16-4
チューブ先端位置による
頸部透過光の位置(A)と
喉頭の解剖(B：側面)

ワンド・チューブ先端が，
①喉頭入口部，
②気管内，
③喉頭蓋谷，
④梨状陥凹，
⑤食道，
に位置する場合の頸部透過光の位置・性状を，喉頭の解剖に合わせて理解しておくことが重要である。

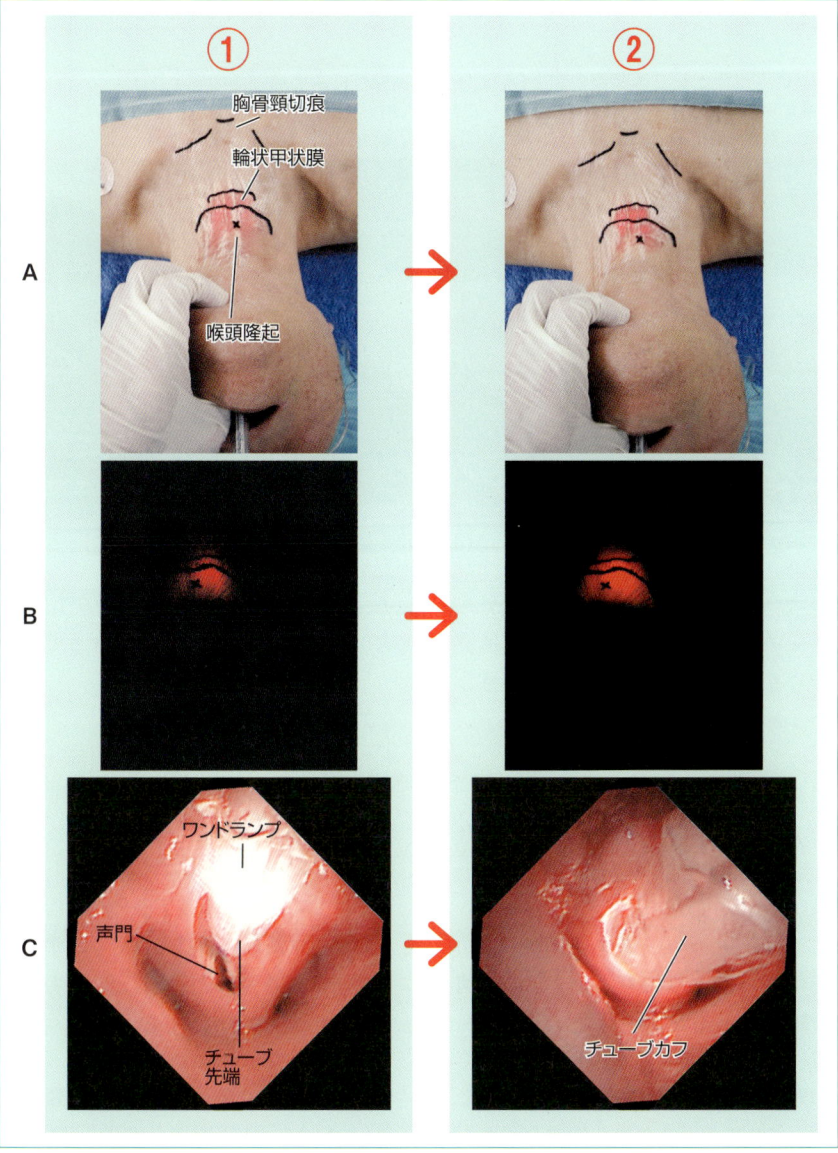

◀図 16-5
気管挿管成功時の
トラキライトによる
頸部透過光(①→②)

A：正面図(通常の室内光)，
B：正面図(暗室)，C：ファイバースコープ画像
①ワンドおよびチューブの先端部が喉頭入口部へと進むと(C)，甲状軟骨の喉頭隆起のやや尾側，正中にはっきりとした明るい透過光が観察できる(A，B)。
②チューブをそのまま1cm程度(または抵抗を感じるまで)進めると，先端は喉頭入口部から，声門内へと入る(C)。このとき，頸部透過光はより明瞭に，強く，小さく収束するのが見られる(A，B)。

▼図16-6　気管チューブ先端が喉頭蓋谷に迷入したときの頸部透過光
A：頸部正面図（通常の室内光），B：頸部正面図（暗室），C：ファイバースコープ画像
頸部透過光は正中にあるが，喉頭隆起よりやや頭側で，明るさはぼんやりとして辺縁が不明瞭なとき（AB）チューブは喉頭蓋谷にある（C）。チューブが正しく喉頭入口部へ進行したときの頸部透過光（図16-5）と比較。

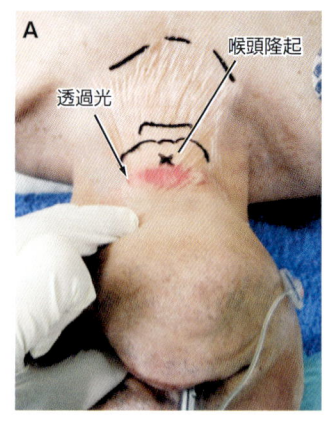

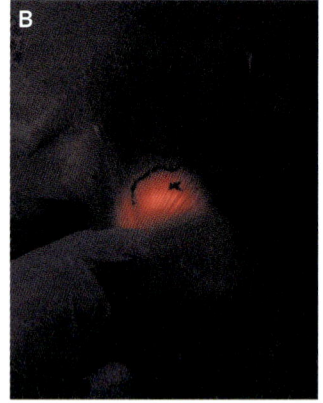

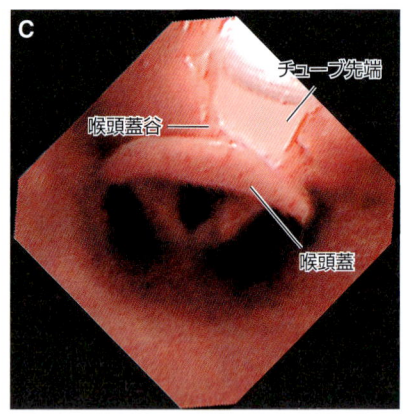

▼図16-7　不十分な喉頭蓋の挙上（A）と下顎挙上操作による喉頭蓋の挙上（B）
喉頭蓋の持ち上がりが不十分で，気管チューブが喉頭蓋谷へと進む場合（A）は，下顎をしっかりと持ち上げて，喉頭蓋を咽頭後壁より持ち上げ（B），チューブ進行のためのスペースをつくる。

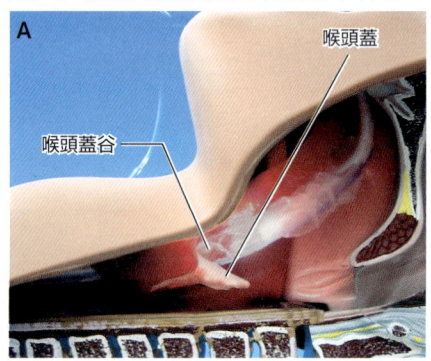

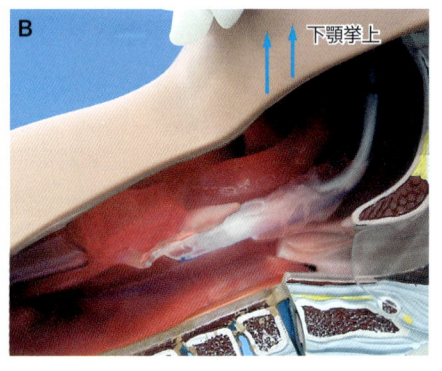

難なこともあります。その位置からチューブを進めようとすると，少し抵抗を感じることもありますが，あまり感じないこともあります。

◎対策1：喉頭蓋をしっかり挙上する
気管チューブが喉頭蓋谷へと進む場合は，喉頭蓋が十分に咽頭後壁から持ち上がっていないのが原因です（図16-7A）。まず下顎をしっかりと持ち上げて，喉頭蓋を咽頭後壁より持ち上げます[1〜3]（図16-7B）。頸部不安定性がない場合は，患者に肩枕を使用するか，頭部枕を低くし頭頸部の伸展を強めると，喉頭蓋がより挙上されます。その後，喉頭蓋谷からチューブを少し頭側へと引き戻してから，再びチューブを進めていきます。

◎対策2：引き戻し法
どうしてもチューブを喉頭入口部へ誘導できない原因の一つとして，頭頸部後屈・下顎挙上操作でも喉頭蓋（時に大きなもの）を咽頭後壁から十分に挙上できず，チューブが喉頭蓋下側（背側）に進まないか，または喉頭蓋に衝突してすぐに下咽頭・食道へと進行するという場合が考えられます。

このようなときは，一度チューブを左右の梨状陥凹に位置させて，まず頸部の左（または右）に透過光を確認し（図16-8

▼図 16-8　引き戻し法による気管チューブの誘導（①→②）
どうしてもチューブを喉頭入口部へ誘導できない場合，一度チューブを左（または右）の梨状陥凹に位置させて，頸部透過光をまず確認する（①AB）。その光をガイドにチューブを少しずつ引き戻し，チューブを正中に向けて喉頭入口部へと誘導する（②AB）。粗暴な操作で喉頭を損傷しないように注意する。

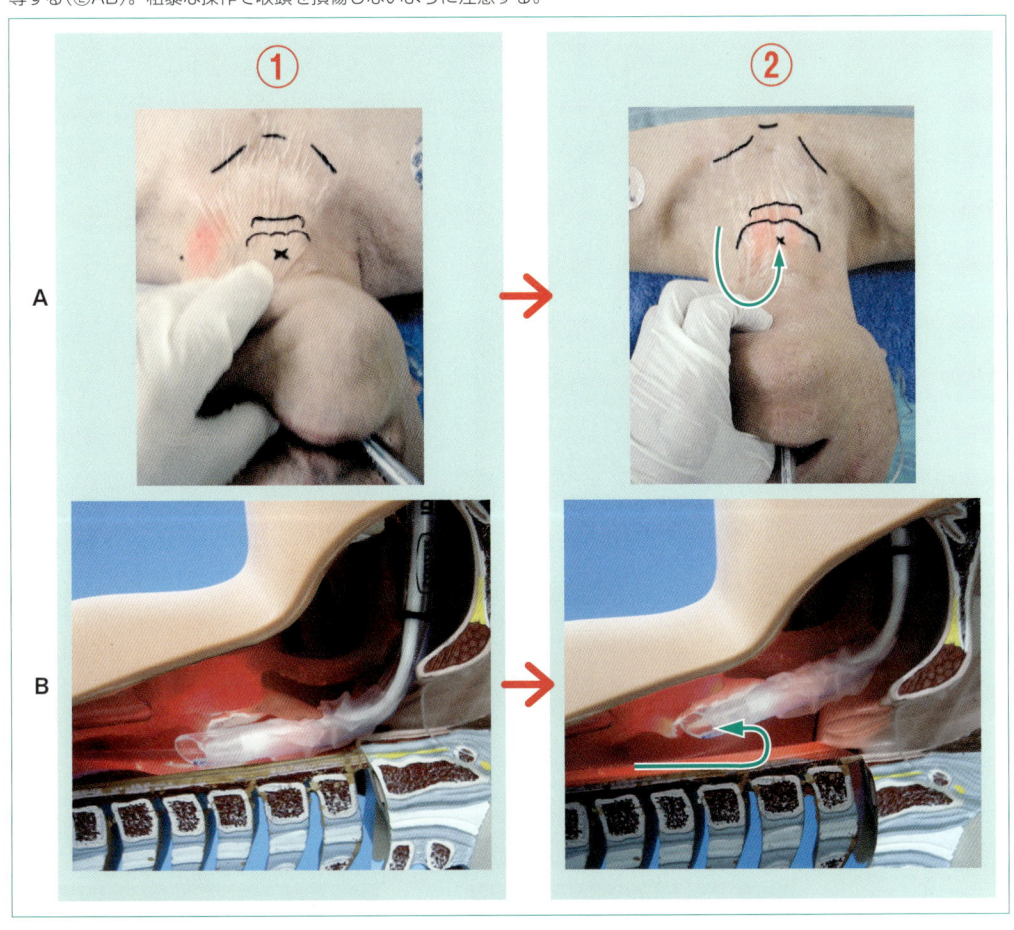

①AB），その光をガイドにチューブを少しずつ引き戻してきます[4〜6]（引き戻し法）。披裂軟骨部よりやや頭側に引き戻したと思われるところで，チューブを正中に向けると，チューブを喉頭入口部へと誘導できます（図 16-8②AB）。粗暴な操作で喉頭を損傷しないように，操作は愛護的に行います。

②-1)-③ チューブが梨状陥凹から食道へ迷入した場合

（表 16-2，図 16-4④⑤，図 16-9）

透過光が喉頭隆起より尾側にあり，甲状軟骨の左右にずれている場合は，チューブ先端は左右の梨状陥凹にあります[1,2]。正中に戻そうとすると，披裂軟骨下面（から食道）へ入り，一度頸部透過光が見えなくなります。そして光はまた反対側に移動し，どうしても透過光を正中にできないことがよくあります（図 16-9①②）。

◎対策

この場合は，一度チューブを下咽頭から口腔咽頭まで**十分に引き戻し**，チューブを正中にきちんと位置させてから進めます。前述の引き戻し法に近い方法になります（図 16-8）。喉頭蓋の挙上が不十分なため，チューブが梨状陥凹へとずれる場合もあります。下顎挙上も十分に行い，喉頭蓋をできるかぎり挙上します。

②-1)-④ 痩身症例

非常に痩せた人では，気管チューブが食

▼図16-9 チューブ先端が梨状陥凹へと迷入したとき（①左側，②右側）
A：頸部正面図（通常の室内光），B：頸部正面図（暗室），C：ファイバースコープ画像
透過光が喉頭隆起より尾側で，甲状軟骨の左右にずれており，正中に戻そうとしても反対側へ移動するだけで正中にできない場合，チューブの先端は梨状陥凹（から食道）へと進行している。

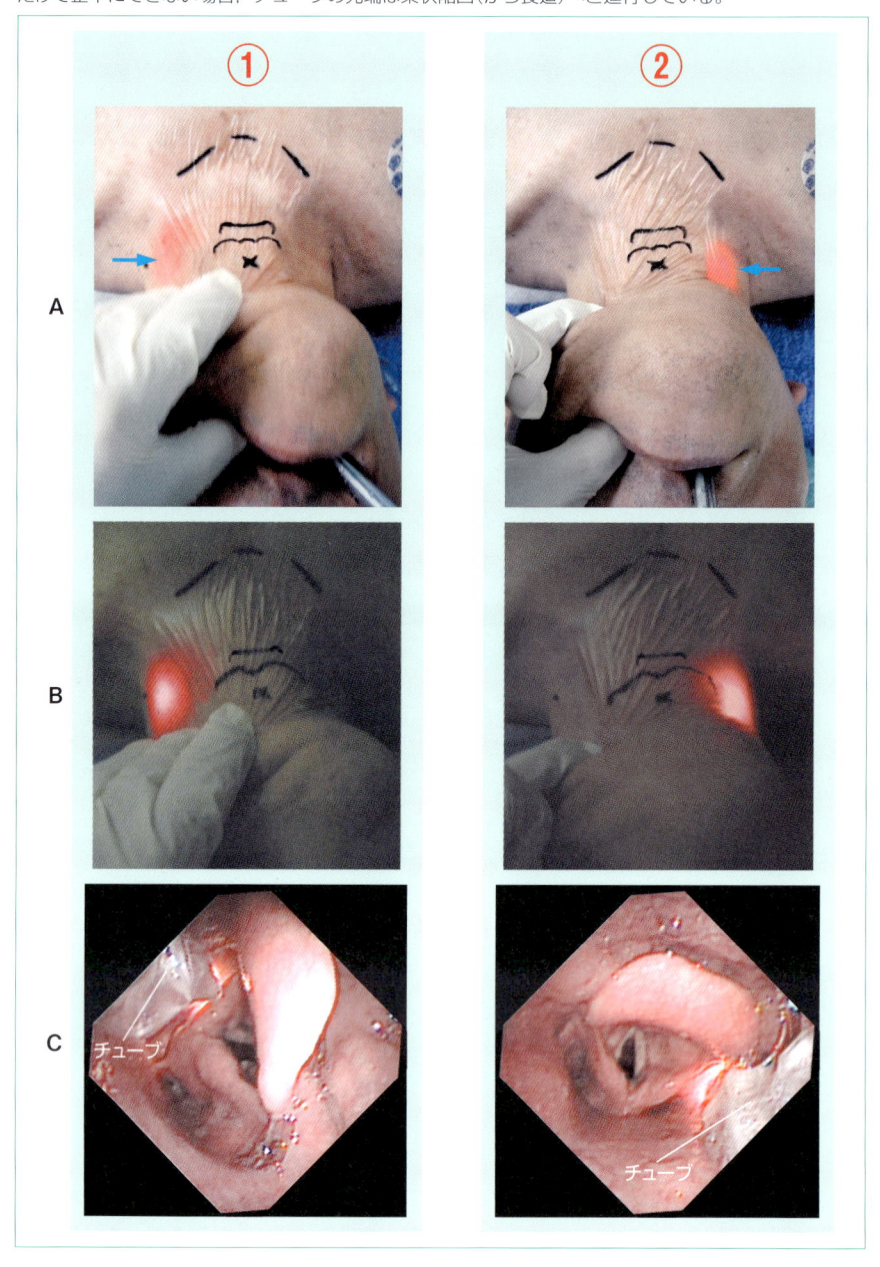

道へと迷入した時に，頸部の透過光が声門通過時と同様に明瞭で，正中に位置する場合があります[1〜3]。つまり，食道挿管を気管挿管と誤判断してしまいます。痩身の症例で室内を暗くすると，頸部透過光が強すぎて気管挿管時と食道挿管時の明るさの違いが不明確となるため，この誤判断が起こりやすくなります。

◎対策
室内を暗くする場合は，この誤判断の可能性をまず認識しておきます。痩身の場合は室内を明るくすると，食道挿管時の透過光の明るさがやや落ちて違いが明確になり，判断しやすくなります。

2-2) 光が見えない＝チューブがどこにあるかわからない

ワンド・チューブの先端を咽頭へと進めても，頸部透過光がまったく見えない場合は，チューブ先端がどこにあるかわからずに，とまどってしまいます。その場合は，以下の場合が考えられます。

2-2)-① 咽頭への挿入が不十分

まずチューブ先端が，正しく咽頭まで挿入されているか確認しましょう。チューブ挿入が浅く先端が舌根部にあり，咽頭まで達していない場合は，直視下で確認して，チューブを十分に挿入します。

2-2)-② 室内光が明るい

チューブの咽頭への挿入が十分で，室内が明るい場合は，次に室内灯を消し暗室にします。よほどの肥満症例でないかぎりは，暗室ではどこかに頸部透過光が見えるはずです。

熟練者が日本人の患者に挿管する場合では，部屋を暗くする必要があるのは，10％以下のようです。

2-2)-③ チューブ先端が披裂軟骨下面にある

チューブ先端が披裂軟骨下面（下咽頭から食道）に入っている場合は，透過光が見えない場合があります[1]。愛護的に，トラキライト・ワンドを少し左右に動かすことで，先端が左右の梨状陥凹へと移動し，頸部の左または右側に透過光が見えるはずです。

2-2)-④ ワンド先端の電球が消えている

それでもまったく光が見えない場合は，一度チューブ・ワンドを口腔内から抜去して，ワンド先端の電球の点灯を確認します。ワンドとトラキライトのハンドルの接触不良，電池切れ，予期せぬスイッチ消灯などにより，電球が消えている可能性があります。

2-2)-⑤ どうしても透過光が見えない

部屋を暗くしても，どうしても光がよく見えない場合，前述した引き戻し法[4〜6]（図16-8）を試みます。一度チューブを左右の梨状陥凹に位置させると，頸部の左（または右）に透過光を確認しやすくなります。その光をガイドにチューブを少しずつ引き抜き，チューブを喉頭入口部へと誘導します。

2-2)-⑥ 肥満症例

重度の肥満症例では，室内を暗くしても頸部透過光の確認が困難で，トラキライトによる気管挿管が困難な場合があります[1〜3]。トラキライトの光は，他の光スタイレットよりも明るいため[1,3]，よほどの肥満でないかぎりは，以下の処置により透過光が見えます。
①室内を暗くする。
②患者の背部から肩に枕を入れ，頭部の枕は低くして，頭頸部の伸展を強める[1]。
③助手の手またはテープで胸壁を足側に牽引し，胸部組織を引き下げる[3,7]。

2-3) ワンド先端の光（チューブの先端）を思った方向に誘導できない

頸部透過光によりチューブ先端が喉頭蓋谷または左右の梨状陥凹に位置すると推察して，チューブを引き戻し，方向を中央に定めて進めようとしても，思うようにチューブが進まない場合があります。これは以下の場合が原因です。

2-3)-① スタイレットが，ワンドコネクターに固定されていない

スタイレットが，ワンドコネクターに固定されていないと，チューブがぶらぶらの状態で，先端が自分の意図する方向へ向いてくれません（図16-10）。準備の段階から外れていたか，また途中で外れることもあります[1]。思うようにチューブが進まない場合は，スタイレットとワンドコネクターの接続をもう一度確認してみましょう。

▼図 16-10　金属スタイレットが，ワンドコネクターに固定されていない

スタイレットが，ワンドコネクターの固定フック(矢印)に固定されていないと(○)，チューブがぶらぶらの状態で，先端を思った方向へ誘導することは困難である。準備の段階から外れていたり，操作途中で外れることもある。

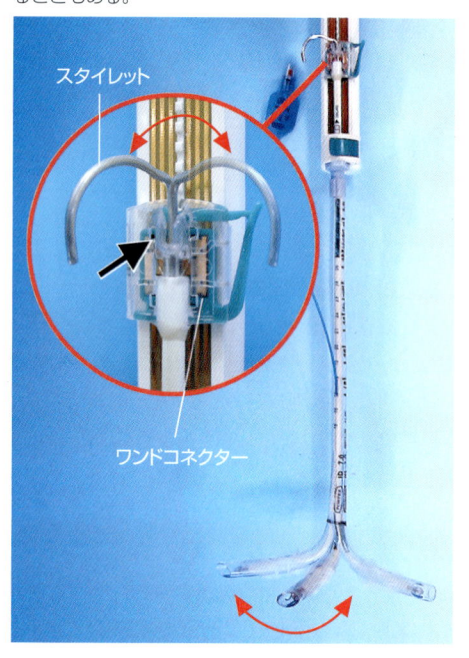

▼図 16-11　正しいチューブの向き(A)と，曲がったチューブ先端(B)

チューブ先端が曲がって横を向いていると(B)，自分が意図した方向と実際のチューブ先端の方向が異なり，ハンドルを正中に向けても，チューブを正しく正中線上に進めることが困難になる。

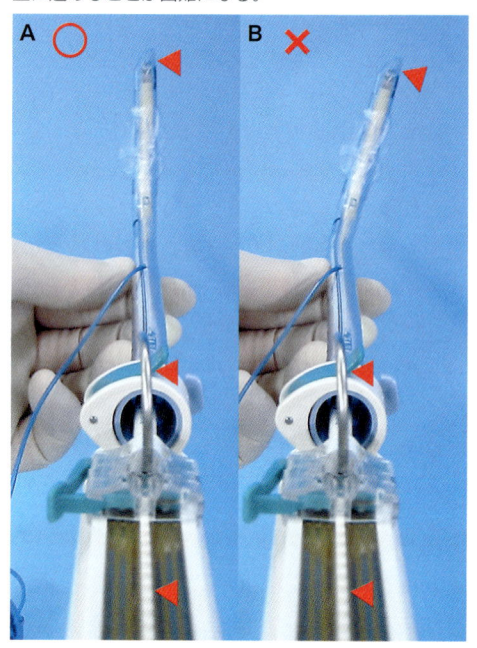

2-3)-② ワンドが準備の時から正中を向いていない

準備時にチューブとスタイレットを曲げた後，チューブ先端とハンドルの軸の一致を確認することを，第14章で説明しました(図16-11A)。特にワンドを何回か再使用した後では，スタイレットにくせがついて，チューブ先端が横を向くことがあります(図16-11B)。

これでは自分が意図した方向と実際のチューブ先端の方向が異なり，ハンドルを正中に真っ直ぐに向けても，チューブを正中線上に進めることができません。光を正中に向けることができない場合は，一度咽頭内から抜去してチューブ先端を再確認し，曲がっていたら修正しましょう。

3 気管チューブの声門・気管への挿入困難

正中に明瞭な頸部透過光を観察でき，スタイレットを引き抜いた後，気管チューブを進める時にチューブの進行に抵抗があり，気管内へと進めることできない場合があります。これは，気管チューブが前交連[8]，声帯ヒダ[3]，喉頭室[3]などの声門上の組織に衝突している場合と，声門を越えているが気管前壁[3]などの組織に衝突している場合があります(図16-12)。しかし，このようなチューブ進行困難時は，実際の臨床場面ではどこに衝突しているのかは明確にはわかりません。

■予防1：
　できるかぎり声門通過を心がける

喉頭隆起の尾側・正中部分に明瞭な透過

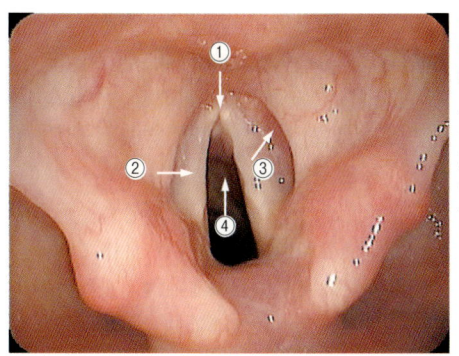

◀図 16-12
チューブ進行困難時のチューブと喉頭組織の衝突部位

正中に明瞭な頸部透過光が見られても、気管チューブを進めると、チューブが前交連(①)、声帯ヒダ(②)、喉頭室(③)、気管前壁(④)などの組織に衝突して、チューブの進行が困難な場合がある。チューブを暴力的に進めてはならない。

光が見えた時、チューブ先端はまだ喉頭入口部にあります(図16-4①、図16-5①)。その後わずかにチューブを進め、透過光がより明瞭となり、収束するのが観察できた時、チューブ先端は声門を通過したと考えられています[3,9](図16-4②、図16-5②)。チューブ先端が声門を越えれば、少なくとも前交連、声帯などの声門上組織と衝突することはないとも考えられます。つまり、スタイレットを引き抜く前に、チューブを喉頭入口部から声門内へと進めておくほうが有利と考えられます。

光の収束が得られない場合は、チューブは声門上にある可能性があることを念頭におき、できるかぎり声門内へと進めるようにしましょう。

しかし、明確にわからないこともあります。透過光がより明るく収束し、やや尾側へと移動しても、声門を通過していない場合もあり、注意が必要です。

■予防2：
リンフォースチューブの使用

明確なデータはありませんが、リンフォース(スパイラル)チューブは、喉頭内や気管内で組織にひっかかりにくく、進行困難が少ない、と考えられています[9]。リンフォースチューブを常に使用するトラキライト愛用者も数多くいます。

■予防3：
チューブを温水に浸けておく

チューブを温水に浸け柔らかくしておく[10]と、リンフォースチューブの使用時と同様に進行困難が起こりにくいようです。

■予防4：
チューブの彎曲を逆に準備

準備時に、チューブの既存の彎曲とは逆に90°曲げて準備しておくとよいという報告[10]もあります。

■対策

チューブ進行困難が起こったとき、その場でできる対策として、気管チューブを(トラキライトと一緒に)回転させる[3](第15章参照)、前頸部の甲状軟骨部分を左手で持ち上げる[3]といった方法が考えられています。しかし、チューブ先端位置を喉頭入口部に保持した状態でトラキライトを回転させるのは容易ではありません。また、前頸部操作は透過光の観察のじゃまになります。つまり現在のところ、これといった容易な解決策はありません。頭頸部位を極端な伸展位(後屈)にしていると、チューブは気管前壁などに衝突しやすいため、チューブ進行困難時は、頸部伸展を自然位に戻すと有効かもしれません。

チューブを暴力的に操作することは絶対にやめましょう。どうしてもチューブが進まない時には、一度チューブを抜去して、マスク換気後にもう一度最初からやり直すのがよいでしょう。

④トラキライト・ワンドの抜去困難

ワンドの抜去時に，スタイレットを90°屈曲させた部分が，チューブのスリップジョイント内(チューブの最も狭く，硬い部分)を通過する時に，やや抵抗があります[7](図16-13A)。多くの場合，十分な潤滑がしてあれば，そのまま抜去可能ですが，気管チューブのサイズ(特に6.5 mm以下)，種類によっては抜去困難な場合があり，事前に使用チューブで確認しておく必要があります。

◎対策

どうしても抜去できなければ，助手にチューブ内でスタイレットを伸ばしてもらうか(図16-13B)，いったんはスリップジョイントを一緒に抜去して，ワンドを抜去後スリップジョイントを再装着します[7]。また，スリップジョイントを準備前に外しておくという方法もあります。いずれにせよ，ワンドを抜去するときはチューブが抜けないように，左手でしっかりとチューブを保持しておく必要があります。

一般的な挿管困難症例に対するトラキライト挿管

■トラキライトは解剖学的因子の影響を受けにくい

トラキライトによる気管挿管は，通常の気管挿管時のみならず，喉頭鏡での挿管が困難だと予測される症例，また実際に困難な症例，いわゆる挿管困難症例においても非常に有用です。

開口制限，頸部可動域制限，小顎，Mallampati分類クラスⅢ～Ⅳといった症例では，喉頭鏡での挿管は困難なことが多いのに対し，トラキライトを用いた方法ではあまり影響がないと報告[1,3,11]されています。もちろんこれらの因子の程度によっては，トラキライトも困難になることはありますが，喉頭鏡より影響を受けにくいと考えられます。

喉頭展開困難症例で，必死に喉頭展開をしても声門が見えずに挿管に難渋する症例(Cormack & Lehane分類のグレードⅢ)でも，トラキライトを使用すればわずか数秒で挿管可能な場合もしばしば経験します。カナダの麻酔科医におけるアンケート調査で，喉頭鏡による挿管失敗症例に対する，次の挿管方法の第一選択は，トラキライトが44.5%で第1位であったのも納得できます[12]。

▼図16-13 トラキライトワンドの抜去困難(A)と，チューブ内でのスタイレットの伸展(B)
ワンドの抜去時に，スタイレットを90°屈曲させた部分が，チューブのスリップジョイント内を通過する時(円内)に，抜去困難な場合がある(A)。どうしても抜去できなければ，助手にチューブ内でスタイレットを伸ばしてもらう(B)。

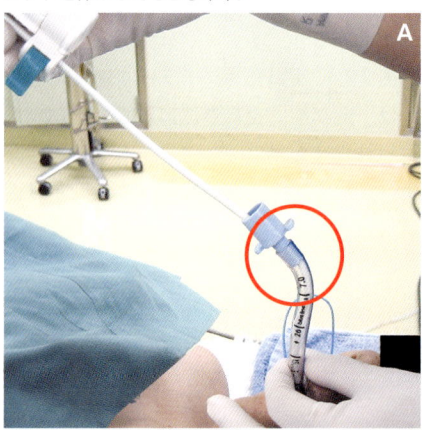

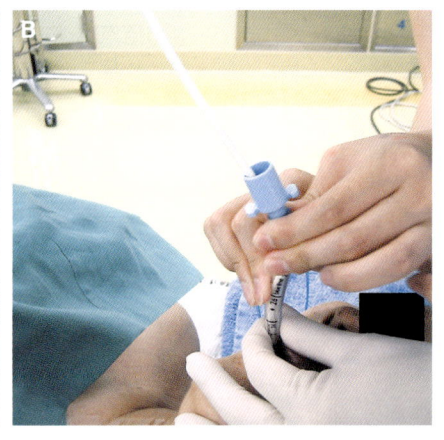

トラキライトでは頭頸部を自然位に保持した状態でも，気管挿管の成功率は高く(1回目の試行で90.5％，2回目で6.8％[13])，頸椎病変がある場合の気管挿管にも有用だと考えられます。

ただし，トラキライトによる気管挿管は喉頭を観察しないで行うため，気道病変による病的な挿管困難症例には，原則的に禁忌と考えられています[1,3]。

■トラキライトは抜管後のトラブルに注意：再挿管不能の可能性あり

手術終了，抜管後に，上気道浮腫や血腫などにより，再挿管が必要な場合が時にあります。トラキライトによる気管挿管は，術前の麻酔導入時には容易であったとしても，術後の上気道浮腫が強い状況では困難な可能性があります。さらに，不穏な患者に対する意識下のトラキライト挿管は，かなりの困難が予測されます[1,3]。

この場合に喉頭鏡で挿管を試みようとしても，最初(手術前)はトラキライトで挿管しているため喉頭鏡による声門の視野は不明です。浮腫や血腫がない状態でも挿管困難な症例だとしたら，再挿管はさらに困難な状況でしょう。

浮腫による完全上気道閉塞の場合は，挿管不能・マスク換気不能(CICV)の状況があり得るかもしれません。したがって，術後の上気道閉塞が予測される手術(頸椎手術，頸部拡大手術など)の場合は，トラキライトで挿管する前，もしくは挿管直後に一度，挿管困難の難易度を確認しておき，それを抜管後喉頭浮腫の戦略(安易に抜管しないなど)の考慮に入れるべきと考えられます。

トラキライト挿管時の合併症

■咽頭・喉頭損傷の可能性

トラキライトによる挿管は咽頭・喉頭を観察しないで行うため，ワンド・チューブの進行時に，咽頭・喉頭組織を損傷する可能性があります[1,3]。

筆者らは，トラキライトによるチューブの進行を，経鼻気管支鏡で観察した結果，チューブは喉頭蓋，披裂軟骨，前交連などの喉頭組織(図16-14AB)とかなりの頻度で衝突していることがわかりました[8]。挿管者は組織との接触時に抵抗を感じる場合もあれば，まったく抵抗なく喉頭組織をかなりの程度，圧排していることもあります。筆者らはトラキライト挿管による喉頭蓋の位置異常を経験したこともあります[8](図16-14C)。

現在のところ，トラキライトの使用では，臨床的に意味のある喉頭組織の大きな損傷は報告[3]されていませんが，別の

▼図16-14 トラキライト挿管時のチューブと喉頭組織との衝突
挿管操作中，チューブは喉頭蓋(A)，披裂軟骨(B)，前交連などの喉頭組織としばしば衝突して，組織をかなりの程度圧排していることがある。トラキライト挿管中にチューブが喉頭蓋を巻き込みながら喉頭入口部へと押し込み，喉頭蓋の位置異常を起こすこともある(C)。

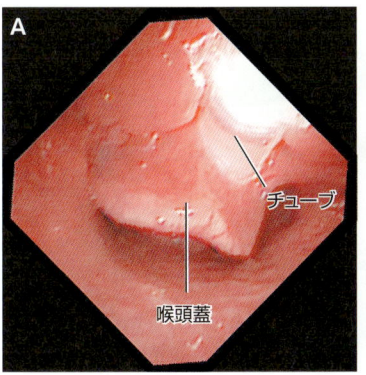

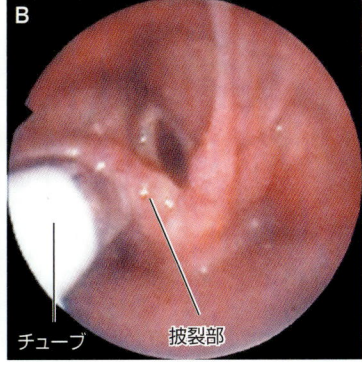

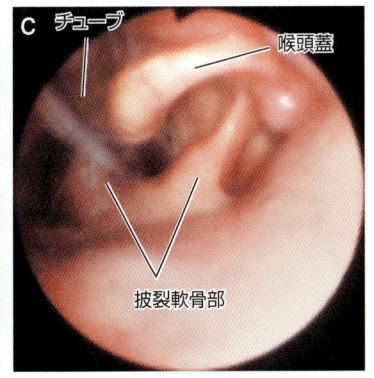

光スタイレットでは，披裂軟骨脱臼などの喉頭損傷などが報告[14]されています。トラキライトでは，挿管直前に硬いスタイレットを引き抜くことができるため，このような損傷は起こりにくいとも考えられます[1,3]。

実際，術後の咽頭痛，嗄声に関しては，喉頭鏡などよりもむしろ少ないという報告も多くあります[1,3,11]。また挿管困難患者に対しても，トラキライトによる気管挿管は組織損傷，嗄声は少ないと報告[1,3]されています。しかし，粗暴なチューブ進行操作は慎み，常に愛護的なワンド・チューブ操作が必要であることに変わりはありません。

■トラキライトの脆弱性による合併症

トラキライト以外の光スタイレットでは，電球の破損から誤嚥を起こした報告[1,3]があります。また最近，トラキライトのハンドル部分の破損部品が，誤嚥につながった報告がありました[15]。

ハンドルおよびワンドのプラスチック部分は構造的に脆弱で，長い間使用していると，破損が目立ちます(図16-15)。

局所麻酔薬を含んだ潤滑剤はプラスチック部分を劣化させるため，潤滑剤は局所麻酔薬を含んでいないものを必ず使用します[16]。また，準備時は破損部分がないか，十分な目視点検が必要です。

その他の使用方法

■トラキライトで経鼻挿管

トラキライトでは，経口挿管のみならず，経鼻挿管を行うこともできます。取り扱い説明書では，経鼻挿管時はワンド内の金属スタイレットを完全に抜去して使用するように記載されています[1,3,16]。そのほかの準備は経口挿管時と同様で，ワンドの潤滑，気管チューブの装備をしておきます。

通常の経鼻挿管時と同様に，鼻腔内処置(血管収縮薬塗布と消毒)後，ワンドと気管チューブを鼻腔内に挿入し，電源スイッチを入れます。チューブを女性で12～14 cm，男性で13～15 cm挿入すると，鼻咽頭から口腔咽頭へと位置するため，15～17 cm程度で頸部透過光がどこかに観察できます。

下顎挙上を行い，舌根および喉頭蓋を咽頭後壁から挙上しておく操作は，経口挿管と同様に重要です[1,3]。そして頸部透過光をガイドに，患者の正中線上にワンドおよび気管チューブを愛護的に進めていき，チューブ先端が喉頭入口部へ挿入されると，喉頭隆起の少し尾側の正中部分に辺縁が明瞭な透過光を見ることができます(図16-16)。スタイレットは使用していないので，頸部透過光が胸骨頸切痕に消える直前まで，そのままチュー

▶**図16-15**
トラキライトの破損
トラキライトのハンドルおよびワンドのプラスチック部分は構造的に脆弱で，長い間使用していると，さまざまな場所に破損(矢印)を起こしている。

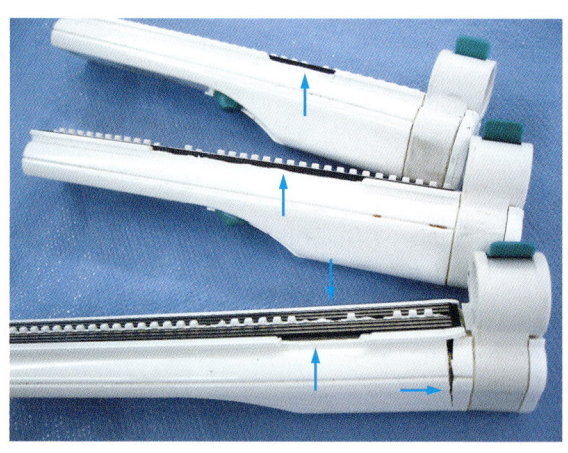

ブを進めていきます。

頸部透過光によるチューブの位置の判断は経口挿管と同様です。チューブ先端の誘導には、①既存の彎曲およびチューブの回転を利用、②頸部屈曲(前屈)操作、③エンドトロールチューブ®〔先端部分を挙上できる特殊チューブ(コヴィディエン ジャパン社)〕の使用、④カフ・インフレーション・デフレーション法(声門手前でカフを一度膨らませて先端を持ち上げ声門へと誘導し、声門通過時はカフを脱気して気管内へと挿入する)、⑤硬いスタイレットを挿入して使用する(屈曲は70°程度)、といった方法が報告[1,3,9]されています。

ただし、チューブの方向のコントロールは、経口挿管ほど容易ではなく、困難な場合があります。経鼻挿管が必要な手術時によく使用されるリンフォース(スパイラル)チューブは、比較的硬い標準型チューブと違って、トラキライトハンドルやチューブの近位部を回転させても、鼻腔内でねじれ(twisting)を起こすだけで、チューブ先端部分の方向を誘導するのは困難です[9]。また、光の性状によるチューブの位置の判断も、経口挿管時よりもやや困難です。

このように、トラキライトによる経鼻挿管は手技的にやや困難で、成功率は80〜90％程度と経口挿管時よりも劣ります[17]。開口不能なため口腔内操作を行えず、ファイバースコープの使用も困難な状況では、盲目的経鼻挿管の補助として利用価値があると考えられます[1]。

■トラキライトによる気管チューブの位置(深さ)の確認

トラキライトを用いると、チューブの位置の確認・調節が行えます[16]。気管挿管操作とは違ったトラキライトの特徴です。

①トラキライト本体にワンドを取り付け、金属スタイレットは抜去しておきます。ワンドには水溶性潤滑剤を塗布し、電源スイッチを入れます。

②挿管してある気管チューブ内にワンドを挿入し、チューブ近位のスリップジョイントをハンドルのクランプレバーに装着します(図16-17①)。

③ワンドコネクターのリリースアーム(第14章参照)を押しながら、ワンドコネクターをハンドルレール上で移動させ(図16-17①)、ワンドの長さ表示(cm)と気管チューブの深さ表示(cm)が同じになるようにワンド位置を調節します(図16-17②)。この操作により、気管チューブの先端位置とワンド先端の電球の位置がほぼ同じになります。

④気管チューブの位置(深さ)が正しければ、胸骨頸切痕の位置で透過光が見えます(図16-17③)。透過光が見えない場合はチューブ位置が深すぎ、光が胸

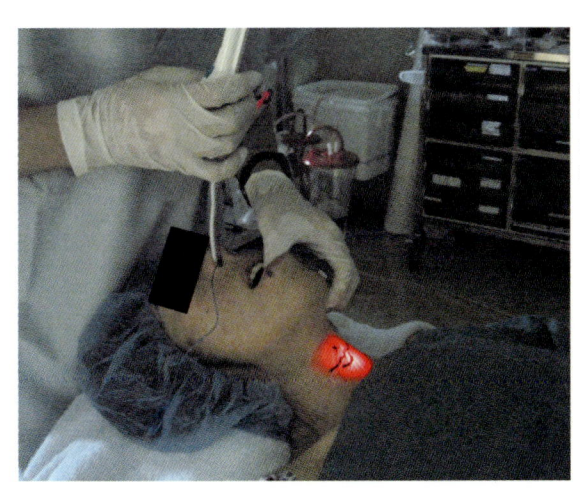

◀図16-16
トラキライトによる経鼻挿管
経鼻挿管においても、挿管に成功すると、喉頭隆起の少し尾側の正中部分に辺縁が明瞭な透過光を観察できる。スタイレットはあらかじめ抜去してある。

▼図16-17　トラキライトによる気管チューブの位置(深さ)確認(①→②→③)
①挿管してある気管チューブ内にあらかじめスタイレットを外したワンドを挿入し，チューブ近位のスリップジョイントをハンドルのクランプレバーに装着する(○)。次に，ワンドコネクターをハンドル上で移動させて(矢印)，
②ワンドの長さ表示(矢印：cm)と気管チューブの深さ表示(▲：cm)を同じにすると，気管チューブの先端位置とワンド先端の電球の位置がほぼ同じになる。
③胸骨頸切痕の位置(矢印)で透過光が見えれば，気管チューブ先端はほぼ気管中央の正しい位置(深さ)にある。そうでない場合は，気管チューブのカフを抜いて光をガイドにチューブ位置を調節する。

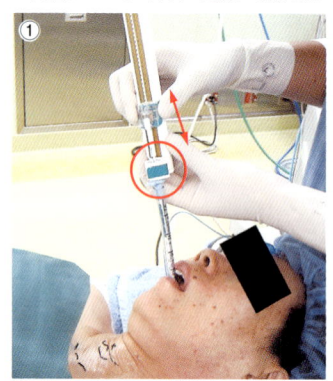

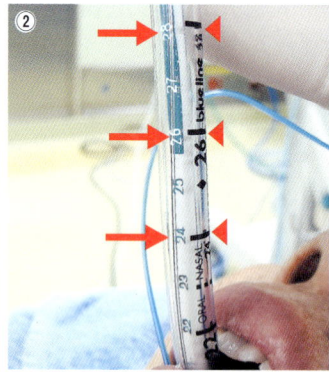

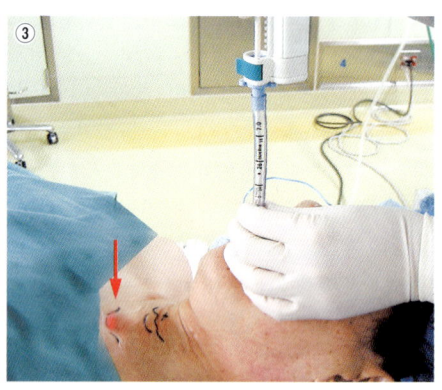

骨頸切痕よりも頭側の場合はチューブが浅すぎます。一度カフの空気を脱気して，胸骨頸切痕の位置で透過光が見えるように，光をガイドにチューブを移動させ，再固定し，トラキライトを抜去します。

⑤透過光がまったく見えない場合は，食道挿管を考慮し，気管挿管の確認を行ってください。この頸部透過光の原理は，気管挿管と食道挿管の鑑別にも利用されてはいますが，確実ではなく[18]，注意が必要です。

■トラキライトによる
　小児の気管挿管

トラキライトには，小児用(気管チューブ内径：4.0～6.0 mm)と乳児用(内径：2.5～4.0 mm)ワンドがあり，小児における気管挿管にも利用できます[16]。数少ない小児用の挿管困難用器具の一つですが，小児では成人よりも相対的に舌が大きく，喉頭蓋が長く，声門が小さいため，トラキライト挿管は成人よりもやや困難であると考えられています[19]。

小児の皮膚・皮下脂肪は薄いため透過光が強すぎて，気管挿管の成功時と，食道挿管時や喉頭蓋谷での位置との鑑別が困難であること，また下顎挙上時に小児の皮膚はしわが寄りやすく，目安がずれやすいことが問題として挙げられています[19,20]。

■トラキライトと他の器具との
　併用による気管挿管

トラキライトは光スタイレット，つまりスタイレットの一種であるため，他の挿管方法と組み合わせて行う工夫がされています[1,3]。以下のように，トラキライトは多くの方法と組み合わせて行うことができるのも大きな特徴といえます。

◎喉頭鏡と併用

喉頭展開困難症例(Cormack & Lehane分類のグレードⅢ)において，喉頭蓋の下面(背側)から盲目的にチューブを進める場合，通常のスタイレットの代わりにトラキライトを組み合わせて用いれば，頸部透過光をガイドにして挿管ができ(図16-18)，また挿管の確認もできます。

声門が十分見えない場合に，喉頭展開を行ったままチューブの位置確認ができることは大きな利点です。チューブを気管内へ進める際に，ワンドの金属スタイレットを抜去できるのも，通常のスタイレットにはないトラキライト併用の利点です。

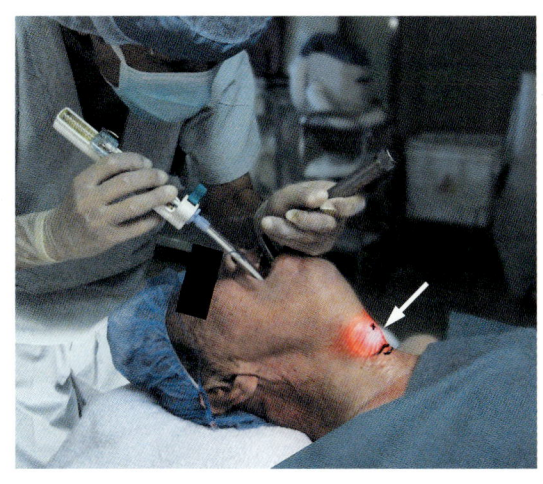

◀図 16-18
トラキライトと喉頭鏡の併用による気管挿管
喉頭展開困難症例（グレードⅢ）において，喉頭蓋の下面（背側）から盲目的にチューブを進める場合，通常のスタイレットの代わりにトラキライトを組み合わせて用いれば，頸部透過光（矢印）をガイドにして挿管ができ，挿管の確認もできる。

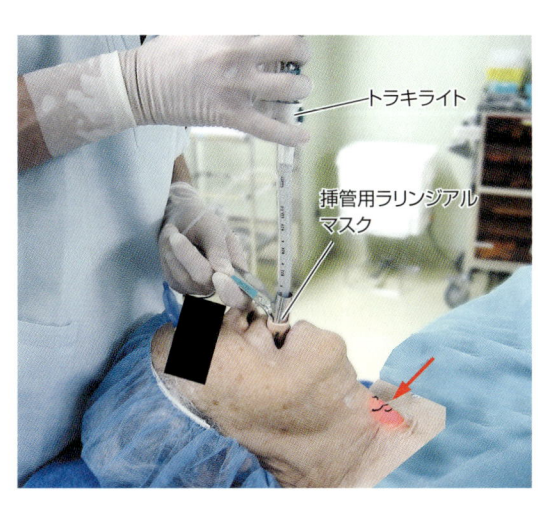

◀図 16-19
トラキライトを併用した挿管用ラリンジアルマスクによる気管挿管
挿管用ラリンジアルマスクを用いた挿管時にスタイレットを除いたトラキライトを併用すると，チューブ位置と進行困難の原因判断の目安に頸部透過光（矢印）を利用できる。

◎ **挿管用ラリンジアルマスクと併用**

挿管用ラリンジアルマスクを用いた盲目的気管挿管時に，トラキライトを併用することができます（図16-19）。盲目的挿管時はチューブ進行に抵抗を感じる長さのみで，チューブ位置と進行困難の原因を判断しなければなりませんが，トラキライトを併用すると，頸部透過光をチューブ進行の目安に利用できます。

挿管用ラリンジアルマスクによる挿管では，頸部透過光による光ガイド下で行うと，成功率が上昇すると報告されています[21]。

■ **暗室から室内光へ**

筆者らは，トラキライトの初心者には，最初は暗室での挿管を推奨しています。チューブ先端が喉頭蓋谷，梨状陥凹，食道，そして喉頭入口部にある時の，頸部透過光の位置・性状について，しっかりと習熟してもらうためです。

しかし，トラキライトに習熟してくると，肥満症例以外の症例（特に痩身）では，室内光のほうが挿管が容易になってきます。室内光では，**チューブが喉頭入口部に進行した時のみ，明瞭な光が見えます**。チューブが他の位置にある場合は，明瞭な透過光は見えません。つまり，室内光では，頸部透過光がはっきり見えれば挿管成功，見えなければ不成功という判断がしやすくなります。

トラキライトによる挿管の技術習得の過程では部屋を暗くし，技術向上後にはまず明るい室内で行い，透過光が見えに

くければ少し部屋を暗くするのがよいと考えられます．室内灯を消して，手術用無影灯を点灯すると，照明の向きにより照度をある程度コントロールできます．

文　献

1. Agro F, Hung OR, Cataldo R, et al. Lightwand intubation using the Trachlight™ : a brief review of current knowledge. Can J Anaesth 2001 ; 48 : 592-9.
2. 山本智徳，青山和義，竹中伊知郎ほか．ライト付きスタイレット（トラキライト™）による気管内挿管—困難となる原因と初心者の上達度—．麻酔 1999 ; 48 : 672-7.
3. Hung OR, Stewart RD. Intubating stylets. In : Hagberg CA. Benumof's airway management : principles and practice. 2nd ed. St. Louis : Mosby, 2007 : 463-75.
4. Davis L, Cook-Sather SD, Schreiner MS. Lighted stylet tracheal intubation : a review. Anesth Analg 2000 ; 90 : 745-56.
5. Chen TH, Tsai SK, Lin CJ, et al. Dose the suggested lightwand bent length fit every patient? The relation between bent length and patient's thyroid prominence-to-mandibular angle distance. Anesthesiology 2003 ; 98 : 1070-6.
6. 井上義崇．トラキライト™．日臨麻会誌 2005 ; 25 : 258-63.
7. Umesh G, Mathew G, Ramkumar V. Trachlight® - More practical solutions to commonly encountered problems. Can J Anesth 2007 ; 54 : 398-9.
8. Aoyama K, Takenaka I, Nagaoka E, et al. Potential damage to the larynx associated with light-guided intubation : a case and series of fiberoptic examinations. Anesthesiology 2001 ; 94 : 165-7.
9. 平井裕康．トラキライト™ に王道あり—経口・経鼻挿管のコツと目印の効果的な使用方法について—．日臨麻会誌 2007 ; 27 : 501-7.
10. Hung OR, Tibbet JS, Cheng R, et al. Proper preparation of the Trachlight™ and endotracheal tube to facilitate intubation. Can J Anaesth 2006 ; 53 : 107-8.
11. Hung OR, Pytka S, Morris I, et al. Clinical trial of a new lightwand device (Trachlight) to intubate the trachea. Anesthesiology 1995 ; 83 : 509-14.
12. Wong DT, Lai K, Chung FF, et al. Cannot intubate-cannot ventilate and difficult intubation strategies : results of Canadian national survey. Anesth Analg 2005 ; 100 : 1439-46.
13. Inoue Y, Koga K, Shigematsu A. A comparison of two tracheal intubation techniques with Trachlight™ and Fastrach™ in patients with cervical spine disorders. Anesth Analg 2002 ; 94 : 667-71.
14. Szigeti CL, Baeuerle JJ, Mongan PD. Arytenoid dislocation with lighted stylet intubation : case report and retrospective review. Anesth Analg 1994 ; 78 : 185-6.
15. Hosokawa K, Nakajima Y, Hashimoto S. Chipped rail gear of a lightwand device : a potential complication of tracheal intubation. Anesthesiology 2008 ; 109 : 355.
16. Trachlight® スタイレット・気管用ライトワンド使用説明書．Laerdal Medical 社．
17. 又吉康俊，田村　尚，小野弘子ほか．光ガイド付きスタイレット（トラキライト™）による経鼻気管挿管．麻酔 2001 ; 50 : 270-2.
18. Knapp S, Kofler J, Stoiser B, et al. The assessment of four different methods to verify tracheal tube placement in the critical care setting. Anesth Analg 1999 ; 88 : 766-70.
19. 中條浩介，前川信博．光源付きスタイレットを用いた気管挿管．In : 岩崎　寛ほか編集．気道確保のすべて．麻酔科診療プラクティス 11．東京 : 文光堂，2003 : 105-7.
20. Nishikawa M, Inomata S. Cautious use of Trachlight in infants. Anesth Analg 2006 ; 102 : 1298.
21. Brimacombe JR. Intubating LMA for airway intubation. In : Brimacombe JR. Laryngeal mask anesthesia. Principles and practice. 2nd ed. London : Saunders, 2005 : 469-504.

索　引

tは表，fは図を示す。

欧文索引

Aintree 気管内挿管用カテーテル　169
CICV（挿管不能・マスク換気不能）　122, 158, 279
confirmation　211
Cormack 分類　232
Cormack & Lehane 分類　278, 282
cricoid pressure　236
DAM アルゴリズム　7f
Difficult Airway Society ガイドライン　158f
elevation & exposure　207
H_2 拮抗薬　100
insertion　205
intubation　210
Jackson 型噴霧器　107
Kiesselbach 部位　17
K-Y ゼリー　39, 145
LMA　157
　　Classic　30, 157, 164, 165
　　Classic を用いた経口ファイバー挿管　161, 165
　　Fastrach　30, 157, 170, 171
　　Fastrach 専用チューブ　170
　　Fastrach を用いた経口ファイバー挿管　170, 171
　　Unique　163, 164f
Mallampati 分類　232, 278
Parker チューブ　150
Patil-Syracuse 内視鏡用エアウェイ　60
Patil-Syracuse マスク　31, 180
RAE 気管チューブ　163f
removal　211
rotation　207
scope first technique　26
spray as you go 法　111, 112
TOKIBO-Ambu ラリンゲルマスク　163, 164f
tube first technique　26
twisting　129, 281
UD（Up-Down）アングルレバー　34

VBM エアウェイ　48f, 53
VBM エンドスコピーマスク　181
　　――を用いた経口ファイバー挿管　183
VBM ブロンコスコープバイトブロック　48f, 53
Williams 挿管用エアウェイ　60

和文索引

あ

アドレナリン　84
アネキセート　114
アルチバ　105t

い

意識下挿管
　　エアウェイスコープによる――　233
　　適応　97
意識下ファイバー挿管　23, 97
　　局所麻酔方法　106t
　　経口ファイバー挿管　113
　　経鼻ファイバー挿管　116
　　準備　100, 101t
　　成功率　100
　　前処置に必要な薬液　102f
　　前投薬　100
　　鎮静（薬）　100, 105t
　　鎮痛（薬）　100, 105t
　　適応　24, 98
意識障害下ファイバー挿管　24
意識消失　103
一回換気量　176t
イメージガイド　35
咽頭　18
咽頭喉頭部　19
咽頭後壁　12
イントロック　197

え

エアウェイ
　　Patil-Syracuse 内視鏡用――　60
　　VBM エアウェイ　48, 53
　　VBM ブロンコスコープバイトブロック　48, 53
　　Williams 挿管用エアウェイ　60
　　オバサピアンエアウェイ　48, 50, 146f
　　挿管用――　127, 138, 140
　　挿入　47
　　バーマンエアウェイ　56
　　バーマンエアウェイ T　48, 146f
　　ファイバー挿管用――　39, 47, 49t, 66, 76f
エアウェイスコープ　195
　　意識下挿管　233
　　意識下挿管の適応　233
　　イントロック　197
　　イントロック固定リング　197
　　イントロック着脱リング　197
　　合併症　223
　　曇り止め　199
　　経鼻挿管　237
　　構造　197
　　準備　198
　　挿管困難症例　227t
　　ターゲットマーク　197
エンドスコピーマスク　31
エンドトロールチューブ　281

お

嘔吐反射　105
オバサピアンエアウェイ　48f, 50, 146f
オレドメ部，ファイバースコープの　34f, 41
温水　38, 134

か

開口制限　26, 216
外鼻孔　14, 17
外部喉頭圧迫　153
下咽頭　12, 19
下顎挙上　68, 79, 88, 140, 256

下喉頭神経　20t
仮声帯　12, 19
ガーゼロール　55
下鼻甲介　14
カフ・インフレーション・デフレーション法　237, 281
カプノグラフ　211
ガムエラスティックブジー　229, 230f
カリーナ（気管竜骨）　12, 20
換気量，内視鏡マスク法によるファイバー挿管　188
鉗子口，ファイバースコープの　34
鉗子チャンネル　34
関節リウマチ　232
顔面神経　20

き

気管　12, 19
気管支　12, 20
気管挿管
　　トラキライトによる小児の──　282
　　──の確認（エアウェイスコープ）　211, 225
　　──の確認（ファイバースコープ）　74, 82, 92, 115
気管チューブ　38, 39f
　　位置　73, 82, 92, 281
　　進行困難（トラキライト）　263
　　進行困難（ファイバースコープ）　72, 81, 91, 143, 147, 168
　　進行困難の頻度　149, 150
　　挿入（エアウェイスコープ）　210
　　ねじれ　91, 153
気管軟骨　20
気管分岐部　12, 71, 73, 80, 82
気管竜骨（カリーナ）　12, 20
キシロカイン　84, 102f, 107
キセノンランプ　37f, 40
気道確保困難症例　97
気道の解剖　11f, 16f
　　咽頭　18
　　咽頭喉頭部　19
　　咽頭後壁　12
　　外鼻孔　14, 17
　　下咽頭　12, 19

仮声帯　12, 19
下鼻甲介　14
気管　12, 19
気管支　12, 20
気管軟骨　20
気管分岐部　12
気管竜骨（カリーナ）　12, 20
楔状軟骨　19
口蓋咽頭弓　12, 17, 18
口蓋垂　12, 14, 17
口蓋舌弓　12, 17, 18
口蓋扁桃　18
口角　17
口峡　12, 17
口腔　12, 17
口腔咽頭　12, 14, 18
口腔前庭　17
硬口蓋　12, 17, 18
後口蓋弓　12, 17
甲状軟骨　19
喉頭　12, 19
喉頭蓋　12, 19
喉頭蓋谷　18
喉頭室　12, 19
喉頭前庭　12, 19
後鼻孔　14, 17
固有口腔　12, 17
耳管咽頭口　14
耳管隆起　14
室ヒダ　19
上咽頭　18
小角軟骨　19
声帯　12, 19
声門　12, 19
声門下腔　12, 19
声門裂　12, 19
舌　12, 18
舌骨　19
舌根　14, 18
前口蓋弓　12, 17
前庭ヒダ　12, 19
総鼻道　14, 17
中咽頭　18
中鼻甲介　14
軟口蓋　12, 14, 18
鼻咽頭　14, 18
鼻腔　14, 17

鼻甲介　17
鼻中隔　14, 17
鼻道　17
披裂喉頭蓋ヒダ　12, 19
披裂軟骨　19
披裂軟骨部　12
膜性壁　12, 20
膜様部　12, 20
梨状陥凹　12, 19
輪状軟骨　12, 19
気道の局所麻酔　106
気道閉塞　103, 124f
吸引カテーテル　37, 76, 128
吸引接続口，ファイバースコープの　34
吸引装置　37
吸引チャンネル（導管）　34
吸引ボタン（バルブ）　34
胸骨頸切痕　251
局所麻酔，気道の　106

く

曇り止め
　　エアウェイスコープ　199
　　ファイバースコープ　38, 42, 134
クロスフィンガー法　203

け

経気管局所麻酔　110, 233
経気管ブロック　110f
経喉頭局所麻酔　110
経喉頭ブロック　110f
経口ファイバー挿管　25
　　LMA-Classic を用いた──　161, 165
　　LMA-Fastrach を用いた──　170, 171
　　VBM エンドスコピーマスクを用いた──　183
　　意識下──　113
　　スコープ先行法　27, 65, 66t
　　チューブ先行法　27, 75, 75t
頸椎損傷　235
頸椎不安定症例　235
経鼻挿管
　　エアウェイスコープによる──

索引

237
　　トラキライトによる――　280
経鼻ファイバー挿管　25, 83
　　意識下――　116
　　準備　83, 84f
　　スコープ先行変法　28, 93
　　スコープ先行法　28, 83
　　チューブ先行法　28, 83, 85
　　適応　83
頸部透過光　251, 259, 269, 271f
　　特徴　270t
血管収縮薬　84
楔状軟骨　19

こ

口蓋咽頭弓　12, 17, 18
口蓋垂　12, 14, 17
口蓋舌弓　12, 17, 18
口蓋扁桃　18
口角　17
口峡　12, 17
口腔　12, 17
口腔咽頭　12, 14, 18
口腔前庭　17
光源装置, ファイバースコープの
　　37f
光源付きスタイレット　243
硬口蓋　12, 17, 18
後口蓋弓　12, 17
抗コリン薬　103
甲状軟骨　19
喉頭　12, 19
喉頭蓋　12, 19, 207
喉頭蓋挙上　217
喉頭蓋挙上バー　172
喉頭蓋谷　18, 222, 259, 261f, 272f
喉頭蓋直接挙上法　207
喉頭蓋の downfolding　165, 168
喉頭蓋の位置異常　279
喉頭蓋の誤認　219
喉頭蓋引き戻し挙上法　209
喉頭鏡　3, 30, 87, 117f, 138, 140, 153, 282
喉頭痙攣　105, 141
喉頭室　12, 19
喉頭前庭　12, 19
喉頭展開　207, 217

喉頭隆起　251
後鼻孔　14, 17, 93
誤嚥　97, 112, 236
固有口腔　12, 17

さ

三叉神経　20

し

耳管咽頭口　14
耳管隆起　14
室内光, トラキライト使用時　275
室内照明, トラキライト使用時　251
室ヒダ, 咽頭腔　19
視度環, ファイバースコープの　33
上咽頭　18
小角軟骨　19
上喉頭神経外枝　20t
上喉頭神経ブロック　107, 108, 233
消毒, 鼻腔内　84, 86
食道挿管　225, 274
歯列異常　216
迅速導入　97, 236

す

数字板, ファイバースコープ練習用　142
スコープ先行変法　26
　　経鼻ファイバー挿管　28, 83, 93
スコープ先行法　26
　　経口ファイバー挿管　27, 65, 66t
　　経鼻ファイバー挿管　28
　　内視鏡用マスク原法　186
スタイレット　245, 247
スニッフィングポジション　203

せ

声帯　12, 19
声門　12, 19
声門下腔　12, 19
声門閉鎖　105, 141
声門マーカー　210
声門裂　12, 19
咳反射　105
舌　12, 18
舌咽神経　20

舌下神経　20
接眼部, ファイバースコープの　33
接眼レンズ　33
舌牽引　140
舌骨　19
舌根　14, 18
前口蓋弓　12, 17
前交連　221f, 277
全身麻酔下ファイバー挿管　24, 65
　　内視鏡用マスクを用いた――
　　179
先端部, ファイバースコープの　35
前庭ヒダ　12, 19
前投薬, 意識下ファイバー挿管　100

そ

挿管経路の選択　25, 99
挿管困難症例　278
　　エアウェイスコープ　227t, 232
　　トラキライト　268t
挿管不能・マスク換気不能（CICV）
　　122, 158, 279
挿管用エアウェイ　127, 138, 140
挿管用ラリンジアルマスク　30, 157
　　専用チューブ　150
　　トラキライトとの併用　283
操作チャンネル, ファイバースコープの　35
操作部, ファイバースコープの　33
痩身患者　251
痩身症例　273
挿入部, ファイバースコープの　34
総鼻道　14, 17
側方アプローチ, ファイバースコープの　31

た

対物レンズ, ファイバースコープの　35
ターゲットマーク, エアウェイスコープの　197, 209, 221
ダブルルーメンチューブ　238

ち

中咽頭　18
中鼻甲介　14
チューブ固定用ロッド　170, 173f

チューブ先行法　26
　　経口ファイバー挿管　27, 75, 75t
　　経鼻ファイバー挿管　28, 83, 85
　　内視鏡用マスク法変法　183
鎮静　103
　　意識下ファイバー挿管　100, 105t
　　目的（意識下挿管）　104t
　　目標レベル　104t
鎮痛　103
　　意識下ファイバー挿管　100, 105t
　　目的（意識下挿管）　104t

て

ディプリバン　105t
デクスメデトミジン　103, 104, 105t

と

トラキライト　243
　　気管挿管困難症例　268t
　　気管チューブの進行困難　263
　　経鼻挿管　280
　　構造　245
　　喉頭鏡の併用　283f
　　潤滑剤　247
　　準備　247
　　小児の気管挿管　282
　　スタイレット　245
　　成功率　243
　　挿管用ラリンジアルマスクとの併用　283f
　　ハンドル　245
　　持ち方　250
　　ワンド　245
ドルミカム　102f, 105t

な

内視鏡用コネクター　175
内視鏡用ポート付きシーベルコネクター　234f
内視鏡用膜付きコネクター　182
内視鏡用マスク　31, 179
　　ファイバー挿管　31, 179, 180f
　　ファイバー挿管の適応　179
内視鏡用マスク法

　　原法　181, 186
　　適応　180t
　　変法　181, 183
斜め挿入法，エアウェイスコープの　205, 214
ナロキソン　103, 114
軟口蓋　12, 14, 18

は

パイルダーオン法　215
バーマンエアウェイ　59
バーマンエアウェイT　48f, 56, 146f
ハロゲンランプ　37f, 40
ハローベスト　235
反回神経　20t
ハンドル　245

ひ

鼻咽頭　14, 18, 94
光ガイド下気管挿管　243
光ガイド下ファイバー挿管　31
引き戻し法，ファイバースコープの　31
鼻腔　14, 17
鼻腔開通検査　83
鼻腔内処置　86
鼻腔内の消毒　84
鼻甲介　17
鼻出血　25, 86
鼻中隔　14, 17
ビデオスコープ　36
鼻道　17
肥満　251, 275
標準型チューブ　38
標準型ラリンジアルマスク（LMA-Classic）　30, 157
表面麻酔　107
披裂間組織　148
披裂喉頭蓋ヒダ　12, 19
披裂軟骨　19
披裂軟骨組織　148
披裂軟骨脱臼　280
披裂軟骨部　12

ふ

ファイバースコープ
　　イメージガイド　35

オレドメ部　34f
鉗子口　34
鉗子チャンネル　34
吸引接続口　34
吸引チャンネル（導管）　34
吸引ボタン（バルブ）　34
検査用マウスピース　59
構造　33
サイズ　36
視度環　33
視野（経口）　12
視野（経鼻）　14
視野の部位判断困難　135t
視野の閉塞　124f, 132t
種類　36f
準備　39
仕様　191
進行困難　142t
進路閉塞　139t
接眼部　33
接眼レンズ　33
先端部　35
操作チャンネル　35
操作の練習　142
操作部　33
挿入部　34
対物レンズ　35
内部構造　35
ねじれ　129
ビデオスコープ　36
ポータブルタイプ　36
ポータブルタイプのビデオスコープ　37
持ち方　42
ライト（光）ガイド　35
ループ形成　129
彎曲部　35
ファイバー挿管
　　LMA-Classicを用いた経口──　161, 165
　　LMA-Fastrachを用いた経口──　170, 171
　　VBMエンドスコピーマスクを用いた経口──　183
　　意識下──　23, 97
　　意識下経口──　113
　　意識下経鼻──　116

意識障害下—— 24
経口—— 25
経鼻—— 25, 83
準備 39
スコープ先行変法・経鼻 28, 93
スコープ先行法・経口 27, 65, 66t
スコープ先行法・経鼻 28
成功率 8
全身麻酔下—— 24, 65
チューブ先行法・経口 27, 75, 75t
チューブ先行法・経鼻 28, 85, 85t
適応 6
内視鏡用マスクを用いた—— 31, 180f
内視鏡用マスクを用いた全身麻酔下—— 179
光ガイド下—— 31
必要な器具 33t
分類 23
——用エアウェイ 39, 47, 49t, 66, 76f
ラリンジアルマスクを用いた—— 30, 157
フェンタニル 102f, 103, 105t, 233
フランジ 48
フルマゼニル 103, 114
プレセデックス 105t
プロポフォール 103, 104, 105t

へ
ベベル，気管チューブの 72

ほ
ポーテックス ソフトシール・ラリンゲルマスク 163, 164f
ポビドンヨード 84
ホワイトアウト 124, 126, 132, 134

ま
マウスピース 59
膜性壁 12, 20
膜様部 12, 20, 70
マスク開口部バー 168
マーフィーアイ 146

み
ミダゾラム 102f, 103, 105t, 233

め
迷走神経 20
滅菌カップ 38
メトクロプラミド 100

も
モニター 38

ゆ
ユニバーサルコード 35

よ
陽圧換気 174
　　能力の定量 175
　　方法 175

ら
ライト（光）ガイド 35

ライトワンド 243
ラリンジアルマスク 157
　Classic 30, 157, 164, 165
　Classicを用いた経口ファイバー挿管 161, 165
　Fastrach 30, 157, 170, 171
　Fastrach専用チューブ 170
　Fastrachを用いた経口ファイバー挿管 170, 171
　Unique 163, 164f
　——を用いたファイバー挿管 30, 157
　——を用いたファイバー挿管の適応 158

り
梨状陥凹 12, 19, 89, 137, 259, 261f, 273
リドカイン 84, 102f, 107, 233
硫酸アトロピン 103, 133
輪状甲状膜 110, 251
輪状軟骨 12, 19
輪状軟骨圧迫 153, 236
リンフォース型チューブ 38, 150, 222, 277

れ
レッドアウト 124, 126, 132, 135
レミフェンタニル 103, 104, 105t

わ
ワンド，トラキライトの 245

これならできる ファイバー挿管
エアウェイスコープ,トラキライト実践ガイド付き　　定価(本体 8,000 円+税)

2011 年 5 月 13 日発行　第 1 版第 1 刷 ©

著　者　青山　和義
　　　　竹中　伊知郎

発行者　株式会社 メディカル・サイエンス・インターナショナル
　　　　代表取締役　若松　博
　　　　東京都文京区本郷 1-28-36
　　　　郵便番号 113-0033　電話 (03) 5804-6050

印刷　横山印刷／表紙装丁　アップロードハウス

ISBN 978-4-89592-676-8 C3047

JCOPY 〈(社)出版者著作権管理機構 委託出版物〉
本書の無断複写は著作権法上での例外を除き禁じられています。
複写される場合は,そのつど事前に,(社)出版者著作権管理機構
(電話 03-3513-6969, FAX 03-3513-6979, info@jcopy.or.jp)の
許諾を得てください。